# 男人养精　女人养血

孟斐 /编著

天津出版传媒集团
天津科学技术出版社

图书在版编目（CIP）数据

男人养精 女人养血 / 孟斐编著 . -- 天津 : 天津科学技术出版社 , 2019.3

ISBN 978-7-5576-6003-1

Ⅰ . ①男… Ⅱ . ①孟… Ⅲ . ①养生（中医）– 基本知识 Ⅳ . ① R212

中国版本图书馆 CIP 数据核字（2019）第 030388 号

---

男人养精 女人养血

NANREN YANGJING NüREN YANGXUE

策 划 人：杨 譞

责任编辑：孟祥刚 刘丽燕

责任印制：兰 毅

出 版：天津出版传媒集团<br>天津科学技术出版社

地 址：天津市西康路 35 号

邮 编：300051

电 话：（022）23332490

网 址：www.tjkjcbs.com.cn

发 行：新华书店经销

印 刷：北京德富泰印务有限公司

---

开本 889×1194 1/32 印张 22 字数 620 000

2019 年 3 月第 1 版第 1 次印刷

定价：39.80 元

# 前言

现代社会，无论男人女人，从身体到精神都承受着巨大的压力。忙碌的工作、长时间的精神压力、不规律的饮食、缺乏运动、经常性的熬夜……看似多姿多彩的生活却在慢慢蚕食人们的健康。

很多人根本没有意识到这种日积月累的损耗，到了疾病缠身的时候才追悔莫及。其实，只要在平常的日子里注意养护身体，获得健康就不是难事。中医讲究“因人施治”，明代医家龚廷贤在《寿世保元》中说：“男子以精为主，女子以血为主。”也就是说，人们养护身体的关键就是男子重在养肾，女子重在养血。

肾是男人的阳刚之气生发之源，男人养好肾，则精气神十足。从肾脏本身来说它既是人重要的排毒器官，又与五脏六腑及骨、髓、耳等器官的功能密切相关，在人体内发挥着多重作用。从对男人的重要性来说，肾脏就像心脏一样。中医学认为：肾藏精，为人生命之根本。一般来说，男人 40 岁以后都会或多或少地出现肾虚的问题：原先茂密的头发开始脱落了，原先结实的牙齿失去了坚韧，甚至连性功能也在逐步走下坡路……这些病症的根源在于肾气不固，不能发挥正常功能。

由此可见，肾对男人的健康起着主宰性的作用，养肾是男人养生的根本。现代是一种高压力的生存状态，在高度精神压力状态下工作和生活，许多男性出现记忆力下降，注意力不集中，精力不足，工作效率降低，情绪不佳且常难以自控，头晕、易怒、烦躁、焦虑、抑郁等症状。还有的男性出现了性欲降低、阳痿、早泄、遗精、滑精等。这些症状的出现，说明身体已经开始肾虚了。所以，补肾养肾成为男性呵护身体健康的重中之重。

男人易肾亏，女人易血亏。中医认为，“女人以血为本”，对于女性而言，如果不注意养血、补血会导致很多疾病主动找上门来，如气血不足不能养心，便会产生心悸、失眠等不良症状；若气血不足不能滋养头目、上荣于面，会出现头晕眼花、面色苍白、毛发枯黄等症；若气血不足以致经脉失于滋养，可引起皮肤粗糙、手足发麻、月经不调、性欲冷淡、早衰易老等。

除此之外，气血与女性的容颜关系也很密切。尤其是30岁以上的女性，脏腑的生理功能就大不如从前，再加之月经、白带、孕产和哺乳都耗损大量的气血，如果这时不注重养气血，造成血虚，就会很容易失去美丽的容颜。所以，要保持容颜美丽，就要保证气血充足。因而做好补血养血这件事，是女人获得健康的根基。

本书结合男女生理的不同特点，提出了“男女有别”的养生方式，即男人养肾，女人养血，并有针对性地提出了具体的养生方案。上篇系统而全面地解释了肾对男人生理、心理健康的决定性作用，并重点介绍了养精、养肾、藏精的具体养肾方法，包括食疗、运动、经络养生等简便易行的手段。下篇论述了女人养血、补血、行血的具体养生方法，其中包括饮食、穴位按摩保健、生活宜忌、情志调摄等内容。全书图文并茂，内容丰富，通俗易懂，方法实用，从生活的方方面面为你提供切实可行的养肾和养血方案，是普通百姓日常保健不可缺少的指导用书。

# 目录

## 上篇

## 男人养生要先养精


### 第一章　男人养精：护卫身体的先天之本 /2

男人长寿健康的根本：养精 /2

肾精是人体不灭的圣火 /4

节欲养精，长寿之妙法 /6

肾气足，人则多寿 /7

肾精，储存健康所需的基本物质 /9

养精蓄锐，从戒掉烟酒做起 /11

男人肾好了，身体才有“本钱” /13

养精益肾是男人性福之源 /14

男人养精遵循女七男八的节律规律 /16

男人想要做大事，先保养好肾精 /20

肾精足则可以操纵脏腑抵抗外邪 /22

## 第二章 从身体信号看男人肾精虚实 /24

起夜太多心里烦，该补肾了 /24
无缘无故感觉口咸，应考虑肾虚可能 /25
便秘，肾虚常是原因之一 /27
肾虚者多畏寒，温热食补暖身体 /30
大腹便便是肾阳不足，肾经按摩显疗效 /32
唾液量异常，不管多或少都可能是肾虚 /34
打喷嚏，经久不止，应考虑肾虚的可能 /35
肾虚者多面黑，请用玫瑰山药粥 /37
闲来抖脚、跷腿，肾脏三有两虚 /39
经常感冒，也要找找肾的原因 /41
两眼呆滞，动作迟缓的人多肾虚 /43
牙齿有问题，可能是肾虚 /45
哈欠连天，可能是肾虚 /46
气短、气喘的人多数肾不纳气 /48
小便异常，是肾阴虚还是肾阳虚 /49
耳轮有异常，检查自己是否肾虚了 /52
久病难愈的人往往肾气衰弱 /54
肾脏好不好，一看眉毛就知道 /56
男性盗汗不止多为肾虚 /57
头痛也是肾虚的常见表现 /58
肾虚的男性多会失眠多梦 /59
常觉四肢发冷，多为肾精外泄 /60

## 第三章　肾藏精：肾精不足，疾病缠身 /63

肾精亏少白头，何首乌研末代茶饮 /63
腰酸背痛是肾精不足，食疗药膳最管用 /65
肾阳衰败——很多都是吃出来的 /67
肾精亏影响性欲，三穴提性温和不伤身 /69
头晕目眩肾精亏，桑葚泡米酒固精益肾 /72
色字头上一把“刀”，小心你的肾 /74
肾精亏浑身乏力，体质偏寒者可用鹿茸 /76
小动作，大疗效——梳头可以补肾 /78
骨质疏松多是肾精不足，喝点儿山药骨头汤 /81
补肾阳，让男人告别阳痿 /83
肾精不足，年老气虚多耳鸣、耳聋 /86
口腔溃疡，该补肾了 /87
肾精不足能引起慢性腹泻 /89
肾虚遗精不难防，中药茶饮来帮忙 /91
肾虚早泄出现，调解机理是基本 /92
肾虚浮肿，对症食疗就能解决 /93
哮喘，肾脏功能虚弱的表现 /95

## 第四章　调精气：肝肾同调，保卫性福 /97

肝主筋而连阴器，伤肝必伤性 /97
肝主筋，养肝等于养根基 /99
酸入肝，适量吃酸防泄精 /102
三阴交穴，通补肝、脾、肾 /104

锻炼肝肾两条经，从根本上提升性能力 /106
肝肾同源，善待肝就是保护肾 /107
肝肾气亏易阳痿，可用雌鸽木耳汤 /110
肝肾同调，过欲不可强的性福生活 /112
早泄泄掉了性福，外敷草药解烦忧 /114
足三里穴养生法，疏肝理气疗效好 /116
菟丝子——补肝肾的“长寿药”/117
熬夜伤肝又伤肾，怎么办才好 /120
常揉太冲穴，肝气郁结早了结 /122
三七花，保肝补血少不了 /124
肝肾同补的平民药物：沙苑子 /127
养肝圣品数鸡肉，男人也适合的补物 /129
补好肝肾，防脱发卫性福 /132
肝肾同治食材首选鲈鱼 /133
黑小麦补肝益肾好处多 /135

**第五章　补肾虚：会吃的男人肾脏更健康 /137**

解密肾虚：男人肾虚原因何在 /137
补肾食物排行榜首位：豆类 /139
中医养肾：黑色食物不可少 /141
亦食亦药，温阳补肾数蚕蛹 /145
一周 500 克海虾，安全补肾就靠它 /147
韭菜就是起阳草，便宜补肾又有效 /149
冬虫夏草，补肾专补命门 /151
世上最好的补肾汤：猪肉汤 /154

“植物奶”补肾，润物无声 /156
秋冬时节吃羊肉，养肾护肾效果好 /158
杜仲：强筋补肾的法宝 /161
多吃水中物，补肾效果好 /164
海狗身上有补肾极品 /166
补益肾气的干果之王要数板栗 /168
枸杞子，补肾是个宝 /171
人参，赐予你一对永远年轻的肾 /174
肾虚遗精了，多吃点儿核桃仁 /176

**第六章　肾经：珍惜人体自有的大药 /179**

肾经：关乎男人一生的健康与幸福 /179
涌泉穴——补肾固元的长寿穴 /181
太溪穴——汇聚元气，修复机体的要穴 /183
俞府穴——调动肾经的气血 /185
照海穴——通调三焦的强肾降火穴 /187
关元穴——活跃肾气守真元 /189
肾俞穴——人体肾气输注之处 /192
命门穴——强腰壮阳，掌握生命“门户” /194
复溜穴——敲敲打打保证肾脏安康 /196
然谷穴——升清降浊、平衡水火 /198
大钟穴——调两便，壮腰骨 /200

**第七章　睾丸：男人的性福之根 /203**

关注睾丸，提升性福 /203

睾丸：中医上的外肾 /204
适温护睾丸，降低不育概率 /207
阴囊瘙痒难忍，蛇床子汤帮你忙 /209
金冷法养护睾丸增强性能力 /211
预防附睾炎，饮食第一位 /212
鞘膜积液，一种不容忽视的疾病 /215
睾丸隐形杀手之一：睾丸炎 /217
睾丸“冷面杀手”：睾丸肿瘤 /220
睾丸发育不良，肥胖有重大嫌疑 /223
合理安排性生活填精养肾 /225
擅养睾丸，增强男性性能力 /225
睾丸健康的自我检测方法 /227
中西结合提升肾气，预防睾丸萎缩 /228

**第八章　前列腺：守卫精气的枢纽 /229**

前列腺炎不用慌，食疗验方来帮忙 /229
用中草药良方治愈慢性细菌性前列腺炎 /231
食补加药补，远离无菌性前列腺炎困扰 /233
前列腺食补守精气，古方今用秘授方 /236
坐浴疗法，前列腺疾病不用愁 /238
贴敷疗法，治疗前列腺增生有奇效 /239
治疗慢性前列腺炎，按摩来帮忙 /241
薏仁附子败酱散，摆脱前列腺炎困扰 /243
通关丸和八正散，让你远离排尿困难 /245
前列腺结核不用愁，“二丸”帮你解忧 /246

相火妄动型前列腺炎，食疗来帮你 /249
湿热下注型前列腺炎，食疗验方来帮你 /251
精浊瘀阻型前列腺炎，牛膝粥有疗效 /253
利尿通闭，防止前列腺增生损伤肾脏 /255
补肾虚的羊骨，辅助养护前列腺 /257
慎治前列腺炎，不可妄服壮阳品 /258
取穴、按摩、搓压，助你远离前列腺困扰 /260
老年男性专属的前列腺食疗养护法 /262

**第九章　泌尿系统：男人的健康命门 /264**

尿道健康关乎男人的肺、脾、肾 /264
中草方药妙治泄泻，保护你的肾 /266
养护好纵贯全身的膀胱经 /268
不要小看小便，关乎肾精盈亏 /270
小便“金标准”，关乎男人肾脏状况 /272
五味子入口，尿失禁无忧愁 /275
尿路结石怎么办，中医治疗有成效 /277
“癃闭”困扰你，草药有良方 /279
日常小细节，肾精跑不了 /282
足浴治疗泌尿系疾病最简单 /283
膀胱有炎症，中医来搞定 /286
小便排出全靠膀胱气化 /288
遗尿有绝招，中医药来治疗 /291
小便不正常，草药来帮忙 /292

## 第十章　节律养精：男人养精分年龄 /296


男一八，生命初始补充肾气旺一生 /296

男人“二八始有精”，节律性事不伤肾 /298

男人三八气盛精旺，肾气均衡最关键 /300

男人四八精力足，气血畅行防肾虚 /301

男人五八肾气始衰，进补得当不伤身 /303

男人六八调三阳，养肾补肝不怕老 /305

男人七八身形衰，合理用药保肝护肾 /308


## 第十一章　古方养精：男人必知的补肾良方 /311


铁裆功，男人性保健的“武林绝学” /311

半桥式让男人重振雄风 /313

七宝美髯丹：补肝肾，美须发 /315

“沙漠人参”——肉苁蓉，养肾有奇效 /317

润肺补肾见功效，就找牛骨髓 /319

治肾有疗效，黄芪是妙方 /321

古今种子第一方——五子衍宗丸 /323

水陆二仙丹，补肾涩精的奇丹 /325

补肾壮阳丸，温和作用以补为本 /326

遗精伤元气，八味煎汤备药保肾阴 /328

金锁固精丸，收敛固精之妙品 /329

锁阳固精丸，温肾固阳效果好 /331

左归丸，纯补无泻，阳中求阴 /333

右归丸，温肾补阳，引阳归原 /335

知柏地黄丸，滋阴清热效果好 /337

**第十二章　生活养精方：不花钱也能养好肾 /340**

心肾相交：养好心才能抗衰 /340
控制性生活，减少对元精的损耗 /343
小便咬紧后槽牙，肾气不外泄 /345
捶胸调情志，低成本养肾妙招 /347
食盐量直接影响肾精状态 /349
晒太阳让背部常温暖，肾脏无烦忧 /351
手指弹桌找回心力，调情养肾两不误 /353
每天睡前热水泡脚，就是最好的养肾方 /355
不滥用药物，养肾护肾遵医嘱 /357
了解唾液中的补肾之道 /359
睡眠是最好的补肾良药 /361
顺应四时谨慎起居，养好肾气添福增寿 /363
金鸡独立健身法，老人肾虚立竿见影 /365
随时随地抬脚跟，何需人参加鹿茸 /366
常慢跑，提高性生活质量有奇功 /368

下篇

## 女人养生要先养血

**第一章　女人养血：找到女人健康的根本 /372**

气血足，女人就有好身体 /372
女人的一生安康离不开气血调补 /374

以血为用，留住流转的芳华 /376
养血补阴，女人抗衰第一课 /377
多少女人病的到来，都是因为气血失调 /379
胖补气，瘦补血，好身材靠的是调理 /381
女人养血遵循女七男八的节律规律 /383
健康女性必学的五大养血法 /386
体内寒湿重，阳气虚亏女人老得快 /388
女人养血必须掌握的诀窍 /389
女人自身的气血运行时刻表 /391
女性调血补气要对号入座 /393

**第二章　察“颜”观色读女人血气盈亏 /395**

头发干枯韧性差，气血不足的表现 /395
强化呼吸亦能调气血 /398
白天瞌睡连连，多是气血亏 /399
双目呆滞、晦暗无光是气血衰竭的表现 /400
双唇红润，女人气血充盈的特有标志 /401
牙龈肿痛，常塞牙预示气血不足 /404
呵气如兰，健康女人气血充盈的“显示器” /405
玉指枯黄血气亏，手漂亮的人多健康 /406
指甲无“月亮”，说明气血不足寒气重 /408
舌质淡白的女性，气血两虚 /409
全身都有赘肉，说明气血不平衡 /410
黑痣和小红点，经络堵塞的信号灯 /411
眉毛脱落稀疏，气血流失 /412

眼睛发黄，气血渐虚 /414
失眠多梦，气血不调的结果 /416
心悸，用充盈的气血找回失散的心神 /417
面色无华是气血不充盈的表现 /419
经常受喷嚏、鼻炎困扰多是血气亏 /420
头屑过多，气血虚亏 /421
女子鼾声连连，损容颜伤气血 /422

**第三章　肝藏血，肝血不足，女人烦恼不断 /424**

女人以肝为天，脏腑养气血肝当先 /424
肝是女人的先天，肝好女人才好 /426
伤肝伤面子，女人要美丽，养肝是王道 /427
春季养肝以防百病发作 /428
肝气顺了，女人之美才能形神兼备 /430
肝气足，女人气血足皮肤好 /432
掌控情绪，女人养肝注意特殊时期 /433
壮“胆”，启动健康美丽的“枢纽” /434
科学按摩肝脏，不得女人病 /435
女人要睡够，睡眠不足伤肝血 /437
按揉三阴交，调节脾胃养肝血 /439
规律作息养肝血，肌肤晶莹精神足 /441
玫瑰花茶让女人肝血充足 /442
牡丹、白芍，养血和肝的最佳拍档 /443
绿色食物是养肝佳品 /445
猪肝养肝，气血不再亏虚 /446

## 第四章　通瘀血：女人补血先化瘀 /448


气血瘀滞是女人衰老的主因 /448
女人要美丽，打通气血除毒素 /449
摩面梳头，养气血从“头”开始更年轻 /451
发为血之余，用经络留住一头乌黑秀发 /452
按摩煲汤养就好脾气，血液再也不淤积 /454
寒邪入胞宫恶露伤，化瘀止血找蒲黄 /456
内服外用一块姜，祛瘀止痛散寒凉 /458
循环用经，行间、期门能够帮你解除肝患 /459
经络养颜，按压四白穴“就是让你白” /461
祛寒保暖，艾灸大椎、关元“给你温暖” /462
心火灼烧，心俞穴、神门穴是“消防穴” /463
疏通渠道，气血才能正常运行 /465
体内有瘀血，补药多浪费 /467
菖蒲通血美白方，让女人更美丽 /469
简易法轻松去除血瘀斑 /470
化瘀调月经，不孕症去无踪 /472
女性血瘀体质运动方 /473
血瘀的药膳食疗方 /474
合理穴位按摩，祛斑点通血瘀 /475
瘀血一通，清除高脂血的烦恼 /476


## 第五章　补血虚：阴阳平衡，做健康女人 /479


女人肾虚会影响宝宝成长 /479

健康危机：胸小小心气血亏 /481
用四物汤来补补亏虚的血 /483
气血不足的食补，应多吃水产品 /484
带脉穴：专治肾虚血亏、赤白带下 /486
血虚经少，地机、血海解忧愁 /488
当归生姜羊肉汤，调补血虚帮大忙 /490
顺应月经周期，阴阳消长调经补血 /492
产后避免骨节响，养血柔筋是关键 /493
补血过度反“添堵”，补血药勿滥用 /496
常食五谷，女人气血充足 /497
红枣补气血，一日三个不怕老 /499
阿胶，血虚女人补养圣药 /501
胡萝卜，补养气血的美容小人参 /503
南瓜盅，女人的补血私房菜 /505
桑葚滋阴补血，美味女人很健康 /507
女人补血养血莫忘党参 /508

**第六章　护气血：远离妇科病，无病一身轻 /511**

月经不调——祛病调养，三招两式全搞定 /511
白带过多——神奇艾灸使阳气旺盛起来 /513
经前综合征——中药加按揉，调理出好心情 /515
痛经——试试中药泡脚，少吃“止痛药”/516
经期头痛——补充气血，周全保护不头痛 /518
崩漏——大伤元气之症，防治需辨证施治 /519
乳腺增生——自我按摩，疏通经络防病变 /521

宫颈糜烂——防治保健，食物是很好的医药 /523
尿路感染——追根溯源，清热利湿为根本 /524
经期发热——喝点儿当归补血汤 /526
真菌性阴道炎——土方连服炎症消 /528
外阴瘙痒症——按压穴位阴部清爽舒服 /530
卵巢囊肿——化痰行瘀，健运肝脾是关键 /532
更年期综合征——妙用豆浆改善症状 /534
不孕症——妙用经穴喜做妈妈 /536

**第七章　子宫：调经补血，月月舒畅 /539**

子宫是女人的宝地，保养护理正当时 /539
女人养血的关键在于养宫调经 /540
气血失和，月经易失调 /541
冲脉调气血，涓涓经水来 /543
月经量过多，须防缺铁性贫血 /544
一碗阿胶糯米粥，养血调经乐悠悠 /545
活血化瘀的益母草：关爱女人的月经 /547
香附理气疏肝郁，米醋益血入肝调月经 /548
子宫肌瘤不难缠，桂枝茯苓丸就是一味妙药 /549
带脉穴，专治女性宫寒血亏 /551
功能失调性子宫出血，按对穴位解烦忧 /552
乌鸡白凤丸，皇家御用的调理秘方 /554
马鞭草蒸猪肝，消炎症、护子宫 /556
腰痛小心附件炎，快用白花蛇舌草和泉疗 /558

## 第八章　卵巢：女人美容抗衰的关键 /561


卵巢保养，留住女人的青春 /561
红润好气色，源自健康卵巢 /563
卵巢保养简单三步按摩方 /565
补血，增加你的卵巢元气 /566
桂苓活血化瘀，防治卵巢囊肿 /567
气血虚弱卵巢萎缩，木瓜银耳来帮忙 /568
气血不足引发的多囊卵巢食疗偏方 /570
瑜伽，卵巢保养的美容师 /571
办公室“久坐族”要当心卵巢缺氧 /573
保养卵巢的五行蝶展法 /575
抱腿压涌泉，卵巢无囊肿 /576
调和气血治疗多囊卵巢综合征 /577
周期性进补是卵巢保养的良方 /579
不同年龄女性卵巢保养攻略 /580
合理饮食有效预防卵巢早衰 /582


## 第九章　乳房：储存气血的仓库 /583


产后哺乳不宜过长，乳汁都是气血所化 /583
小胸女人缺气血，更要警惕乳房疾病 /584
营养食谱，让乳房丰盈健康 /587
气血不和乳腺增生，调理顺气是关键 /588
两款健乳汤，让女人感觉“挺”好 /590
气血瘀滞乳房疼，就去按摩肩井穴 /591

经期减肥气血亏，胸围变小 /592
常拍胸，气血通，乳腺增生不见 /593
气血不调，乳房就遭殃 /594
定期美乳按摩，促进血液回流 /596
急性乳腺炎外敷有妙方，气血不亏 /598
呵护乳房从清洁养护开始 /599

**第十章　节律养血：女人养血分阶段 /601**

一七女孩补益气血，保证先天精气足 /601
二七天癸至，调经补气最初时 /602
三七女人要温暖，血液顺畅精神足 /603
四七重在活血养颜，确保女人好生育 /605
五七开始净血排毒，远离“黄脸婆”/605
六七调养三阳脉，通经活络抗衰老 /606
七七进入更年期，养血补血因需而异 /608

**第十一章　古方养血：女人必知的补血良方 /610**

龙眼美酒，安神养血第一方 /610
《神农本草经》中的补血良方 /612
传世何首乌方——益气血的上佳之选 /613
炙甘草汤，养血良药 /615
用四物汤来补补亏虚的血 /616
八珍汤，给新妈妈的补血催乳汤 /617
补气养血药酒，汉方养气血的法宝 /619

传统捏脊，补脾健胃养气血 /621
按摩然谷穴，帮你运化气血 /622
平衡气血的生态五禽戏 /624
常打坐，调理身心气血畅 /626
月子“生化汤”，生血化瘀保健康 /628
生脉散滋养心肺，荣一身气血 /629
四味茶，助女性调和气血 /631
四宝粥，养脾胃养气血 /633

**第十二章　生活养血方：好习惯防止气血暗耗 /636**

少吃不如少说，减肥养血两不误 /636
爱惜自己，破阴太早会伤气血 /638
寒凉最伤女儿身，经期学会为自己取暖 /640
房事有度别失衡，阴阳气血才平衡 /641
笑哈哈，不花钱的气血养生法 /643
空闲时间多按摩，恢复红润好气色 /644
水果养气血，青春就要气血畅足 /646
女人勤游泳，调和气血保健康 /648
一前一后甩甩手，气血活跃身体健 /650
清晨喝碗粥，养血不含糊 /652
经常喝点儿丹参茶，活血又除痕 /655
妙用精油，益气活血香女人 /656
劳逸结合，做气血充盈的美女 /658
妙用桃花，让女人气色宜人 /660

**第十三章　神补养血方：食补不如神补 /662**

女人先要养好精气神 /662

女人少气血，最致命的伤是神伤 /663

静心导引，全身气血畅行无阻 /665

女人抑郁忧愁，气血易失养 /666

大怒伤肝血，心平气和女人才健康 /668

大悲伤血又伤肺，千万别做林妹妹 /670

心神慌乱不安宁，心脏缺血需要补 /671

烦躁会让女人变丑，气血不畅 /673

养成冥想好习惯，保护心神不受干扰 /675

兴趣神补方，情绪气血皆平衡 /676

涵养气血，摆脱不良的第三状态 /677

# 上篇

# 男人养生要先养精

# 第一章
# 男人养精：护卫身体的先天之本

## 男人长寿健康的根本：养精

每个人的一生都免不了要经历生老病死，而在这个过程之中，机体的生长状况不同从而造成了人与人之间体质健康的差异。就男性而言，机体的生长发育情况根本上取决于肾精及肾气的盛衰。简而言之，男性的长寿秘诀在于善于养精。

有研究显示，在对同年龄段男性进行比较研究之后发现，每毫升精液中有4000万个精子的男性，其抵抗疾病、免于因病死亡的身体机能比每毫升精液仅有1000万个精子的男性高出40%。此外，精子活跃度也是显示男性健康的另一重要因素，拥有75%正常和活跃精子的男性，其因病死亡的风险要比那些仅拥有25%正常和活跃精子的男性低54%。所以保精固气、生精壮根、养精生力，至关重要。

传统中医认为，精、气、血是男人三宝。精为首，精充则气足，气足则血畅，精气充足则精力充沛、身强力壮、反应灵敏、勃起持久有力。那么，究竟什么是“精”呢？

中医理论认为，“精”是构成人体的基本物质，也是人体生长发育及活动的物质基础。《黄帝内经·素问·六节藏象论》中说：“肾者，主蛰，封藏之本，精之处也。”而肾所藏的精就包括“先天之精”和“后天之精”。其“先天之精”禀受于父母的生殖之精，是与生俱来的。而“后天之精”是指人出生以后，摄入的食物通过脾胃运化功能生成的水谷精气，以及脏腑生理活动中化生的精气，通过代谢平衡后的剩余部分，而“先天之精”和“后天之精”都藏在人体的肾脏中，相互依存，相互作用。“先天之精”有赖于“后天之精”不断培育来发挥其生理功能，“后天之精”又依赖“先天之精”的活力不断生长。也就是说，先天之精需要营养物质补充才能维持人体生命活动。

“精”对人体有着繁衍生殖、生长发育、滋润脏腑、生髓化血等功能。“精”有生髓化血的功能，是构成我们人体的气血之根本，故有“精血同源”的说法。其“精”盈血充，肢体才能灵活，思维才能敏捷，考虑问题才能深入，这就是我们把“精”和“力”联系在一起的“精力充沛”之说。所以，为了耳聪目明、动作灵活、身心健康，我们必须注重保精、养精，而保精养精的关键之处在于养生和养神。

在养生方面，我们要遵循《黄帝内经》里的“法于阴阳，和于术数，食饮有节，起居有常，不妄作劳”的要求，而“法于阴阳，和于术数”是《黄帝内经》的养生总原则，其中“法于阴阳”就是指效法阴阳。而阴阳有外在的阴阳和内在的阴阳，其外在的阴阳就是宇宙自然的阴阳，而内在的阴阳就是人体内的阴阳，这就是所谓的阴阳之道。两者是相互感应、相互影响的。就养生来说，是指内在的阴阳要效法外在的阴阳，也就是我们的日常生活要按照宇宙自然的阴阳规律来做。比如“春夏养阳，秋冬养阴”，“日出而作，日落而息”等。而所谓的“和于术数”，就是根据正确的养生保健方法进行调养锻炼，如心理平衡、生活规律、合理饮食、适量运动、戒烟限酒、不过度劳累等，也就是要根据自己的体质，来选择适合自己的养生方法。

在养神方面，男性朋友们要做到志恒、恬淡、寡欲。志恒，顾名思义是要持之以恒，朝着一个方向努力，这样就算是形劳而体不倦；恬淡多是指思想上保持清静安闲，不要心存杂念；寡欲，是因为欲望少，欲望小的人才更易感到满足。无论是美味佳肴，还是粗茶淡饭，能“滋养”生命就好。无论是洋楼还是土屋，能挡风雨过日子就行。安于本分的生活，抛弃不良嗜好，才能保全自己的真气，形神俱佳、颐养天年。

---

**⊙养精小贴士**

现实生活中，男性养生温补肾阳，妄补、滥补者居多。不少人吃些鹿茸牛鞭、五虎群羊等，结果适得其反，竭耗肾精。补肾不是上策，如果真的出现了肾虚的情况，这时需要辨证调补，不能求一时之快，而应该注意固护肾气肾精。比如：步入中老年时，男人可以晨起空腹服用金匮肾气丸以补肾阳，晚饭前或临睡时服用六味地黄丸以补肾阴，注意用法用量，以达到益寿延年的目的。

---

## 肾精是人体不灭的圣火

人的生命就像火焰，燃烧得越旺就越有活力。就男人而言，肾精就是生命火焰的能量之源。一旦肾精匮乏，就会殃及五脏六腑，进而伤害到身体，所以说肾精是男人身体不灭的圣火。

当人从呱呱坠地开始，“生命之火”就开始燃烧，“火力”旺，则肾脏机能强，生命力也强；反之，生命力弱。我们知道，火性炎热，与寒热相对，因此，在你的“生命之火”燃烧的过程中，千万要呵护好你的肾，避免寒邪侵袭，维持人体能量库的正常运行。每个人的身体健康程度、抵抗疾病的能力、寿命的长短，都与生命之火息息相关。

通俗地讲，肾这个能量库像一支巨大的蜡烛，从人一出生就与心脏一起，一刻不停地工作，为人体提供生命活动所需的各种能量。有意思的是，一方面人体的生命活动在不断消耗着肾的能量，另一方面人体不断摄入水谷精微，即营养物质，不断补充精气。

这样，肾的精气不断消耗而又能不断得到补充滋养，人体才能健康不生病。

想要肾精永不熄灭，人们就必须顺应自然。倘若顺应自然而养，防范邪淫的侵袭，六淫便不能伤肾；劳逸适度，才能让肾精之“火”时刻保持旺盛的燃烧。人的一生就是保护生命之火不熄的过程，而保护我们的肾不受寒邪侵袭是其中最基本的事情之一。因此，要想养生长寿身体好，必须学会节能养生，尽量减少肾精的能耗。

常练气功养生的人从外在上来看，给人一种“火力充足”的感觉。这是因为气功在很大程度上，通过对肾功能的调整，通过气功适时地“炼精化气”，为肾补充能量，以达到身体的最佳状态。

有一位练习了20年太极拳的老先生在谈及他的修习时这样说：“每天我打完拳回来，都会在禅房静坐一个小时。开始的时候，我也坚持不住，不过练习的时间一长也就习惯了。现在我可以通过健身的方式调控我的肾功能。比如说，坐在床上看电视的时候，我把意念都集中到肚脐下面，就会感觉肾的部位马上膨胀了起来，接着开始抖动起来，像筛糠一样。如果家里没人，很安静，或者在公园偏僻一些的角落里练习，我还会有两个肾脏像在泡温泉似的感觉，温暖荡漾，舒服极了。要说调养肾脏，我也没有什么特别的方法，不过我认为，要想长命百岁，就要有‘火力’，肾脏是人体不灭的对火，调养肾脏是人延年益寿的重要途径。所以要不断为肾脏‘添油续命’，这样才能延长生命力。”

**⊙养精小贴士**

在太极拳拳诀里有这么一句话：“阴阳虚实急变化，命意源泉在腰间。”而肾就在腰部，所以这很清楚地说明了练习太极拳有一定的补肾作用。太极拳宗师王宗岳在其《太极拳论》开篇说：“太极者，无极而生，动静之机，阴阳之母，动之则开，静之则合。”这里也可以理解为肾的阴阳，所以练习太极可以补肾。

## 节欲养精，长寿之妙法

古人的长寿妙方“节欲养精、清心寡欲、养精蓄气”之所以能千古流传皆是因为其符合自然的养生规律。如果长寿是初衷，那节欲养精是男性健康养生的重点，这点也是毋庸置疑的。其实，早在古代医史文献《黄帝内经》中就已经提出了节欲的养生理念。这里的节欲，不单指减少私心邪念，同时也指减少性欲。古代医书认为，节欲是男人养肾的第一条大法，是长寿之道。正所谓“寡言节欲，延寿之最妙法”。意思就是说，真正的长寿妙法乃是“节欲养精之道”。

与此相通的看法，在中医里有“情动则肾动，肾动则精动”的说法。它认为那些性欲亢进，或是性欲频繁的人其身体已经不太健康了。为保证肾气的充足，男人要注意控制精动，这样心就不动。男人有强健的体魄不仅能减少疾病的发生，也能增加个人魅力，让生活变得更加丰富多彩。

那么，节欲养精究竟要怎样“节制”，怎样“养”呢？在中医养生理念里，养生的第一个关键就是要从精神上养生。这是男人节欲的首要条件，也是健康长寿的最重要条件。这一点在《黄帝内经》也有提及，其明确提出养生应注重精神方面的保养，这句话是“恬淡虚无，真气从之，精神内守，病安从来”。要培养健康的精神，需要稳定的情绪，避免精神极端。根据中医“怒伤肝，喜伤心，思伤脾，忧伤肺，恐伤肾”的观点，说明精神心理保健是人体健康的一个重要环节，一切对人体不利因素的影响中，最能使人短命夭亡的就是不良情绪。

养生的第二个关键，就是要运动。生命在于运动，在运动的同时，以达到强身健体，增强意志，促进血液循环，增强免疫力的目的。

**⊙养精小贴士**

中医认为，经常按摩经络能让精不外泄，而下丹田就是肾精所藏的地方，所以保精、养精要经常按摩的经络就是下丹田。下丹田位于肚脐下面1.5寸的位置，也就是在关元穴和肚脐连线的中点。在下丹田把手掌劳宫穴对准下丹田，整个手掌覆盖肚脐和脐下3寸关元穴之间，顺时针按摩60次，逆时针按摩60次。一般按120次，穴位处会温暖、发热。

## 肾气足，人则多寿

肾气的盛衰决定着人的生老病死，肾气盛则寿延，肾气衰则寿夭。《黄帝内经》指出，衰老源于肾虚。可以说，人体的虚弱与衰老，主要在于肾气的强弱。

中医认为，“眉为髓之花”“耳为肾之窍”，所以只要根据眉、耳就可以观察到人的骨髓是否饱满、肾气是否充实，而这些同样可以判断人的寿命。在此，我们不必去讨论面相的问题，而是要讨论肾气与人的寿命、生老病死的关系。

人体的生长和发育以及性机能的活动，都是依靠肾精化生之气也就是肾气为动力的。肾气，也叫肾元。肾气足则寿长，所以想要长寿健康，护肾很重要。《黄帝内经·素问·上古天真论》说“丈夫二八肾气盛，天癸至，精气溢泻，阴阳和，故能有子……”这就是说，男子16岁时，肾气充盛，天癸发挥作用，所以能生子。到了32岁时，人体的筋骨、肌肉的发育达到最高峰。到40岁时，肾气减弱，进入衰退时期。及至56岁时，天癸衰竭，所以形体败坏而不能生子。另外，我们经常听到某个老年人到六七十岁还能生子的事例，让人惊讶不已，这就是因为这个人先天肾气特别强盛，气血循环特别好的缘故。这很可能是因为他们善于养生的缘故，所以在这个年龄其肾脏功能还能像年轻人一样，处在非常好的状态，而这也是肾养生的最高目标。

肾气是人体根本之气，生命之源。只要人的肾气旺盛充足，其衰老就会变得迟缓，寿命就长。相反，如果人的肾气虚弱，那么衰老就会提早出现，寿命就短。而肾元禀受于先天父母之精血，依赖后天水谷之充养，其借三焦之道，输布全身，以温养脏腑、经络，五官九窍，四肢百骸，直接主宰着人体生、长、壮、老，也关系着人体的寿夭否泰。

明代虞搏认为“肾气盛则寿延，肾气衰则寿夭”。这和《黄帝内经·上古通天论》中记载的“天寿过度，气脉常通，而肾气有余也”的道理是一致的。反之，如果肾气虚衰，抗御疾病的能力差，就会出现年老多病的状况，影响长寿。所以说，出现早衰的原因在于元气大伤，因此，“人于中年左右当大为修理一番，则再振根基，尚余强半”。

肾气的主要功能就是通过消化吸收，把外界物质气化成为人体所能吸收的精液物质；保持人体正常体温；形成机体抗御外邪，即各种致病因素的能力，并能监护人体内部的异常变化；促进新陈代谢，血液循环，呼吸机能。由此可见，肾气的盛衰对调节各脏器的机能正常运转、维持人体生命活动起着主导作用。因此，平常生活中，男人一定要注意补肾，尽量减少肾精的耗损，这样才能强身健体、延缓衰老，减少生病的概率，从而“尽其天年，度百岁乃去”。

---

**⊙养精小贴士**

如果伤害到肾的阳气，就很容易发生腰膝冷痛，易感风寒，夜尿频多，阳痿遗精等疾病；并且一旦肾阳气虚又伤及肾阴，出现咽干口燥、头晕耳鸣等症状。因此，对于想要长寿的人来说，在冬季对肾脏进行保养是十分重要的。

---

## 肾精，储存健康所需的基本物质

男人把自己身上最精华的东西拿出来去创造生命，这个最精华的东西就叫作肾精。一个人的肾精就好比一粒种子，可以生根发芽长成一棵大树。所以说，肾精是构成人体和生命活动的基本物质，男人的肾精就像水一样，外柔内刚，而肾中藏着的真阳就是肾精中刚强的部分，它是生命的原动力，决定着男人的生、老、病、死。而这个肾精本来是要藏起来，不可轻易拿出的，它是储存健康所需的基本物质。

在中医中，肾主骨生髓，脑为髓之海，脑与整条中枢神经皆为包藏在脊椎骨中之髓，肾精的丧失会导致脑髓的空虚。现代医学研究发现，脑脊液的组成与精液组成十分相似，泄精所丧失的物质与营养中枢神经的物质非常相似，所以人体自然有一种抽空的感觉，中枢神经缺乏滋润，思维变得迟钝。《黄帝内经·素问·灵兰秘典论》曰："肾者，作强之官，伎巧出焉。"一个肾精不充足的人，经常泄精就会导致肾精不足、脑髓不充，影响思维和记忆，甚至痴呆。反之，其记忆力和思考能力都比较高，精于构思技巧，智力超群。

精气亏乏的人，在泄精之后通常都会有一种身心空虚、情绪低落、身体疲劳的感觉。泄精会导致人体能量大量丧失，生机阳气亏乏，而人的种种活动都是靠着阳气来驱动，阳气足的人精力充沛，行动力强，做事情雷厉风行，能成就一番事业，阳气弱的人萎靡不振，做事畏畏缩缩，气虚胆怯，没有勇气，缺乏行动力，最终一事无成。古人说："有一分精神，便有一分事业"，讲的就是这个道理。

那为什么要藏精呢？藏精对生命有什么重要意义呢？

中医认为先天赋予生命的基本物质都是有一定限度的。《黄帝内经》中说："上古之人，春秋皆度百岁，而动作不衰。"意思就是上古的人都能活到100岁，并且动作还都比较敏捷。当然，这需要有一个前提条件，就是按照正常的生活规律生活。

不管是生活还是工作，都要消耗我们体内的基本物质。因为我们的物质要不断被消耗，因此要不断进行补充。补充进来的物质需要藏起来，以维持我们生命活动的需要。物质最终藏在什么地方呢？就藏在肾之中。所藏的物质最重要的是什么呢？最重要的就是精气。

肾藏精和季节是相关联的。冬天之后，生命的迹象都是收藏的。比如很多动物藏到地下进行冬眠；很多植物春天、夏天生长得很旺盛，生命是向外的，而到了冬天地上部分都会枯萎，这实际上就是藏的表现。所有自然界的生命物质到了冬天的时候都会收藏起来，藏得越好，精气越充足，来年生命力也就越旺盛。如果在冬天的时候没有藏好精的话，那么到了第二年春天的时候就容易生病。对于此，《黄帝内经》中说“冬伤于寒，春必病温”，“藏于精者，春不病温”。

肾可以说是储存人体基本生命物质的仓库，这个仓库建得越大，功能越完备，储存的能力就越强，在人体需要时可以提供的物质就越多，人体自然就越有保障。这是一个简单的逻辑关系，大家都能想明白。所以，从储存生命基本物质的角度看，养生应该养好肾，养肾先要藏精。

---

**⊙养精小贴士**

菟丝子方是传统男人的养精古方。在《神农本草经》中这样记载菟丝子：其气味辛、甘，性平无毒。菟丝子养精方具体内容是：将菟丝子20克洗净放入锅内，加水适量煎熬，取液。用药液和面，面的用量为500克，再加入白糖，做成小饼。铁锅洗净加热，放入猪油，小饼放入锅内煎黄。这个方子对补肾益精、养肝明目有不错的效果，久服明目、轻身、延年。

---

## 养精蓄锐，从戒掉烟酒做起

吸烟和酗酒是精子最大的敌人。在男性的精液中，精子是重要的组成部分，要知道，男人的精子数量和质量影响着人口的出生率与出生质量。因此，育龄男性朋友想要生出健康又聪明的宝宝，一定要做到“养精蓄锐”。而养精蓄锐，要从戒烟酒做起。

中医理论中，肾主二便，也就是说肾主管大小便的排泄。人体代谢产生的各种废物需要通过肾的作用而排出体外。而长期抽烟喝酒，就会使毒素不断地进入身体，从而加重肾的负担。如果这些毒素不能及时排出体外，就会在脏腑中堆积，并对全身的气血流通造成影响。而且抽烟喝酒的人容易气虚，使身体抵御外邪的能力降低。下面我们来具体介绍吸烟和酗酒对男性精子的伤害。

吸烟对精子产生许多不良影响。比如，吸烟的烟雾中含有的化学成分直接作用于精子及其酶系统而对精子产生影响；通过干扰生殖内分泌系统平衡途径而影响精子的活力。

以上观点已经得到现代医学的证实。下面我们来具体分析一下这两点：

研究表明，吸烟烟雾中的尼古丁是致使精子发生突变的主要物质，可影响生殖细胞的成熟和增殖。在重度吸烟者中其染色体出现异常的概率非常高。香烟烟雾的凝结液可诱发细菌突变，是使淋巴细胞姊妹染色单体交换的强效诱变剂。人群资料显示，吸烟者外周血淋巴细胞染色体破坏的发生率与吸烟的种类有关。

另外，吸烟可改变人体与生精有关的激素水平，其直接或间接抑制吸烟者血中睾酮的生成。经检测，吸烟者血浆中睾酮浓度下降，明显低于不吸烟者。血浆睾酮浓度下降的机制与下列因素有关。

香烟中的尼古丁以及受尼古丁刺激而释放出的儿茶酚胺等可直接影响精子及类固醇激素的生成。并且，香烟中的尼古丁能杀伤精子，如果一个成年男性每天吸 30 支香烟，那么其精子的存活率就会减少到 40%。

吸烟的烟雾成分可损伤睾丸间质细胞，引起睾丸组织中睾酮下降，从而干扰精子的发生及附睾功能，间接影响精子活力，并使精子形态发生异常。

总之，吸烟可影响精子的数量、活力和形态，并可能造成后代的遗传损害。

另外，饮酒对精子的影响也很大，很多有排尿困难、尿频、血尿等症状的男性，大多出现无精子症的征兆，更常见的还有精液质量异常，特别是精子形态和活动率较低。酗酒会导致生殖腺功能降低，使精子中染色体异常，从而导致胎儿畸形或发育不良。

酒精是引起睾丸内睾酮降低，造成生精障碍的另一个主要原因。正常男子在饮酒后体内的睾酮的浓度会随着血液中酒精浓度上升而下降。对于长期饮酒导致慢性酒精中毒的人，其体内雌激素值升高，导致泌乳素上升，而高水平的泌乳素会抑制促性腺激素的形成，从而睾酮合成减少，引起阳痿。

饮酒还会引起睾丸萎缩变小，使50% ~ 70%的人发生不育的症状，以及诱发慢性前列腺炎，精液出现不液化、精子数减少、精子成活率及活力降低、畸形率增加而影响生育。所以男性为了自己的“性福”最好是戒酒戒烟。

---

**⊙养精小贴士**

这里为戒烟的男性朋友介绍一种戒烟妙招：每天早上，把白萝卜切成细丝，加入一些白醋、白糖调味，也可放入适量陈皮以去除白萝卜的辛辣味，搅拌均匀后，吃上一小碟。经常这样吃，能够帮助毅力较差的人减小烟瘾，从而有效戒烟。

---

## 男人肾好了，身体才有“本钱”

男人有两肾，除了现代解剖学中的“肾脏”外，还有一个就是睾丸，它在中医上被称为“外肾”。这两个肾除了主持人体水液代谢外，还具有主藏精，主骨生髓，司二便，开窍于耳，主管人体生长发育、生殖繁衍等一系列的生理功能，故有肾为“先天之本”的说法。而肾包括“肾阴”和“肾阳”两个方面，其肾阴是指肾所藏之精，包括生殖之精和营养之精；而肾阳所指的是“元阳之气”，其是推动人体脏腑机能的原动力，被称为“命门火”。肾的阴阳协调在人体发挥的作用被中医称为“肾气”。所以，肾的好坏是男人们最为重视的。

男性所遇到的很多身体问题大多与不懂得保养精元之气有关。人体的健康就好比水箱里的水，水多则表示人体精力旺盛，元气充足，抵抗力强；而水少则表示其身体素质降低，抵抗力不足，元气衰微。而元气耗损有很多个途径，如暴饮暴食、心理压力大、情绪波动、熬夜、缺乏适当运动等，但是泄漏元气最快最直接的途径就是手淫、房事、邪淫等行为，所以说，这几类事情都应格外注意频率，以免造成精元的损耗。精元不仅与人的身体健康密切相关，还会对诸多病症的治疗起到作用。古时候，医生面对患者，尤其是男性患者，通常都要事先告诫病者需要节欲保精数月，等到疾病痊愈了也还要保养一段时日。因为男性身体的精元状况对身体的恢复有着直接的影响。

那么，从疾病的类别上说，哪些病的修复更应注意保精气呢？主要是虚劳、消渴等慢性疾病。医者会对这些疾病的患者做出夫妻分居的要求，最好患者能搬到远离闹市的清幽环境调养身心，以隔断外在诱惑，降低病患的欲望，从而使患者清心寡欲，保住精元，然后再配合药物进行治疗，身体才能好得快。

与古代人的调理方式相比，现代男性不具备良好的环境条件。年轻男人都处在生命力旺盛的时期，在不良媒体的宣传诱惑下，很难把持住自己的心性，非常容易发生手淫甚至是过早发生性行为，从而导致自己元气衰败，出现精神颓废的现象，并且其生命精华也随之过早丧失。

精元过早地丧失直接表现为肾脏功能不良，由此而引发的一系列疾病直接影响男性的生命质量。而且，这些疾病大多已出现低龄化的趋势，这些都与伤精有着极为密切而直接的联系。所以，为防止这些疾病出现低龄化，男性就一定要好好保养好自己的精元，保养好自己的肾。

**⊙养精小贴士**

这里介绍一个养肾功，在家就能做。首先，端坐，两腿自然分开，与肩同宽，双手屈肘侧举，手指向上，与两耳平。然后，双手上举，以两肋部感觉有所牵动为度，随后复原。可连续做三五次为一遍，每日可酌情做三五遍。做动作前，全身宜放松。双手上举时吸气，复原时呼气，且力不宜过大过猛。此动作可活动筋骨，畅达经脉，同时，使气归于丹田。常练此功法，有补肾、固精、益气、壮腰膝、通经络的作用。

## 养精益肾是男人性福之源

性福，顾名思义，就是指男女双方在性爱过程中生理和心理都得到满足的一种幸福，是一种房事幸福。古人云“食、色性也”，在实际生活中，人们可以毫无忌讳地谈论饮食文化，却往往谈性色变。其实从养生方面来讲，如果谈养生而不讲房事，就好比走斜坡路一样，看似是走稳的，根基却是歪的。肾精是男人性福的源，所以说，男人想要养生，想要性福，就必须从养精开始。

现在的很多年轻人，性生活紊乱无度，性病暂且不说，其伤精耗气，严重地破坏了身体阴阳平衡。中医有“精气学说”，精气乃气中之精粹，是生命产生的本源。《管子·内业》说："人之生也，天出其精，地出其形，合此以为人。"其精是一种有形之物，在房事中，就是指男子排放的物质。精液的成分一部分是精子，绝大部分是前列腺液。中医有"精满自溢"之说，这属于正常的生理表现，对身体健康无影响，但是过度耗损、手淫、性生活无度，造成"精"的过分消耗，是不利于健康和养生的。房事要讲究阴阳和谐，并强调欲不可早，不可过度，又不可无，所以养精益肾才是男人性福之源。

中医认为，"肾为先天之本，寓元阴元阳"，其先天之本指"人始生，先成精"，而肾藏精，故肾为先天之本；其元阴是指阴精，元阳是指元气，元阴元阳在人的生命活动中起着决定性作用。肾主藏精，以气为用，关系着人的生长发育。肾气的盛衰直接关系到人的生长发育，乃至衰老的全过程，也关系着人的生殖能力。

其保精护肾最主要的是节欲，滋肾温肾不可偏废。而肾虚可分两种，肾阴虚和肾阳虚。其肾阴虚是指人体肾阴不足，虚火内扰所表现的证候。其表现为：头晕耳鸣，失眠多梦，健忘，腰膝酸软，性欲亢奋，遗精，五心烦热，盗汗等。肾阳虚则是指人体肾阳亏虚、功能衰退的证候，其所表现的症状有：腰膝酸软而痛，或阳痿，精冷，面色㿠白或黧黑，畏寒肢冷，尤以下肢为甚，头晕目眩，精神萎靡，小便清长或夜尿多等。

在饮食营养方面，性学专家建议男性应该多吃点儿补肾填精、益气养血生精的食物，来提高精子的质量与健康活力。精氨酸是构成精子头产的主要成分，还能提高精子健康活动的能力。富含精氨酸的健康食物有海参、鳝鱼、花生仁、山药、墨鱼、芝麻、葵花子、银杏、豆腐皮、榛子、冻豆腐、泥鳅等。其中，海参从古至今就被广大人民群众视为补肾益精、壮阳疗痿的健康珍品。而镁则有助于调节人的心脏活动、降低血压并且还可以提高男士的生育能力。含镁较丰富的健康食物有大豆、土豆、核桃仁、燕麦粥、通心粉、叶菜和海产品。

自古养生的概念是保精、防泄，才增寿，下面给每位想要性福的男人介绍一款茶水。此茶名叫合欢茶，是一种集滋阴壮阳、强身健体、延年益寿于一体的中草药养生茶。合欢茶对于阳痿、早泄；阴茎短小；睾丸小，不生精；尿频、尿急、尿不尽等；前列腺、糖尿病、高血压等疾病有辅助性的治疗，能缓解症状。它的神奇之处在于讲究综合性调理，调节肝肾，心功能，以及精、气、血，此茶还具有补精益髓，活血通络，益气养血，温补脾肾，助肾阳，强筋骨，祛湿寒，驱邪扶正的功效。俗话说“善补阳者，必于阴中求阳，则阳得阴助而生化无穷；善补阴者，必于阳中求阴，则阴得阳生而泉源不竭”，此茶就能达到阴阳平衡。合欢茶药性平稳无毒，入肾、肝、脾、心诸经。通过饮茶对人体各机能的综合调理后，肾及各脏腑功能恢复增强，精、气、血充盈，生化不息。合欢茶在用于壮阳益肾的同时，其他病症也会随之消失，达到祛病强身的效果，同时不论何种病症在饮用合欢茶康复后都突出壮阳益肾的功能。

**⊙养精小贴士**

在古籍中有很多增强性欲的粥方，如《本草纲目》的“苁蓉羊肉粥”就是其一。其主要的材料有肉苁蓉20克，羊肉100克，大米150克，葱白3根，生姜5片。先将羊肉洗净切细，葱、姜亦切碎，用砂锅先煎苁蓉，取汁、去渣，放入羊肉和适量水与大米同煮，待粥将煮好时，放入盐、葱、姜调味，服食。10天为一个疗程，是养精益肾的最佳药膳。

## 男人养精遵循女七男八的节律规律

男人的一生都离不开养精，但很多男人根本就不知道怎么养精，于是就盲目地吃一些所谓的养精药物，或是道听途说，遵循一些没有科学依据的理念和依据。其实早在上千年前，我们的祖先在《黄帝内经》里就根据前人的养精经验，提出了相对科学的理论依据，那就是要遵循女七男八的节律规律。

在《黄帝内经》中有这样一段话“女子七岁，肾气盛，齿更发长；二七，而天癸至，任脉通，太冲脉盛，月事以时下，故有能子；三七，肾气平均，故真牙生而长极；四七，筋骨坚，发长极，身体盛壮；五七，阳明脉衰，面始焦，发始堕；六七，三阳脉衰于上，面皆焦，发始白；七七，任脉虚，太冲脉衰少，天癸竭，地道不通，故形坏而无子也。丈夫八岁，肾气实，发长齿更；二八，肾气盛，天癸至，精气溢泻，阴阳和，故能有子；三八，肾气平均，筋骨劲强，故真牙生而长极；四八，筋骨隆盛，肌肉满壮；五八；肾气衰，发堕齿槁；六八，阳气衰竭于上，面焦，发鬓颁白；七八，肝气衰，筋不能动；八八，天癸竭，精少，肾脏衰，形体皆极，则齿发去。”

其用现代的语言来解释，就是：女子长到7岁的时候，其肾气旺盛，就会换牙长头发；到了14岁时，其先天真水充满身体，奇经八脉之一的任脉通畅，太冲脉盛，月经就按时而来，具有了生育的能力；到了21岁，时其肾脏就气血充足，并且智齿生出，牙齿也长齐了；而在28岁，时其筋骨就完全坚硬了，头发长齐，身体健壮；到了35岁时，面部阳明脉就会衰弱，面色开始变得焦枯，并开始掉头发；42岁时太阳、阳明、少阳三条经脉的衰弱之象在脸上表现出来，面色焦枯，并且出现了白头发；49岁时，其血脉虚弱，月经已经停止，生育功能丧失。男子8岁时，肾气充实，换牙长头发；16岁时，肾气旺盛，先天真水成熟，出现了遗精的现象，由于身体内阴阳气血的调和，就具有了生育能力；到了24岁时，其肾气充满，筋骨强健，智齿生出，牙齿长齐；32岁时，其筋骨隆盛，肌肉很结实；40岁时肾气虚衰，头发和牙齿就开始慢慢掉落；48岁时，三阳经脉之气在面部衰竭，面色枯焦，头发和两鬓开始变白；56岁时肝气衰弱，筋骨很疲惫，就不想运动；64岁时先天真一之水枯竭，精液稀少，肾脏衰弱，身体各部分器官都疲累到了极限，牙齿和头发也差不多掉完了。而对于男人来讲，在养精的过程中，更应该遵循女七男八的节律规律。其主要有以下的养精规律：

男子在8岁的时候，是为一生健康夯实基础的年龄。中医认为，肾气是人体生长发育的原动力，所以从小就要保护肾气旺盛。肾气充足的孩子，其牙齿骨骼强健，身体壮实，并且耳聪目明。但是如果家长发现其孩子头发还是稀软，换的牙齿也东倒西歪，并且胆小畏缩，习惯性尿床，就要注意了。这个时候可给孩子吃一些具有温和补肾效果的食物，比如羊肉、坚果等。特别是黑芝麻和核桃，常吃能够乌发强身。另外，家长还要多鼓励孩子去运动，还可将双手搓热后多给孩子揉揉腰，这样才能够更好地促进孩子发育。

男子长到16岁的时候，意味着男孩即将成长为男人。这个时候其肾气变得特别充盈，突出表现就是第二性征开始发育，骨骼变得粗壮、长喉结、长胡须、变声。并且会在此时产生精子，还会出现遗精的现象，这意味着该男子已经具备了生育能力。虽然在这个时候男性的身体和智慧处于一个高速发展的阶段，但是在心智上还远没有成熟，特别是青春期，很容易出现性冲动或莽撞行事。所以家长应从言行上教育孩子谨慎行事，鼓励他们做自己喜欢做的事情，以增强自信。并且要多吃一些五谷类食物，以及水果和肉类，这样才能让发育期的他们具有蓬勃的生命力。

当男子长到24岁的时候，其肾气开始慢慢深入到男性身体的各个部位，而身体、大脑、四肢仍处在发育阶段，还可能会长个。比如长智齿就代表着肾气比较足。此时正是男性身姿挺拔、筋骨强健的好年华，从中医的角度来看，此时男性的肾气并未到达最适合繁衍后代的时刻。所以，应顺应四时变化，不放纵欲望，不过度劳累。要多吃黑芝麻、黑豆等富含锌、铁、钙等矿物质的黑色食物。在闲暇时多做提肛运动，早晚紧闭双唇，屏气咬牙，能补充肾气。

当男子长到32岁的时候，其浑身上下散发着男性独有的味道，最宜配合妻子怀孕，生出最健康的宝宝。故要多吃一些益肾生精的食物，比如花生、核桃等，并且要戒烟戒酒，避免久坐等伤害精子的行为。此时男性虽然精力充沛，但事业和家庭的压力不可小觑，相应的还是要学会给自己减压。

当男子到了40岁，其一般就会开始掉头发，甚至秃顶，这是肾气衰退的表现，出现头痛、失眠、容易累、听力减弱、性欲减退等，所以除了要适度锻炼外，还要节制房事，保养肾精。多吃些粗粮和能改善性腺功能的食物，如鱼虾、韭菜等；多吃些新鲜果蔬，可以帮助清除体内的氧化物，延缓衰老。

在48岁的时期，其脸色枯焦，脸上开始出现皱纹，头发开始变白，这是所有半百男性都会经历的衰老表现。此时，和生殖有关的系统也开始慢慢退化，这个时候为了防止变老，可通过按摩一些穴位来延缓衰老；并且还要多喝一些粥，调理脾胃，排出体内堆积的废物，保持气血充足，最重要的就是要保持心情舒畅。

在56岁的时候，男子的外表在出现衰老迹象之后，就会慢慢渗及体内脏器，这个时候，其肝功能就开始衰退。表现在外就是看上去精神不好，并且变得不爱活动。这个时候养生的重点应放在补肾强肝上，要积极锻炼，控制体重，少吃肥肉和油炸食品，多吃猪肝、花生、蜂蜜、红枣等。平时可以多喝一点儿枸杞茶，能养肝肾。

在64岁的时候，牙齿脱落、头发稀疏，并且没有了生殖能力。但在这个时候也有了更多的空闲时间，可以帮助儿女带带孩子，多出去旅游，多交朋友互帮互助，投入自己感兴趣的事情，以丰富自己的晚年生活。

**⊙养精小贴士**

每位男性养精除了要遵循以上女七男八的节律规律外，还要注意以下几点：首先，不长期禁欲。如果生殖器经常充血，会使阴囊的温度升高，从而造成精子活力降低。其次，激烈的跑步运动会降低精子活力，因此跑步要适量，不要过于激烈。

## 男人想要做大事，先保养好肾精

世界上的男人大体可分为两种，一种是有着飞蛾扑火般的欲望和胆量，这种人敢于去闯，其生活大多是多姿多彩的；而另一种人则是安于平庸生活，这种人虽然内心世界上获得了更多的平和和宁静，但是这一辈子就注定了平庸无奇。

为什么会有这两种差异出现呢？归根到底还是肾精的原因。肾精的充盈直接关系着男人的心态。肾藏精，对于男人来说，藏的不仅仅有精气，更有精神，一种勇往直前的精神。所以，男人想要做大事，一定要养好自己的肾精。

而人的精神意识活动虽由心所主，但还是分属于五脏。在《黄帝内经·素问·宣明五气》中有说到“肾藏志”。其“志”就是代表着有意志、毅力、决心的意思，它是人的精神、意识的表现形式之一。而肾藏精，精为神之宅，志又属于五神之一，所以“志”藏于肾精，并受它的涵养。

具体来说，如果一个人的肾气疏通正常，那么这个人的行为意志力就会变得坚定；相反，如果一个人的肾脏功能不平衡，其肾气就会紊乱，那么这个人决断的意志力就会缺乏。现实生活中，大多数的老年人其肾精都不太充足，所以他们的志向就不会高远；而年轻人由于其自身的肾精充足，所以他们的志向一般都很高远。所以说，男人想要做成大事就一定要保养自己的肾精。

对于经常纵欲泄肾气的男人来说，其身体里的肾水不足，火就会比较亢旺，而心为火之脏，因而心神得不到安定。诸葛亮在《诫子书》中就说道：“非淡泊无以明志，非宁静无以致远。”意思就是说如果一个人心神不宁，那么他做什么事情都不能持久，在心中总是毛毛躁躁的，这种状态是不可能做好事业的。而那些肾气充足的男人，都善于节制性欲，所以其精力特别旺盛，体力也很充沛，并且头脑清晰，志向高远，做事情效率高而有条理，行动力强。

众所周知，犹太人是全世界公认的高智商种族，其无论是在商业还是在高科技领域方面，都有着出类拔萃的成就，这与犹太民族高度的处女情结有着一定的关系。犹太人对于男女色欲的禁忌是非常严格的，这种民族性格也就成就了犹太人的良性遗传。其心神清净就会肾气充足，肾气足，不仅志向高远，而且智力超群，自然在各个领域就会取得超群的成就。

“肾在志为恐”，要知道，恐是人们对事物惧怕的一种心理反应。而惊与恐相似，但是要区分的是，惊是在不自觉的情况下发生的，也就是说事出突然而受惊吓；而恐是在自知的情况下发生，也就是我们常说的“胆怯”。而惊与恐，都是对机体的生理活动的一种不良的刺激。肾气不足的男人大多缺乏大志，他们做什么事都会瞻前顾后，犹犹豫豫，感到害怕，而越是害怕就越做不成事业。

在《黄帝内经·灵枢·本神》中说：“肾，盛怒而不止则伤志，志伤则喜忘其前言……”其意是说，盛怒不止就会伤害人的“志”，志伤就会忘掉以前说过的话。因此，男人想要养好肾还要注意不要发怒，因为发怒很可能会使记忆力降低，特别是处于事业上升期的中青年朋友更要注意这一点。

男人保养好肾精，做事就不会畏畏缩缩，心有顾虑，就会勇往直前，最终成就一番大事。

---

**⊙养精小贴士**

古语说得好，“以默养气，以瞑养血，以睡养精，以静养神”，男人养精先要学会睡觉。每日下午的17时到19时，肾经当令，此时也是一天工作的结尾之时，建议用这段时间做一下简单的放松，到休息区闭目养神一会儿。有的人在下班后直接冲到健身俱乐部练肌肉，其实此时段不是锻炼身体的最佳时间，不宜疲累。

---

## 肾精足则可以操纵脏腑抵抗外邪

我们知道，五脏六腑存在着相互依存的关系，一旦有一个脏腑出现了问题，那么其他的脏腑也好不到哪里去，而肾为“作强之官”，意思就是做大做强的意思。它就像战场上的一个大将军，指挥着其他脏腑的机能平衡，从而调动全身的机能运作，一起抵御外邪。而只有在肾精充足的情况下，肾脏才能起到这种作用。如果是肾精不足，那么很可能就病毒百侵了。

中医认为，肾是人体阳气潜藏之地，是人身阴液和阳气的根本。肾精是血与津液所化生，最富有生命能力，是生殖发育的基本物质。并且它可以抵御不良因素，具有免疫功能。所以，我们认为，精足元气旺，就会少生病，虽年老而不衰，且可延年益寿。

另外，肾精可以化生肾气，也就是肾的阳气，对人体各脏腑组织起着温煦、化生的作用，中医认为“肾精盈，肾气足，功能则健。精足可濡润滋养脏腑，骨骼坚，牙齿固”。肾主骨生髓，髓通于脑，而脑是精髓聚集而成，脑髓足，则行动敏捷，耳目聪明，身体悦泽而光华，毛发润泽，轻身延年。而精亏则生命力弱，抗邪功能减退，易产生疾病，如腰酸腰痛、耳鸣、生长发育迟缓、性机能减退、尿频或少尿、呼吸短促、水肿等，加速机体衰老。肾气盛可以适应外环境的变化，抵御外界环境不利因素对生命活动的袭击，实现不生病的生活。

肾气盛，达到人体阴阳平衡，是机体适应外环境的物质基础，是人体能够在外环境的改变下仍能很好生存的根本原因。如果一个人的肾气衰，那么其脏腑机能就会失调，是发病的诱因。

尽管大自然季节的转移、寒暑的变迁等，包括我们通常所说的六邪等，都是在不断地影响、侵蚀着我们的机体，但是在内在平衡的情况下，这些变化没有超过人体调节机能的负荷限度，肾气就能利用其调节机能以产生相应的变化，从而排除外来因素对机体的干扰，因而能够很好地生活在自然环境之中。由此可见，肾气正常，就能使机体的生理现象和自然变化相互适应，这就是我们常说的内外统一的整体观，整体观不仅是衡量健康的标志，同样是用以观察病理现象的物质基础，从而比较具体地说明“肾”与自然环境的关系。

肾的病症基本上是虚证，由于邪淫的侵袭，使得体内阳气或阴液耗伤到一定程度，都会影响到肾，所以也就有“久病及肾”的说法，导致肾气的推动力不足，进而影响到人体各个脏腑，因此有“肾气足则万邪息”的说法。如果能够调动和激发肾气，也就等于调动人体防御六邪侵袭的“内药”了。就好比打喷嚏，《黄帝内经·灵枢·口问》里说：“阳气和利，满于心，出于鼻，故为嚏。”阳气发源于肾，只有肾气充足，才可能有较多的喷嚏产生。如果人为地制造喷嚏，可以调动肾气的功能，有效地抵御外邪的入侵。感受风寒时，有意地打几个喷嚏，可以调动阳气以祛邪外出。健康无病的人，在精神不振时，制造几个喷嚏，也可以产生轻快的感觉。这是由于阳气和利，布达周身，使气机畅达给人带来的振奋。

**⊙养精小贴士**

肾精养护的窍门有很多，比较简单的有吞津养肾。我们的唾液对健康也是有意义的。仔细说来，稠厚的为唾，由肾所主。所以说不要随便损失唾液。如果一有唾液就把它吐出来，人很快就会感到腰部酸软，身体疲劳。所以说，吞咽津液可以滋养肾精，起到保肾作用。

# 第二章
# 从身体信号看男人肾精虚实

## 起夜太多心里烦，该补肾了

男人到了中年，由于生理、心理、社会等多方面的原因，自己会有意无意地把“中年”和“开始衰弱”画上等号。尤其是有些男人在步入中年或者老年以后，容易出现起夜多的情况，频繁起夜往往让他们心烦不已。这个时候，男人该补肾！

中医指出，中老年男性朋友频繁起夜是肾阳虚亏的表现，通过补肾可以起到一定的改善作用。并且“肾主水，司开合”，尿液的生成与排泄都是由肾脏来完成的。尿液的生成有赖于肾对水的蒸腾汽化和重吸收作用。肾对水分的重吸收过程就像蒸馏器，只有给蒸馏器加热，水才能被气化输送到各个组织器官，才能够被身体利用，变成动力。而给蒸馏器加热的热源就是肾阳和肾中的精气。如果肾阳不足、肾精亏损，水液就不能被蒸腾汽化和重吸收，所以只能长时间潴留，导致尿液增多。

男性朋友随着年龄的增长，其肾阳就会慢慢衰弱，影响自身水液的代谢平衡。由于膀胱弹性降低，储尿量有限，在天冷时小便次数就会增多，给生活带来不便，甚至会因多次起床而着凉生病，影响身体健康。一般情况下，晚上起夜一两次是很平常的，但是如果饮水又不是很多，却频繁起夜，这就是肾气虚肾阳不足所导致的了。中医认为，阳化气，阴成形，所以进入体内的水液，只有化为“气”才能被人体吸收利用。肾主水，肾阳不足，水不能化气，就会直接被排出体外。因为夜间属阴，阳气更加不足，导致夜间尿多，所以需要温补肾阳。

而对于男性朋友来说，补肾不是随随便便的事情，这需要一些很有价值的办法。对于普通家庭来说，饮食调理和艾灸的方法就比较简便，并且还很容易操作。起夜多是由于肾阳虚所引起的，用牛肉、羊肉煲汤喝就能起到很好的补肾阳作用，但还是要适量，多吃则容易上火。另外，可以在煲汤的时候放入一些滋肾阴的枸杞，从而使阴阳平衡，这样既有补肾作用，又不会上火。

另外，艾灸同样很有效。具体的做法是，先在肚脐眼里放些盐，然后取一块姜，切成厚3毫米的姜片，在姜片上用针扎一些小孔，再把姜片放在盐的上方；接着把艾炷点燃后，放在姜片上，一般烧一壮艾炷就能够起到很好的效果。要知道，在五味之中，其咸入肾，所以在肚脐眼中放入一些盐能够把艾灸的作用引到肾上去，从而起到补充肾阳的功效。

此外，中老年男性朋友在睡觉的时候还要注意保暖，因为受寒会加重肾阳虚，从而使更多的水潴留体内，夜尿就会更多。而在起夜时，也要特别注意避免受寒。有一些男性朋友会嫌麻烦，往往选择憋尿。其实，憋尿对身体的伤害远比睡眠不好更加严重。所以即使起夜次数多，也不能故意憋尿。为了减少起夜的次数，中老年男性朋友还要注意在晚上应尽量少喝粥、汤或饮料，以减少排尿量。有些中老年人会由于起夜的次数太多而变得情绪烦躁，一到晚上就感到紧张、焦虑，这对改善睡眠、补足肾阳没有一点儿用处。所以，为了缓解频繁起夜，就需要注意情绪的调整，以消除紧张感。另外，在睡觉之前，可以用热水泡脚，不但能够活跃气血，为身体保暖，还能够起到放松作用。

## 无缘无故感觉口咸，应考虑肾虚可能

现实生活中，男性朋友常会说自己的嘴巴里有异常的味道：有人觉得自己嘴巴里甜甜的；有人觉得自己的嘴巴很苦；而有的人则觉得自己的嘴巴里是酸的；还有人觉得自己的嘴巴里是咸的。其实，嘴巴有异常的味道并不是什么无缘无故的事情，它往往是身体传递给人的一种健康信号。如果你无缘无故地觉得口咸，很可能意味着你有肾虚的问题。

那么，它的理论根据是什么呢?

在中医理论中，五行和五脏以及五味是相对应的。其五行有金、木、水、火、土，五脏有心、肝、脾、肺、肾，而五味就有酸、苦、甘、辛、咸相对应。肝属木，而五味中的酸也属木；心属火，在五味中苦也同样属火，依此推理，肾的五行属水，五味中的咸味也属水，所以它们的五行属性是相同的。也就是说，咸味和肾的关系是最密切的，中医有“咸味入肾”的说法。

肾虚可分为肾阴虚和肾阳虚两种，那么我们该如何在口咸的基础上进一步判断自己是肾阴虚还是肾阳虚呢？下面我们来具体分析一下。

肾阴虚的人，除了感到口咸外，往往还伴有咽干口燥、头昏耳鸣、腰膝酸软、五心烦热、失眠多梦等症状，并且舌头还会出现舌质红、舌苔薄的现象。在临床上，经常建议使用滋阴降火的方法治疗，常用六味地黄丸、左归丸、左归饮之类的药物，可以遵医嘱服用。如果伴有心肾不交的现象，则可选用黄连阿胶汤；如果是肝肾阴虚，肝阳上亢，可选用杞菊地黄汤、镇肝熄风汤；如果伴有相火妄动，就可选用知柏地黄丸；如果肺肾阴虚可选百合固金汤、麦味地黄丸。

其中，黄连阿胶汤的处方是：黄连 4.5 克，黄芩 6 克，阿胶（烊化）、白芍各 9 克，鸡子黄（兑服）1 枚。此汤对于肝肾阴虚，水亏火旺，有很好的疗效。另外，杞菊地黄汤的药物组成有枸杞子、菊花、女贞子、桑葚子、茯苓、党参、当归、丹参、龟板（先煎）各 10 克，熟地 20 克，龙骨 30 克（先煎），牡蛎 30 克（先煎），水煎内服，1 日 1 剂，10 天为一个疗程。

患有肾阳虚的人，除了口咸外，常常还伴有全身倦怠、气短乏力、畏寒肢冷、腰膝冷痛、腿软无力、夜间尿频等症状，其舌头还会出现舌质淡胖、舌边有齿印的现象。临床上一般采用温补肾阳的方法来治疗，常选用肾气丸、右归丸等，也可以参照药品说明书服用。

**⊙养精小贴士**

中医认为，咸味具有软坚的作用，就是让坚硬的东西变软的意思。往新鲜蔬菜上撒一些盐，蔬菜很快就会变软，这就是盐软坚作用的体现。这也是在体热便秘后，用芒硝等咸味药材进行治疗的原因。不过也不是所有的便秘都能这样治疗，所以一定要辨证施治。

## 便秘，肾虚常是原因之一

很多男性朋友都曾遇到便秘的情况，他们以为是工作压力大、饮食不规律使身体上火，从而导致了便秘。其实，从中医学的观点上来看，便秘与肾虚也脱不了干系。男性朋友在便秘的时候，黑色的大便会牢牢地黏在肠的肉褶之间，妨害肠机能，并且使后面的大便无法通过。如果大便在体内停滞的时间太久，就可能导致肠道内开始腐烂，并产生一种对人体有害的物质。这种有害物质经肠道吸收后，会对人体健康产生严重的影响，久而久之，便会出现手脚无力、腰膝酸软等肾虚症状。

而便秘大体上可分为两大类型。一种为“机能性便秘”，这是由于人体大肠或直肠的功能减弱，或者是有些男人老忍住便意而引起的便秘。另外一种则是“器质性便秘”，这是因为某种疾病导致肠管变细，或是大肠长有异物，使得大便难以通过肠管而引起的便秘。另外，导致便秘还有一种原因，就是由于肾虚、肠道传运无力而造成大便艰涩，这种情况在老年男性中很常见。很多人在有便秘的情况下，都会想到吃香蕉、喝蜂蜜水等常见的办法，有些男人甚至还会用泻药。但是，如果是肾虚所导致的便秘，那么无论怎么使用这些常规的办法，效果都是不太明显的。

对于治疗肾阳不足而导致的便秘，药王孙思邈告诉我们一个传世秘方，那就是大黄附子汤。为什么这个方子能起到这么好的效果呢？原因就在于，此方能够把通便泻下的大黄与温热散寒的附子同用，既能够温补肾阳，又可以推动肠道传导，两者兼顾，作用显著。

另外，男人要预防肾虚便秘，平时一定要多注意，不要等到病情严重时才开始着急。不管是什么原因造成的便秘，对人体来说都是不利的，以下是几点建议：

其一，患有便秘的男性在平时一定要多饮水，建议在每天早晨起床后喝一杯温热的蜂蜜水或淡盐水，可以促进肠道蠕动，加快排便。并且在饮水时，要大口、大口地饮下，一次的饮用量可以稍多一些，最好在200毫升左右。此外，为了能够温补肾阳，一定要注意在饮食上的调理，避免辛辣刺激或寒凉生冷的食物，要以清淡的水果和蔬菜为佳，还要吃一些既能够补肾阳又能够润肠道的食物，如黑芝麻、核桃仁等。

其二，很多患有便秘的人对上厕所都有畏难的情绪，不到迫不得已，不去上厕所。这样下来，会使便秘更加严重，对于改善便秘不利。情绪上的紧张会加重便秘症状，所以便秘患者一定要放松心情，另外还要养成每天定时排便的习惯。即使到了该排便的时间还没有便意，也要到厕所蹲上一会儿，这样身体会慢慢形成条件反射，对于帮助排便十分有利。

其三，缓解便秘还有一个办法就是多活动。尤其是对于肾阳虚的男性，其身体本来就阳气不足，如果久坐不动的话，气血流通就会减缓，阳气就更加衰弱，自然对于改善寒气凝滞不利。建议在平常的时候，快步走上半小时到1小时或进行一些下蹲练习，这样才能够促进肠道气血的流通，对于缓解便秘也有一定帮助。

肾虚而引起的便秘可分为肾气虚型便秘、肾阴虚型便秘和肾阳虚型便秘。在治疗便秘的时候，也要对症下药。

肾气虚型便秘，就是指当有便意的时候，到了卫生间却很难排泄，同时还冒汗气短，排便后身体像干过体力活一样疲乏。这个时候可准备肉苁蓉15克、怀牛膝15克、黄芪15克、巴戟天15克、当归12克、升麻10克、玄参10克、麦冬10克、炙甘草6克、肉桂5克，用水煎服，每日1剂，1天服2次。

所谓的肾阴虚型便秘，就是指大便发干，排解时非常费力，同时面色发黄，头晕迷糊，而且有盗汗，耳鸣，腰膝酸软，睡眠不实的情况发生。这时候，建议有这种症状的男性准备熟地黄15克、桃仁10克、枳壳10克、生地黄10克、怀山药15克、当归10克、山茱萸10克、火麻仁30克、肉苁蓉15克、怀牛膝15克、茯苓10克、何首乌20克和甘草10克，以水煎服，每天1剂，1天2次。

肾阳虚型便秘，就是指除了大便不畅外，还有肚子痛，手脚发凉等症状。建议这种有症状的男性准备熟地黄15克、山茱萸10克、丹皮10克、制附子10克、怀山药15克、肉桂3克、火麻仁30克、怀牛膝10克、茯苓15克、泽泻15克、白术15克、玄参10克、麦冬10克、黄芪20克、陈皮10克、当归12克、炙甘草6克、生姜3片，用水煎服，每日1剂，1天服2次。

**⊙养精小贴士**

有便秘的男性在饮食上应该注意以下几点：

（1）忌摄入含蛋白质和钙质过多的食物，如乳类、瘦肉类、鱼类、鸡蛋黄、豆类、海带等。

（2）忌饮食过于精细和偏食。

（3）忌烟酒及辛辣刺激食物，如烟、咖啡、浓茶、辣椒、生姜、大蒜、羊肉等。

（4）忌多吃糖。

（5）忌饮食胀气和不消化食物，如干豆类、土豆、红薯。

（6）宜多吃含纤维较多的蔬菜，如芹菜、韭菜、萝卜、菠菜等；多喝开水，多吃水果。

## 肾虚者多畏寒，温热食补暖身体

从中医理论上讲，肾虚是万病之源。男人身上的很多毛病其实都与肾虚有关系，比如说出现便秘、发胖、腹泻、感冒、阳痿、畏寒等问题。有些人火力十足，冬天穿得很少也不怕冷；而还有一些人则是畏寒怕冷，经常手脚冰凉。这其实是跟阳气有关系的，而肾是阳气产生的根源，肾阳则是阳气的根本。中医认为，人体的肾阳充足，就能够抵御寒冷，维持正常体温，也不会产生怕冷的感觉；反过来，如果人体的肾阳虚弱，不能温煦机体，就会产生寒冷的感觉。所以想要从根本上解决男人畏寒的问题，就要从温热暖身体的食物入手。

从专业角度说，其实每个脏腑都有阳虚的可能，也都可导致畏寒怕冷，值得提醒的是，其他脏腑的阳虚也都跟肾阳虚有关系。肾中的阳气被称为生命真火，人体的脏腑必须借助于肾阳的温煦，才能够更好地维持正常的功能，才能够推动生命的各项活动。对于阳气旺盛的人来讲，其身体各方面的机能是比较强健的，而抵御外邪的能力也是比较强的。我们应该注意得到，很少有小孩子怕冷的，他们总是显得很闹腾，活动起来不肯停下来，也不觉得累，中医上把小孩子称为“纯阳”之体，就是说他们的身体阳气旺盛，这就是小孩子会发育得很快的原因。而如果人的阳气衰弱，就会显得很怕冷，身体也越来越虚弱，其抵抗力也会下降。总的来说，不管你在年轻的时候怎样火力旺，到老了以后都会开始怕冷，这就是因为肾中阳气开始衰弱的缘故。而只要及时补肾就能够让体内的真火熊熊燃烧，人也就不会那么怕冷。那么，补肾有哪些方法呢？

其一，很多人怕冷是由于不喜欢运动造成的。那些经常跑跑跳跳，活动比较多的，就好比经常打篮球的人就很少会怕冷。现在的人长时间待在办公室里，缺乏运动，体力活动较少，就算是出了办公室，也是出入都以车代步，回到家里便窝在沙发里。长期下来，就会导致气血流通减弱，其阳气自然就得不到生发。所以要避免怕冷就要调理肾虚，最好的方法就是多运动，动则升阳，年轻人上下班可以多走走路，业余时间去健身房做做运动或者爬山、打球等。而老年人则可以练练太极拳、跳跳舞，参加一些舒缓、不激烈的运动。

其二，补肾的含义就是侧重于补，而食补则是最好的调补方法。补肾的最佳时间就是在寒冷的冬天，这个时候喝一碗温热的羊肉汤，身体自然就会感觉温暖无比，也就不那么怕冷了。所以对于肾虚怕冷的人，可以多吃一些温热的食物，如羊肉、韭菜、泥鳅、虾、桂圆等。注意温补肾阳，就能够给身体增暖。

其三，要补肾增暖，男人还要保持愉快的心情，多想、多做高兴的事，这也有助于身体阳气的生发。我们都知道小孩子每天都是开开心心的，很少有烦心事，而大人则经常会为了很多事烦恼、操心。这很不利于肾阳的生长，所以在心情不好的时候，建议听听让人振奋的音乐，看一些有趣的娱乐节目，这样才能够改善不良情绪，心里感觉温暖了，身体也就不会怕冷。

其四，由肾阳虚引起的畏寒，其常常还伴有精神不振、腰膝酸软冷痛、面色黧黑、小便清长频繁等症状。男子还会出现阳痿、早泄、滑精的问题。而治疗这类问题，在吃药方面，可选用右归丸等中成药治疗，其使用方法最好是遵医嘱。

**⊙养精小贴士**

研究表明，长期抽烟的人很容易出现怕冷的情况。由于经常抽烟，会导致人的体内出现气血循环不畅的问题，就很容易畏寒怕冷，而就算是没有特别怕冷的感觉，也容易因为局部氧气而造成手脚冰凉。所以长期抽烟的男人为了避免怕冷，最好戒烟。

## 大腹便便是肾阳不足，肾经按摩显疗效

由于人们的生活水平不断提高，在饮食方面也越来越丰富，走在大街上随处可见大腹便便的男人。肥胖的男人不仅体型不美，由肥胖带来的健康问题更是层出不穷。人们通常认为体型较胖的人容易患上“三高”，即高血压、高血糖、高血脂，这也是有科学依据的。

一般情况下，肥胖的人出现血压高、血脂高、血糖高等一系列的问题，是由于血液中的脂类物质较多，很容易造成沉淀，使血管壁增厚，血流不畅。可是在传统的中医学看来，维持人体气血正常循环的主要因素在于肾脏，这就是所谓的“精血同源”，简单地说，就是肾为气血之源，如果肾气不足的话，则会导致气血流通不畅，从而出现血瘀、血滞等问题，这就是人们出现“三高”的根源所在。当然，“三高”并非不治之症，对于大腹便便的男性朋友来说，想要防治“三高”，就要从肾经入手，利用按摩刺激肾经，从而达到调理肾气，活血化瘀的功效。

老李是个典型的胖子，整天挺着个大肚子，走几步路就气喘吁吁。他是个“肉食动物”，无肉不欢。在与朋友一起聚餐时，鸡鸭鱼肉他是来者不拒。看到有人吃素，老李还笑人家就像兔子一样。朋友们时常劝他要控制一下饮食，他却全不在意。其实老李的健康状况并不好，时不时地感觉到身体气短乏力，还伴有腰酸腿软。总是觉得累，感觉没有精神，身体倦乏，工作的时候也昏沉沉的。有一次单位组织体检，老李被查出了很多问题，胆固醇高，血压高，血糖也高。老李马上紧张起来，要知道“三高”是一辈子的疾病，很多人都需要终生服药控制的。有朋友建议他去看一看中医。老中医诊断之后，告诉他是肾阳虚，认为他腰膝酸软、乏力气喘、精神不振的情况都是由于肾阳虚造成的，而之所以出现“三高”，与肾功能下降有不可分割的关系。

看着老李一脸疑惑的样子，老中医告诉他，肾阳通过气化作

用能够升清降浊，维持人体内的环境平衡。一旦肾阳不足，气化作用失利，脾、肺等其他脏腑的功能都会受到影响，进食之后，水谷精微物质无法被身体吸收，而堆积在体内，进而很容易出现“三高”的问题，于是为了更好地治疗“三高”，医生建议他多按摩肾经。

肾经全称足少阴肾经，其从足小趾下开始，斜着经过脚心，出于舟骨粗隆下，沿着内踝之后向上，分支进入脚跟，向上沿着小腿内侧，出窝内侧一直向上，经过大腿内后侧，通过肾向上，通过肝、膈，进入肺中，沿着喉咙，夹舌根旁。在平时的时候，可以用按摩器沿腿内侧部位，从下到上依次按摩，再由小腹向胸部按摩，以自己感觉舒适为度。身体肥胖的人也可以在洗澡时，用鬃毛刷或洗澡巾在身体赘肉多的部位来回摩擦，到身体感觉温热为止。按摩肾经主治泌尿系统、神经系统、呼吸系统、消化系统和循环系统等的疾病，以及本经脉所经过部位的病症。而“三高”正是血液循环不畅，气血瘀滞造成的，通过按揉肾经，能够很好地缓解症状。

对于肾经的按摩，可重点按揉足心及肾经在小腿的部分。按摩足心也就是按揉涌泉穴。而在按摩肾经经过腿部的部位的时候，要采用按压的方式，点按住相应的穴位或痛点，一压一放，按揉3分钟左右。而对于肾经循行于腹部的部分，要用按揉的方法，用

---

**⊙养精小贴士**

对于肾阳虚的人来说，除了按摩肾经外也可进行食补。这里推荐一款山药薏仁粥。准备山药200克，薏仁100克，冰糖适量。先把山药去皮洗净，切成块，薏仁洗净后放入清水浸泡3小时；再把薏仁放入砂锅中加水熬煮至薏仁软烂，然后加入山药同煮至熟，加入适量冰糖调味即可。另外，除了山药之外，糯米、红薯、牛肉等也都有很好的补气作用，适当服用对于补肾养虚、预防肥胖都有很好的效果。

---

整个手掌覆盖在相应部位，顺时针按揉即可。另外，对于肾经循行于胸部的部位，也要用按压法，用掌根置于相应部位，轻轻按压即可。

最后，值得一提的是，肾经宜补不宜泻，所以按摩肾经的时候要从下往上，每次按摩的时间以身体能够承受为度。

## 唾液量异常，不管多或少都可能是肾虚

中医把人体的汗、涕、泪、涎、唾称为五液，其中的“涎”和“唾”都是嘴巴里面的津液，被人们统称为唾液，其中的涎则是指比较稀薄的津液，而唾就是指比较稠的津液。并且中医认为，五脏化液，其中心为汗，肺为涕，肝为泪，脾为涎，肾为唾。所以说，唾属肾，因此如果唾液量有异常，就有可能是肾虚造成的。

人体中全部的阴液都来自肾，并且这些阴液也都储藏于肾，用以滋养身体。而在《黄帝内经·素问·上古天真论》中就说到“肾者主水，受五脏六腑之津液而藏之”。在五脏中，肾的位置是在最下面的，其位于下焦，而人体全身的阴液都是下行汇入肾中的，这就好比每一条河流的水最终都会流入大海一样。

我们知道，肾阳是人体的阳气，它就像身体里的一轮太阳，而阴液就会在这轮太阳的蒸化作用下，通过经络输布于全身，以滋养人体所有的组织和器官。以此推论，当肾中所藏的阴液到达口中的时候也就成为唾液，而唾液具有滋润口舌的作用。而由于唾液是肾精所化，其对人体也有滋养的作用，所以有很多通过练功来养生的男性都会用舌抵上腭，通过呼吸和意念的一系列引导，使唾液缓慢地分泌出来，等到唾液装满口时就咽下，让它可以回到身体里滋养肾精，从而达到强身健体、延年益寿的作用。

看到这里，很多人就会有疑问了，既然唾液可以滋补肾精，那为什么还说唾液不管是过多还是过少都很可能是肾虚呢？答案其实很简单：在正常的情况下，口中的唾液量就会很适中，让人

既不会觉得口水过多，也不觉得口中干燥，但是如果男人肾阴虚的话，其肾中的阴液就会分泌不足，进而唾液的含量也就会变少；另外，如果男人肾阳虚的话，其肾中的阴液就会分泌过多，进而唾液的含量就会随之变多。所以，无论是唾液过多，还是唾液过少，都说明很可能其有肾虚的问题。

另外，如果在唾液过多的情况下，同时还伴有头晕目眩、心悸气短、面色发黑等症状，并且其舌头还出现舌质淡嫩、舌苔白滑的问题，这基本上就可以断定是由于肾阳虚弱而引起的唾液过多，所以在治疗时宜用温肾化气、固摄精液的方法，可用金匮肾气丸治疗，使用方法参照药品说明书或遵医嘱。

如果在唾液过少的情况下，男性朋友常常还伴有眩晕耳鸣、手足心烦热、心烦失眠、骨蒸潮热、大便秘结、小便短黄、形体消瘦等症状，其舌头还有舌质红绛、舌苔少或者无苔的现象，基本可以断定这是肾阴虚引起的唾液过少。所以在治疗的时候应该选用补肾养阴生津之法，可用六味地黄汤。

具体做法是：准备山药 10 克、山萸肉 10 克、生地黄 15 克、茯苓 15 克、泽泻 15 克、丹皮 10 克。

另外也可以用增液汤，其需要的材料有生地黄 15 克、玄参 15 克、麦冬 10 克。

## 打喷嚏，经久不止，应考虑肾虚的可能

我们都知道，打喷嚏是一种常见的生理现象。但很多人都不太明白为什么人会有打喷嚏这种现象。在传统的民间风俗中，人们常常认为出现打喷嚏是某种异常行为或事物发展趋势的征兆。在中医理念中，又该怎样解释打喷嚏这一现象呢？它又会反映人体的哪些问题呢？

中医认为，人之所以会打喷嚏，不外乎两种情况。一种情况是急性打喷嚏，这种情况多发生于气候转变较快的时候、身体受凉时以及流感时候，这些多与感冒症状同时出现，而感冒好了，喷

嚏也就自然而然地停止了，这种情况的打喷嚏属于实证。这种打喷嚏就好比高压锅，压力锅上有个放气孔，当我们在使用压力锅时，如果不在放气孔上放置压力阀，锅内的蒸汽能够自由排出锅外，锅内便没有什么压力；而我们如果把压力阀放在放气孔上，锅内的蒸汽就不能自由地排出锅外，锅内的压力便会逐渐增高，在达到一定程度后就会把压力阀顶起，放出多余的蒸汽。而急性打喷嚏也就是这样，当外界的邪气太盛，就会侵袭人体导致肺气被郁，使得肺气得不到正常的宣发，当肺气被压制到一定程度后便会集中“喷发”一次，这就出现了打喷嚏的现象。

对于男性而言，除了以上情形可能引发打喷嚏之外，中医认为的另一种会引起打喷嚏的情况就是肾气虚。身体里的肾气就像人体的卫士一样，是抵御外邪的主要力量，如果人体的肾气虚弱，抵抗力就会下降，肺就不能正常宣发肺气，于是出现打喷嚏的现象。要知道的是，肾气虚引起的打喷嚏，往往是喷嚏频频，经久不止，同时伴有疲乏无力、腰膝酸软或疼痛、面色无华、怕冷、手足不温等症状。如果有长期打喷嚏的状况，以鼻子过敏最多见，但不能说绝对，也有年长者有肺肾二虚的状况，这种情形的男性到了晚年时候，会出现鼻子过敏、喷嚏连连的状况。对于肾气虚引起的打喷嚏，仅仅靠祛邪是难以治愈的，还应补肾以固本，让肾气旺盛，卫气充足，身体抵御外邪的能力增强。而在中医理论中，与打喷嚏相关的肾虚有肾阴虚证和肾阳虚证两种。

患有肾阴虚的人，其除了喷嚏频频、日久不愈外，还伴有鼻痒、流浊涕、咽干咽痛、头昏耳鸣、五心烦热等症状，其舌头还会发现舌质红、舌苔少等现象。所以在治疗的时候宜用滋补肾阴之法，可根据医嘱使用知柏地黄丸进行治疗。

而患有肾阳虚的男性，常常会出现打喷嚏、鼻塞、鼻涕不止、畏寒、四肢不温、面色无华、腰膝酸软等症状，其舌头还会发现舌质淡、舌苔白等现象。在治疗时应该选用温补元阳的方法，建议使用桂附地黄汤，材料有熟地 12 克，山萸肉、山药各 6 克，丹皮、泽泻、茯苓各4.5克，附子（制）、肉桂各3克，或者是合麻黄细辛附子汤，其材料有麻黄6克，细辛3克，制附子6克。

**⊙养精小贴士**

接连打喷嚏的男性，在调理肾脏虚弱的同时也可选择食疗方。在此期间请务必停止使用刺激性药物以及食物，补充维生素C，在食物的搭配上不仅要益肾也最好能润肺，标本兼治。

## 肾虚者多面黑，请用玫瑰山药粥

中医有望、闻、问、切四大诊法，其中望，指观气色；闻，指听声息；问，指询问症状；切，主要指摸脉象。在这四大诊中，望诊属于比较高明的诊法，而望面色在所有望诊中属于比较高级的境界。人的面色分红、黄、白、绿、黑几种，而每一种颜色也有其不同的表现。比如，同样是偏黑的面色，也分“有神之色”“有胃气之色”“有气之色”几种。

在这其中，“有神之色”指的是脸色黑而有光泽，“泽”反映着脏腑精气的盛衰，其色的变化再大，只要光泽不灭，就表示脏腑精气未竭，生机犹存；“有胃气之色”指的是脸色黑而有润泽，胃为气血之本，津液之源，如果胃气旺盛，血气充足，面色就会很滋润。黄是脾胃之色，有一分黄色便有一分胃气，所以人的面色中只要还有些黄色，就表示胃气尚存；而“有气之色”则是指脸色黑但是不表露出来，健康人的精气收敛得很好，所以面色通常是白里透红、含而不露，满脸通红则是露得多含得少。由于患者精气收敛不住，面色过于鲜明外露，就意味着精气泄于外，脏腑空虚。如果人的面色属于浅黑色，则很可能是肾阳虚衰的表现；如果面色黑而干焦，则很可能是肾阴虚、虚火灼伤阴液而出现的结果；如果患者的面色发黑，同时又伴有皮肤粗糙、干燥、有裂纹等现象，则很可能是瘀血内阻的表现。

由此可见，面色是诊断肾脏状况的依据之一。在人的面色中，黑色属肾，如果肾不好，其脸色就会很容易发黑，比如人随着年龄越来越大，肾精就会慢慢地流失，在脸上就会长出黑色的老人斑。而在临床上那些患有肾病的人，其面色一般都是发黑的；并且对于那些久病不愈的人来说，也是很伤肾的，所以其脸色也容易发黑。

另外，我们可以通过面色发黑的不同情况来判断肾的具体病情。如果面色是浅黑色，则很可能是肾阳虚衰所导致的，这种情况下就要多吃羊肉、韭菜等温热食物；如果脸色很差，皮肤干燥，这很可能是由于肾阴虚或者肾精损耗严重所导致的；面如干柴也就是说这个人的脸色黑而缺乏光泽，在这种情况要多吃一些补肾益精的食物，如莲子、枸杞子和西洋参等；如果人的面色发黑，同时又伴有皮肤粗糙、干燥，甚至还有斑块，那么很可能就是由于肾气不足而引起的瘀血内阻，在这种情况下，不但要补肾，还要多吃一些可以养血活血的食物，比如山楂、红糖、红花等。另外，有些人面部局部发黑，比如其嘴唇周围发黑，这很可能就是肾虚兼脾虚的原因，肾属水，脾属土，“脾之华在唇”，而口唇本来就是脾气运行比较旺盛的地方，如果脾虚的话，其肾水就会反克脾土，使口唇周围出现发黑的现象，这个时候就需要服用健脾祛湿的食物，比如薏仁、芡实、冬瓜等。

对于以上所说的，其面色发黑的根本原因就是肾虚。俗话说“一白遮百丑”，现在很多面色偏黑的人都想要美白，有些人面色偏黑是天生的黑，还有一些则是肾虚的原因。对于后一种的偏黑，就应该补补肾了。

在这里，向肾虚而导致面色发黑的男性推荐一款食疗方。

玫瑰山药粥

**具体做法是：**先准备山药 200 克，薏仁 100 克，玫瑰花 5 克，大枣20克，冰糖适量。把山药洗净去皮，切成小块，把其他材料洗净后备用；然后把薏仁倒入有水的锅中，水开后用小火慢慢熬，待到30分钟后放入山药、大枣、玫瑰花，改用文火慢慢熬，待食物煮烂以后，再加入适量冰糖，这样玫瑰山药粥就做好了。

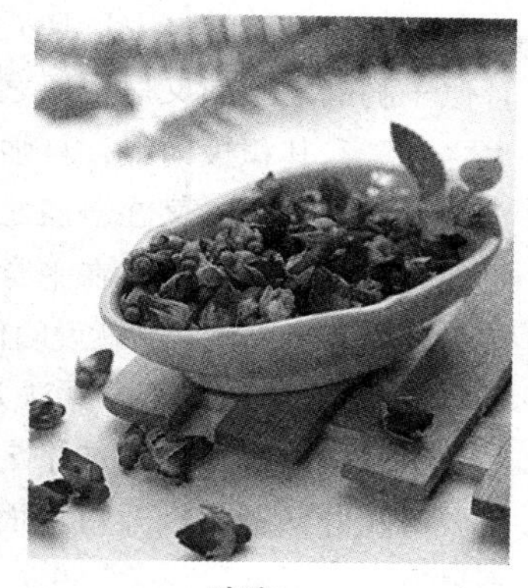
玫瑰

其中的薏仁有健脾祛湿的作用，山药则是补肾益精的佳品，加上补血活血的玫瑰花和大枣，每天早起食用1碗，对于改善面部暗黑有很好的效果。

---

**⊙养精小贴士**

值得注意的是，不是所有脸色黑的人都是由肾虚引起的，还有一些天生就皮肤黑或者晒太阳比较多的人，他们大多很健康。另外，无论是什么肤色，其一定要有光泽才算健康。

---

## 闲来抖脚、跷腿，肾脏三有两虚

中医理论认为，肾为阴中之阴，心为阳中之阳，所以只有心肾相交，阴阳交泰，才能达到心平气和、波澜不惊的境界，也就是可以达到“身如菩提树，心似明镜台”的境界。如果一个人经常喜欢抖腿、跷腿、脾气暴躁，那么这很可能是肾精不足，心肾难以交泰的表现。

古人认为，男人为阳，女子为阴，为对应自然界阴内阳外、阴静阳躁的特点，所以一般都是女子主内，男主外。

同样的，五脏之中也是分阴阳的。其心脏在五行中属火，并且位于胸廓之中而又居膈肌之上，为阳中之阳，所以被誉为“君主之官”，其积极向上，自强不息，是名副其实的君子。而肾脏在五行之中属水，又在膈肌之下，为阴中之阴，其以阴为贵、以收敛为贵。如果一个人在平常的时候喜怒不形于色，遇到大起大落仍可以面不改色，这就说明他体内肾精很足，并且收敛得很好，所以能成大事。在《孙子兵法》一书有一段话：“安，不奢逸；危，不惊惧；胸有惊雷而面如平湖者，可以拜上将军。”意思就是说只要肾精收敛得好，才可以面对安逸而不堕落，面对突发事件而不恐惧。

相反，如果一个人体质不好却脾气暴躁、喜怒无常，则很可能是由于其肾精收敛不住、肾精不足的表现。这类人通常都是肾水不足，火气容易上炎，进而导致脾气大，一旦有怒气就会把本来不多的肾精调空，所以在发完火的时候就会觉得非常累，并不像一般人因出气而感到轻松。正常情况下，人体内的水火应该像天地一样阴阳交泰。人在肾气不足的时候，水不制火，心肾不能交泰，就容易烦躁。

“烦”字是个会意字，左边是个火，右边是个页，而“页”的繁体字上面是“首”，下面是个“人”，所以“页”字是和头面有关系的，而“火”，则表示发热。在《说文解字》中提到“烦”的本义其实就是头痛发热。中医认为发热也与肾精不足导致的虚火上炎有关。而“躁”也是肾阳收敛不住的一个表现。“躁”字是个形声词，“喿”是声旁，“足”是形旁，可以说是动物的腿。例如，当马躁动起来就会扬起前蹄长嘶；也可以说成是人的大腿，当人心情烦躁的时候，他就会来回走动，就算是坐下来也不安静，这就是说明他肾精不足。

长期地抖脚、跷腿会损伤肾气。肾气具有固精的作用，一旦伤了肾气，人就会固摄无力，精就容易外流，很容易造成遗精。另外，如果人喜怒哀乐无常，或者长期处于精神紧张的状态下就很容易使气在身体里面横冲乱撞，导致肾阴不足，肾经不通。而阴虚则火旺，肾水不能上济于心，心火偏亢，又会出现头晕、心悸、失眠、多梦、耳鸣、腰酸、咽干口燥、舌红少苔的症状。由于气运行失常，肾经不通，肾经循行的部位就会出现疼痛感。所以为了保持肾脏健康，平时应尽量保持心情舒畅。

另外，站桩也是一个培补肾气的好方法。站桩的时候身体半蹲，可将气血引入下丹田。而肾正好居于下焦，这样可以培补肾气、祛除虚烦。经常练此功法，还可以提高人体抵抗外邪的能力，提高抵抗力，就不易生病。

---

**⊙养精小贴士**

“随意桩”也是个可以填补肾气的好办法，其主要的步骤是：

首先，两脚开立，与肩同宽。这个动作可以打开大腿内侧的足太阴脾经、足厥阴肝经和足少阴肾经三条阴经。

其次，脚尖微微朝内，内扣呈“八”字，这样可以打开大腿外侧的足太阳膀胱经、足少阳胆经、足阳明胃经三条阳经。

最后，屈膝，两条大腿稍微朝内侧收，这样可以使三条阴经均匀受力，有利于经络气血通畅。

---

## 经常感冒，也要找找肾的原因

每个人都有过大大小小的感冒症状，这些感冒被中医称为“伤风”，对于不太严重的感冒，很多人总是拖一段时间就过去了，而严重的话，吃点儿药也可以痊愈。但是，有一种情况就要警惕了，因为这很可能与肾虚有关，那就是经常性感冒。排除天气、受凉等多种外界常见因素外，自己比别人更易感冒时，就要提高警惕了。尤其是男性朋友，在这种情况下，要注意检查自己的肾脏健康。很多男人在年轻的时候身体很健康，很少生病，但是一过了中年，身体就明显变差了，会经常感冒，而且很长时间也好不了。究其原因，有绝大部分的原因是由于肾虚引起的。

人一旦到了中年，其肾中精气就会慢慢地亏虚，很容易出现肾虚的症状，长时间下来，很容易使自己的免疫力下降，如果一旦有外邪入侵的话，就很容易导致疾病发生。

打个比方，肾就好比人的生命之根，树木只有在根系发达强健的前提下，才能够枝繁叶茂。所以说，人只有肾气充盈了，才会身体健康，免疫力强大。要知道，肾气是会随着年龄的增长而逐渐衰弱的，如果男性朋友在肾气减弱的时候不注意补肾，那么人体内的精血就会慢慢减少，免疫力就会降低，当外邪入侵时，其脏腑就无法建立起强大的抵抗能力，进而导致感冒。

人感冒了就会感觉鼻子不通气，呼吸费劲。其实，这也是与肾有一定关系的。虽然我们都知道，肺主呼吸，但吸入的气体要下归于肾，因为肾主纳气，只有肾气充盈了，肾功能强健了，人的呼吸才能够顺畅。而一旦人体肾虚，有外邪入侵的话，就会使肾主纳气的功能出现障碍，所以人才会呼吸不畅，表现出严重的感冒症状。因此，为了更好地防治感冒，提高身体免疫力，就要从补肾做起。

对于中老年男性来讲，其补肾最大的前提就是一定要注意保持充足的睡眠。特别是那些身体虚弱的中老年男性，更要注重睡眠。俗话说“人老瞌睡少”，很多中老年男性认为这是正常现象，进而就很容易忽略了睡眠对补益肾气、提升身体免疫力有很好的效果。而睡眠其实是最简单且最有效的补益肾气的方法，拥有良好睡眠的老年人往往会显得神采奕奕、精神饱满。对于晚上睡眠较少的中老年男性来讲，可以选择在中午的时候小憩一下，这对于补充睡眠也是有益的。

很多中老年男性一到了冬天就会特别的怕冷，而由于怕冷就不想运动，终日裹着厚厚的冬衣窝在家中，越不运动就越是怕冷，人也就越会显得没有活力，稍稍受寒就容易感冒。而为了能够适应秋冬季寒冷的环境，建议中老年男性经常用冷水洗脸，这样就可以慢慢地增加身体的抗寒能力，就算是出门活动的时候也不容易受寒感冒。正确洗脸的方法是：先用温水洗脸，然后慢慢地加冷水，等到皮肤渐渐适应了，就可以完全用冷水洗脸了。

另外，对抗感冒，喝茶水也有很好的效果。因为茶水中含有一种能够增强身体抵抗力的物质，它能够使人体抗感染的能力增加数倍。对于没有喝茶习惯的中老年男性来讲，可以适当地尝试喝茶。而且在食用了油腻的食物之后喝茶，还能够帮助人体清除油腻、促进消化。所以说，中老年人经常喝茶除了能够修身养性，还可预防高血压。

最后要说明的是，虽然及时补肾可以有效地预防感冒，但是如果已经感冒了，最好就不要过多地补肾了，因为这样很容易使感冒加重。

---

**⊙养精小贴士**

对于习惯性感冒的人来讲，适当补充一些维生素可以有效地预防感冒，尤其是维生素C，而含有维生素C的食物有胡萝卜、西红柿、黄瓜等，这些都能够很好地增强身体免疫力，有助于身体抵抗感冒。

---

## 两眼呆滞，动作迟缓的人多肾虚

判断一个人是否肾虚，可以借助中医诊断中的望诊。望诊即是根据脏腑、经络等理论诊察疾病的方法。它主要包括：观察人的神、色、形、态、舌象、络脉、皮肤、五官九窍等情况，其中的“神”一般都是通过眼睛来传达的，比如说眼睛炯炯有神；而“行”就是通过行动、动作来传达的，比如说动作矫健。

在中医理论中，眼睛有着极其重要的作用。在《黄帝内经·灵枢·大惑论》就有记载：“夫精明，五色者，气之华也。”这是最早一部认为眼睛和人体精气的盛衰有着密切关系的书籍。中医认为“五脏六腑之精气，皆注于目，而为之精，精之窠为眼”，也就进一步地说明了眼与全身脏腑经络的关系。而“天之精气宿于星月，人之精气在于两目”这就说明了“天人合一”的思想，同样反映了眼睛在人体中的重要地位，而眼与脏腑主要依靠经络的贯通来保持有机的联系。因为人体的所有经脉中，除了任脉以外，其他的都直接或间接地与眼睛有着关系。因此，脏腑的机能如果发生了异常的变态，就可以反映在眼的有关部位上，显示出各种不同的征象。

中医认为，目为肝之窍，心之使，五脏六腑之精气皆上注于目。在《黄帝内经·灵枢·大惑论》中又将眼的不同部位分属于五脏，后世据此发展形成了五轮学说，就进一步明确了目与脏腑的关系。具体来说就是：内眦及外眦的血络属“心”，称为“血轮”，心主血，血之精为络；黑珠属肝，称为“风轮”，肝属风主筋，筋之精为黑睛；白睛属肺，称为“气轮”，肺主气，气之精为白睛；眼胞属脾，称为“肉轮”，脾主肌肉，肌肉之精为眼睑；瞳仁属水，称为“水轮”，肾属水，主骨生髓，骨之精为瞳仁。因此，观察眼睛不同部位的形色变化，可以诊察脏腑的病变，对眼科和内科疾病的诊断都具有重要的指导意义。

如果一个男人的身体很健康，那么他的肾气就会很充足，眼睛也会炯炯有神，并且反应敏锐，意识清醒，语言利落，动作矫健。总给人一种生龙活虎、朝气蓬勃的感觉。相反，如果是肾气不足的人，那么他就会两眼无神，精神懈怠，出现动作迟缓无力，反应迟钝的现象。而出现这种现象的一般都是老年人，所谓老态龙钟就是这个道理。但如果中青年人也是这种状态，那多半身体会有问题。具体到“五轮学说”来看，水轮对应肾，所以两眼呆滞、动作迟缓很可能就是肾虚。

那么，有人可能会问，肾虚了，到底怎么区分是阴虚还是阳虚呢？其实很简单，可以看其精神状态，也就是望其神。具体来说，阴虚的人常常表现出坐卧不安，多夜不能寐，凡事心神不定，有烦躁之感的现象；而阳虚的人则相反，其喜欢安静，不但不主动说话，即使有人搭讪，也懒得说话，说话有气无力，表现为精神困乏，总给人一种没有睡醒的感觉。

---

**⊙养精小贴士**

瞳孔的大小与颜色也和肾脏有关系，瞳孔变小是由于疲劳过度、精津俱伤、元阳不固，其病在肝肾；而瞳孔变大是由于肾精不足、阴火上冲所导致的；瞳孔的颜色变蓝为肝病及肝肾两虚之证；而颜色变灰白则是由于气血两虚，肾精暗耗所致。

---

## 牙齿有问题，可能是肾虚

中医认为，“肾主骨生髓”“齿为骨之余”。人在步入老年的时候，由于肾气不足进而出现牙齿松动、脱落、牙周发炎等问题。而对于有些男人来讲，在精力旺盛的中年就已经开始了老年人才有的一系列牙齿问题，那就说明此人可能肾虚了。肾与牙齿有着密切的关系，肾虚则骨失所养，牙齿就会不坚固，出现牙齿松动的问题。

正常人的牙齿洁白润泽并且很坚固，这是肾气充足、津液未伤的表现。相反，如果一个人牙齿发育不好，那么这个人通常是肾也不好。其具体表现为，如果牙齿干燥，那么其胃阴已伤；如果牙齿光燥如石，则就是阳明热甚，是津液大伤的后果；而如果牙齿燥如枯骨，那么就很可能是肾阴枯竭、精不上荣所致，这种情况很可能就是温热病的晚期了，也就表明这个人病重了。如果一个人的牙齿枯黄脱落，这种情况很可能就是骨头有病并且还属于久病不愈的人，已经属于绝症了；牙齿有牙垢，很可能是胃、肾热气多，但是其气液还未衰竭；一般如果齿焦无垢，很可能其胃、肾的热气太大，而气液已经枯竭；另外，龈肉萎缩，牙根暴露，牙齿松动，这就是平常所说的牙宣，一般情况下是属于肾虚或胃阴不足的表现，这很可能是由于虚火燔灼，龈肉失养所致。

如果成年男性有牙齿稀疏、齿根外露的现象或是还伴有牙龈淡白出血、齿黄枯落、龈肉萎缩等问题，很可能就是由于肾气亏乏所引起的，一定要查看自已有无肾方面的疾病。另外，如果牙齿不但松动而且还干燥，并且还伴有隐隐作痛、头晕、耳鸣、脱发、腰酸的症状，其舌体瘦薄、舌质红嫩、舌苔少或无苔的现象，一般可断定是肾阴虚。临床发现，一般出现了这种情况的人，其往往会有房事过度的情况，或者是有遗精的情况。所以在治疗的时候应该选用滋阴补肾固齿之法，可在医生的指导下选用六味地黄丸，或用滋阴清胃固齿丸治疗。而如果有牙齿松动、牙龈淡红的情况，并且还伴有咀嚼无力、少言懒语的症状，其舌头还有舌质淡、舌苔白的现象，就可断定是肾气虚，所以在治疗的时候应该选择用补肾固齿之法，可选用还少丹治疗。

**⊙养精小贴士**

对于肾虚而引起的牙齿问题，除了使用一些药物外，在膳食方面可以多摄入补肾的食物，以保护牙齿。可常食黑芝麻、核桃、板栗等。

## 哈欠连天，可能是肾虚

打哈欠在日常生活里是很平常的生理现象，人从刚出生的时候一直到生命的终止都会打哈欠。对于人为什么会打哈欠，中医给出两种结论。一种是当身体疲倦想要睡觉的时候，或者是在酣睡的时候被人叫醒有打哈欠的情况，在这期间，人会闭目塞听，全身神经和肌肉会得到完全的松弛，通过哈欠的深呼吸运动使血液中增加氧气，排出更多的二氧化碳，从而使人精力更加充沛。这种情况下的打哈欠是属于正常的生理现象。而另一种则是不拘时间，在不疲倦的时候也是哈欠连连，经久不止。这很可能跟肾虚有关系了，就要引起足够重视了。

有些人觉得打哈欠是很平常的事情，不会将其与肾虚联想到一起。其实不然，肾精是人体生命活动的原始动力，肾精充足的人精神和形体都能得到充足的濡养，那么人就会精力充沛、体力充沛，没有哈欠可打；而如果人的肾中精气不足，那么他的精神和形体得不到充足的濡养，人就会出现精神萎靡、神疲乏力，常常哈欠连连，同时还会伴有形寒怕冷、四肢不温等症状。

对于经常打哈欠的人来说，其所表现出的肾虚多半属于肾阳虚。这类患者除了哈欠连连还表现为神疲乏力、活力低下；易患腰痛、关节痛；并且伴有虚喘气短、咳喘痰鸣，性功能减退、阳痿、早泄，记忆力减退、自汗的现象；另外还有小便清长、听力下降或耳鸣；小腹牵引睾丸坠胀疼痛，或阴囊收缩，须发易脱落、早白的现象；其舌质淡、舌苔白、口唇青紫。

在临床上中医会采用补肾壮阳祛寒之法，患者可经常吃一些补肾壮阳的食物，如麻雀，麻雀肉含有丰富的蛋白质、脂肪、碳水化合物以及维生素 $B_1$、维生素 $B_2$ 等。在《增补食物秘方》中有记载，雀肉能“补五脏，益精髓，暖腰膝，起阳道，缩小便”，是壮阳益精的佳品，其适用于治疗肾阳虚所致的阳痿、腰痛、小便频数，可补五脏之气不足。把雀肉烧熟吃，可以起到温阳的作用，对阳虚、阳痿、早泄有较好的疗效。另外，雀卵和雀脑也有较好的补益作用，对治疗阳痿、腰痛、精液清冷症有效。

这里需要注意一点，雀肉性热，春夏季节不宜食用；患有热证、炎症的人最好也不要食用。另外，还可选用麻黄细辛附子汤：主要材料有麻黄（去节）6 克，细辛 6 克，附子（炮，去皮，破八片）15 克。麻黄能发汗解表，附子能温经助阳，而细辛能通彻表里，助麻黄发汗解表，协附子内散阴寒，对于肾阳虚的人非常有效。

⊙**养精小贴士**

对于经常打哈欠的男性来说，要尽量多吃清淡、易消化的食物，多喝绿茶和白开水，并且睡觉不要太晚。对于容易失眠的人来讲，在睡前可以喝半杯牛奶。在夏天的时候应该适当补充水分、盐分和维生素，这样才能起到清热解暑的作用。如西瓜、绿豆、百合等，皆有良好的清热解暑、健脾养阴作用。但是不要只图一时之快，贪食过多冷饮，这样很容易损伤脾胃，进而干扰睡眠。

## 气短、气喘的人多数肾不纳气

有些男人由于身体素质不太好，或者是曾经生过病没有好彻底，出现了稍微运动就会喘大气，并且伴有大汗流出的现象。中医把这一现象称为肾不纳气。所谓肾不纳气，就是指由于肾气虚而不能摄纳肺气的一种病症，而造成肾不纳气的重要原因就是久病咳喘，肺虚及肾，耗伤肾气，肾气虚衰，导致气不归元，进而出现气短、气喘、呼多吸少的表现，并且出现面相虚浮，脉细无力或虚浮无根的现象。

我们知道肾主气之纳。其所谓的纳，就是固摄、受纳的意思。肾具有摄纳肺所吸入的清气、防止呼吸表浅的效用。在《类证治裁·喘证》中说道："肺为气之主，肾为气之根，肺主出气，肾主纳气，阴阳相交，呼吸乃和。"可见，肾主纳气与肺主出气有明显的不同，这里主要是从"肾主闭藏"的角度来讲的，也就是肾的闭藏之功在呼吸上的一种体现，所以尽管人的呼吸由肺所主，但必须有赖于肾的闭藏，即纳气。

《难经·四难》中进一步证实了"呼出心与肺，吸入肾与肝"的说法。从这里可以看出，只有肾的纳气功能正常了呼吸才会均匀和调。气喘还跟肾的纳气是否正常相关，一个人如果出现气管炎、支气管扩张、哮喘、肺气肿等常见的肺部疾病，不能只是为了解决呼吸去治疗，最主要的还是要考虑是否是由肾功能异常引起的。因为一旦肾功能失调，吸入之气就不能归纳于肾，人就会出现呼多吸少、气短、气喘等肾不纳气的病理反应，这个时候疾病便产生了。

此时，我们应该选择一些补肾纳气的方法，具体有内服和外敷两种方法。

1. 内服七味都气丸

准备熟地黄 10 克，山茱萸 12 克，山药 10 克，茯苓 12 克，丹皮、泽泻各 10 克，五味子 10 克。以上方药，水煎煮，取汁 250 ~ 300 毫升，分 2 ~ 3 次温服，每日 1 剂。

2. 外贴消喘膏和纳气散

消喘膏的材料有白芥子、玄胡各 21 克，细辛、甘遂各 12 克，共研细末，分 3 等分用姜汁调成膏状，摊在油纸或纱布上。于三伏天贴于肺俞、心俞、膈俞（均为双侧）穴处，用胶布固定，每 10 天贴 1 次。

---

**⊙养精小贴士**

除了内服外敷药物外，吃对食物也会有一定的止喘效果。这里推荐黑豆酿梨，具体做法为：准备雪梨 2 个，黑豆 60 克，冰糖 40 克。将黑豆用清水泡胀晾干，梨去皮，在梨柄处切开，挖去梨核，填入黑豆与冰糖，大火蒸 1 小时即成，吃梨食豆。

---

## 小便异常，是肾阴虚还是肾阳虚

小便即是尿液，也叫作轮回酒、还元汤。10 岁以下儿童的小便为佳，名为“童子尿”，可以做补虚、补阴的药用。正常男人的小便色泽淡黄，清净而不混浊。冬天的时候汗少尿多，其尿色较清；夏天的时候汗多尿少，其尿色较黄，并且每24小时的尿量为1000 ~ 2000毫升。而哪些情况属于小便异常，又具体表现为哪些症状呢?

总体的来说，有以下几种情况：①如果小便是澄清的话，则很可能属寒，也就是说这个男性很可能肾阳微虚或者是气虚；②如果小便带血，很可能是热结膀胱，这种情况可能是在行房事的时候太过激烈而伤到了肾；③如果小便黄或是淡黄，这很可能就是有热或肾经虚热，正常人一般都有这种现象；④如果小便呈酱色，这个男人百分之百就是患有肾病；⑤如果小便异常并且还伴有水肿就是有水气病；⑥从尿量上看，如果尿多，夜尿过于频繁。这很可能就是肾虚了，一般出现于消渴病。

看到这里的时候，肯定有很多人产生了疑问，那这小便异常到底是属于肾阳虚还是属于肾阴虚？小便异常有些是属于肾阳虚，而有些是属于肾阴虚。下面，我们就来具体介绍一下这些问题。

1. 肾阳虚的病症

其主要的表现是手脚冰冷，腰背酸痛，最突出的表现就是尿失禁。这到底是什么原因呢?

《黄帝内经》说道："肾与膀胱相表里，下开窍于二阴。"而肾是分阴阳的，肾阳被称作"真火""命门之火"，它是肾功能的动力，也是人体热能的源泉。平时，经常出现手脚冰凉、腰部感觉冷等情形的话，这就是肾阳缺失的表现。只有肾精充盈了身体才能更强壮，精力才会旺盛。

另外，我们也知道"肾主水"，是管理水液代谢的，它的功能又和命门之火的气化功能有关。所以只有肾功能在正常的情况下，其水液的分布、排泄才能各走其道。而小便的利与不利，与肾也有密切关系。如果人的肾阳不足，很可能会导致肾气不固，命门火衰，这样就不能很好地引导小便，于是小便就失禁了。有一些人在受到突然惊吓的时候，也会出现小便失禁的现象。这就是《内经》里所说的“恐伤肾”，意思就是说巨大的恐惧会伤害肾，肾受到了伤害就会通过膀胱经表现出来，于是便有了尿失禁的现象。对于新婚夫妇来讲，在蜜月时期，本来房事比较频繁，如果再加上一定强度的健身运动，就会使本来已经在消耗的阳气消耗得更多，就很容易造成肾阳虚，而引起尿失禁。

2. 肾阴虚的病症

除了口干、大便干燥、喜欢喝冷饮外，其小便还很短黄。我们知道肾有阴阳二气，阳气就好比太阳，是我们生存的命门，而阴气就像雨水，滋润着我们身体的每一个角落，使它们不干燥。阴与阳是相互牵绊、相互制约的，并且处于不断变化中，在变化中达到动态的平衡。比如说白天阳盛，人体的生理功能就以兴奋为主；夜间则阴盛，机体的生理功能相应的就以抑制为主。从子夜到中午，阳气渐盛，人体的生理功能逐渐由抑制转向兴奋，即阴消阳长；而从中午到子夜，阳气渐衰，则人体的生理功能由兴奋渐变为抑制，这就是阳消阴长。

现在的社会上，很多男性由于环境、生活压力等多方面的原因，使得自身的阴阳之气失去了平衡，有的人的肾阳气势力较强，就打败了肾阴气，造成了身体的阴阳不平衡，人体则出现肾阴虚。太阳打败了雨水，就意味着身体正在变成撒哈拉沙漠。此时，人体没有水，嗓子容易发炎，心情也莫名地烦躁起来。阴气不足，阳热失去了对手，势力急速增加，范围也不断扩大，因此“阴虚则热”，这样的人比常人怕热，但是比较耐寒，手足心热，容易上火，比较爱出汗。阴虚因为水分少了，鲜花失去水分会枯萎，人失去水分会口干、大便干燥、小便短黄，喝冷饮，会感到很舒服。体液减少，机体得不到及时的滋润，所以皮肤较干。身体水分减少，体热增加，则火气上升，感到急躁易怒，晚上失眠多梦、容易醒。晚上本来是阴气当道的时间，但是体内阳热较多，阳气大过于阴气，阳气就要蒸发，身体就偷偷地出汗，被称为“盗汗”。

---

⊙**养精小贴士**

在治疗由于肾阳虚还是肾阴虚而引起的小便异常的症状时，一定要辨证治疗。不要盲目地吃一些药物，要相信科学，在饮食上要避免刺激性的食物，戒烟戒酒。如果病情严重一定要去医院找医生寻求帮助，并且要保持乐观向上的心态。

---

## 耳轮有异常，检查自己是否肾虚了

在很多人的观念里，耳朵大是长寿和福祉的象征。从传统医学角度来说，耳朵是肾的外部表现，“肾藏精，开窍于耳”“耳坚者肾坚，耳薄不坚者肾脆”。耳朵大在某种程度上体现了肾气健旺。对于男人来讲，如果耳轮有异常，就得考虑自己是否肾虚了。那么，耳轮异常具体有哪些表现呢?

我们通过对耳的观察，可以推测到肾的健康状况。而人们对耳朵的观察主要从颜色、光泽、形态变化几个方面进行定位诊断。

其一，在《黄帝内经·灵枢·脉度》中我们知道：“肾气通于耳，肾和则耳能闻五音。”其意思就是说，耳为肾之窍，只有肾的功能正常了，人的双耳才能听见各种声音。如果肾精及肾气虚衰，耳朵就会出现听力减退的问题。

其二，耳轮的荣枯与肾精的盛衰有着密切的联系，耳轮是肾精充足与否的外在表现，这也就是“耳大有福”的中医理论依据。

其三，就耳部整体而言，正常人的耳红润而有光泽，这是先天肾精充足的表现。

其四，如果某个男性的耳朵颜色淡白，这个人除了是患了可能风寒感冒外还有可能是阳气不足。这类人在平时都怕冷恶风，并且还伴有手脚冰凉的现象。

其五，如果一个男性朋友的耳朵红肿，多是“上火”的表现，常见于肝胆火旺或湿热。

其六，在《证治准绳》说道：“凡耳黑皆为肾败”。在《四诊抉微》中也指出：“耳焦如炭色者，为肾败，肾败者，必死也。”其意思就是说，如果一个人的耳朵出现了像黑炭一样的颜色，这就表明他的肾气衰败了，而肾气衰败的人往往命不久矣。

其七，对于耳朵厚大的人，其肾气充足；耳朵薄而小的人，多为肾气亏虚。

以上这些都是我们判断肾虚的根据。那么，我们该如何滋补肾气，以预防耳朵异常的一些小问题呢？最好的办法就是刺激耳朵，主要的方法有：

（1）鸣天鼓。这种方法能活跃肾脏，具有健脑、明目、强肾的功效。《圣济总录》中记载：“天鼓者，耳中声也。举两手心紧掩耳门，以指击其脑户。常欲其声壮盛，相续不散。一日三探，有益下丹田。”其“天鼓”是指我们的后脑勺。具体的操作方法是：用双手掌掩住耳郭，然后手指托住后脑勺，再将示指放在中指上，然后往下一弹，产生一个弹击的力量，弹击 24 下。

（2）拔插法。此法具有健脑强肾、聪耳明目等功效，对于阳痿、尿频、便秘、腰腿痛等症状有很好的疗效。在耳朵里面有一个重要穴位叫听闻穴，而由于它在人的耳朵里面，我们没法直接去按摩。但是我们可以利用手指拔插耳朵眼的方法来按摩。其主要的方法是：将两根示指伸直，插入两耳孔，轻轻地蠕动，按摩上半分钟后，突然将手指向前外方猛地拔出来，最好能听见响。共插拔 5 ~ 10 次。

（3）摩耳轮。其主要的操作方法是，将双手握成空拳状，然后用大拇指、示指在耳轮上来回推摩，直到耳轮发热为止。

在做以上动作的时候，要防止指甲刮伤耳朵，所以在做的时候，动作一定要轻、要柔、要缓。

⊙**养精小贴士**

对于耳朵有异常的朋友来说，建议最好不要吃辛辣食物，如果发现耳朵红肿了，最好不要经常去挖耳朵，并且在洗头的时候，要防止水流入耳朵，以免引发进一步的感染。

## 久病难愈的人往往肾气衰弱

中医有“久病及肾”之说，肾病易发、难愈的特点成为肾虚男性的健康困扰。中医认为，肾为阴阳之根，是命门所居的地方。而命门内有先天之水火，为元气的本源。因此，只有肾阴肾阳充足，那么五脏阴阳才会正常，五脏功能才会协调。

长期患病之所以会伤及肾脏，就是人体的五脏阴阳失调造成的，而肾阴、肾阳为五脏阴阳之根本，若五脏阴阳不足，虚损日久，就会影响到阴阳的根本，进而导致肾阴肾阳的亏虚。如对于肺痨日久的人来讲，其肺阴不足，就会累及肾阴，从而出现干咳少痰或痰中带血的现象，并且还伴有咽喉干燥，腰酸耳鸣，骨蒸潮热，颧红盗汗，形体消瘦等症状，这些都是肺肾阴虚的症状。龚廷贤在《寿世保元·劳瘵》中就有描述：“夫阴虚火动，劳瘵之疾，由相火上乘而成也。伤其精则阴虚而火动，耗其血则火亢而金亏。”因此，多种疾病久延不愈常是肾疾病发生的主要原因。

我们知道，五脏是一体的，只有心、肝、脾、肺、肾和谐通达，生命之树才能常青。反之，就会导致心肾不交，脾肾不能相济，肺肾不能相生的后果。而肾精失去脏腑之精的供养，其精气自然就亏虚，这是导致肾精不足的主要原因。由于心阴亏虚，或肝阴不足导致的久病不愈，也会影响到肾，这是导致心肾阴虚，或肝肾阴虚的主要原因。另外，由于饮食不节，劳倦内伤，或者是泄泻日久，脾阳受损，导致的久病不愈，也可累及肾，导致下利清谷，或五更泄泻，少腹冷痛，形寒腰酸等脾肾阳虚之症；如果是心阳不足，或肺阳亏损导致的久病不愈，也会累及肾脏，可导致肾阳不足，这种病多见于心肾阳虚或肺肾阳虚之症。所以，临床上很多对于各种慢性疾病而又日久不康复的男性患者，都要从肾入手，采取滋阴补肾，或温肾散寒之法，非常有效。这就是所说的“治病必求于本”。

现代医学认为，人体五脏中肾的位置之所以是固定的，除了靠肾动脉和肾静脉牵连着它以外，其主要还是靠腹膜把它固定在腹后壁，这样才能保证肾固定而不游动。而固定肾的强度，与肾周围脂肪层的厚度有着密切的关系。当男性在久病之后，很多脂肪都在患者在患病期间给消耗了，这就导致了肾周围的脂肪层明显变薄，光靠腹膜是不能够把肾固定得很牢固的。如果在这种情况下还长时间锻炼的话，那么在重力的作用下，肾就会发生上下移动。长期下来，那些固定它的血管和腹膜都会被拉长，而肾移动的幅度就更大了，进而出现恶性循环，而这种现象在医学上被称为“肾游走”。因此，久病之后，患者应该先进行一些动作缓慢而且运动量较小的锻炼，如散步、做广播体操、打太极拳、练气功等。等到身体恢复一段时间后，再渐渐增加动作强度和运动量。

---

**⊙养精小贴士**

对于久病不愈的患者来讲，综合治疗的意义往往大于单纯的药物治疗。一天中养肾的最佳时间是早上5–7点，晚上11点至次日凌晨1点，抓住这个时间段进行生活上的调理，将药物、饮食、运动的综合调理方式形成习惯，才能达到事半功倍的保健治疗效果。

---

## 肾脏好不好，一看眉毛就知道

众所周知，眉毛是眼睛上方的一道天然屏障，对眼睛有很好的保护作用。除了能帮眼睛挡风遮雨，防止刺激性的气味刺激眼睛，也能防止眼睛上方落下来的尘土和异物。最重要的是，眉毛与健康有着密切的关系。

祖国医学认为，眉毛属于足太阳膀胱经，它依靠足太阳经的血气而盛衰。因此，眉毛浓密，说明肾气充沛，身强力壮；而眉毛稀淡，说明肾气虚亏，体弱多病。对于男性而言，眉毛淡疏易落，多见于气血衰弱，体弱多病者，此类患者容易手脚冰冷，肾气也较弱；眉毛浓密者体质较强，精力也较为充沛。

其实，从眉毛的外形上还可以看出很多疾病的征兆。《黄帝内经》中就指出："美眉者，足太阳之脉血气多；恶眉者，血气少也。"所谓恶眉，古人解释为"眉毛无华彩而枯瘁"。所以，眉毛长粗、浓密、润泽，表明人体血气旺盛；反之，眉毛稀短、细淡、枯脱，则反映气血不足。

也许这样总结性的说法有些不容易理解，我们来举例说明。例如，有甲状腺功能减退症状的人，眉毛往往脱落，而且往往是先从眉毛的外侧开始；而对于神经麻痹症的患者，麻痹一侧的眉毛位置较健康的一侧更低，眼睑合上之后观察，病变一侧的眉毛位置比较高。此外，眉毛还可以预警一些疾病的发生。比如说，眉毛直而毫毛上翘生长，多为膀胱疾病的征兆；眉毛末梢直且干燥者的男性，可能患有神经系统疾病。

---

**⊙养精小贴士**

男性的眉毛不宜随意修剪，不仅眉毛的稀疏浓密与肾脏健康相关，毛发的形状、长短也与健康有直接的联系。养成有益健康的生活习惯是关注健康的男士的明智选择。

---

综上所示，男性的眉毛状态与健康是紧密相关的。如果你的眉毛出现了上面所说的症状，那你可要对自己的身体，尤其是肾脏健康多加注意了。

## 男性盗汗不止多为肾虚

本来流汗是很正常的身体现象。流汗是身体调节体温的现象，尤其在温热的环境中更明显。但是，如果流汗的原因不一般，那就有可能是疾病了。所以，我们要先弄清楚为什么原因才流汗。

一个人的汗腺有三百万到五百万个，除了黏膜外，全身皮肤都有汗腺，汗腺由交感神经来调节，因环境温度的改变，经这种自主神经系统来节制，而适当地排汗。排汗量的个人差异很大，即使在同一环境下，有些人仍是干干的，有些人却是汗流浃背。

从中医的角度说，一旦身体的排汗量超过身体调治温度的需求，这样的情况就是肾阴虚引起的多汗症，这就是一种病态的表现了。这种肾阴虚型汗症多发于男性肾阴虚，虽然不太影响身体健康，但却在生活上带来极大的不方便。不少男性朋友因为肾虚而受到多汗症的困扰。这种不良的身体现象有些人是从孩童时期就开始的，但大部分人在青春期比较明显。这是由于处于青春期的人情绪不易节制，易紧张、不安、害怕、害羞等，使出汗现象更突出，心情越焦虑，出汗就越多，对肾脏的损害也越大，形成了恶性循环。

当然，也有很多人认为这并不影响身体健康，所以平时就不太注意，其实这也是一种病。生活中不少男性就受其困扰，十分痛苦。下面的金先生就是其中之一。

金先生是上海某外贸公司的职员，他和自己的医生是这样描述自己的病情的：自己近些年来夜里老盗汗，常常是睡觉时在不知不觉中大汗淋漓，睡醒汗止，刚开始不重视，近期越来越严重，说自己总是睡不实，似睡非睡，第二天上班老是昏昏沉沉的，严重影响了工作、生活、睡眠质量。后来金先生就到医院看了老中医，老中医告诉他是因为肾阴虚引起的虚证。

从盗汗的病因病机上说，有以下几种可能：

阴虚内热：山于亡血失精，或肺热久咳，导致阴血亏损阴虚生内热，虚火盛而阴液不能敛藏则盗汗频作。

心血不足：劳伤血亏，心血过耗。汗为心液，心血不足，则心气浮越，心液不藏而外泄，故盗汗常作。

脾虚湿阻：多由食食生冷、酒甜肥甘，或饥饱失时，损伤脾胃。脾胃运化失司，湿浊内生，阻遏气机。

当然，这里只针对男性肾虚的盗汗进行详细说明。通常民间良方是利用泥鳅治疗肾虚盗汗。

下面的食疗方就是以泥鳅作为主材料。

泥鳅汤

**具体的做法是：**先准备泥鳅 250 克，再用温水清洗，去头尾、内脏，用适量花生油煎至黄色，然后加水适量，煮汤至半碗，再加盐适量，喝汤吃肉。每日 1 次，年龄小者分次服食。

本方可用于治疗因营养不良、自主神经功能紊乱、缺钙、佝偻病等引起的盗汗，均获显著效果。

## 头痛也是肾虚的常见表现

在肾虚可能引发的诸多症状中，头痛是较为常见且多发的一种。有人可能会奇怪，肾虚是怎样引发头痛的呢？这是因为，肾主藏精，肾精的盛衰影响着脊髓和脑髓的充盈。脊髓和人的大脑相通，所以会有“脑为髓之海”的说法。也正是由于这样的原因，如果男性的体内出现了肾精不足的状况，就会引发连锁反应，髓海空虚，脑失所养，此时，出现头痛，影响思维状态等症状就不难解释了。

简单说来，肾虚头痛分为两种基本情况：由肾阴虚或肾阳虚所致的头痛。《证治准绳·杂病》：“下虚者，肾虚也，故肾虚则头痛。”肾阴虚者，证见头脑空痛，头晕耳鸣，腰膝无力，舌红脉细，治宜滋补肾阴，用六味地黄丸，大补元煎加减。肾阳虚者，证见头痛畏寒，四肢不温，面色白、舌淡、脉沉细，治宜温补肾阳，用右归丸、正元丹等方加减。

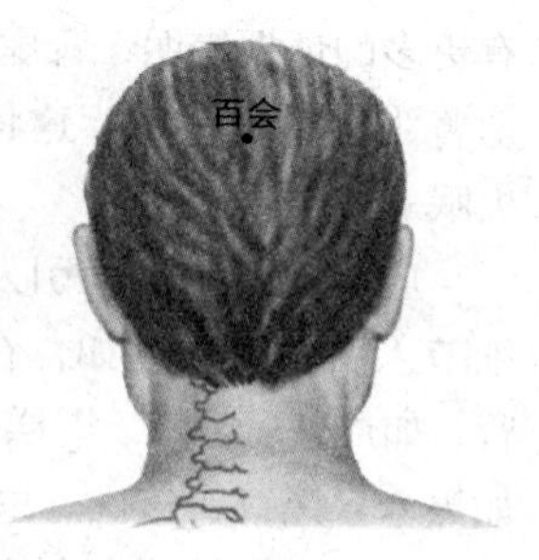

百会穴

肾虚头痛的治疗原则：方药选用大补元煎加减。汤药宜文火久煎，煎后温服。精髓不足、头脑空痛，可用针灸、推拿、按摩等。取穴：百会、肾俞、关元等。虚证头痛应加强食疗，多食营养丰富、补精填髓的药膳食品，如核桃、黑芝麻、黑豆、紫河车、甲鱼、海狗肾等，并可用羊髓羹（羊脊髓、生地）、猪髓羹等补肾养阴、养精固精。肾精亏损引发的头痛，常会因房事而加重，所以应禁房事，愈后也应节制房事。

## 肾虚的男性多会失眠多梦

人的一生当中，有三分之一的时间是在睡梦中度过的。也就是说，睡眠质量对人生质量有着重要的影响。睡眠良好也是身心健康的主要标志之一。但现实生活中，失眠是最常见的睡眠障碍，是指各种原因引起的睡眠不足、入睡困难、早醒，患者常有精神疲劳、头晕眼花、头痛耳鸣、心悸气短、记忆力不集中、工作效率下降等表现。造成失眠的主要病因有以下几种：身体虚弱或久病体虚或房事不节，肾精亏损，心肾不交，水不制火，则心火独亢、神志不宁而致失眠。

男性，尤其是中年男性为多发人群。此时期内的男性多因为生活和工作而奔波，得不到良好的、规律的休息，长此以往肾精亏虚也很常见。

大家都知道，肾脏是人的主要排泄器官，位于腰椎骨的两边，其健康状况关乎人体健康的各个方面，大到生死存亡，小到睡眠质量。肾虚是肾脏不健康的一种表现形式，是指肾脏精气阴阳不足。

现代科学证明，当人发生肾虚时，就会导致人的免疫能力降低，有更多的证据表明，肾虚发生时，肾脏的微循环系统会发生阻塞，即肾络会呈现不通，这将影响到全身经络的运行，以致间接造成失眠。

应对肾精亏失而引发的失眠多梦症状，最好的办法是从生活细节入手改善。比如，在饮食方面，过度苦寒、冰凉的食物易伤肾，如芦荟、苦瓜、雪糕、鹅肉、啤酒，所以应该多食温补性食物，如黑米、黑豆、核桃、虫椹草、碟清草、虫草等。

这里为男性朋友介绍一款治疗失眠颇有疗效的药酒。

具体做法是：准备枸杞子200克，核桃仁300克，炒莲子200克，女贞子200克，炒大枣50克，装瓶或装罐内，加入低度白酒，酒应超过中药约3厘米，每天搅动1次，半月后酌加蜂蜜，每天适量饮用。

本款药酒对肾精亏虚引起的脑髓不充、失眠健忘、头晕耳鸣等症状有明显的效果。

在运动保养方面，适当改善男性肾虚状况，但强度不宜太大，应选能力所及的运动项目，以促进血液循环，改善血瘀、气损等情况。散步、慢跑、快步走，或在鹅卵石上赤足适当行走，都会促进血液循环，对肾虚有辅助治疗作用。

---

**⊙养精小贴士**

男性接触过多的洗涤剂也伤肾，家庭应少用洗涤剂清洗餐具及蔬果，以免洗涤剂残留物被过多摄入，而影响肾的健康。

---

## 常觉四肢发冷，多为肾精外泄

为什么睡觉前会四肢发冷、畏寒？很多男性都会有这样的状态。肾虚的种类有很多，其中最常见的是肾阴虚、肾阳虚，症状分别为：肾阳虚的症状为腰酸、四肢发冷、畏寒，甚至还有水肿，为“寒”的症状，性功能不好也会导致肾阳虚；肾阴虚的症状为“虚热”，主要有腰酸、燥热、盗汗、虚汗、头晕、耳鸣等。

肾阳不足，中医称“肾火弱”，肾阳不足的人常表现为：神疲乏力、精神不振、活力低下、易疲劳、畏寒怕冷、四肢发凉，尤以腿脚为甚，有的男性还表现性功能减退、阳痿、早泄等症。根据一些现代医学的观点，当人发生肾虚时，无论肾阴虚还是肾阳虚，都会导致人的免疫能力的降低，因此，我们可以判断出，肾虚发生时，肾脏的免疫能力降低，而肾脏的微循环系统亦会发生阻塞，对此，我们需要采取相关措施，所以对于肾虚的治疗应防治结合。

以下是四种防治肾虚的食疗方。

1. 核桃仁蜂蜜茶

具体做法是：核桃仁 10 克，红茶 15 克，蜂蜜适量，将核桃仁捣成细末，加入红茶、蜂蜜，用沸水冲泡后饮用。

此方具有温肾纳气、充旺元阳、兴阳事等功效。

2. 杜仲红茶

具体做法是：杜仲叶 12 克，红茶 3 克，将杜仲叶切碎，与茶叶一同放入茶杯里，用沸水冲泡 10 分钟，即可饮用。

此方具有补肝肾、强筋骨等功效，适用于肾肝阳虚引起的腰膝酸痛、阳痿早泄、尿频尿急以及高血压、心脏病、肝硬化等病症。

3. 益智仁红茶

具体做法是：益智仁 15 克，红茶 3 克，将益智仁捣碎，与茶一同放入茶杯中，沸水冲泡代茶饮。

此方具有温肾止遗等功效。

4. 炒核桃仁

具体做法是：准备核桃仁 10 克，小火勤翻，防止均匀不糊。每日适量嚼食。

本品具有补肾温肺、润肠通便的作用，适用于肾虚腰痛脚弱，或虚寒咳喘及便秘者。

此外，对于有相对固定性生活的已婚男性而言，如房事后四肢发冷、心慌气短，并伴有咽喉干燥、关节酸疼、周身乏力等，说明你在性生活中阳气外泄了。

---

**⊙养精小贴士**

对于四肢常常发冷的男性可以选择喝羊肉汤加泡脚的方式加以缓解寒凉症状。泡脚水可以添加适量的有安神效果的薰衣草精油。对于正处于中年，生活工作压力大的男性尤为适宜。

---

# 第三章
# 肾藏精：肾精不足，疾病缠身

## 肾精亏少白头，何首乌研末代茶饮

中医认为，“肾藏精”“肾之华在发”。人从年少到年老，由于受到肾精盈亏的影响，不同年龄阶段头发的状况有所不同：婴儿肾精稚嫩，头发偏黄、细软；年轻人肾精充足，头发乌黑油亮；老年人肾精亏虚，精华物质不能上行以供养于头部，所以头发白的多黑的少。总之，从头发的变化，大体可以看出肾中精气的盛衰及其衰老的演变过程。

一般说来，人到40岁以后才会开始有少量白发出现，然后随着年龄增加而慢慢增多。不过，如果一个人的肾精状况良好，这种衰老的现象也会随之延后，甚至到六七十岁头发还是乌黑的。相应的，肾精不足的人则会提前出现白头发，这就是我们常说的“少白头”。其实，白发过早、过多地出现，可能就是身体内肾精不足造成的。

近年来，少白头的现象越来越严重，但有些人觉得它不影响健康，染一染就可以了。实际上，这其实是肾脏发出的求救信号，一定要认真应对。中医认为，“虚则补之”，

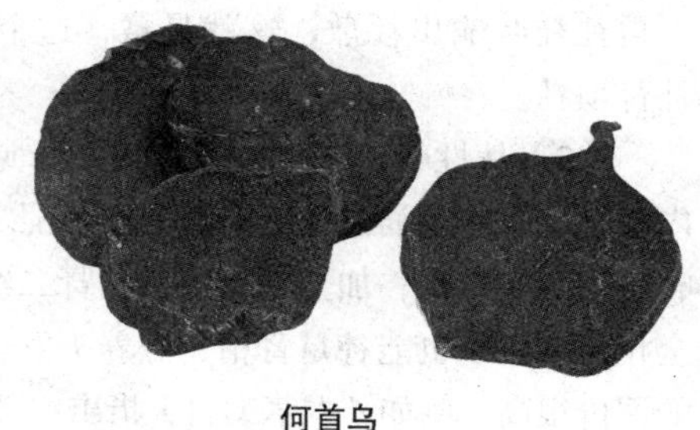

何首乌

这个时候应该适时补一补肾精了。这里，重点给男性朋友推荐一道药茶——首乌茶。

首乌茶载于《本草纲目》，而最早则出自《郑岩山中丞方》，其制作方法很简单：先去药店买100克何首乌，最好是经过炮制的，何首乌看起来是很黑很厚的粗块，需要把它碾成粗末，然后1次舀1小勺，大约6克，用开水冲泡，加盖3～5分钟，日常代茶饮用，l剂可以喝1天，喝到首乌茶水颜色变浅、味道较淡就可以倒掉了。

说起何首乌，它可是和人参、灵芝、冬虫夏草并称为“四大仙草”，是乌发中的明星中药。唐代李翱所著《何首乌传》就说它能“壮气驻颜，黑发延年”。单从名字来看，首乌大致就是“使头发黑”的意思，再加上个“何”字，就变成了“怎么使头发黑了”，由此可见，最初命名的人对其乌发的缘由也是百思不得其解。其实，何首乌之所以能够乌发取决于三点。

（1）它是植物的块茎。说到植物的块茎、根茎，如土豆、山药、红薯、萝卜之类，吃下去以后很容易在肠道内产生气体。这是何故？根据中医“同气相求”的理论，这些根茎类食物到了人体内，也喜欢往下走，而肝肾位于人体下部，被称为下焦。所以何首乌可以直接进入肝脏、肾脏，起到一定的滋补作用。肝肾这个“根和茎”滋补好了，人体的“花朵”——头发自然就慢慢乌黑亮泽了。

（2）植物的根茎大多具有营养丰富的特点。秋天到了，很多枝叶、花朵都没有了，这时候植物就把吸收到的营养都储存到根部，所以根茎类蔬菜的营养是非常丰富的。继续吸收营养是补，不再往枝叶输出耗散，这就是藏，这个过程在中医看来，也就是补肾填精。

（3）从性味上来讲，何首乌在味觉上是有些苦涩的。《黄帝内经》讲“酸苦涌泄为阴”，所以苦涩之味往往具有收敛、向下、收藏的阴性特征；加上它主入肝、肾二经，这与下焦封藏的特性完全相符，所以也能补足肾精、滋养头发。因此，历代医家对何首乌的评价很高，例如《本草纲目》指出：“此物气温味苦涩，苦补肾，温补肝，能收敛精气，所以能养血益肝，固精益肾，健筋骨，乌髭发，为滋补良药。”

**⊙养精小贴士**

生活中，还有一类白发属于情志烦劳所致，主要发生在那些性格抑郁的人身上。此类白发往往会在较短的时间里生出来，一般从两鬓开始，同时可能伴有两胁胀痛、食欲不振、心烦失眠等情况。对此，可以选择外出旅行，和大自然亲密接触，容貌精神自然就好了，毛发也会更健康。

## 腰酸背痛是肾精不足，食疗药膳最管用

很多上班族男性由于长时间坐在电脑旁，导致气血经络受阻、代谢物质排泄缓慢，再加上持续紧张地用脑后，容易产生腰部肿胀、酸痛、麻木等症状，让人全身疲乏、腰痛难忍。在中医理念上，把这种症状归结为肾精不足所致。而所谓的肾精不足就是指肾精亏虚，发育生殖等功能减退所导致的一种病症。其多由先天发育不良，禀赋不足，或者是由于后天的调摄失宜，房事过度，大病久病伤肾等原因引起的。那么，该怎么治疗肾精不足所导致的腰背酸痛的症状呢？我们应该以补肾精为中心点，而食疗药膳是最好的选择。

肾精不足，从根本上来讲，就是因为肾虚。而肾虚则是指以肾精亏虚为中心而由此引发的肾气虚、肾阴虚、肾阳虚等证候。需要注意的是，各种肾虚都以肾精虚为中心的，所以肾精不足的表现则贯穿于各种肾虚之中。由于受各种因素的影响，具体每个人的表现又以其中一种或几种为主要症状，比如腰酸背痛，这个症状在每种肾虚中都有表现。

中医认为，肾为先天之本，肾的精气从作用来说可分为肾阴、肾阳两方面。肾阴与肾阳相互依存、相互制约，维持人体的动态

平衡。当这一平衡遭到破坏后，就会出现肾阴、肾阳偏衰或偏盛的病理变化，这就是肾虚。从广义上来讲，肾虚包括一系列的全身症状。中医所说的肾虚和西医认可的亚健康状态有相同之处。

首先，多数肾虚的病人和亚健康病人在就诊时无法区分，因为在大多数情况下它们有症状的相似性。

其次，它们的定义都很抽象，都是以多种症状来确定。但是不同的是，肾虚的概念由来已久，一些器质性疾病往往也列入其中。

很多人由于工作繁忙，加上运动量又少，常常会感到腰酸背痛，在这种情况下食疗药膳将是最好的帮手。

下面给大家介绍两款食疗方。

1. 桃山楂饮

**具体做法是：**准备核桃仁150克，山楂50克，白糖200克。先将核桃仁加水少许，用食物加工机打成浆，装入容器中，再加适量凉开水调成稀浆汁。然后将山楂去核，切片，加水500毫升煎煮半小时，滤汁，再煮取二汁，二汁合并，复置火上，加入白糖搅拌，待溶化后，再缓缓倒入核桃仁浆汁，边倒边搅匀，烧至微沸即可。

核桃是世界四大干果之一，有“营养丰富的坚果”“长寿果”的美称。并且核桃还是传统的补肾佳品，是治疗肾虚的药膳中常用的主料，无论是配药用，还是单独生吃、水煮、烧菜，都有补血养气、补肾填精的功效，尤其对于肾虚引起的腰痛有着很好的治疗效果。

---

**⊙养精小贴士**

不管是什么原因引起的腰酸背痛，都要遵循以下几点：

其一，合理饮食，包括低脂、素食。要知道多摄取植物性营养素不仅能预防血管硬化，也能保住钙质。

其二，尽量降低食物中盐的用量，一天不宜超过2克。

---

2. 杜仲猪腰汤

**具体做法是：**准备杜仲 25 克，威灵仙 15 克，猪腰 1 对。将猪腰洗净剖开去筋膜，将药放入猪腰内扎紧，煮熟后去药渣、加作料，分两次吃腰子喝汤。

## 肾阳衰败——很多都是吃出来的

中医认为，肾是身体水谷精微的储藏之处。肾可分肾阴和肾阳，肾中的阳气和人体中后天水谷精微的充养有着直接的联系，而人生命的延续全靠每天摄入的五谷杂粮所转化的能量，所以人饮食的好坏直接关系到肾阳的盛衰。只有平衡饮食才能使肾阳充盛。有些男人由于工作的原因，经常出现偏食、暴饮暴食等不良饮食习惯和方式，从而使肾阳受到损害，甚至导致肾阳衰败。

唐代名医孙思邈曾经说过这样一句话："安生之本，必资于食，不知食宜者，不足以生存也，故食能排邪而安脏腑。"意思就是饮食是人的生存之本，饮食可以排邪毒、安脏腑。这就进一步说明了饮食对人体的作用，印证了"药补不如食补"的话。但是，一旦有人饮食不当，那么产生的问题也不在少数，因为很多肾阳衰败的人都有饮食不当的习惯。下面就是一个很典型的例子。

张先生是个无所事事的人，但是对烹饪颇感兴趣，没事儿就喜欢下厨，自己弄些养身益肾的食品，他曾经还花过心思研究食品的食性并自己研究搭配出了一些菜谱。但张先生不是行家，也不是医生，虽然对于饮食有一些自己的了解，可对于"吃"的学问，有时候难免会弄巧成拙。

有一回，张先生不知道在哪里听到一个吃鱼胆清热、明目的偏方，于是特意从市场上买了好几个鱼胆回来，就着水生吞入肚。可是没过多久，他就出现了腹痛、腹泻、呕吐的情况，同时还感觉身体乏力、脸色发白，还出现小便无力，淋漓不尽，这才去医院检查。医生经过给张先生诊脉，发现其脉象浮滑、舌苔白腻，且周身水肿，是明显的肾虚之症。医生问张先生是不是吃过什么食物，张先生说就是吞食了几个生鱼胆，其他的没有什么了。于是医生知道了张先生的问题是生食鱼胆中毒，进而影响到肾脏。要知道在鱼胆中含有毒性很强的汁液，因此不论生吞还是熟食，一次摄入不要超过 2.5 克，一旦超过了就极可能引发中毒。

所以，为了保证身体的健康，饮食的多少、时机、相生相克、五味调和等都是需要考虑的。

在人体的脏腑组织中，肾主水，藏精。而肾中精气的来源，一部分是与生俱来的“先天之精”，另一部分则是由其他脏腑提供的“后天之精”。因此，五脏精气的充盛与否直接关系到肾精。而所谓的五脏精气，就是人吃五谷转化而来的。所以只有饮食规律了，才会对肾阳有好处。

宋代的《严氏济生方》中写道:“善摄者，使一食一饮，入于胃中，随消随化，则无潴留之患。”其意思就是告诉人们饮食要有规律，如果饮食不节，就很可能会损伤到脾胃，导致脾胃的运化功能失常，进而又会导致身体湿浊内聚，痰饮内生；或者使身体的阴阳失去平衡，最后累及肾。所以平时不管是过饥还是过饱都可能导致疾病的发生。

如果人的身体长时间摄入食物不足，就会导致气血生化乏源，进一步导致机体缺乏足够的营养供给，而长时间没有足够的水谷精微化生后天精血来充养先天肾精，就会导致肾精不足，肾阳虚衰，而影响到肾脏藏精、主水的功能；同样的道理，过食、过饮也会影响到肾功能，因为如果过量的食物积聚在胃中，就会阻碍气机，使得过多营养、脂肪存积在体内，从而导致体内生痰湿，损伤肾阴，最后使得百脉不畅，导致肾功能受损。

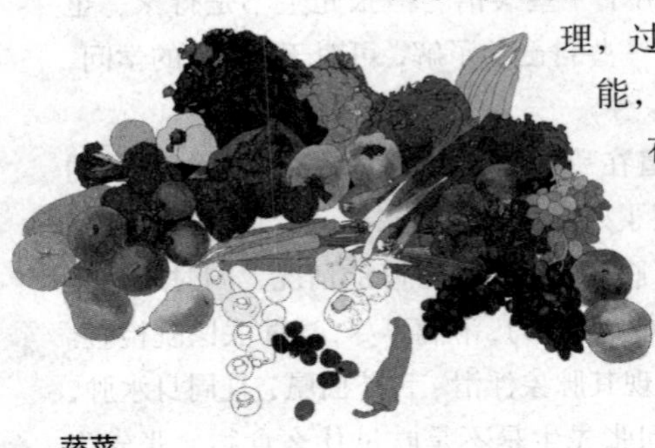

蔬菜

另外，偏食也是导致肾阳衰败的另一个重要的原因。在《黄帝内经·素问·藏气法时论》中有“五谷为养，五果为助，五畜为益，五菜为充，气味合而服之，以补益精气”的叙述。它的意思就是强调饮食的多样性，要多吃不同的食物，才会对不同的脏腑有不同的滋养作用，只有五脏精气充足了才能够使肾精充盈，有利于维护肾阳。如果偏食挑食，则会使脏腑得不到及时的营养补充，对精血的化生不利。

而《养生延命录》中认为，“不欲饱食便卧，以及终日久坐，皆损寿也……饱食讫即卧，成病，背痛”，就是叫人们在饱食过后不要马上就躺下来，也不可整日坐着不动，不然就会损及寿命。饱食即卧有可能会发生腰背痛，这就是肾阳受损的结果。现在的上班族常坐在办公室里，而且一坐就是一整天，平时也很少出门锻炼身体，呼吸新鲜空气，这些都会损伤身体阳气。

---

**⊙养精小贴士**

要想调理肾脏，在食物方面，建议多吃些韭菜、芝麻、山药、核桃、枸杞子等补肾的食物，并且要多饮水、少饮酒，保持服饰宽松、心情舒畅。此外，冬季补肾宜食咸。补肾不要只是随自己喜好、兴致烹调食物，不要胡乱搭配，要注意科学饮食，在合适的时节吃对东西。

---

## 肾精亏影响性欲，三穴提性温和不伤身

现代的年轻男性普遍存在性欲减退的问题，尤其是一些新婚不久的男性此现象尤为突出。造成男性性欲减退的原因有很多种，有心理的问题也有身体的问题，而肾精亏虚就是其中一种最主要的原因。所谓的肾精亏虚其实就是指人体肾精空虚，不能充养脑髓的一种病症。其病理表现可分为两个时期：一是，在婴幼儿时期，

这个时期如果肾精亏的话很可能会影响到孩子的生长发育；二是，在青年时期，这个时期如果肾精亏的话就会导致男性早衰、性功能减退，进而出现滑泄、阳痿等。

那么，中医对于男性肾精亏所导致的性欲下降的问题又是怎么解决的呢？

肾精亏所导致的性欲下降，会使很多男性对性产生倦怠感。并且，由于现代社会的工作压力不断增大，人际关系也变得十分复杂，使得男人出现肾精亏的问题越来越多。如果这种情况没有得到很好的改善，势必会使夫妻关系亮起红灯，还会导致夫妇之间出现问题，进而引起家庭内部发生混乱等。所以，夫妻间性生活的和谐对于家庭的稳定、婚姻的美满具有非常重要的作用。

那么，男性怎样保健能有效增强性欲呢？其实，只要经常照顾好肩井穴、肾俞穴和大赫穴就可以从根本上提高性欲，增强性功能，改善性生活。那么，这些穴位在身体上的什么位置呢？下面我们来具体介绍一下。

1. 肩井穴

按摩此穴可以提高性欲。从字面上来讲，肩就是指此穴在肩部上。而井，则指的是地部的孔隙。所以，肩井穴的意思就是说胆经的地部水液由此流入地之地部。此穴的位置就在大椎穴与肩峰连线的中点，也就是肩部的最高处。那么，我们该怎么来找这个穴位呢？在找穴的时候，我们一般是采用正坐、俯卧的姿势，此穴位就在人体的肩上，前至乳中，也就是乳头正上方与肩线的交接处。

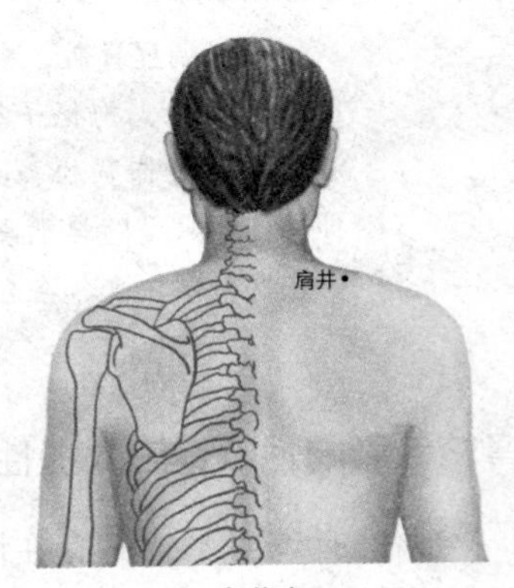

肩井穴

下面，我们就来讲一讲该怎么按摩肩井穴。在按摩的时候应该先以左手示指压于中指上，用力按压5秒之后慢慢放开，重复10次之后换手，力量要均匀，以穴位局部出现酸胀感为佳。每日早晚各一次。长期按摩肩井穴可以温暖身体以提高性欲望。

2. 肾俞穴

按摩此穴可以提升性耐力。从字面上来看，肾，肾脏的意思。而俞，则是输的意思。所以肾俞穴的意思就是指肾脏的寒湿水气由此外输膀胱经。在取穴位的时候，我们通常都是采用俯卧姿势，肾俞穴位于人体的腰部，当第二腰椎棘突下，左右二指宽处的地方就是。

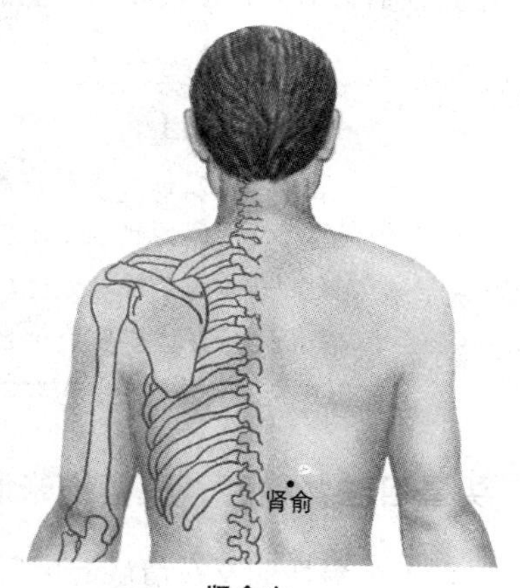

肾俞穴

那么，我们该怎么按摩此穴呢？

在按摩的时候，先将双掌摩擦至热，然后再将掌心贴于肾俞穴，如此反复3 ~ 5分钟；或者直接用手指按揉肾俞穴，至出现酸胀感，且腰部微微发热。长期按摩肾穴可以促进人体性激素的分泌，提高性功能，还能延长性生活时间，对由于肾气不足所引起的早泄、房事后腰痛都很有效。

3. 大赫穴

按摩大赫穴可增强性器官活力。从字面上来讲，大，强劲、盛大的意思。赫，红如火烧十分显耀。所以，大赫穴的意思就是指体内冲脉的高温高湿之气由本穴而出肾经。其位于人体的下腹部，在脐下4寸，前正中线旁开的0.5寸处。取穴时，患者可采用仰卧的姿势，大赫穴位于下腹部，大赫穴从肚脐到耻骨上方画一线，将此线五等分，从肚脐往下方向的五分之四点处左右一指宽处，就可以找到了。

在按摩的时候，双手的示指、中指和无名指可以分别按摩两侧的大赫穴，持续1分钟。按摩大赫穴可以促进生殖器官的血流，增强性器官活力，使夫妻在性生活中更易获得快感。

---

**⊙养精小贴士**

按摩穴位时需要注意：因为每个人身体的承受力不同，在穴位按摩的过程中不仅要找对穴位的准确位置，也要注意采用专业的手法与力度。提醒男性朋友，最好能在浴后按摩，洗浴之后身体肌肤处于自然舒缓状态，按摩保健效果更佳。

---

## 头晕目眩肾精亏，桑葚泡米酒固精益肾

不少男性朋友在清晨起床后，或下蹲后突然站起来的时候，会出现头昏目眩的症状。此时，很多人都以为是低血糖，其实不然，这很可能是肾精亏损的表现。肾精亏损后，除了会出现头昏目眩以外，还会出现耳鸣心悸、烦躁失眠、腰膝酸软、须发早白等一系列的问题。

对于有这种头晕目眩症状的男性，建议在夏季经常食用桑葚。桑葚，又叫桑果、桑枣，为桑科落叶乔木桑树的成熟果实。中医认为，桑葚味甘酸，性微寒，入心、肝、肾经，为滋补强壮、养心益智的佳果。具有补血滋阴、生津止渴、润肠燥的功效，主治由于肾精亏所导致的头晕目眩、消渴口干、耳鸣、心悸、烦躁失眠、腰膝酸软、须发早白、便干结等症。

桑葚以个大、肉厚、色紫红、糖分足者为佳，并且由于特殊的生长环境使得其具有天然生长、无任何污染的特点，进而被称为“民间圣果”。现代医学研究证实，桑葚中含有丰富的活性蛋白、氨基酸、胡萝卜素、维生素、矿物质等成分，其营养素是苹果的

5～6倍，是葡萄的4倍。并且，当人在吃了桑葚之后，能补充胃液的缺乏，促进胃液的消化，并且能刺激胃黏膜，促进肠液分泌，增进胃肠蠕动，因此具有补益强壮之功，被医学界誉为“21世纪的最佳保健果品”。

从中医角度来讲，如果是有性功能失调、属寒热混杂体质的男人，最好是不要随便补肾壮阳，否则就会越补越“虚”。在夏天饮用桑葚汁，不仅可补充体力，还可提高性生活的质量，它是很多治疗死精症方剂的重要组成药物。所以男人常吃桑葚可补肝益肾，改善“生殖亚健康”。现代医学发现，常吃桑葚还可以提高人体免疫力，促进造血细胞生长，并且具有抗诱变、抗衰老、降血糖、降血脂、护肝等保健作用。此外，桑葚还能起到美容养颜的功效。而桑葚除了可以鲜食外，还有多种使用的方法，如做桑葚粥、桑葚茶、桑葚酒。

下面给大家推荐两款食疗方。

1. 桑葚糯米粥

**具体方法是：**准备桑葚30克（鲜者60克），糯米60克，煮粥，待熟时调入冰糖少许服食，每日1剂。此粥具有滋养肝肾，养血明目的功效，适用于肝肾亏虚引起的头晕目眩、视力下降、耳鸣、腰膝酸软、须发早白及肠燥便秘等。

2. 桑葚酒

**具体做法是：**准备桑葚5000克，大米3000克，酒曲适量。取桑葚捣汁煮沸；将米煮熟，沥干，与桑葚汁搅匀蒸煮，加入酒曲适量搅匀，装入瓦坛内；然后发酵，到发酵到味甜可口时即可取出饮用。

具有补肝益肾、熄风润燥的功效。

最后，要告诉男性朋友的是，桑葚性质偏寒，因此脾胃虚寒、大便溏稀的男性最好不要吃。

⊙**养精小贴士**

对由于肾精亏虚而引发的头晕掉发，可以采取头部按摩的方法加以缓解。其中首推涌泉穴、百会穴。以按摩涌泉穴为例，可以先用手掌搓脚心100下，至发热，再用大拇指对准穴位按摩。

## 色字头上一把“刀”，小心你的肾

人有三大欲“食欲，睡欲和性欲”，而性欲则是建立在色字上的。对男人来说，男性的肾阳与性欲是画等号的，肾阳充盈了，性欲就强，反之则弱。人体的肾阳，只有节约才会细水长流，而滥用无度则会过早耗尽。那些放纵欲望，沉溺于感性情欲的男人，自然会消耗精血，劳心伤神，也是最易伤肾的。

在古代，帝王的后宫粉黛佳丽无数，于是就纵情享乐，生活奢侈淫乱，所以这些帝王很少有长寿的。而南宋诗人陆游曾有“小炷留灯”的养生哲学，他把人的生命比作燃烧的灯芯，他认为如果在灯盏内留三根灯芯，那么灯炷大并且光线也亮，但只能照明一个夜晚；而留两根则灯炷较大，光线较亮，也能照明两个夜晚；而只留一根灯芯，灯炷较小，光线昏暗，却能照明三个夜晚。而人的养生之道也是如此，如酗酒纵欲，好比大炷留灯，很快就会使人油尽灯枯。而如果要是稳定情绪、清心节欲，就好比小炷留灯，虽不太亮，但可延长照明时间。这个比喻，形象地说明了节欲对于保持身体精气的重要性。

“养生”是一门学问，而“养生”二字的含意，就是养生保命的意思。养生学是从古代的东周开始的，至今已有两千多年的历史。而在古代“养生”又称为“养肾”，因为中医学认为肾藏精，它是维持正常性功能的脏器，肾在生命中有重要地位，而一旦房事过度，就会伤害到肾脏。所以生活放荡的人，“贪食者伤脾伤气，贪色者伤肾伤精血”，其害无穷。这也就是人们所说的“色字头上一把刀”的含义。

男女青年到了适婚的年龄，正式结为夫妻，适度的性生活对身体是有好处的，但是如果放纵欲求，对欲求不予控制，则势必伤害身体。所以，养生专家建议，人们最好不要太早结婚，一定要等到身体发育成熟之后才可以结婚，并且反对过早开始性生活，认为“男子破阳太早，则会伤其精气；女子破阴太早，则伤其血脉”。只有当身体生长发育到“阴阳充实”之后才可以开始性生活，这样不仅对自身健康有好处，对儿女的健康也有好处。所以，就有了“男子三十而婚，女子二十而嫁”的说法。青年生殖系统已经发育成熟，但是整个身体还比较幼稚，阴精还尚未充实，如果过早结婚就很容易出现相火妄动。要知道，很多年轻人的自控能力比较差，很容易出现房事过度，导致阴虚精亏，有损健康。而如果到了30岁左右，男性自控能力就会自然而然地增强，思考问题也就比较全面，有了婚后的责任感，就不至于肆意纵欲，可以为健康长寿打下基础。

运动是为了健身延寿的，适当地锻炼身体可以补肾，但是在高强度的运动之后，必须节制男女炽燃的欲火，这样才能保护自己的生命之火。

中医认为，肾脏是和性生活关系最密切的脏器，只有肾脏强，性能力才强，而如果肾脏弱，那么其性能力就差。同时，性行为

**⊙养精小贴士**

四季的变化不仅影响自然界，还会影响到人的房事。春季房事应较冬季有所增加，顺其自然不加以过分的制约；夏季性的欲望也相对增强，性生活应随其意愿，使体内的阳气不受任何阻碍地向外宣通发泄；秋季应减少性生活，使体内的阳气贮藏精气，为抵御冬季的严寒准备条件；冬季应节制性生活。

也是最容易造成肾脏损伤的行为，性生活过度频繁，首先受损害的是肾脏，而肾又是关系全身健康最为重要的器官。肾脏的职能是藏精，其五脏六腑的精气皆源于肾，而一旦肾脏亏损了，则五脏六腑、气血阴阳都要受到影响，致使百病丛生。所以自古以来，中医十分重视保养肾脏。

## 肾精亏浑身乏力，体质偏寒者可用鹿茸

俗话说，东北有三宝，人参、鹿茸、乌拉草。由此可见，鹿茸在众多中药材中占据着重要地位。其性温，味甘、咸，能直入肾经，有壮肾阳、补气血、益精髓、强筋骨的功效，可用于治疗肾阳虚衰、精血不足引发的各种病症。

在《药性论》中就有记载称鹿茸“主补男子腰肾虚冷，脚膝无力，梦交，精溢自出”。值得注意的是，鹿茸它不是普通的鹿角，是雄鹿的一种带茸毛、含血液的幼角，并且是雄鹿督脉阳气、精血所化生的，是一种血肉有情之品。对于浑身乏力，体质偏寒的男性有着很好的疗效。

有许多男性还未到中年的时候，就已经开始出现了腰酸背痛、夜尿多且阳痿不举，甚至体质偏寒的症状，这些都是肾衰的信号。而在众多的补肾品中，鹿茸脱颖而出，成为能温肾壮阳、生精益血、补髓健骨的佳品。

据史料记载，清朝宫中就已经开始大量使用鹿茸了。乾隆的延寿医方“健脾滋肾壮元方”就是以鹿茸为主药，具有健脾益肾、强筋壮骨之功效。此外，鹿茸还有肝肾同补的功效，肝藏血，肾藏精，肝肾同补有助于益肾精、补气血。可见，鹿茸的保健作用非常高，是良好的温肾壮阳药。

鹿茸为滋补大品，人人皆知，更是很多男士青睐的壮阳佳品。但要注意辨别真伪，其辨别的方法是：真鹿茸体轻，质硬而脆，气微腥，味咸。外皮红棕色，多光润，通常有一或两个分支，其表面密生红黄或棕黄色细茸毛，不易剥离。鹿茸以茸体饱满、挺圆、

质嫩、体轻、毛细、皮色红棕，底部无棱角为佳。而底部起筋、毛粗糙、细、瘦，体重者为次。鹿茸片则以毛孔嫩细，红色小片为佳。而假鹿茸则体重，质坚韧，不易切断，气淡，能溶于水，溶液呈混浊状。

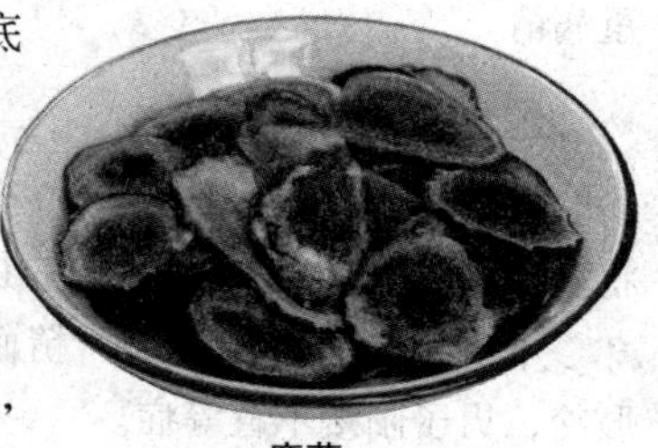
鹿茸

在古代，医家用鹿茸入药祛病时，大多是将鹿茸研成细末来服用，而现在我们则可以将鹿茸作为日常养生保健品服用，其最简单的方法就是在炖各类肉汤的时候加入几片鹿茸片，这对保养先天和后天之本的效果特别好。

在寒冷的冬日里，鹿茸汤也是一道滋养我们身体的绝妙佳品。如果你劳累后出现了腰膝酸软、浑身乏力、血虚眩晕等症状，喝鹿茸汤是很好的选择。除了煲汤外，也可以试试鹿茸粥。

下面给男性朋友推荐一款食疗方。

鹿茸粥

**具体做法是：**将鹿茸研成细末备用，然后把粳米淘洗干净，加入清水，用武火煮沸后加入鹿茸末和生姜（切片），再用文火煎熬 20 ~ 30 分钟，以米熟烂为度。可供冬季早餐、晚餐食用。

此粥具有温肾、壮阳的作用。适用于精液稀少，寒冷等症。

下面给喜欢喝酒的朋友推荐两款药酒。

1. 鹿茸酒

**具体做法是：**准备鹿茸 4 克，山药 30 克，白酒 500 毫升。将鹿茸切成薄片，把山药捣碎，装入洁净的瓶中，加入白酒，密封。经常摇动，7 天后饮用。

此酒具有补肾壮阳、益精养血、强壮筋骨之功效。适用于治疗肾阳亏虚引起的阳痿、滑精、腰膝酸痛、体质偏寒、神疲乏力、眩晕耳鸣等症状。外感发热、阴虚火旺的人则不宜服用，以免加重病情。

2. 鹿茸虫草酒

**具体做法是：**高粱酒1500毫升，冬虫夏草90克，鹿茸20克。将上药制成软片，在酒中浸泡10天，过滤后即可饮用。

本酒适用于肾阳虚衰、精血亏损所致的腰膝酸软无力，畏寒肢冷，男子阳痿不育等症。

值得注意的是，鹿茸虽然是个好东西，但不是每个人都可以享用受益的。患有以下症状的人是不宜食用的：患有阴虚而五心烦热症状的人；患有伤风感冒，出现头痛鼻塞、发热畏寒、咳嗽多痰的人；高血压症，头晕、走路不稳，脉弦易动怒而肝火旺的人；小便黄赤，咽喉干燥或干痛，不时感到烦渴而具有内热症状的人；经常流鼻血，血热的人。

另外，服用鹿茸的同时，注意进补玉竹、麦冬等补阴虚的中药材，效果相得益彰。

---

**⊙养精小贴士**

对于由于肾虚而导致的体质偏寒的人，还可以食用一种叫作参茸丸的补肾佳品，其在古代，一直被皇家享用，具有很好的补益作用。其需要的材料有：人参、鹿茸、熟地黄、巴戟天、陈皮、菟丝子、白术、山药、黄芪、茯苓、牛膝、肉苁蓉、肉桂、当归、枸杞子、小茴香、白芍、甘草。由于参茸丸大补，所以阳事易举及火盛者忌服，儿童、孕妇禁用。

---

## 小动作，大疗效——梳头可以补肾

有些男人觉得自己的头发太短，就没有梳头的必要，其实这是不对的，梳头不仅是梳妆打扮，它还有一个重要的作用，那就是养生。头部汇集着全身大部分经络，这些经络传导着人体的气血，给组织器官带来充足的营养，抗御外邪，保卫机体。中医认为，头部是人体的主宰，也是五官和中枢神经之所在，被誉为“精明之府、诸阳之会”，掌管着身体各个部位的健康。通过梳头经常刺激头部经络和穴位，不仅可以疏通全身经络、促进气血顺畅，还可以起到补肾的作用。

不少保健人士和养生专家都建议“通经络，勤梳头”。通过梳头，可以疏通气血，起到滋养和坚固头发、健脑聪耳、散风明目、防治头痛的作用。早在隋朝，名医巢元方就明确指出，梳头有通畅血脉，祛风散湿，黑发的作用。

此外，经常梳头，不仅可以起到按摩头部的效果，还能强肾健体。钢丝梳具有与中医针灸用具皮针、梅花针、七星针等相同的作用，肾病患者如果能用钢丝梳梳理头发，效果会更好。如果没有钢丝梳，用木梳梳头发，也可起到针灸、按摩补肾的目的。梳头时通过对神经末梢的刺激，可使头颈部毛细血管扩张，加速血液循环，通经活络，缓解肌肉痉挛，促进新陈代谢，从而利于肾脏的正常运作。

而在《养生论》中有说：“春三月，每朝梳头一二百下。”这说的是两重意思，一是说梳头可以养生，二则是说春天这个季节最适合用梳头来养生。我们知道春天是大自然阳气萌生、升发的季节，而人体的阳气也顺应自然，有向上向外升发的特点，人体表现为毛孔逐渐舒展，循环系统功能加强，代谢旺盛，生长迅速。所以人们在春天的时候养生保健，就一定要顺应天时和人体的生理构造，一定要使肢体舒展，调和气血。所以说春天梳头正是符合春季养生强身的要求，它能通达阳气，宣行瘀滞，疏利气血，当然也能健壮身体了。

每天梳头是一件极为重要的事情。古人之所以要强调天天梳头，实际上就是在强调梳经络。有些人认为，头梳多了，很容易损伤头皮的毛囊，这个情况下，我们就建议把指甲剪平，用手指肚来梳，这样就不会损伤到毛囊了。开始梳头的时候，可能就会发现，如果哪块有点儿疼，那肯定是在这一块地方有结节或是疙瘩，那么这很有可能就是长期头痛或者胆囊不好等胆经阻塞方面的问题。经络是相连的，下面有堵的地方，在头上的对应点也堵。所以在梳头的时候，如果发现某处有疼的地方，就一定要在这个地方按揉。

那么，有些人肯定会问了，到底每天梳多少次头才能达到养生的效果呢？其实，每天坚持一两百次就很好了。

有些人不敢梳头，因为头发本来就少，怕一梳头头发就掉没了。其实，越是头发少的人，越应该多梳。因为那些一梳就掉的头发根本就是在头上面浮搁着的，也就是说，不梳头发它们也是会掉的。还不如干脆先把它给梳下来，剩下的头发就全是精英，经常梳头还可以让这些精英多吸收点儿营养。

另外，有些人头皮屑太多，怕梳头，觉得尴尬。其实，专家建议，头皮屑越多的人越应该梳头，还要根据梳头养生的次数，连着梳 1 周，就不会出现头屑了。有些有头屑的人，在梳头的过程中会发现自己满手都是油污污的。这就表示，当在梳头的时候已经把堵塞在毛孔上的这些黑油（中医讲的湿气、痰浊）给梳出来了，这样就不会长头屑了。

而梳头不但可以治疗脱发，还能治疗白发和头发无光泽的症状。当头发浓密起来后，就证明人的气血越来越充足了，那么肝肾的功能也就提高了。有的男性朋友想补肝、补肾，但是吃再多的药物都达不到效果。中医认为“诸病于内，必形于外”，人体的里面和外面是有通路的，而头部就是它的通路。所以经常梳头的话，就跟肝肾通上了。肯定的来说，人绝对不可能头发很浓密而肝肾很弱。只有头发浓密了，肝肾的功能也就跟着提高了，这是一体的两面，只要提高一方面，另一方面就提高了。

人在梳头的时候，除了要梳头两侧，正面也要梳。因为头的正面是膀胱经，是专门抵御风寒的，有的人经常容易感冒，就是风寒老侵入身体内引起的。只要在膀胱经多梳梳，就不容易患感冒了。

别小看梳头这个动作，靠它就能打通人体的很多经络，是属于给身体打地基的。

---

**⊙养精小贴士**

在相克理论中，伤害精气的食物搭配有：鹅肉不宜与鸡蛋同食，鸡肉和芹菜不能同食，羊肉和西瓜不能同食，鸽肉和蒜不能同食等。

---

## 骨质疏松多是肾精不足，喝点儿山药骨头汤

现在的社会上，相当一部分男人有着不同程度的骨质疏松的症状，尤其是那些年轻的上班族和50岁以上的男性。这些人患有骨质疏松的原因很可能是久坐，长时间不活动或是精神紧张引起的，在很多人的印象中，骨质疏松就是“缺钙”，其实这并不是最主要的原因。人们为什么会缺钙，究根结底就是肾精不足所导致的。而中医又是怎么治疗肾精不足所导致的骨质疏松呢？

其实，肾精充足的人，其骨骼疾病的发生概率非常少，并且骨头特别坚硬，绝对不会骨质疏松，因为肾为先天之本，并且肾主骨藏精。肾所藏的精为其主骨功能的实质体现和物质基础，在骨的发生、成长及退化的演变中具有重要作用。在《医旨绪余·太极图说》中有对肾中精气的描述：“乃造化之枢纽，阴阳之根蒂，即先天之太极，五行由此而生，脏腑以继而成。”也就是说，人的五脏六腑都是源于肾中先天精气，也就是生骨的精气。如果没有先天之精，那么髓不能生，骨不能成。

如果想要骨头生长旺盛，也还要依赖于后天精气，它能使骨头由娇嫩变成熟，由成熟变强健；反过来说，如果人的骨头由强健变虚弱，再由虚弱变萎软，很有可能是后天精气的亏损所导致的。所以，为了预防骨骼的早衰，延缓骨骼的退化，就必须照顾好后天

精气。“肾精充则骨能养，精不衰则骨能健”，这就是“填精以治形”之说。

由此可见，肾精不足是导致骨质疏松的关键。

根据现代医学对骨质疏松症病理的研究与发现，将骨质疏松归入《黄帝内经》“骨痿”和“骨痹”的范围。而《黄帝内经》对骨痿、骨痹的病因、发病机理以及临床表现都有较为全面的论述，是今天认识骨质疏松症的理论基石。

肾中精水亏虚是骨痿的根本，火热内灼是发病的中间环节，骨水空虚是发病的直接原因，足不任身、腰脊不举是其特征性表现。在《黄帝内经·素问·阳痿论》中就提到“肾者水藏也，今水不胜火，则骨枯而髓虚，故足不任身，发为骨痿”。其意思是说肾水不足不能制水，导致火热内盛，更加消耗肾中的精气，进而导致肾无所充，其骨髓很虚弱肯定不能够滋养骨头，就形成了骨痿。表现为：不能支撑身体、行动困难。

而骨质疏松的另一种归属就是骨痹，在《黄帝内经·素问·长刺节论》中就说：“病在骨，骨重不可举，骨髓酸痛，寒气至，名曰骨痹。”这是对寒邪入骨而引发骨痹的论述。而寒痹在骨痹中最为常见。寒痹也叫作痛痹，以骨髓酸痛为突出，并且还觉得骨头很沉重，举不起来的症状。在《黄帝内经·素问·四时刺逆论》里就说道：“太阳有余，病骨痹身重。”其意思就是说太阳经受邪可引起痹。其太阳属阳热有余之经，最易被热邪所伤，即有“身重”必兼受湿邪。所以说，湿热之邪侵入人体很容易引发骨痹。

根据中医理论，“肾主封藏，主骨生髓，纯虚而无实证”。所以骨痿和骨痹的发生都是因为肾虚所导致的。在肾虚的基础上还患有内生火热、骨髓空虚者就是骨痿，这是一种纯虚之证；而在肾虚的基础上感受风寒湿热之邪入体，则是骨痹，为虚中夹实之证。所以，骨质疏松与肾精不足有直接的联系。

下面介绍一款有效治疗骨质疏松的食疗方。

山药骨头汤

**具体做法是：**准备山药、筒子骨、葱、姜、香菇、黄酒、盐、香菜。先将筒子骨冲洗干净，冷水下锅，放几片老姜去味；然后把初锅的水倒掉，再冲洗一下筒子骨；再将锅里放满水，把香菇、葱、姜放进去；倒上少许黄酒，大火煮开后改小火慢炖3小时；然后把山药去皮切滚刀块儿，用盐水稍微抓几下用水冲干净，这样可以把山药表面的黏液冲洗掉；接着把山药倒入锅中，大火煮开后改用小火慢炖1小时；在食用之前撒上盐调味，盛入汤碗后撒上葱花和香菜，即可。

山药具有健脾、固肾、益精等多种功效。此汤不仅可开胃，还可补充体力，增加身体抵抗力。

---

**⊙养精小贴士**

骨质疏松患者在饮食上要注意以下几点：

（1）少吃含糖较高的食物，适量地摄入蛋白质。如果摄入蛋白质过多会造成钙的流失。

（2）不能吃得过咸。一旦吃盐过多，就会增加钙的流失，容易使骨质疏松症症状加重。

（3）不能长期饮浓茶。茶叶内的咖啡因可明显遏制钙在消化道中的吸收和促进尿钙排泄，造成骨钙流失，日久诱发骨质疏松。

（4）不宜喝咖啡。咖啡也会造成钙流失。

---

## 补肾阳，让男人告别阳痿

现在，人们的物质水平越来越高了，有房、有车、吃好穿美都是人们追求的目标，可是这些目标实现了，精神卫生却越来越值得商榷了。现代生活中，紧张的工作使男人们倍感劳累，时不时地应酬使得不少男性都有暴饮暴食、饮食失节的情况，再加上手淫、房事过度等问题，使得阳痿悄悄地跟上了男性。

很多人都知道阳痿，但是就不能明确地表明什么是阳痿。其实阳痿就是男人的一种勃起功能障碍，即男人在性交的时候，其阴茎勃起硬度不足以插入阴道，或者是其阴茎勃起的硬度在阴道内维持的时间不足以完成满意的性生活。而现实生活中，阳痿的发病率占成年男性的50%左右。男性性功能的障碍包括性欲减退、勃起功能障碍、性高潮和射精功能障碍、阴茎疲软功能障碍等，而其中勃起功能障碍（也就是阳痿）是在男性性功能障碍中最常见的。

一说到阳痿，大家都会联想到肾虚。中医认为“肾藏精、主生殖”，肾虚就会影响到性能力，进而出现阳痿。而我们知道，肾虚可分肾阴虚和肾阳虚。其阴，指的是肾的阴精、阴液，是肾的物质基础；而阳，指的是肾的阳气，又称元阳、命门之火。只有肾阴与肾阳相互依存、相互转化，才能维持人体的生理功能和生命活动。一般来讲，如果患有肾阴虚，则会出现五心烦热、口干舌燥的情况。而如果长时间地消耗肾阴就会损及肾阳；反过来，如果长时间肾阳虚也会使肾阴受损，阴精内竭，进而导致阳痿。另外，如果出现了因睾酮分泌不足引起的原发性睾丸疾病或继发于垂体、下丘脑疾病以及中老年迟发性性腺功能障碍等可采取睾酮补充，并且配合心理治疗。

而除了以上药物治疗阳痿外，食疗也是个不错的方法。

下面给患有阳痿的男性介绍几款食疗方。

1. 山楂泥鳅汤

**具体的做法是：**先准备养净的泥鳅3条，山楂20～35克，韭菜子25克。将山楂和韭菜子加水3碗煮沸3分钟，放入活泥鳅，盖好盖，煮2分钟，夹出泥鳅，除去内脏，继续放入锅内，再用文火煎15～20分钟，加少许盐，撒上葱花，饮汤食泥鳅。早晚各1次，7天为1个疗程。

泥鳅性甘味平，能补中止泻。在《本草纲目》中记载，泥鳅有暖中益气、壮阳的功效，其对肝炎、阳痿、腹水等症都有较好的疗效。食用泥鳅要注意一点：泥鳅长期生长在淤泥的环境，身上携带着大量的致病菌和寄生虫，所以不能生吃，最好把买回来的泥鳅先放入清水中，滴入几滴植物油，每天一次将污水除去，换清水，两天后待泥鳅排去肠内污物后再食用。

2. 枸杞炖乳鸽

**具体做法是：**枸杞子30克，鸽子1只（去毛及内脏），放炖盅内，加水适量，隔水炖熟吃，吃肉饮汤。

枸杞子是比较常见的一种补肾物品。《本草纲目》这样记载枸杞子功效："久服坚筋骨，轻身不老，耐寒暑，补精气不足，明目安神，令人长寿。"由于枸杞子温热效果显著，故感冒发热、炎症、腹泻之人应忌吃，性欲亢奋时不宜食用，糖尿病患者也不宜过量服用。

对于患有阳痿的男人来说，有些食物是不能吃的，比如性质寒凉的食物、易伤阳气的食物，或滋腻味厚难以消化的食物，如芦荟、粳米、松子、花生、黑木耳、苦瓜、茭白、芹菜、冬瓜、香蕉等。另外，对于肾阳虚便秘的人来说，还需要忌食收涩止泻、可加重便秘的食物，如莲子、石榴、芡实、河虾等。而对于肾阳虚泄泻的人来说需要忌食具有润下通便作用的食物，如核桃仁、芝麻、银耳、海参、海虾、萝卜等。

---

**⊙养精小贴士**

有效预防阳痿还可以从以下几个方面着手：消除心理因素；节房事戒手淫；注意饮食调理，多吃含锌的食物；提高身体素质，多锻炼；戒烟酒。

---

## 肾精不足，年老气虚多耳鸣、耳聋

很多男性朋友在步入老年的时候，明明身体没有出现什么毛病，但是无缘无故地就会出现耳鸣、耳聋的现象，用手按按会觉得稍微好一些。中医认为，男人出现耳鸣、耳聋并不是什么无缘无故的事情，这很可能是肾气不足所导致的，需要补肾。

有的男性朋友可能就会怀疑，耳鸣、耳聋应该是耳朵自身出现了某些问题，怎么会和肾脏扯上关系了呢?

在《黄帝内经·素问·阴阳应象大论》里提到肾“开窍于耳”，并且《黄帝内经·灵枢》也说“肾气通于耳，肾和则耳能闻五音矣”，所以一个人的听觉灵敏与否，与肾中精气的盛衰有着密切的关系。肾精充足，则耳聪目明；反之，若肾精不足，则听力减退。也就是说，要想耳鸣、耳聋得到缓解，就要使耳朵多得到一些气血的“救济”，其归根到底就要使肾功能更加强大。所以说，耳鸣、耳聋大多是由肾精亏虚或是肾气亏虚所导致的。

中医将耳鸣、耳聋分为肾精亏虚证和肾气阴两虚证两种证型，辨证施治方能取得良好的效果。

对于由于肾气阴两虚证型而引发的耳鸣、耳聋，其主要表现为耳鸣如蝉，由微渐重，最后导致听力下降，并且常伴有虚烦失眠、头晕目眩、腰膝酸软、遗精早泄、手足心热、盗汗怕冷、食欲不振等症状。所以在治疗的时候，最好是补肾滋阴，益气通窍。可选用知柏地黄丸合生脉饮，其主要中药为：西洋参、丹皮、山茱萸、知母、泽泻、黄芪、黄檗各10克，山药、麦冬、怀牛膝各30克，白术、熟地黄、茯苓各15克。水煎服，每日1剂，日服2次。

对于由于肾精亏虚证型引发的耳鸣、耳聋，主要表现为耳鸣如蝉，昼夜不息，在安静的时候尤显得厉害，导致男人听力逐渐下降，同时还伴有发脱齿摇、腰膝酸软、失眠眩晕、口干咽燥、夜尿频多等症状。在治疗的时候，最好选择补肾益精、滋阴潜阳的药物。可选用左慈丸，其组方为：茯苓、丹皮、泽泻、五味子各10克，山萸肉、怀牛膝各15克，熟地黄、磁石、山药各12克。水煎服，每日1剂，日服2次。

不论是哪种证型的耳鸣、耳聋，其治疗的根源都在于补肾，所以除了选用方药外，还可进行穴位按摩，如涌泉穴、太溪穴都是补肾的要穴，对于治疗耳鸣、耳聋自然也会有效。在平时要经常用枸杞子和山药熬粥喝；或者是用菊花和枸杞子泡茶。

---

**⊙养精小贴士**

在日常生活中，老年男性养精还需注意以下几个方面：每天坚持读报纸，以延缓语言中枢的退化，并且可以锻炼听力；少用耳勺、火柴棒掏挖耳道，因为这样很容易会碰伤耳道，引起感染，甚至还可能导致鼓膜损害，从而影响听力；忌饮咖啡、可可、浓茶、酒品等刺激性饮料。

---

## 口腔溃疡，该补肾了

相信很多男人都被口腔溃疡困扰过。口腔溃疡，通俗地说就是“口腔上火”或“口疮”，它是一种发生在口腔黏膜及舌上的浅表性溃疡，常是白色溃疡，周围有红晕，具有周期性、复发性、自限性的特征，十分疼痛，特别是遇酸、咸、辣的食物时，疼痛更加厉害，以致美味佳肴都不愿品尝。虽是口腔小疾，却令人痛苦不堪，甚至坐卧不宁，寝食不安，情绪低落。治疗方法主要以局部治疗为主，严重者需全身治疗。其实，在日常生活中，有很多原因都会诱发口腔溃疡，大多数的原因都是由肾引起的。

由肾引起的口腔溃疡包括脾肾阳虚型、脾胃虚弱型、心肾阴虚型和血虚阴亏型等。下面，我们就来具体地说说这些症状。

### 1. 脾肾阳虚型

这种症状常见于口舌生疮，溃疡面色白，并且周围不红，数量少，久治不愈，常伴有四肢不温，口干，喜热饮，并且还伴有腰背酸痛、尿频清长、大便溏的现象，其舌淡苔白腻，脉象沉弱。此时应该温补脾肾，引火归源。

2. 脾胃虚弱型

这种症状常见于男人口舌生疮反复发作，疮面色淡凹陷，并且伴有神疲气短，不思饮食，四肢不温，大便稀溏，并且其舌淡苔白，脉象细弱。这种情况下，应该吃些补中益气，健脾化湿的药。

3. 心肾阴虚型

这种症状常见于溃疡颜色鲜红，数量多，形状不一，大小不等，疼痛昼轻夜重，并且还伴有心悸心烦，失眠多梦，健忘，眩晕耳鸣，腰膝酸痛，咽干口燥，小便短黄，舌红苔薄，脉象细数。这种情况下应该以滋阴清火，养心安神为主。

4. 血虚阴亏型

这种症状常见于口舌溃烂，口干喜饮，舌淡苔薄白，脉细数无力。在这种情况下应该以养血益阴，潜降虚火为主。

口腔溃疡除了药物治疗外，食疗也是个不错的选择。

下面给大家推荐几款食疗方。

1. 乌梅生地绿豆糕

**具体做法是：**准备乌梅 50 克，生地 30 克，绿豆 500 克，豆沙 250 克。将乌梅用沸水浸泡 3 分钟左右，取出切成小丁或片；然后把生地切细，与乌梅拌匀。把绿豆用沸水烫后，放在淘箩里筛去外皮，再用清水漂去；然后将绿豆放在钵内，加清水上蒸笼蒸 3 小时，待酥透后取出，除去水分，在筛上擦成绿豆沙；然后在案板上先放一半绿豆沙，铺均匀，撒上乌梅、生地，并且在中间铺一层豆沙，再将其余的绿豆沙铺上，压结实，最后把白糖撒在表面，把糕切成小方块即可。

此方具有滋阴清热，解毒敛疮的功效。

2. 生地青梅饮

**具体做法是:** 准备生地15克，石斛10克，甘草2克，青梅30克。将生地、石斛、甘草、青梅加水适量同煮20分钟，去渣取汁。

此方有养阴清热，降火敛疮的功效。

3. 莲子甘草茶

**具体做法是：** 准备莲子15克，甘草2克，绿茶叶5克。将这些一并放入茶杯内，冲入开水浸泡。

此方有清心泻热的功效。

4. 竹叶通草绿豆粥

**具体做法是：** 准备淡竹叶10克，通草5克，甘草1.5克，绿豆30克，粳米150克。将淡竹叶、通草、甘草剁碎装入纱布袋，与绿豆、粳米一起加水浸泡30分钟，以文火煮制成粥。

此方具有清热泻火的功效。

---

**⊙养精小贴士**

关于用吴茱萸粉治口腔溃疡的方法，中医古籍上是早有记载的。有口腔溃疡的男人，可以用吴茱萸粉调醋，贴于足心涌泉穴，隔夜便能好转。《本草纲目》上说：“咽喉口舌生疮者，以茱萸末醋调，贴于足心，移夜便愈。”当然要告别口腔溃疡，在平时还是要避免过度疲劳、少食或不食辛辣食物，并且要注意保持心情舒畅，维持生活规律和均衡营养，注意防止便秘，才能彻底地告别口腔溃疡。

---

## 肾精不足能引起慢性腹泻

慢性腹泻是指大便次数增多，粪便不成形、稀烂、溏薄，甚至为稀水样粪便，病程持续超过两个月者。慢性腹泻症状表现有腹痛胀气，排气排便后疼痛消失，稀便与硬便交替出现。

慢性腹泻虽然比较常见，但很多人思想上并没有对慢性腹泻给予足够的重视慢性腹泻的治疗，认为腹泻只是由于饮食不节，身体不适造成的，不会对健康带来很大影响。殊不知，造成腹泻的病因很多，如果延误治疗，还会造成严重后果。

这类泄泻往往积年累月，久作不愈，故病人甚为烦恼。祖国医学认为，这种慢性腹泻多属肾虚所致，故有“肾泻”之称。人至老年，肾阳虚衰，命门之火不能温煦脾土，即不能帮助脾胃腐熟水谷，消化吸收，脾胃运化失常就会出现泄泻。而黎明之前，阳气未振，阴寒较盛，故尤易发作。这类病人除黎明前迫不及待地去厕所排便外，平时还常见形寒怕冷、腰膝酸软、舌淡苔白、脉沉细等一系列肾阳虚衰的表现。患了这种病，服中药效果一般比较好，坚持治疗一段时间，大多可以好转或治愈。

这种病换季时最易复发，喝啤酒、吃冷食、吃了不干净的食物、吃得过饱都会腹泻。严重的，甚至冷风一吹也腹泻。得这个病的，男性多于女性，且多见于中年人。

中医认为，治疗“五更泻”应温肾健脾、固涩止泻。可以用四神丸加减。四神丸由六味中药组成：补骨脂、肉豆蔻、吴茱萸、五味子、生姜、大枣，可制丸服用，也可做汤剂用水煎服。若形寒肢冷等肾阳虚症状较明显，可酌加附子、炮姜，以增强其温肾暖脾之力；若久泻不止，宜加黄芪、党参、白术、升麻等益气、健脾、升提之药。

慢性腹泻的治疗，预防才是关键，主要是要注意保暖、忌食生冷。季节交替，早晚温差大，一定要当心着凉，尤其要注意腹部及下肢的保暖。晚上睡觉时，一定要用被子盖好腹部。

食疗可以选择醋浸生姜茶。取适量生姜，洗净切成薄片，生姜用米醋浸腌 24 小时即可。食用时，每次用 3 片生姜加适量红糖，以沸水冲泡代茶，常饮可止泻。

中医治疗多采取温肾运脾、涩肠止泻的方法，方剂常用四神丸合附子理中汤加减，处方：补骨脂9克，五味子9克，肉豆蔻（煨）9克，吴茱萸5克，熟附子9克，党参15克，炒白术12克，木香6克，赤石脂15克，石榴皮12克，干姜9克，炙甘草6克。另外，下列一些验方和中成药也有较好疗效：五味子60克，吴茱萸15克，二味同炒后研末，每次服6克，早晨米汤送下；肉豆蔻（煨）30克，木香8克，研末，用捣烂的枣肉调和做成如梧桐子大丸子，每次服40～50丸，用米汤送下；四神丸（成药）：每次10克，日服2次。附桂理中丸（成药）：每次1丸，每日3次。此外，还可选命门、天枢（双）、关元、足三里（双）等穴位进行艾灸。最后还需强调的是，患者平常应加强锻炼，如打打太极拳，以强腰壮肾，增强体质。日常饮食要以清淡、易消化、少油腻为主，不要吃生冷、不洁的食物，每天三餐都要定时定量，不要吃得太饱，也不要吃太少，以七八分饱为宜。并注意腹部保暖，勿食生、冷、硬食物，晚饭尽量少吃如芹菜、韭菜等含纤维较多及难以消化的食物。当然也可选带一些适合老人肾虚泄泻的中药腹部保健袋。

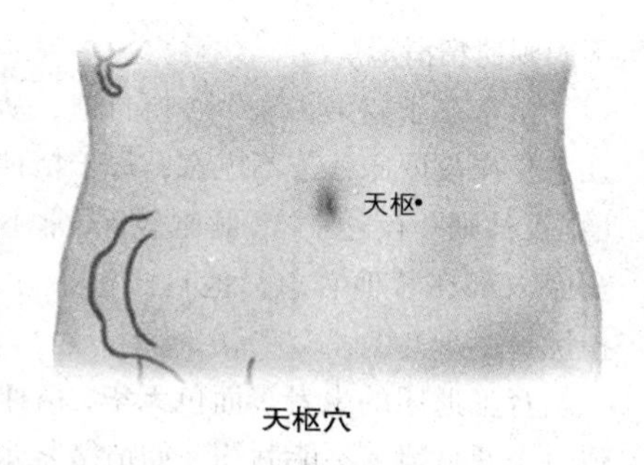

天枢穴

## 肾虚遗精不难防，中药茶饮来帮忙

遗精在中医文献里有广泛的记载，并且有不同的名称，《黄帝内经·灵枢·本神》篇称为“精时自下”。《金匮要略·血痹虚劳病脉证并治》称遗精为“梦失精”。隋代巢元方《诸病源候论·虚劳病诸候》认识到遗精是由于肾气虚弱多为虚劳所致。看来前人认识遗精是从“虚”开始的。肾藏精，“精”是构成人体和维持人体生命活动的物质基础，是人类生殖繁衍的原始物质，是生命的根本。故前人称肾为“先天之本”“生命之根”。肾虚则不能藏精，封藏不固则遗精滑泄。

山东汉子赵某，睡中小便自遗，从知晓到如今已经有4年了，几乎是夜夜尿床，苦不堪言，每于精神紧张或疲劳过度时遗尿次数增多，甚则一夜达三次，睡眠较深，常不易唤醒，因为马上就要结婚，全家人都在替他着急，他自己也十分苦闷，为今后的婚姻生活而担忧。

肾虚遗尿的患者多面色无华，精神倦怠，四肢乏力，嗜睡纳少，睡时小便自遗，不能制约，如情绪紧张或劳动疲乏时则遗尿次数增多，甚则一夜达三次之多，舌苔薄白，脉濡弱无力。患者可选用桂枝龙骨牡蛎汤加味。处方：桂枝10克，炒白芍10克，炙甘草5克，龙骨12克，煅牡蛎30克，益智仁10克，巴戟天10克，菟丝子10克，金樱子15克，炙黄芪30克，大枣10枚。10剂为一个疗程。

从上面的实例也不难看出，肾虚虽有先天后天的区分，但更多的源于后天失养。如青少年年幼无知，过早地染上手淫习惯；或早婚、房事过度过频，损伤肾精；或烦劳过度，阴血暗耗；或多思妄想，恣情纵欲，均可损伤肾阴。肾阴亏虚，阴虚火旺，相火偏亢，精室受扰则遗精。肾阳不足，精关不固而滑泄。由此看来，不论先天和后天，不论肾阳虚还是肾阴虚均可导致遗精。可见肾虚是遗精之根本。

现在有很多素食男女，提倡绝对食素，保护环境，爱护动物。但绝对地吃素，易致营养不均衡，对人体健康有很大的损伤。因为素食主义者很少食用肉蛋，取而代之的是豆制品。殊不知，如果每天都食用大豆制品，会让男性的精子数量明显下降。

## 肾虚早泄出现，调解机理是基本

说起早泄很多男性似乎觉得不怎么严重，但是当早泄真正发生在自己身上的时候，男性的尊严被践踏，那种身体和精神的双重伤害不亚于任何一种大病。

究竟早泄的根源是什么，它的应对原则又是什么呢？早泄，古人多责之于肾虚，如隋代巢元方在《诸病源候论》中论述：“肾气虚弱，故精溢也。”而现在中医认为早泄多为肝郁肾虚、阴虚湿热、心肾不交等复合病因病机导致，采取疏肝活血，固肾生精，养阴清利，调神定志等治则，单单补肾不一定有好的效果。

这种肾虚性早泄就要首先考虑到补肾了，肾虚不像感冒发烧，光靠身体的抵抗力是无法对肾进行修复的。最好的方法还是服用中药慢慢调理。

简单说来，肾虚早泄的调养方式为：多吃具有益气健脾作用的食物，如黄豆、鸡肉、泥鳅、香菇、桂圆等。尽量避免食用具有耗气作用的食物，如空心菜、生萝卜等。在运动上，即使是强壮的身躯也不宜频繁进行大强度体能锻炼，只适合做中小强度、间断性的身体锻炼，应该以散步、慢跑等较为舒缓的运动为主，且在运动中切忌用猛力和长久憋气。锻炼时要控制出汗量，及时补充水分，不适合洗桑拿。

日常生活中以茶为饮品除预防和改善治疗肾虚外还能调节人体机体平衡，增强人体抵抗力，极大地降低了由肾虚引起的一系列并发症。这类茶品的主要茶材可以依据自身体质和病情状况在下列中草药中挑选：肉苁蓉、杜仲、虫草、枸杞子等。这里需要注意，用法和用量都要遵医嘱。

除此之外，要避免熬夜和在高温酷暑下工作。平时宜克制情绪，遇事要冷静，正确对待顺境和逆境。

在肾虚早泄的就医上推荐男性朋友选择专业的男科专科医疗机构。如果情况严重的话，及早就医，切勿再自己反复换药尝试，因为任何药物都会在身体中残留，积少成多对身体绝非好事。

## 肾虚浮肿，对症食疗就能解决

中医认为肾主水，肾虚则水液代谢不利，导致水肿，而眼睑是最容易被发现的部位。一般说来，发生明显的面部水肿的人，面色也不会好到哪里去，苍白失华是主要的面部特征。

有人会说，熬夜的话眼睑浮肿是很常见的情况。也有的人认为，早晨起床时，眼睛干涩，或许是前一天在电脑前工作太久的缘故，且慢，仔细观察一下，你的下眼睑是否浮肿得厉害？小心，这些都是肾虚的信号，说明肾脏不能够借助尿液的生成及时排出身体内的毒素，功能正在减退中。所以说，经常眼睑浮肿的话应该去正规的肾病医院进行检查。因此，在平时生活中，男性朋友一定要注意自己的生活习惯，不要因为自己的不良习惯而导致疾病的发生。

应对肾虚浮肿有不少解决办法，其中最简单易行的是：睡前少喝水，做强肾操。具体方法是：两足平行，足距同肩宽，目光平视，两臂自然下垂，两掌贴于裤缝，手指自然张开，脚跟提起，连续呼吸 9 次不落地。

在中医看来，习惯性水肿是肾虚的一种表现。但我们都已经知道，肾虚有阴虚和阳虚的区分，我们怎么知道自己病情的归属呢？其实这两者共同的特点就是口干，但是肾阴虚还伴有舌质红、少苔，五心烦热、潮热盗汗。肾阳虚会伴有舌质淡、不红，手脚不温，怕冷的症状。在家里针对这些有区别的特征自己不难做出初步的区分，当然，由医生判断更为精准。

那么，应对肾虚浮肿的调养原则是什么呢？中医认为虚则补之，实则泻之。只要出现了肾虚，不管是阴虚还是阳虚都应该补。一年四季都可补肾，但是五脏与季节是相应的，比如春季和肝相应、夏季和心相应、秋季和肺相应、冬季和肾相应。在相应的季节补相应的脏腑可以达到最好的效果。食品当中山药、黑芝麻和黑豆是滋补肾阴的，羊肉、韭菜、河虾是温补肾阳的。所以说，食疗补

---

**⊙养精小贴士**

推荐一款治浮肿的生活食疗方：葱白烧豆腐治浮肿。葱白、豆腐各 150 克，加佐料一起煮，连服 3 天，可有效改善体虚型浮肿。

---

肾也要注意根据自己的症状区分阴阳，否则就会适得其反。当然也有很多人是阴阳双虚的情况，有一种阴阳双补的食物——海参。每天吃一个中等大小的海参对补肾很有帮助。

## 哮喘，肾脏功能虚弱的表现

肾脏是人类身体中最重要的器官之一，肾脏功能虚弱可能会引起许多疾病，因而必须养成良好的生活习惯，避免肾脏功能虚弱，从而诱发其他疾病。

肾病专家告诉我们，肾脏功能虚弱很容易引起哮喘，或者说，哮喘患者多肾虚。接下来就让我们来了解一下肾脏功能虚弱引起哮喘的原因。

肾脏有纳气的功能，当肾脏功能虚弱或者病变时，它的纳气功能就会受到一定的影响，从而引起喘息气短、呼多吸少的症状，长期得不到有效的治疗，就会进一步加深为哮喘症状。它的产生无疑令我们感到担忧，相应的，久而久之未得到有效治疗的哮喘病带来的不仅仅是呼吸系统的破坏，对其他器官的运作尤其是肾功能的危害也是巨大的。

肾脏功能虚弱引起的肾虚不但会加重哮喘，同时引发的哮喘也会加重肾虚。患者必须及时到正规医院进行治疗与检查，避免肾脏功能虚弱引起的疾病恶性循环。

哮喘属于一种慢性非特异炎症性疾病。每当发病时，患者会感到发作性胸闷、喘息、气促或咳嗽，常于夜间和清晨发作。老年人是哮喘的高发人群，要有效预防哮喘的滋生，要多进食红枣，饮枣茶，喝枣粥，补脾润肺。

哮喘病人饮食忌过甜、过咸，甜食、咸食能生痰热，可以引发哮喘病；不喝冷饮及含气饮料，雪糕、冰棒、可乐等冷饮及含气饮料易诱发哮喘；忌吃刺激性食物，如辣椒、花椒、茴香、芥末、咖喱粉、咖啡、浓茶等；忌吃产气食物，如地瓜、芋头、土豆、韭菜、黄豆、面食等；过敏性哮喘者，应忌食易引起过敏的食物，如鱼、虾、螃蟹、鸡蛋、羊肉、巧克力等。

下面给大家推荐几款实用的食疗方。

### 1. 韭菜炒鸡蛋

具体做法是：准备鲜韭菜 250 克，鸡蛋 4 只。将新鲜韭菜洗净切碎，鸡蛋去壳打匀，加少许生油、食盐同炒熟，即可食用。韭菜性温，味辛，入胃、肾经，温中行气，益肾止咳。

### 2. 核桃杏仁蜜

具体做法是：准备核桃仁 250 克，甜杏仁 250 克，蜂蜜 500 克。先将杏仁放入锅中煮 1 小时，再将核桃仁放入收汁，将开时，加蜂蜜 500 克，搅匀至沸即可。每天取适量食用。

此方适用于肺肾不足的中老年男性患者，具有温补肝肾、助阳固精的功效，能缓解咳嗽痰多的症状，去除便燥之症。

### 3. 川芎生姜羊肉汤

具体做法是：原料川芎 50 克，生姜 30 克，羊肉 500 克，八角茴香、黄酒适量。川芎性温，味辛、甘，行气活血，止咳平喘，有降低肺动脉高压的功能。羊肉性温，味甘，壮阳益精，强筋骨，配合生姜、八角茴香，辟浊散寒，兼有温肾宽胸之功。

此食疗方具有温肾壮阳，活血化瘀的功效，对老年性哮喘患者伴有肺气肿、肺心病者尤佳。

# 第四章
# 调精气：肝肾同调，保卫性福

## 肝主筋而连阴器，伤肝必伤性

阴茎又称阳具，是男性的外生殖器官。男人的阴茎关系到其一辈子的性福。中医认为，男人的阴茎和肝脏是有着直接联系的，肝主筋而连阴器。中医上讲，“肝主筋”，而把“筋”这个字拆开来看，上边是个“竹”字，下面是“月”字和“力”字。人们都知道竹子有一个特点，那就是有韧性。而阴茎之所以能够勃起，原因就在于它有竹子韧性的特点。所以，伤肝必伤性。

古人将阴茎称为“宗筋”，可能就是因为有竹子的韧性的道理，并且，中医还将宗筋与天、地、人对应。其“天筋藏于目，地筋隐于足”，宗筋则是位于人体的中央，是男人的性特征，有着传宗接代的责任。所以说，宗筋是人体最重要的一根筋。

那么，筋要靠什么来养呢？那就是血，血则是靠肝来藏，只有肝的“血库”充盈了，筋膜才能得到充分的营养，才能正常地发挥其功能。而如果血库告急的话，筋就会松。阴茎也是筋，自然也是靠肝血来滋养的，如果肝血养不了筋，就会出现阳痿。现在的人一出现阳痿就想到吃壮阳药，但是壮阳药一旦使用不当就会伤到肾精，肾水生不了肝木，就会更加严重。所以，男人想要有个很好的“性趣”，关键就是要滋养肝血，肝血足，阴茎就能正常勃起。

伤肝的行为有哪些呢？最常见的就是喝酒、情绪化、开夜车。其中危害最大的就是喝酒了，有些人认为喝酒利大于弊，觉得当喝到一定程度的时候，人就飘飘然，真正达到了飘飘欲仙的境界。为什么喝酒会产生快感呢？那是因为酒是水谷的精华，在寒冷的冬天，万物收敛，什么都结有一层冰，就只有酒不结冰。如果适量饮酒，是能调动肝脏的升发之机，缓解抑郁之气。但如果饮酒过量，其体内的肝气就会过度地升发，导致“肝胆横浮”，做出一些胆大妄为的事情。同时，由于肝气在酒醉时调用太多，内心的失落和身体的痛苦比没喝酒之前会更严重，比如发生头痛、胃痛、呕吐等，所以喝酒一定要有节制。

怎样喝酒才是有节制呢？

孔子所说的“唯酒无量，不及乱”，意思就是说，喝酒没有特别规定，底线是绝对不要喝醉。看似简单的七个字，做起来却很难。一般人只能体会到醉的境界，永远体会不到圣人不醉的境界。这里推荐一个比较安全的饮酒标准，白酒度数高，容易过量，健康成人饮用低度酒不能超过 100 毫升，中度的不能超过 50 毫升，而烈性酒最好不要超过 25 毫升。把握好这些量，就可以有效地促进肝气的升发，也不会饮酒过度。

有一些人不单喝酒没有节制，事后还“醉以入房”。酒能让

---

**⊙养精小贴士**

下面的方法可以有效地保养肝脏。

（1）接种疫苗。除了注意饮食卫生之外，最有效的手段是接种甲、乙肝炎疫苗。隔 3 年去做一次乙肝抗体检测，可以最大限度地保护肝脏。

（2）均衡食物。吃饭时要多吃蛋白质与维生素含量高的食物。

（3）男人也要适度运动削减体重，且脂肪肝的症状会随之减轻。

---

人兴奋，喝完酒以后，人就会有点儿迟钝和麻木的感觉，这样可以延长交合的时间。所以，有些人就养成了先喝酒，再入房的习惯。实际上，在男性的房事行为中，其肾负责藏精，而肝负责泄精，只有当肾精储存到一定程度，肝才会自动打开阀门，把多余的精泄出去，每当肾精不足的时候，肝脏的阀门就自动关闭，以保护肾精不至于疏泄过度。所以中医有“肝为泄精之枢纽”的说法，这个枢纽无疑是阴茎。当人在醉酒之后，其肝气升发过度，失去制约，也不管肾精是否充足，阴茎就一味地勃起，这时行房结果必然会透支原本不充足的肾精。如果肾精还十分亏虚，无法闭藏，这样就会影响生殖和寿命。此外，肾主智，在醉酒状态下行房，肝肾俱伤，这时受孕的孩子出生后很可能会智力偏低。

## 肝主筋，养肝等于养根基

“肝主筋”，说明筋的营养来源于肝。中医上讲，肝主全身筋膜，与肢体运动有关。肝之气血充盛，筋膜得其所养，则筋力强健，运动灵活。所以说，男人养肾的同时不要忘了养肝，养肝等于养根基。

男人一般到了56岁左右，就可能会感到活动不大灵便，中医认为这是由于“肝气衰，筋不能动”的缘故。肝脏主疏泄、喜条达，以通为顺，而一旦肝气不疏，人体气血运行便会紊乱，引发消化失调、高血压等疾病，也就进一步影响男人全身的筋膜。

对于中年男性来讲，其正处于事业和家庭的“风口浪尖”，心理压力的增大，精神的压抑，很容易造成肝郁不舒，出现烦躁、易怒、焦虑、食欲不振等症状。并且，上班族的男性应酬多，也嗜烟贪杯，再加上肝炎病毒等的肆虐，往往就会祸及肝脏，出现一些脂肪肝、病毒性肝炎等肝病。

现代医学专家把肝脏誉为人体内的“化工厂”，人体的营养物质都必须经过它的代谢处理，将其转变成具有生物活性的蛋白质、脂类和糖原，以供给全身器官的需要。所以说，一旦肝脏出了问题，就很可能会累及全身甚至是威胁生命，肝脏无愧于男人的根基，所以一定要保护好肝脏。下面我们将具体地来介绍怎么保护肝脏。

1. 从饮食方面来护肝

专家认为，人体所需要的蛋白质、碳水化合物、脂肪、维生素以及矿物质元素五大类养分，都是肝脏所必需的。但是值得注意的是，肝脏对蛋白质、碳水化合物以及维生素的需求量比较多，而脂肪过量的话就很有可能会引起脂肪肝，所以必须适当限制脂肪的摄入量。因此，在饮食方面，我们给出以下建议：

（1）对于每日的膳食，要提供足够的优质蛋白，食物包括奶、蛋、鱼、瘦肉、豆制品等食品。并且还要增加肝糖原的储备，食物有葡萄糖、蔗糖、蜂蜜、果汁等。

（2）多吃山楂，山楂富含熊果酸，它可以降低动物脂肪在血管壁的沉积，以减轻动脉硬化的作用。在平时可以吃些鲜山楂，也可以用干山楂泡水喝。

（3）经常喝绿茶能起到清热解毒、消食解腻的作用；而菊花茶可以平肝明目；玫瑰花茶疏肝解郁。

（4）对于由于肝气不足而造成的面色发黄、睡不好觉等症状的患者，每周可以吃 1 次畜禽肝脏，以起到“以肝养肝”的效果。并且多吃新鲜的水果和蔬菜。

（5）多喝白开水。白开水可增加循环血量，增进肝细胞活力，有利于代谢废物的排出而收到护肝之效。

2. 以睡眠护肝

人在睡眠时，人体处于卧位，肝脏就能享受到更多的血液浇灌，并且这个时候身体处于休息的状态，肝脏的负担就会减轻，所以说高品质的睡眠对于护肝有很好的功效。相反，如果人的睡眠质量差，尤其对于有睡眠障碍的男性来说，很容易累及肝功能。

对于每个男性来讲，晚间最好不要从事太过耗损脑力的工作，也不要熬夜，一些人之所以肝不好，很可能就是受经常熬夜与晚睡的影响。人的睡眠有两个时间段最重要，一是上午 11 点到下午

1点，另一个则是晚上11点到凌晨1点，因为这4个小时是骨髓造血的时间，其流经肝脏的血液最多，有利于肝功能修复。简而言之，就是建议人们要把握好午睡与夜间睡眠，尤其是在夜间睡眠，最好是在晚上10点前上床睡觉，保证11点左右睡熟，为肝功能的修复做好铺垫。

3. 从运动方面来护肝

经常锻炼身体是护肝的又一有效方法，运动不仅可以削减超标体重，防止肥胖，消除过多脂肪对肝脏带来的危害，还能促进气体交换，以加快血液循环，保障肝脏能得到更多的氧气与养料。从护肝角度看，在选择场地的时候，要以场地宽广、视野开阔、空气清新的地方为佳；并且要以锻炼体力和耐力为目标的全身性低强度的运动为好，如慢跑、快速步行、上下楼梯、爬坡、打羽毛球、骑自行车、拍皮球、跳舞、跳绳、游泳、踢毽子、打太极拳等。另外，经常按摩相关的穴位也可对肝脏有保护的作用。

第一步，揉大敦穴。先盘腿端坐，用左手拇指按压右脚大脚趾甲根部外侧，左旋按压15次，右旋按压15次。然后换脚。

第二步，按太冲穴。盘腿端坐，用左手拇指按右脚脚背第一、二趾骨之间，沿骨缝的间隙按压并前后滑动，做到发热的时候再换脚。

第三步，揉三阴交穴。两腿盘坐，用左手拇指按压右内踝尖上3寸，胫骨后缘处，向左侧旋转按压15次，然后换向右侧同样15次。然后换脚。

第四步，推搓两肋。双手按腋下，顺肋骨间隙推搓至胸前两手接触时返回，来回推搓30次。

4. 防范“天敌”

肝脏有不少“天敌”，首推肝炎病毒。肝炎病毒是肝脏健康的首要敌人，它们经常将患者拖入肝炎然后到肝硬化再到肝癌的死亡之路。专家建议，一是不要随便用药，尤其是口服药，因为这些药 100% 是通过肝脏来处理的。而即使是营养药或补药，也要接受医生的指导，不可自作主张，以免增加肝脏的负担。二是忌酒精。酒精既能溶于水，又能溶于油，一旦进入人体便如鱼得水，无处不往。而首先倒霉的便是肝脏，因为酒精本身含有的毒性足以伤害肝脏，脂肪肝是最早出现的征兆，豪饮几天便可以形成，然后就会导致肝脏“纤维化”，再变成酒精性肝病，随后情况就更糟了，最终发展到不可逆转的“肝硬化”。

**⊙养精小贴士**

情绪护肝是个很好的方法。中医认为，“忧伤脾，怒伤肝”在七情之中，最不利于肝的就是怒，怒可导致肝的疏泄失常，造成肝气郁滞，时间长了易惹肝病，所以学会制怒才是情绪护肝的核心，要尽力做到心平气和、乐观开朗、无忧无虑，从而使肝火熄灭，肝气正常生发、顺畅而长保健康。

## 酸入肝，适量吃酸防泄精

《黄帝内经》有记载：“酸入肝，辛入肺，苦入心，咸入肾，甘入脾。”也就是说酸养肝，苦养心，甘养脾，辛养肺，咸养肾。根据中医“药食同源”的理论，食物五味分为阴阳两种属性，酸苦咸为阴，甘辛为阳。五味各入五脏，有所入、所宜、所伤，也有所禁。只有“五味调和、不可偏胜”，才能达到“阴平阳秘、精神乃治”的目的。所以就酸入肝来说，适量地吃酸对身体有好处，对于男人来讲，适量吃酸可以防泄精。

酸有收敛固涩的作用，对泄精、尿频、尿急等比较有效。而所谓的泄精，就是一个反射活动，其造成睾丸内的输出小管，如附睾、输精管、精囊、射精管、前列腺、尿道等，一起有节律地强烈收缩，将精液喷射而出。经常泄精的人身体的能量大量丧失，面色萎黄，口中干燥没有津液，口臭，甚至唾液都是有臭味的，导致胃经的空虚亏乏，脾胃之气不足，导致食欲变得低下，吃饭不香，只有吃刺激性的食品，胃口才会变得好一点儿，这都是脾胃之气大衰的表现。并且，经常泄肾气的人，肾的封藏能力不足，火就会比较亢，肾精亏泄，元气不足就会容易疲劳导致心神不能宁定，心火就容易上犯，心情变得急躁，经常莫名其妙地发脾气。所以，适当食用酸性食物不但可以改变口臭，增加人的食欲，还能从根本上解决男人泄精的问题。

一想到酸，很多人就会想到醋、梅子、山楂、柠檬等酸味食物。其实，这些食物不是属于酸性的，而是属于碱性的。在日常生活中，大部分人认为吃起来酸酸的食物就是酸性的，但是对于酸性食物与肝的关系则是一无所知。其实，食物的酸碱性不是用简单的味觉来判定的，它取决于食物中所含矿物质的种类和含量多少的比例。其中，钾、钠、钙、镁、铁在进入人体之后呈现的是碱性反应；而磷、氯、硫进入人体之后则呈现酸性。

我们平时吃的食物，大致可分为酸性食物和碱性食物。其中，粮食类、禽类、水产类、蛋类以及花生、核桃、糖类、酒类等属于酸性食物；而碱性食物则包括蔬菜、水果、牛奶、红薯、海带、豆类、香菇、土豆、黄瓜等。从营养学的角度看，酸碱性食物的合理搭配与平衡，才是身体健康的保障。

---

**⊙养精小贴士**

“味过于酸，肝气以津，脾气乃绝”，这就是说明适量的酸可以养肝，但味过于酸，则肝气淫溢过盛而克伐于脾，造成肝强脾弱，日久而脾气乃绝。《黄帝内经》指出：“多食酸，则肉抵皱而唇揭。”因此，筋病不宜多吃酸。

---

## 三阴交穴，通补肝、脾、肾

中医上说，人体的经络是运行气血、联系脏腑和体表及全身各部的通道，是人体功能的调控系统。而人体的经络就像中国的铁路一样，纵横交错，并且每个路线都有自己的站点，而有一些站点会是几个路线共同的站点。比如郑州站，因为京广线、陇海线这两条著名的铁路线都会经过该站，所以起着关键的枢纽作用，而一旦该站运营出现问题，势必会影响到这两条铁路线的运行。人体的三阴交穴也同郑州站一样，起着关键的枢纽作用，人体的十二正经中有 3 条正经都要经过它，它的“运营”状况直接影响到这 3 条正经。

在中医理论中，我们知道人体足部有 3 条阳经和 3 条阴经，原本这些经脉都是平行的，其各自循行着一部分区域，而 3 条阴经在脚踝处偏偏有了一个交叉点，就形成了三阴交。其三条阴经指的就是足太阴脾经、足少阴肾经和足厥阴肝经。中医认为，脾统血，肝藏血行气，肾藏精，三阴交穴虽归属于脾经，但因为和另外两条经脉有特殊关系，所以经常按揉三阴交这个穴位，可健脾益血，调肝补肾，另外还有安神、促进睡眠的效果。

那么，三阴交穴又在人体的哪个位置呢？其实很好找，此穴在小腿内侧，足内踝尖上 3 寸，胫骨内侧缘后方。取穴的时候正坐，把除大拇指外的其余四指并拢，小指下缘紧靠内踝尖上，示指上缘所在水平线与胫骨后缘的交点就是。

人的五脏六腑是相互联系的，一旦有一脏或者一腑出现问题就往往会殃及其他的脏腑，所以中医认为，养生、治病讲究整体观，忌讳头疼医头，脚疼医脚。

肾与肝和脾有着紧密的联系，肾藏精，肝藏血，精和血之间存在着相互化生、相互转化的关系，所以自古就有“肝肾同源”“精血同源”的说法。血的化生有赖于肾中精气的气化，肾精的充沛也有赖于肝血的滋养，所以要想把肾养好，必须重视对肝的保养。

我们知道，肾是先天之本，脾是后天之本，肾和脾的关系是先天和后天相互滋养的关系。并且，肾藏先天之精，需要依靠脾胃所化生的水谷精微不断补充和濡养；而脾胃化生水谷精微的功能又依靠肾中元气的激发和推动，所以养肾不可不养脾胃。

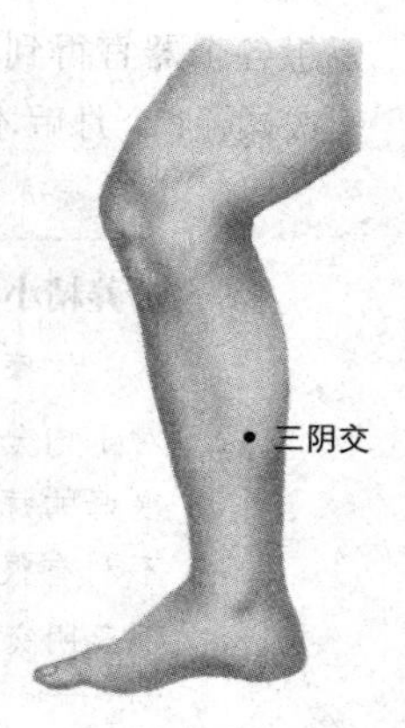

三阴交穴

有什么方法能同时调补肝、脾、肾三脏呢？刺激三阴交穴再简单不过了。所以，无论是从养生还是养肾的角度看，三阴交穴都应该充分利用起来。

那么，什么时候按摩三阴穴才可以很好地调补肝、脾、肾呢？

### 1. 中午 11 点按揉三阴交可健脾

三阴交是脾经的经穴，脾最大的功能之一是能够把人体的水湿浊毒运化出去。而每天中午 11 点，是脾经的当令之时，在这个时候按揉左右腿的三阴交各 20 分钟，可以把身体里面的湿气、浊气等都排出去。人的皮肤之所以会出现湿疹、荨麻疹、过敏等疾病，都是因为体内的湿气、浊气在捣乱。在这个时候只要按揉三阴交，就可以把这些湿气、浊气都赶出去，皮肤就能恢复光洁细腻了。

### 2. 晚上 5–7 点的时候按揉三阴交可以补肾

人体的任脉、督脉、冲脉这 3 条经脉的经气都同起于胞宫。每天晚上 5–7 点，肾经当令之时，用力按揉每条腿的三阴交穴各 15 分钟，能促进任脉、督脉、冲脉的畅通。

### 3. 晚上 9–11 点的时候按揉三阴交可畅三焦

晚上 9–11 点是三焦经当令之时，按揉两条腿的三阴交各 15 分钟，能帮助祛斑、祛痘等。因为三焦是人体气血运行的大通道，要想各个器官得到气血滋润，三焦通畅很重要。不过，要坚持每天按揉，1个月后才能看到效果。

---

**⊙养精小贴士**

按摩三阴交穴还可以有效治疗泄精，并且可滋阴泻火，对于内分泌失调、忧郁症、思虑过度而引起的心血不足有很好的疗效。另外还有强肾的作用，对于全身水肿、小便不利有很好的疗效。所以有这些症状的男性不妨多按摩一下三阴交穴。

---

## 锻炼肝肾两条经，从根本上提升性能力

男人性能力的好坏，不仅关系到人类的繁衍生息，更关系到夫妻间性生活的和谐与否。中医认为，肾阳是激发性冲动的原始动力。一个人能否产生性欲，从根本上取决于肾阳的充足与否；而肾阴则会制约男人性冲动，使其步伐减慢。反过来说，就是肾阳虚的人往往会出现性欲减退的问题，而肾阴虚的人则常常出现遗精或早泄的问题。那么，想要从根本上提高性能力，就要从肝肾两经入手。

从经络图中就可以很清楚地知道，人体的肝经是绕阴器而循行的。肝主筋，在《黄帝内经》中男子的生殖器被称作“宗筋”。宗筋的意思是许多筋的集合处，也有传宗接代之意。而肝又是人体阳气聚集的地方，男子的阳刚必借此而发，所以肝火旺的人通常其性能力也是比较强的。但是，需要注意的是，肝肾的功能必须协同合作，才会持久而无伤。打个比方来说，肝如果是枪，那么肾就是弹药。男人的阴茎能否强硬，主要靠的是肝的功能，但能否持久，就必须依赖肾精的支持。也就是说，只有肝肾同补，才能取得最佳的性保健效果。有的人光补肾而不养肝，就好像虽

然有很多的柴火，却根本点不着一样。其实肝脏本身就是一个能够储存能量的容器，功能在于应用，而不是储存。对肝来说，只要把肝的阳气调动起来，就是最好的补益。但是，对于有的人来说，本已经肝火过旺，就像家里烧的土暖气，若不用盖子盖上火，就很容易把煤烧光，暖气管却还是不热，能量就白白浪费了。所以，我们要把肝的阳气引到它该去的地方。

中医认为肾藏精气，肾中精气的盛衰决定着人体的生、长、壮、老、死，而肝藏血，主筋，开窍于目，肾和肝为精血同源。由于肾衰肝虚是导致人体衰老或病变的根本原因之一，故补肾益精，补养肝血对于延缓衰老、预防疾病、延年益寿有非常重要的作用。其中食补就是经典的补养肝肾的方法之一，常用的具有补肾益精作用的食物有：牡蛎、海参、鱼鳔、鳖肉、猪肾、桑葚、核桃仁、莲子、葡萄、冬虫夏草、人参、鹿肉、何首乌、枸杞子等。

要补肝肾除了进行食补外，还有一个更简单的办法，就是把两腿分开劈叉。因为肝肾两经都经过两腿内侧，并且在做劈叉的动作时，两腿要最大限度地分开，两腿内侧会有酸胀紧绷的感觉，而有紧绷感觉的地方就是肝肾经的循行路线，这个动作能同时锻炼肝经和肾经。而运动在于坚持，方法再好，持之以恒才有效果。

## 肝肾同源，善待肝就是保护肾

中医认为的肝肾同源是有一定道理的，肝属木，肾属水，肝的升发是由肾来协助的，正是由于肾水的滋养，肝木才能正常成长。所以肝与肾是涵养与疏泄的关系。在临床上如果有的病人肝脏功能不正常，那么他的肾脏十有八九也不是正常的。所以，肝病与肾病在临床上一般是同时出现的。肝血不足会影响到肾精的收藏，并且还会导致肾精的亏损。因此我们要注意养肝，只有肝血充足了，人才能肾阳充盈，精力旺盛。

我们很清楚地知道血对于身体的重要性。不管是男人还是女人，补血可以说是一生的功课，而肝主藏血，补血能够更好地养肝。

有的男性朋友在一定的时间里总是觉得头晕、耳鸣，视力也有些下降，并且老觉得累，还很怕冷，有时候还会失眠。这很可能就是肾阳不足的情况，并且还伴有肝血亏虚的现象，这是一种精血失调之证。

要知道，阳气不足就会导致头晕无力和怕冷，而耳鸣的现象更是肾虚的典型症状。中医认为，“肾开窍于耳”，所以一旦肾阳不足的话，人体的肾精就无法蒸腾为肾气来滋润双耳，这就会出现耳鸣的现象。而视力下降则和肝血的亏虚有关。中医认为“肝主目”，只有在肝血充盈的情况下，人的双眼才能够得到滋养，进而更加的明亮。一旦肝血不足的话，眼睛就容易出现看不清楚东西的情况。

肝藏血，在肝血充足的情况下，人体的冲任二脉才能维持正常的功能，肝血不足对于男人而言，就很可能会导致阳痿的症状。所以说，肝肾同源，如果肝血不足，就会影响到肾精，从而使肾阳亏虚。要想改善这种情况，就要注意养好肝，补足肝血。下面给大家推荐一种养肝的中药材：护肝片，它是由五味子、柴胡、茵陈、板蓝根、猪胆粉、绿豆6种药物成分组成的，其组方来源于中医名著《伤寒论》中的茵陈蒿汤与小柴胡汤的配伍原理，并且还结合了中药的现代药理机理，确保了护肝片组方的科学性与安全性。在临床上广泛用于脂肪肝、酒精肝、药物性肝损伤、慢性肝炎及早期肝硬化的防治，也可用于血吸虫肝病和甲亢性肝损伤，是目前最常用的肝病治疗药物之一。

在日常生活中，还可以多吃一些养肝的食物，如花生、红豆、猪肝、鲫鱼、菠菜等。用这些食材做成药膳也是不错的养肝方法。

下面是四款食疗方。

1. 黑米红豆粥

具体方法是：准备黑米100克，红豆50克，红枣10枚，分别洗净后，放入砂锅，加水，小火熬煮成粥。

黑米能够滋肝补肾，红豆是补血佳品，再加上有补中养血作用的红枣，经常食用，有很好的养肝补血作用。另外，再推荐几种具有补益效果的养肝粥。

2. 鲳鱼扁豆粥

具体方法是：准备鲳鱼 1 条，鲜扁豆 50 克，大米 200 克，姜丝 5 克，葱末 5 克，精盐 3 克，味精 2 克，料酒 5 克，胡椒粉 2 克。将鲳鱼去鳞、去鳃、去内脏，洗净，入沸水锅内过一下捞出，沥干水分备用。然后将扁豆、大米去杂，洗净，备用。锅内加水适量，放入大米、鲳鱼、扁豆、姜丝、葱末、精盐、料酒共煮粥，熟后调入味精、胡椒粉即成。

此粥适用于消化不良、目赤肿痛、身体瘦弱等疾病的辅助治疗。鲳鱼性平，味甘，具有益气养血、健脾养胃等功效；扁豆性平、味甘，有健脾化湿、利尿消肿、清肝明目等功效。

3. 黑豆核桃仁粥

具体方法是：准备黑豆 50 克，核桃仁 30 克，大米 100 克，大枣 6 枚。将黑豆用清水泡软；大米淘洗干净；核桃仁捣碎。往锅里加一定量的清水，然后放入大米、黑豆、核桃仁、大枣共煮粥，熟后即成。

该粥适用于肝肾亏损等疾病的辅助治疗或预防。其中黑豆性平，味甘，有滋补肝肾、活血、祛风解毒等功效。而核桃仁有补肾强腰、补气养血、润燥化痰、固精润肠等功效。

4. 枸杞猪肝粥

具体方法是：准备枸杞子 15 克，猪肝 20 克，大米 100 克。先将猪肝洗净、切片，放入沸水锅内焯一下，捞出，沥干水分，备用；大米淘洗干净，备用。锅内加水适量，放入大米、枸杞子煮粥，五成熟时加入猪肝片，再煮至粥熟即成。

该粥适用于糖尿病等疾病的辅助治疗或预防。枸杞子具有滋阴养血、滋补肝肾等功效。猪肝也有补肝养血等功效。

最后养肝要注意睡眠。中医理论上说，卧则血归于肝。现在很多男性由于工作忙，精神紧张，经常超负荷工作，也不管肝的健康，到了该睡觉的时候也不睡觉，导致血液无法回归于肝，时间长了就会导致肝缺血，就会出现身体疲乏、脾气暴躁的现象，工作效率也会下降。所以建议男性在凌晨 11 点到 1 点之间，也就是肝经当令的时间熟睡，这样才能保证肝得到最好的休息，从而使肝血充盈，肾阳旺盛。

---

**⊙养精小贴士**

肝是喜条达、恶抑郁的，所以心情不好对于肝是有很大影响的。如果一个人的情绪总是不好，肝气就会郁结，经脉也就无法畅通，疾病也就不请自来。所以要养肝，就一定要保持心情愉快，忌暴怒和忧郁，顺应肝的条达之性。

---

## 肝肾气亏易阳痿，可用雌鸽木耳汤

阳痿，是男人难以启齿的痛。造成阳痿的原因有很多种，比如说过于忧虑悲伤、精神过度紧张、手淫过频、房事过度等。而在中医理论上阳痿的出现是由肾气不足、肾阳虚弱、阴虚火旺三种病症引起的。肾阳虚弱证表现为阴茎无法勃起，阴虚火旺证表现为性欲冲动时一触即泄，而肾气不足则表现为阴茎勃起后不硬。此三种病症中，由肾气不足而导致的阳痿是比较常见的。那么，中医又是怎么治疗肾气不足所导致的阳痿的呢？

西医认为，造成阳痿的原因是因为其海绵体充血不足，而中医则认为这股充血的动力在于肾气的推动，日本医家丹波康赖的《医心方》有着相同的论点：“玉茎不怒，和气不至；怒而不大，肌气不至；大而不坚，骨气不至；坚而不热，神气不至。”其中“骨气不至”最符合肾气不足勃起后不硬的特点。

所以对于肾气不足型的阳痿，其食疗思路就要从补气开始，而且这股气一定要能够下达肾。像很多动物肾脏、鞭、睾丸，就比较符合这个特点，且见效比较快，一直受到男人们热捧。但是在这里，我们暂时不推荐有关肾脏、鞭、睾丸的食物，而是向大家推荐雌鸽木耳汤，同样可以起到下达到肾的效果。需要的材料有雌鸽子1只，木耳30克，盐少许。将雌鸽滚烫拔毛、洗净内脏；然后将木耳去掉根蒂、清洗干净。两者一起放入砂锅，注入适量清水，大火烧开，小火炖煮2小时，调入盐即可食用。

鸽子是人类最早认识的鸟类之一，鸽子在我国是一个常用的滋补食材，早在《周礼·天官·庖人》就有“庖人掌共六畜、六兽、六禽”的记载，其“六禽”为“雁、鹑、鷃、雉、鸠、鸽”，说明我国在西周时期就已经把鸽子作供膳的禽类。

明代张万钟在《鸽经》中就提到“野鸽逐队成群，海宇皆然”的描述。由于鸽子长期栖息海边，渴饮海水，而到今天鸽子仍然有嗜盐的习性。据说每只成鸽每天需盐0.2克，所以中医认为鸽子味咸，归肾经也就不难理解了。

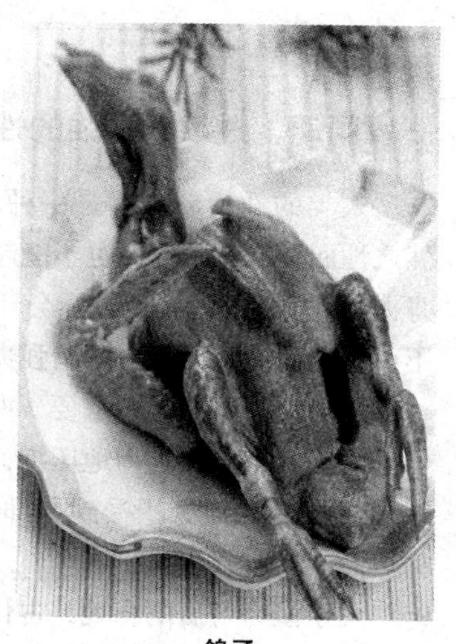
鸽子

鸽子具有滋补功能，民间早就有“一鸽胜九鸡”的说法，自古以来被称为“淫鸟”。从“鸽”的字体来看，左边是一个合，右边是一个鸟，也就是就是“喜欢交合的鸟”。鸽子的繁殖力很强，性欲极强，雌雄交配很频繁，这是由于它们性激素分泌特别旺盛所致。所以，中医把鸽子作为扶助阳气的强身妙品。《本草纲目》中记载“鸽羽色众多，唯白色入药”，认为它有补益肾气、强壮性功能的作用。

但是需要注意的是，在使用本方法进行食疗的时候。鸽肉属于补气类食物，在食疗期间，注意不要吃破气消滞的食物，例如萝卜、萝卜子、青皮、三棱、莪术等。如果遇到风寒感冒等疾病，就要停止食用，以免引起风寒邪气的深入。并且，本方法主要适用于肾气不足型阳痿。而食补是一个缓慢的过程，切不可急于求成，食用大量壮阳助火的药物或者食品，否则只能饮鸩止渴，造成更多问题。

**⊙养精小贴士**

除了食疗能够有效地治疗阳痿之外，搓脚心也是一个不错的方法。当用热水洗完脚后，用手掌搓左右脚心各108下，上下一个来回为一下。然后两脚脚掌相对，两膝盖外展，两手掌心向下，由两膝内侧稍微用力推按，一直推到腹股沟，左右腿各推108下。练习时间为每天早晚各1次，期间要节制房事，一般练习1个月即可见效。

## 肝肾同调，过欲不可强的性福生活

人类的性活动虽然是一种自然本能，不能压抑，只能顺其自然之性而加以调整，但也不能超越男女本身所应具备的条件，包括身体条件、心理因素以及社会环境等。勉强行房，不能为之而为之，不可为之而为之，就是所谓强力入房。

人对性的这种生理需要，古代房中养生家认为是不能戒绝的。男女阴阳交合不能人为地压抑，根本的方法是要遵守一定的法度，如果这种需要与欲望受到压抑，那么就会发生疾病，甚至使寿命缩短。

关于强力行房的害处，古代房中养生家不惜笔墨，铺陈于书。

《三元延寿参赞书·欲不可强篇》写道："强力行房则精耗，精耗则肾伤，肾伤则髓气内枯，腰脊不能俯仰……书云：阴痿不能快欲，强服丹石以助阳，肾水枯竭，心火如焚，五脏干燥，消渴立至。近讷曰：少水不能灭盛火，或为疮痈。"意思是说不顾身体条件，而强行交合，使精液耗伤，肾藏精，生髓，精伤及肾，损髓，腰为肾之府，故腰痛不能屈伸。本来阴茎痿软，企图一时之快，嗜服丹石热药，一则以壮阳快欲，一则企图长生不老，结果所得其反，误了性命。

夫妻性生活贵在和谐、欢畅，男欲而女应，女欲而男从。如果一方欲为，而另一方心欲不从，勉强交合，于健康有害。仅有交接的欲念，而神气未至，阴茎未能竖起，是绝对不能交合的，否则就导致精气竭绝。

无论是从人的正常生理需要分析，还是从养生防病方面衡量，人的性欲与性要求是不宜完全戒绝的。显然这个主张与禁欲主义是水火不相容的，一组调查资料表明，终身不婚与已婚者的平均寿命相比，后者比前者长。足见古人的见解既合乎人情，也包含科学道理，事实上有节制的房事有益于男女双方健康，被誉为长寿的秘诀。

对于房事，古人主张"春一秋二夏三冬无"，从养生角度讲，冬季行房应把握好频率，年老体弱、有病在身者更应学会节制。如何掌握性生活的频率，可因人而异。年富力强的，性交次数可多一些，而年老体弱者，性交次数可少一些。

**⊙养精小贴士**

男性养精要与性福频率相协调。针对自身体质状态，把握适当的性频率才能使身体精气得到有效的恢复和补充，降低肾虚风险。怎样确定性频率是否适量？在性生活的次日，感到自己身体精力依旧比较充沛，没有疲乏之感。

## 早泄泄掉了性福，外敷草药解烦忧

早泄是男人无言的痛，无论哪个男人都不愿意惹上早泄的毛病。虽然早泄不会导致人死亡，但是这种病让男人比死还难受。无数早泄患者，在这种疾病的纠缠下痛不欲生。因为早泄泄掉的不只是男人的“性福”，还有男人的尊严。而中医在治疗早泄的时候，是以外敷草药为主的。

在当今社会，早泄已经是男性最为常见的性功能障碍疾病，它已经成为世界各地泌尿外科和男科临床诊疗中最为常见的疾病之一。所谓早泄就是指，男性在性生活时射精过快，详细地说就是指男性在阴茎勃起之后，尚未进入阴道之前，或正当纳入，以及刚刚进入而尚未抽动时便已经射精，其阴茎也自然随之疲软并进入不应期的现象，使得夫妻双方达不到性满足。患有早泄的男人长期伴有精神不振，夜寐不安，精薄清冷，心悸不宁等症状。此时，多会出现肾虚的情形。而早泄主要分为心理性早泄和器质性早泄两种。

导致器质性早泄的原因有：当男人在某个时期患有盆腔骨折、前列腺肿大、动脉硬化、糖尿病等疾病的时候，就会引起交感神经器质性损伤。这些疾病直接影响了控制性中枢，导致对射精中枢控制能力下降而产生过早射精。并且，每个男人其身体素质都有不同的差异，而早泄者的体肌的反射肯定要比非早泄者快，使得早泄者的射精中枢容易兴奋而过早射精。另外，男人的生殖器官发生疾病，也会导致很快射精。比如，包皮系带过短，就会妨碍阴茎勃起；而患有精阜炎症，并且还处于慢性充血水肿时期，一旦稍有性刺激就会很快射精。

导致心理性早泄的原因有：当人在体力劳动或脑力劳动后感到疲劳、精力不足的时候，进行性生活，容易发生早泄。并且，焦虑也很容易发生早泄，因为焦虑和早泄同为交感神经所调节，在这个时候进行性生活很容易发生早泄。另外，很多青少年处在青春发育期，就会有手淫的习惯，而在手淫时又害怕被别人发现和耻笑，导致心情紧张，力求快速射精，就逐渐养成早泄的习惯。此外，丈夫对妻子存在潜伏敌意、怨恨和恼怒，或对妻子过分的畏惧、崇拜、存在自卑心理等都是诱发早泄的因素。

要知道，早泄不但可以导致阳痿，使之精神状态差，还会使夫妻双方的性生活得不到满足，从而出现生活裂缝，影响家族和睦，还会导致神经衰弱，以及诱发和加重前列腺炎等疾病的发生。

在发生早泄的时候，应该先请医生判定是否属于真正的早泄，然后正确规范治疗。对真正早泄的治疗首先要弄清病因，对于因包皮包茎等因素导致的早泄必须进行包皮环切术进行治疗。对于心理因素等导致的早泄，要根据具体的原因在医师的正规治疗下用药，切忌自己胡乱用药。

以下为患有早泄的男人推荐一种可以外敷来解决问题的草药，那就是五倍子。五倍子又称“五白散”。中医认为，遗精与肾气不固有关，五倍子收敛性极强，能固肾涩精，是治疗遗精的常用药物。其方法有：

（1）取五倍子 15 克，煎汤外洗男性外生殖器官，每日 2 次。可以治疗阴茎龟头敏感性早泄及其他早泄。

（2）取白芷 5 克，五倍子 10 克，烘干共研成细末，用醋及清水各等份调成面团状，临睡前敷肚脐（神阙穴），上盖纱布，以膏布固定。每天换药 1 次，连敷 3 ~ 5 天即可收到效果。

---

**⊙养精小贴士**

对早泄患者而言，预防和调理是很重要的。患者应该积极参加体育锻炼，并且防治各种可能引起早泄的疾病，如前列腺炎、包皮过长等。另外，还要保持良好的心态，积极地配合医生的治疗，要避免辛辣刺激，戒烟、戒酒，要经常吃一些补肾益气食品和助阳填精的食品，如韭菜、洋葱、花椒、羊肉、动物肾及鞭等。

---

## 足三里穴养生法，疏肝理气疗效好

足三里穴是足阳明胃经的主要穴位之一，是一个强壮身心的大穴，对五脏六腑有充养的作用，被历代医家认为是养生的主穴。传统中医认为，按摩足三里具有调节机体免疫力、增强抗病能力、调理脾胃、补中益气、通经活络、疏风化湿、扶正祛邪的作用。而经常按揉足三里穴对肝脏也有好处。因为只有脾胃调理好了，肝血才能够充足，肝气才能够顺畅。

很多男人容易出现肝气郁结的情况，当肝气不顺畅时，肝本身就会出现功能失调，甚至还会对其他脏腑产生影响。因为中医认为，“肝为五脏之贼，欺强凌弱”。日常生活中，很多男人心里有气的时候，会发现肚子很胀，什么都吃不下，这就是肝对脾胃的影响。而六腑更是以通为用，当肝的疏泄功能失调时，气血运行受阻，六腑就会传化失常。调理好肝气，对于每个男人来说都是十分重要的。对于男人来讲，肝是个很特别的器官，如果肝气郁结，就会导致气血不畅通，“不通则痛”；而如果肝气疏泄太过，同样会出毛病。而要把肝气疏理好，让它平和柔顺，最好的办法就是进行足三里穴位按摩。

足三里穴，足就是指这个穴的部位在下肢。三里，指的是其穴内物质作用的范围。此穴的意思就是指胃经气血物质在此形成较大的范围，本穴物质为犊鼻穴传来的地部经水，在到了足三里穴的时候，就马上散开在此穴的开阔之地，经水在大量气化后上行于天，形成一个较大的气血场，就好比是三里方圆之地。其位置在于腿部外膝眼下 3 寸的位置，取穴时手部除拇指外的四指并拢，在外膝眼向下量 4 横指，在腓骨与胫骨之间，由胫骨旁量 1 横指就是该穴。其实找该穴最通俗简易的方法是：站立，把手张开，虎口围住同侧髌骨上外缘，其余四指向下，中指指尖所指之处就是足三里穴。

男人按摩足三里能够促进气血运行，疏肝理气，强身定神，可以起到温中散寒、化瘀消肿的作用，并能健脾补胃，增强正气，提高机体的免疫功能，对于肝郁气结引起的食欲不振、失眠多梦、烦躁易怒、情绪紧张等有很好的调理作用，从而发挥防病强身、延年益寿的作用。在按摩时要用两只手的拇指指端分别按压住两腿的足三里穴，指端位置不动，用力由轻渐重，连续而均匀地用力按压。也可以用一个小按摩锤之类的东西进行敲击，力量以产生酸胀感为宜，每次 5 ~ 10 分钟便可。也可以艾灸足三里穴，将艾条一端点燃，对准足三里，距 2 ~ 3 厘米，一般每侧穴位灸 15 ~ 20 分钟，以皮肤稍现红晕为度，隔日施灸一次。老年男性可于每日临睡前 30 分钟施灸，在施灸时应注意避风。

---

**⊙养精小贴士**

足三里穴之所以名为“三里”，是因为它有“理上、理中、理下”的作用。所以当男性朋友的肚腹有不同的部位发生不适时，按揉足三里穴的方法也不同。当胃部不适的时候，可按住足三里穴向上方使劲，此为理上；当腹部正中不适的时候，则要往内按，此为理中；而当小腹不适的时候则要向下使劲，此为理下。

---

## 菟丝子——补肝肾的“长寿药”

在中医药学家千百年的实践和运用中，发现了很多种既可补肝又能养肾的中草药，比如说，何首乌、杜仲等。每一种草药肯定都有不同的补益功效。如果从“肝主目，肾主骨”的方面来说，菟丝子补肝肾的效果肯定是首选了。

菟丝子，别名吐丝子、黄藤子、龙须子、火炎草等，它是一种生理构造特别的寄生植物，菟丝子一般分为大粒菟丝子和菟丝子两种，其中菟丝子普遍在全国内使用，以粒饱满且质坚实呈现

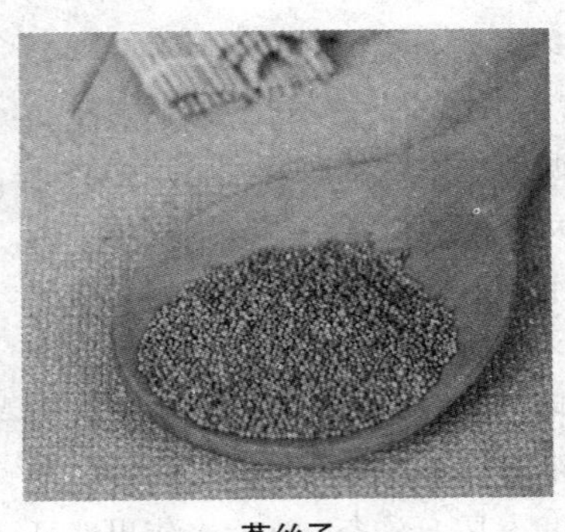
菟丝子

灰棕色或者黄棕色的为佳；而大粒菟丝子是技术型蔓草大菟丝子的成熟干燥种子，它是以粒饱满，呈现黑褐色没有杂质者为佳。中药菟丝子是菟丝子、南方菟丝子、金灯藤等的种子，它具有补肾益精、养肝明目的功效。它还能治疗各种疮毒及肿毒，又能滋养强壮治黄疸，是一种中医良药。

在很长一段时间里，菟丝子都是农民痛恨的杂草，因为只要有一年某块田被菟丝子霸占，那就年年都无法清除干净，而据说发现它有药用功效的是一个并不懂药理的长工。

相传在很久以前，有一个员外雇了一个长工为他养兔子。因为这个员外非常喜欢兔子，于是长工也倍加小心生怕兔子有个什么闪失。可是往往事与愿违，有一次，长工在喂养兔子的时候，不小心将兔子的脊骨弄伤了。他非常担心员外怪罪下来，也不敢将这件事情告诉员外。为了不让员外发现兔子受伤了，这个长工就将受伤的兔子丢到了豆苗地里。他以为兔子会因此死掉，然而数天后当他去豆苗地里一探究竟的时候，却发现兔子不但没有死，而且伤也完全好了。为了弄清楚究竟是怎么回事，这个长工故意将另外一只兔子弄伤放到了豆苗地里。经过他细心观察发现，受伤的兔子经常啃食一种缠在豆秸上的野生黄丝藤，不久兔子的伤就好了。长工猜想，应该是黄丝藤治好了兔子的伤。于是，他便用这种黄丝藤煎汤给患有腰伤的父亲喝，没多久他父亲的腰伤也被治好了。为了见证此药的疗效，他又让其他有腰痛的人服用，也都有很好的疗效。后来长工便辞去了养兔的活计，当上了专治腰伤的郎中，并把这种能治腰伤的黄丝藤叫作“兔丝子”。因为此药为一种草药，因此后人就将其改名为“菟丝子”。

从上面的故事中可以看出菟丝子有“续绝伤、补不足、益健人”的功效。

中医认为，菟丝子的种子性温，味甘，归肝、脾、肾经，具有补养肝肾、益精明目、健脾止泻、延年益寿的功效。而菟丝子柔润多液，不温不燥，补而不腻，是一味平补阴阳的药物，进而很多长寿成药里面都含有菟丝子。在《本草新编》中就说道：“菟丝子，可以重用，亦可一味专用。”例如，菟丝子与鹿茸、枸杞子、附子、巴戟天等配伍使用能温肾阳；而与山萸肉、熟地黄、五味子等配伍使用可滋肾阴，所以常用于肾虚腰痛耳鸣、阳痿遗精、消渴、不育、遗尿失禁等症；与车前子、熟地黄、枸杞子配伍使用，还可以滋肾养肝明目。

这里给大家推荐一个治疗遗精、多梦的方子：用菟丝子150克，水10碗，煮汁3碗，分早、午、晚3次服完，能治疗遗精。

要知道菟丝子的使用方法有很多，可以熬粥，可以泡茶，还可以外用。下面教给大家一些简单的用法。

（1）可以用来熬粥，建议取菟丝子60克，粳米100克，白糖适量。先将菟丝子研碎，放入砂锅内，加水适量，用文火煎20分钟，去渣留汁；再加入粳米后另加水及适量白糖，用文火煮成粥就可以了。此粥具有补肾益精、养肝明目的功效，并且还适合腿脚软弱无力的人食用。

（2）靠脑力劳动的男人可以用菟丝子泡茶喝，一次有10克就够了，不过要洗净、捣碎，再加点儿红糖。喝此茶可养肝明目、延年益寿。另外，菟丝子茶对老年人便秘也很有疗效。而将菟丝子和黑芝麻一起泡茶喝还能治老花眼，其比例为3 ∶ 1，用开水冲泡代茶饮用。在天气炎热的夏天，很多人会长热疹、痱子，尤其是小孩，额头或后背总是感觉痛痒难当，遇到这种情况可以找一把鲜菟丝子草，用它搽身，这样下来一个夏天都无忧无虑。

⊙养精小贴士

《扁鹊心书》中介绍了菟丝子丸的做法是，将“菟丝子500克（淘净，酒煮，捣成饼，焙干），附子（制）200克。共为末，酒糊丸，梧子大。酒下50丸”。此药丸具有补肾气，壮阳道，助精神，轻腰脚的功效。

## 熬夜伤肝又伤肾，怎么办才好

现在的男性夜生活比较丰富，大部分的人无法养成早睡早起的习惯。熬夜是个力气活，不仅伤皮肤、伤眼睛、伤脑子，还伤肝肾。很多人都有这样的感受，因为工作忙或心情不好而熬夜之后，接连好几天都会感觉到精神不好，头昏脑涨，并且注意力和记忆力都会下降。中医说熬夜伤精血，归根到底是伤肝肾。

在传统的养生观念里，熬夜是个让人忌讳的事情。熬夜的熬字，从字面上来讲，熬字的下面有四点火，它本来的意思是以火烤干五谷。如果在夜晚当睡不睡，犹如把人放在火上煎熬。那么，有人会问，这把火从哪里来？肯定地回答说，这火自然就是肝火。古人说，卧则血归于肝。只有当人及时入睡的时候才能养肝。而如果不睡觉，肝火就会一直烧着，就会耗伤津液，这也就是常说的伤阴了。我们知道肝肾是同源的，所以说熬夜既伤肝又伤肾。

很多男人都知道熬夜对身体不好，但是很多人明知道这个道理，仍然常常熬夜。不管是通宵工作，还是彻夜玩儿乐，都会对身体造成很大的损害。因为熬夜会大量损耗精气，造成肾精不足。这就像不断从我们的健康银行取款一样，久而久之，就会造成肾精的透支。中医认为，白天属阳，夜晚属阴，而动则养阳，静则养阴，所以人在白天工作和活动中，消耗精力，这是能够养阳的，而到了夜里，阴气盛了，人就需要静止下来，进行休息，这样才能够养阴。经常熬夜的人就不能很好地养阴，人体的阴阳就会失去平衡。所以很多人在熬夜后就会出现嗓子干、眼睛发红的情况，这就是我们平时说的“上火”，原因就是熬夜伤阴导致阴虚火旺。这种虚火上炎，就会使嗓子发干、喉咙疼、眼睛发红。对于熬夜的人来说，偶尔的一次熬夜，经过一定时间的休息，是能够调整过来的，但如果长期熬夜，就会过多消耗肾精，人就会肾气不足，自然也就会显得衰老。

另外，有些男性熬夜不是为了工作而是为了放松娱乐。因为平时工作很忙，精神紧张，所以一有机会就要去放松一下心情，唱唱歌、蹦蹦迪，感觉心情很轻松。其实这是很愚蠢的事情。上班族男性在工作忙碌的时候，天天都是加班加点，为了工作而耽误了睡觉时间，好不容易有了休息的时间，却不抓紧补足睡眠，反而要用熬夜玩儿乐的方式来进行放松。专家说，在一定的时间内，这样玩儿法是起到了放松心情的作用，但是从长远来看，这是对健康很不负责的做法。很多人愿意花大把的时间和金钱去买昂贵的保健品，但是却忽略了最重要的一个养生武器——睡眠。只有睡得好，身体才能够养精蓄锐，得到休养生息，从而也能够更好地发挥肾阳的功用，工作也就事半功倍。

很多人在晚上熬夜之后，习惯在第二天白天补回来，其实这是非常不科学的。“法于阴阳，和于术数”，古人就是追寻日出而作日落而息这个规律。如果非要打破规律，颠倒阴阳，就会把身体的气血循环完全打乱。要知道人体的各个脏器本来是各司其职的，各有其活跃和休息的时间，如果打破这种规律，脏腑的功能就会紊乱，一样会损伤肾气。下面告诉大家一个睡眠养生的方法，那就是要睡好子午觉。子午觉，就是指子时和午时都应该在睡觉。子时就是指晚上 11 点到凌晨 1 点，这个时间段保持在睡眠状态是很重要的，不但睡眠质量高，而且睡眠效果也最好。而午时是中午 11 点到下午 1 点时，这个时间段是很多人午休的时间，小憩一会儿能够养足精神，提高工作效率。需要注意的是，午睡的时间不宜过长，半小时左右就能够收到很好的效果，只要坚持睡好子午觉，就能够保证我们身体的能量储备，让生命真火久久不熄。

其实，大家都知道不睡觉会对人体有害。可是现代生活节奏紧张，很难避免熬夜，我们没有办法避免熬夜，就得想办法减轻危害，对透支体力的身体进行修补。这里我们向大家推荐一款食疗方——清炖墨鱼干。墨鱼可以滋补肝肾阴虚，它既可以入肝养血，又可以入肾滋阴。其做法是，提前几个小时用冷水泡发墨鱼干，清洗干净，放锅内加冷水炖熟，不放任何调料。炖好后连汤带鱼一起食用即可。需要注意的是，汤中不用调料，因为姜、葱、花椒、大料等为香辛之物，会干扰此方的滋阴效果。墨鱼骨也要一起放在锅里炖，因为它也是一味中药，名为海螵蛸，有收敛止血的作用，可以缓解各种溃疡和出血症。墨鱼肉和墨鱼骨也是分阴阳的，墨鱼肉属阳，主通，而墨鱼骨属阴，主收，所以对于一般人应该二者合炖才能平衡。

**⊙养精小贴士**

熬夜还会导致肠胃问题，进而出现胃疼、胃酸、胃溃疡等。因为胃是身体中对时刻表比较敏感的器官，熬夜易使胃酸分泌过多而诱发胃溃疡。同时，在熬夜时常用的烟、浓茶、咖啡对胃黏膜也会产生不良的刺激。

## 常揉太冲穴，肝气郁结早了结

生活中，有的男性朋友由于工作紧张、精神压力大，总是感觉两胁隐隐作痛、抑郁、胸闷，并且总想长出一口气。这就是肝气郁结的典型症状。这个时候一般表现为男子更年期综合征，如果严重的话，可导致男性生殖能力下降造成不育。中医在治疗男性肝气郁结的时候，是从按摩太冲穴下手的。

在五脏中，肝主疏泄，喜舒畅而恶抑郁。如肝失疏泄或情绪抑郁不舒，均可引起肝气郁结，这时候气血也就不能正常运行了，经络就会出现拥堵。其肝气郁结发生的原因主要是由于情志抑郁，或者是突然的精神刺激及其他病邪入侵而发病。其病久郁不解，使肝脏失去了柔顺舒畅的本性，所以很容易急躁暴怒。并且还会气郁生痰，痰随气升，搏结于咽就成了梅核气，而积聚于颈项就会成为瘿瘤，所以在治疗的时候宜疏肝解郁，必要时要配以理气化痰、活血软坚的方法。

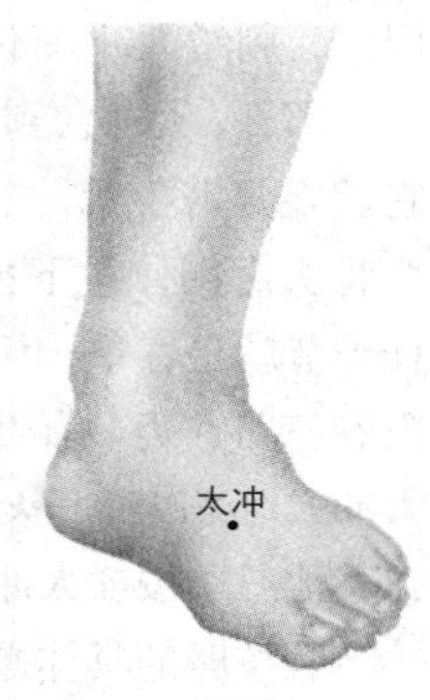

太冲穴

人的情绪是由气血来主宰的，气血运行不畅了，情绪自然也就不舒畅了，人就会感到抑郁、压抑，而这些不好的情绪反过来又会加剧气血的堵塞。如此恶性循环下去，必然会导致人体主要器官的功能下降，人体也自然会生病的。肝气郁结的症状有：

（1）肝气郁结引起的压抑、忧虑往往导致很多人有头痛、烦躁、情绪波动易怒、胸胁胀痛、腹部胀满等情况。

（2）肝经循行在两胁，肝经气血运行不畅还可能导致男性胁肋灼痛。

（3）肝郁可导致失眠，表现为难以入睡，即使入睡也多梦易惊。无法保证睡眠质量。其中肝郁化火型失眠多因恼怒伤肝。

（4）肝气郁结则气机不利，还会让男性不思饮食，因为代谢缓慢、四肢乏力、懒惰少动，从而造成肥胖、便秘等问题。

所以，一旦我们的身体出现肝气郁结的症状，就要及时疏肝理气，调节好肝的疏泄功能。从穴位按摩的方法上来讲，太冲穴就是首选穴，然后再加上肾俞穴来补肾，这也顺应了肝属木、肾属水，取“肝肾同源、滋水涵木”的意思。

在穴位图上，我们可以清楚地看到，太冲穴是肝经的原穴，也是肝经上最重要的穴位，它可以治疗各类肝病。比如，它能够降血压、平肝清热、清利头目，其功效和中药菊花的功效非常相似。

因此，刺激太冲穴不但可以疏肝解郁，还可以使偏旺的肝火下降。

那么，太冲穴到底在人体的哪个位置呢？其实，太冲穴很好找，它就在足背上第一、二脚趾缝向上，大约有两指宽的地方，在两个骨头之间，按下去有很强的酸胀或胀疼感。而刺激太冲穴的最佳季节就是春季，因为在五行中，肝属木，而木与春季是相对应的。阳春三月，万物始生，肝木之气上升，这个时候就要多揉两侧的太冲穴，可以泻肝火，也可以有效地预防脑血管疾病的发生。当然，在其他三季按揉太冲穴也能起到不错的效果。

其按摩的具体操作是：在晚上 9–11 点是经气运行最旺的时辰，每天在这个时候可以先用热水泡脚，然后再按揉两侧太冲，每个穴位可按 5 分钟，直到感觉酸胀或者胀疼为止。按揉时右脚顺时针旋转，左脚逆时针旋转。坚持一段时间后，肝气郁结的症状就会慢慢消失。

---

**⊙养精小贴士**

治疗肝气郁结除了要按摩太冲穴以外，也可以用一些理气化痰，活血软坚的药方。其需要的材料有：柴胡 12 克，木香、郁金、厚朴、当归、茯苓各 10 克。此方可以疏肝解郁，理气和胃。对于治疗精神抑郁、胸胁胀痛、脘闷嗳气、腹胀纳呆、舌苔发白、脉弦等有很好的疗效。

---

## 三七花，保肝补血少不了

很多男性朋友都知道喝酒是最容易伤肝的，有个地方的人好喝酒是出了名的，那就是云南文山，可是这里的人们患肝病的概率却很小。经了解发现，文山人虽然天天都在喝酒，但他们也天天都在吃三七。三七在文山人的家里是不可或缺的药食两用之品，而且已成文山人生活中的一部分。在文山人的眼中，三七就是呵护文山人肝脏的保护神。

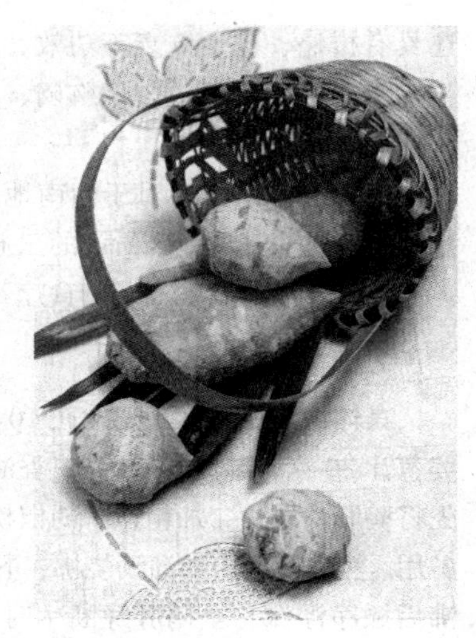

三七

三七，又叫田七，是一种常见的保健药材，以擅长活血、止血而出名，我国著名的云南白药就是以三七为主要成分制作而成的。而三七花，又称田七花，是三七全株的精华，是我国名贵药材之瑰宝。具有降血压、血脂、咽喉炎、牙周炎、生津止渴、提神补气，能增强免疫的功能，还可以清热消炎，对口腔炎、咽喉疼痛、心火肝旺等诸症有较好的清火消炎的功效。能入药，还能当茶饮。

《本草纲目拾遗》记载："人参补气第一，三七补血第一，味同而功亦等，故称人参、三七为中药之最珍贵者。"可见，古人对三七可谓十分推崇，不过现代医学家认为，把三七的功用等同于人参可能不太准确。因为人参不仅补脾，还可益肾，而三七不仅可以补脾，还可以养肝。

同样的道理，三七花和人参花从口味上来讲两者相似，但三七花的作用远远强于人参花，由于两花的外形极为相似，所以市场上常用人参花假冒三七花。而二花最大的区别就是人参花性温和，三七花性凉。另外，人参花产于吉林，主要用于强心补肾，而三七花产于云南，主要用于清热、平肝、降压。所以，用三七花泡水喝，能防治很多与肝有关的疾病。

喝点儿三七花可以减轻压力，预防心血管病，并且还可以促进睡眠。另外，对于治疗高脂血症和心血管疾病有很好的效果，所以经常坐着的上班族和学生可以多喝点儿三七花茶。对于老年男性朋友来讲，经常喝三七花茶不但可以降血压、降血脂、预防失眠，还具有抗癌、养生抗衰等功效。另外，三七花泡茶喝对由于肝风上扬引起的心脏不适，像胸闷、心律不齐、心脏刺痛、期前收缩等症状有很好的疗效。

值得注意的是，对于西南地区所产的三七花，其平肝益肝的疗效最好，而其他地区所产的三七花则要差很多。

下面介绍几款三七花的食疗药膳。

### 1. 三七花煮鹅肝汤

**具体做法是：**准备三七花 10 克，鹅肝 150 克，绿菜心 50 克，姜葱汁 30 克，湿淀粉 25 克，香油、鸡精、胡椒粉、精盐各适量。先将鹅肝片成片，加精盐、胡椒粉、湿淀粉拌匀入味；绿菜心洗净备用。然后在锅内加高汤烧沸，下姜葱汁、精盐、三七花、鹅肝片，沸后撇净浮沫，至鹅肝片断生时，下绿菜心、鸡精搅匀，起锅盛入汤碗内，淋香油即可。

此汤对男人来说，具有补肝平肝、清热明目、降压降脂的功效。鹅肝富含不饱和脂肪酸，可降低人体血液中胆固醇含量，并且减少胆固醇类物质在血管壁上的沉积，从而减轻或延缓动脉粥样硬化。将鹅肝与三七花同烹，其味清鲜滑嫩可口。

### 2. 三七花茄汁香蕉

**具体做法是：**准备香蕉 500 克，干三七花末 5 克，番茄酱 150 克，全蛋淀粉、白糖、油、精盐、苏打粉、湿淀粉各适量。先将香蕉去皮，切成滚刀块，加全蛋淀粉、苏打粉、精盐沾裹均匀；干三七花末泡软备用。然后净锅加油，烧至六成热时，投入沾裹均匀的香蕉块，炸至外皮酥脆、色泽呈金黄时捞起，滗去余油。在锅内留底油，下入番茄酱、白糖、泡软的三七花末翻炒，待白糖熔化后，用湿淀粉勾芡，然后投入炸好的香蕉块，推匀起锅即可。

此菜外酥里嫩，甜香微酸，能起到清热平肝、消炎降压、润肺止咳、开胃滑肠的作用。

### 3. 三七花煮鸡蛋

**具体做法是：**准备三七花 10 克，鸡蛋 2 个。二者同煮至熟，捞出蛋敲碎壳，再次放入煮至 30 分钟即可。食蛋饮汤，可分 2 次食饮。

---

**⊙养精小贴士**

吃田七花有以下几点禁忌：

（1）身体属于虚寒的男性朋友忌食，因为三七花药性属于凉性对虚寒之症有加重的作用，比如有些男性朋友一喝三七花就感冒，流鼻涕。

（2）感冒期间不要用，也是因为三七花凉性有加重感冒的作用。

（3）三七花最好不要和其他花茶一起使用，因为三七花单味使用效果最好，如果不习惯它的味道可以加点儿冰糖。

---

## 肝肾同补的平民药物：沙苑子

中医理论中认为的“肝肾同源”，说的就是肝和肾的关系，俗话说“一荣俱荣，一损俱损”也就是这个道理。肝如果不好，肾也不可能好。所以想要补肝肾，中医一般建议同补。而用于肝肾同补的药材有很多，比如人参、鹿茸。但是，不是每个人都能够买得起这么昂贵的药材。值得注意的是，有种药物既可以补肝肾，还很便宜，那就是沙苑子，它是肝肾同补的平民药物。很多人都不知道沙苑子到底是什么东西，其实沙苑子是一种豆科草本植物的种子。沙苑子原名并不叫沙苑子，而叫白蒺藜。

关于沙苑子，有一个美丽的传说。相传，李隆基在位时，生了一位女儿，被封为永乐公主。这个公主，名虽为永乐，但是身体一直不好，长得又瘦又小，面黄发焦，动不动就生病。李隆基虽贵为天子，对女儿的病却毫无办法，请了多少名医，吃了多少

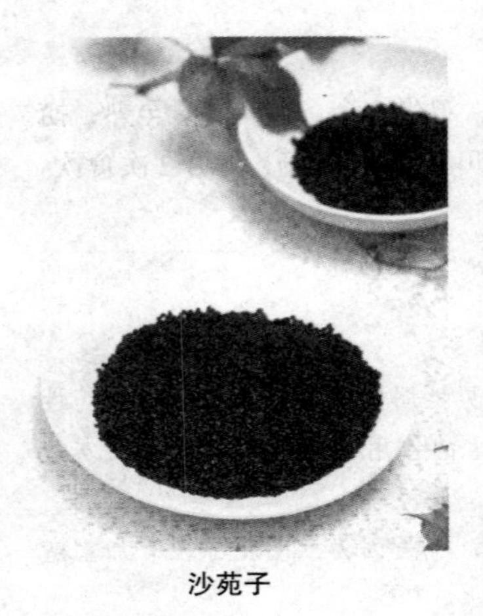
沙苑子

贵重药，仍无济于事。

安史之乱发生时，李隆基带上杨贵妃仓皇出逃。永乐公主在乱军中与皇家失散，被贴身奶娘带到今日陕西沙苑一带，一位叫东方真人的道士收留了她们。因怕公主寂寞，东方真人还让公主和他的小女儿长寿生活在一起。公主到了民间没有了宫禁礼法的束缚，整天随少女们在野外游逛，或到沙滩上找白蒺藜泡茶喝。不久之后，公主干黄的双手变得红粉粉、胖乎乎的，焦枯的头发犹如墨染了一般，变成了十足的美人。

后来，战乱停息，朝廷诏令天下，寻觅永乐公主，公主挥泪与东方真人告别。临走时，东方真人送给公主一个葫芦，告诉她里边装的就是她平日采来的白蒺藜，让她带回去，每日取三五粒泡茶喝，可永保身强体健。公主回到长安时，玄宗已退位，由她的哥哥肃宗当政。公主谢过皇兄重封，将药物呈上，并详细地说了白蒺藜的妙用。肃宗听后，将信将疑，一连试用了半月，果觉神清气爽，耳聪目明，精神倍增。于是，下令凤翔县每年进贡沙苑子入宫。从此，这种沙滩上的野草变成了一味名药。由于皇上下旨，将白蒺藜称作沙苑子，此药也因此得名。

中医认为，沙苑子性温，味甘，归肝、肾经，可升，可降，可散，可补，为温补肝肾、固精、缩尿、明目的良药。《本草纲目》中有记载："沙苑子甘温无毒，主治补肾、腰痛泄精、虚损劳乏。"而《本草求原》也认为沙苑子能治"肾冷、尿多、遗溺"。沙苑子益精而不乱阳、补阳而不乱阴，入肾则固肾涩精，入肝则养肝明目，所以常用于肝肾虚损而引起的腰痛、小便失禁或淋漓不尽、遗尿、遗精、早泄及眼花等。

现在治疗肾虚腰痛、遗精早泄、小便余沥、眩晕目昏等症的很多药方都是以沙苑子为主药，再配用相关药物。其中，治肾虚腰痛的药方就是用沙苑子配伍续断、牛膝、杜仲等组成的。而治疗肾虚所致的遗精阳痿就是以沙苑子配用山萸肉、五味子、莲须、龙骨、巴戟天、仙茅等；用来治疗老年人肾虚所致的小便频数或失禁的药方就是用沙苑子配伍桑螵蛸、菟丝子、覆盆子、益智仁、补骨脂等。

沙苑子性温而柔润，可以补肾壮阳，补先天之不足，益肝明目，治后天之所伤，是一味平补阴阳的药物。把沙苑子捣碎泡茶喝，可以治疗腰痛，长期坚持，还延年益寿。

---

**⊙养精小贴士**

在利用药物防治肾脏疾病的时候，首先要对自身的药理体质做到心中有数。最好能先到中医医疗机构了解自身体质状态，再依据具体情况对症用药。

---

## 养肝圣品数鸡肉，男人也适合的补物

鸡肉是国人最爱吃的一种食品，不仅因为其味美、高蛋白、富含维生素还有养肝护肝的功效。中医认为鸡肉性平、温，味甘，入脾、胃经，有温中益气、活血强筋、健脾养胃、补肝益肾的功效。

春季气温变化大，人体免疫力降低，容易感冒。而在这个时候选择吃鸡肉有提高免疫力、预防感冒的作用，并且其蛋白质含量较高，且易消化，容易被人体吸收利用，有增强体力、强壮身体的作用。中医认为，鸡属木，有升腾之性。大家注意看就会发现，其鸡毛和鸡肉都是呈梳理状的，尤其是那些散养的鸡，这种鸡肉的纹理与木材纹理很相近。因此吃些鸡肉、鸡肝对于肝脏有很好的保养作用。

鸡肉属高蛋白、低脂肪的食品，其所含的磷脂类对人体生长发育有着重要作用，是我们日常膳食结构中脂肪和磷脂的重要来源之一。其适合营养不良、畏寒怕冷、乏力疲劳、贫血、虚弱等人群食用。

鸡的种类很多，每一种鸡的功效也有侧重，我们在这里主要为大家介绍乌骨鸡和黄雌鸡，因为这两种鸡养肝的效果最好。

首先，是乌骨鸡，也就是大家常说的乌鸡。乌鸡性平，味甘，具有滋阴清热、补肝益肾、健脾止泻等作用。《本草纲目》认为乌骨鸡有补虚劳羸弱、制消渴些虚损诸病的功用，被称为“黑了心的宝贝”。体虚血亏、肝肾不足、脾胃不健的男人最适宜吃乌骨鸡，但每次以 150 克左右为宜。还有一点要注意，乌骨鸡连骨熬汤滋补效果最佳，可将其骨头砸碎，与肉一起熬炖。炖煮时不要用高压锅，使用砂锅文火慢炖最好。

其次，就是黄雌鸡，它是一种毛为黄颜色的母鸡，其肉能补益五脏，对伤中消渴、小便淋漓不尽、恶性痢疾等证有很好的疗效。可以把黄雌鸡肉剁碎调成馅，包馄饨吃，每天一顿，效果也很不错。

鸡肉历来是人们餐桌上的常见食品，并且鸡肉的食用方法很多，比如蒸煮、炖汤、腌制、风干、凉拌冷食，均各具风味。而其中鸡汤的营养价值无疑是最好的，也是人们进补的最佳烹饪方式。

鸡汤能够有效地抑制人体内的炎症以及黏液的过量产生，有助于减少鼻腔的堵塞和喉咙的疼痛感，以及咳嗽的次数，因此鸡汤能缓解感冒的症状以及改善人体的免疫机能。炖鸡汤时，经过长时间的煲汤过程，鸡汤里只含有从鸡油、鸡皮、肉与骨中溶解出来的水溶性小分子物质，除此之外就是油和热量，营养并没有想象的多，而此时的鸡肉已经被炖得很烂，容易消化也利于营养被吸收。吃鸡肉时适当喝一些汤当作调味，这才是科学有效的滋补。

下面介绍三款关于鸡肉的食疗方。

1. 香菇鸡汤

具体做法是：准备土鸡半只，香菇若干，红枣若干，姜 1 块，料酒，盐各适量。先将土鸡洗净切大块，红枣、香菇泡发去蒂，姜切片，然后将土鸡放入开水中焯一下，捞出洗净沥干；再将土鸡块、红枣、香菇和姜片一同放入砂锅内；锅内倒入没过所有材料的开水，武火烧开，文火慢炖；炖至肉烂，加入精盐调味即可食用。

此汤具有提高免疫力，预防感冒的功效。

2. 胡萝卜洋葱鸡腿汤

具体做法是：准备鸡腿、胡萝卜、洋葱各适量，姜、葱、陈皮、高汤、盐、胡椒粉各适量。先将鸡腿洗净剥去鸡皮，剁成块状，胡萝卜洗净切滚刀块，洋葱切大块备用；然后将鸡块放入锅中焯一下；在锅中放入高汤、姜、葱、陈皮煮开；再将鸡腿块、胡萝卜块入锅武火烧开，文火炖 20 分钟；最后放入葱头、胡椒粉煮 5 分钟，加盐调味后再煮一会儿即可关火。

此汤具有健脾开胃，去湿补虚的功效。

3. 首乌炖鸡

具体做法是：准备何首乌 30 克，大枣 10 枚，生姜 30 克，母鸡 1 只，调料适量。先将母鸡去毛杂，洗净，诸药布包，纳入鸡腹内。放砂锅中，加清水适量，文火煨至鸡肉烂熟后，去药包，纳入葱、椒、食盐、味精等调味，煮沸，佐餐服食。

此菜可养肝血，补肾精，适用于肝血不足，肾精亏虚所致的精液量少，无精等。

除了鸡肉之外，鸡肝的养肝效果也很好。中医认为，鸡肝性味甘、微温，入肝、肾经，有补肝明目、养血补血之功，适用于男人肝血亏虚所致的目暗、夜盲等症。所以，男性朋友平时也可以多吃一些鸡肝，或者将鸡肝切片同大米一起煮食，做成鸡肝粥，同样可以起到补血养肝温胃的作用。

---

⊙**养精小贴士**

虽然鸡肉对各种体质的人都比较适宜，但是有专家指出，乙肝患者吃鸡肉会导致转氨酶升高，因此患有肝病的男性朋友吃鸡肉还是慎重为好。另外，补肝还可以吃些小麦、青菜、扁豆、白豆、白萝卜等，特别是小麦。

---

## 补好肝肾，防脱发卫性福

中医认为，脱发最根本的原因是肝肾亏虚、气血不足，因此，在治疗上就应该以补肝养肾为主。

曾有这样一位男性脱发患者，42 岁，有 3 年多脱发史。早晨起床梳头时脱发现象严重，甚至有时会成把脱落。到中医院就医的时候，头发已经很稀疏，而且枯黄没有光泽，头皮上不规则地露出几块光滑皮肤，伴有身体消瘦、头昏、腰酸、怕冷、舌质暗淡、舌苔薄白、脉细等症。经诊断，医生认为这名患者属肝肾亏虚、气血不能上荣，以补益肝肾、益气养血生发之方治之：首乌 12 克，制黄精 12 克，生黄芪 12 克，熟地 10 克，枸杞子 10 克，女贞子 10 克，旱莲草 10 克，菟丝子 10 克，骨碎补 10 克，当归 10 克，防风 10 克，侧柏叶 15 克，羌活 5 克，红花 5 克。

服药 14 剂之后，脱发减轻，头发不再涩滞。复诊时，在原方的基础上加金狗脊、桑叶、黑芝麻各 10 克，服药 20 余剂。服完之后，脱发已经被控制住，而且有细而柔软的新发长出来。依照此方服用两个多月后随访，新发全部长出，和正常人差不多，而且腰酸等症状均已明显缓解或消除。

现在国内有不少专家在防止脱发上不懈研究，多数医家主张综合治疗，即在服药的同时，为加强疗效，配合食疗和外治。

在此为广大读者朋友推荐几种常用食疗方。

1. 胡桃猪脑汤

具体做法是：胡桃仁、何首乌各 30 克，猪脑适量。先将何首乌加适量清水煎煮，去渣取汁，然后把胡桃仁同猪脑一同倒入药汁中，加少量食盐调味即可。饮汤吃物，每日 1 剂或隔日 1 剂，至生出新发。本方有补益肝肾之功，其中何首乌历来是养发生发的良药。

2. 菊花茶

具体做法是：准备杭白菊 30 克，旱莲草 18 克，生地 30 克。做法很简单，以水煎汤，去渣饮汁即可，用法用量上注意每日 1 剂，分 2 次代茶饮。这款茶主要通过调补肝肾以达到生发的目的。

此外，脱发患者饮食宜清淡。多食富含维生素 B 和维生素 E 的食物及富含蛋白质的食物，如黑豆、黄豆、黑芝麻、瘦肉、土豆等。

---

**⊙养精小贴士**

脱发患者忌食辛辣、温燥、油腻食物。不宜饮浓茶、咖啡，并适当减少洗头的次数。在初期时应及时就医，不要抱侥幸心理讳疾忌医。

---

## 肝肾同治食材首选鲈鱼

肝与肾的关系是“木”与“水”的关系，肾水可以涵养肝木，水充则木荣，水亏则木槁。说得更仔细些，木之生机根养于肾水，滋补肾水即可以涵养肝木，故临床上常肝肾同治。

也正是由于肝肾有以上这种特殊关系，故临床上常采用滋肾养肝的方法滋水涵木。另外，其他脏腑病久，亦必下伤于肾，所谓“久病必及肾”。肝之经脉绕阴器，与肾主生殖密切相关。慢性肝炎常见之腰膝酸软，关节疼痛，头晕耳鸣，两目干涩，卧寐不安，阳痿遗精等症，都与肝肾亏损有关。《类证治裁·卷之三·肝气》

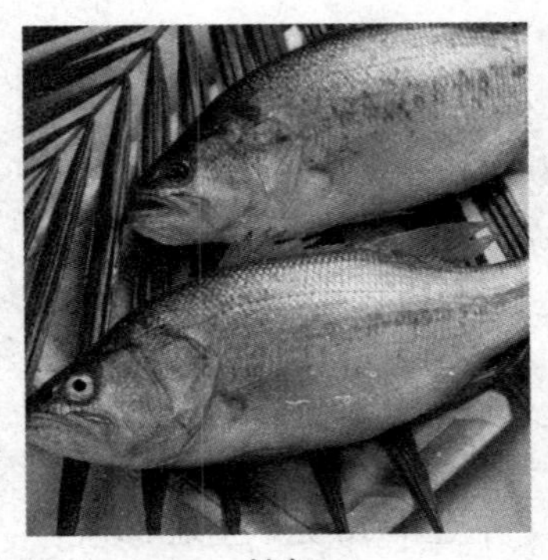
鲈鱼

记载："夫肝主藏血，血燥则肝急，凡肝阴不足，必得肾水以滋之，血液以濡之。"肝的自然伸展不可压抑之性，系根于肾水涵养的基础之上。可见，要想使肝性正常，必须要柔养肝体。故叶天士在《临证指南医案·卷一·中风》中指出："肝为刚脏，非柔润不能调和也"。柔肝之法与滋补肾阴的方法往往是难以截然分开的，这也体现了肝肾在阴血方面密切的生理病理联系。而肝肾同治的首选就是鲈鱼。

鲈鱼，又称花鲈、鲁鱼、鲈板、花寨、鲈子、大板、中板、卢鱼、鲈板。鲈鱼分布于太平洋西部、我国沿海，黄海、渤海较多。为常见的经济鱼类之一，也是发展海水养殖的品种。主要产地是青岛、石岛、秦皇岛及舟山群岛等地。渔期为春、秋两季，每年的10–11月份为盛渔期。

鲈鱼其肉质细嫩，味美清香，营养价值很高。另外，鲈鱼血中还有较多的铜元素。铜能维持神经系统的正常功能，并参与数种物质的功能发挥。因此，铜元素缺乏的人可食用鲈鱼来补充。

《本草纲目》称鲈鱼"益脾胃、补肝肾"。而《嘉祐本草》则认为："可补五脏、益筋骨、利肠胃、治水气；对小儿百日咳、小儿消化不良亦有效。其鳃小咳化痰；肉补五脏、益肝肾和肠胃，用于小儿消化不良及妇女水肿、胎动不安的治疗。"

下面介绍一款鲈鱼的食疗药膳。

鲈鱼汤

具体做法是：准备鲈鱼500克，附子15克，姜10克，大葱15克，盐5克。将鲈鱼去鳞去内脏洗净；用清水煎煮附子2小时；用附子药汁煮鲈鱼，放入姜末、葱花、盐调味即可。

此汤热量低，鱼肉十分细嫩可口，易被消化和吸收，味道鲜美，可有效缓解腰腿酸痛。

---

**⊙养精小贴士**

海产品因为特殊的属性，普遍受到广大男士的青睐。在诸多的海产品中生蚝、蛤蜊、海产鱼类都对男性身体健康有一定的补益作用，但需要注意的是适时适量。

---

## 黑小麦补肝益肾好处多

男性朋友们如果因为肝肾出了健康问题就医，医生在嘱咐生活宜忌时往往会说明，多吃些黑色食品及其制品。有的人会奇怪，这是为什么呢？

这是因为中医认为黑色食品有补肝肾的作用。比较常见的有核桃、栗子、乌骨鸡、黑木耳、黑小麦、黑芝麻油、黑豆豆腐等。

其实不光是古代医学，现代研究发现，天然食品的颜色与其所含的营养成分密切相关。这其中，有补肝益肾效果的突出代表是黑小麦。

黑小麦是禾本科草本植物，其耐寒抗旱，因此德国、俄罗斯等欧洲国家都有种植，但黑小麦真正始产于西南亚。现我国土坡条件较差的地区为弥补收成多种植黑小麦。

黑小麦含有较多的糖类和蛋白质，含有磷、镁、钙、铁、钠等多种矿物质，并含有多种维生素，其中以 B 族维生素为主，其还含有一定量的脂肪，营养成分比较接近普通小麦。

黑小麦味甘，性平，补益肝肾，乌发黑须。主要适用于体内 B 族维生素缺乏所导致的脚气病、神经衰弱、口腔溃疡等症。

黑小麦是大家熟悉的制作面包、蛋糕的材料，由于其缺乏黏性，单独制作出来的食品口感较硬，因此适合与其他主食混合制作，如黑麦饼干、黑麦面包、黑麦挂面等。

黑小麦营养丰富，是具有保健功能的特色食品，也是一种很好的功能性食品。与其他食品相比，黑小麦具有明显的控制血糖上升的作用，是糖尿病朋友的优秀食品，也是中老年人预防三高的首选食品。

---

**⊙养精小贴士**

不少人认为五谷杂粮对男性健康有益，事实上，这是有针对性的，有肾病的男性反而需要吃精致白米。因为五谷杂粮的蛋白质、钾、磷含量偏高，当成主食容易过多摄入，病人身体无法耐受。

---

# 第五章
# 补肾虚：会吃的男人肾脏更健康

## 解密肾虚：男人肾虚原因何在

现在很多男性都有一个误区，认为肾虚是不举的原因，导致很多男性怕尴尬而不愿就医。肾虚不一定是阳痿，也不一定是早泄，但是肾虚可能有阳痿、早泄等性功能减退的症状。在我们的日常生活中，导致肾虚的原因有很多，比如先天禀赋不足，外界环境所伤，七情太过，起居无常，饮食无规律等。而要防止肾虚，男人就要尽可能避免这些因素。只有了解男人肾虚的原因，才能更好地针对这些问题进行改善，从而更好地补肾。

1. 先天禀赋不足

肾精可分为先天之精和后天之精，先天之精来自父母，而后天之精则是由水谷精微化生而来。那么，如果父母身体不好或是在怀孕时父母的精气不足，就很可能使孩子的先天之精不足，从而使孩子成年后出现肾虚的情况。一旦发现孩子体弱多病或发育迟缓，就要考虑是否是由于先天禀赋不足而引起的。虽然这种情况是无法控制的，但是可以在后天多加调养，以补先天不足。所以说，为了保证后代的健康，一定要选择夫妻双方身体都很健康、精力很充沛的时刻来准备生育。

2. 外界环境所伤

人处在自然界中，随时都会受到环境的影响。而中医把自然界中的六种致病的因素称为六淫，那就是风、寒、暑、湿、燥、火。在不同的季节，这六淫就会对人体产生不同的影响。如春季多风邪，夏季多暑湿，秋季多燥，冬季多寒邪等。稍不注意，就会侵入脏腑，从而伤肾。再加上现代人处在一个污染严重的环境之中，比如空气污染、食品污染、噪声污染等，这些污染让人防不胜防。为了防止肾虚，男人一定要每天坚持参加体育锻炼，以增强身体的抵抗力，在季节变化的时候及时增减衣服。

3. 起居无常，饮食无规律

人要想健康长寿，就要保持有规律的生活习惯，饮食注意节制，生活起居也保持一定的规律性。而很多男人不注意养生，经常暴饮暴食、过食生冷或肥甘厚味，作息也是随心所欲，这些都会伤及脾胃，使气血不足，进而导致肾虚。为了更好地补肾，男人一定要注意饮食，不要暴饮暴食，也不要过于偏嗜某种食物，注意食物的搭配，这样才能够更好地补益精气。

4. 七情太过

每个人都有七情六欲，包括喜、怒、哀、乐等情绪，在一般的情况下，这些情绪的变化是不会影响健康的。但如果七情太过就会伤到脏腑。中医认为，喜伤心，怒伤肝，思伤脾，忧伤肺，恐伤肾。有的人在受到惊吓或遇到恐怖的事情时，会出现小便失禁的现象，这其实就是恐惧伤到肾的表现，而且七情太过也可能伤害其他脏腑。所以男人要懂得调剂情绪，避免大喜大悲，保持心情愉快。

5. 滥用药物

是药三分毒，很多药物都有副作用，对于肾的损害很大。很多男人都有滥用补药的不良习惯，总觉得吃些补药也没有什么害处，甚至滥服壮阳药物。其实，很多补药都对肾有损伤，尤其是壮阳药，经常服用只能让男人油尽灯枯。

6. 过度纵欲

纵欲伤身是很多人都知道的道理。很多医生在给病人治病时，也会特别提出要节制房事。不管是过度手淫还是房事过度，都会消耗人体的肾精，从而造成肾虚。这一点对于血气方刚的年轻人十分重要，一定要多加注意。

---

**⊙养精小贴士**

很多男人认为，防肾虚只要保护好肾就可以了，殊不知，如果其他脏腑发生疾病也会牵连到肾。由于人体的五脏六腑是相互联系的，只要有一个脏腑出现疾病，就会累及其他的脏腑。也就是说，如果脾胃出了问题，就会伤及肾。而肝肾同源，肝血不足时肾精也会亏损。所以，生了病一定要及时看医生，不要一味拖延，不然会更加严重。

---

## 补肾食物排行榜首位：豆类

养生理念中有“五谷宜为养，失豆则不良”的说法，豆类在养身中占据着重要的位置。民间有一句俗语：“每日吃豆三钱，何须服药连年。”意思是如果每天吃点儿豆类，就能够很好地防治疾病，不用吃药那么麻烦。在阳气生发的春天，适量地摄入豆类，可以调养阳气来达到补肾的功效。并且豆类在所有的补肾食物当中，补肾效果是最好的。

中医认为，豆为肾之谷，是最好的补肾食物，是补肾食物排行榜上的冠军。在《黄帝内经·素问·金匮真言论》中有这样一段话：“北方色黑，入通于肾，开窍于二阴，藏精于肾，故病在谿，其味咸，其类水，其畜彘，其谷豆，其应四时，上为辰星，是以知病之在骨也，其音羽，其数六，其臭腐。”在这中间提到了“肾谷豆”，说的就是五脏中的肾和五谷中的豆之间的特殊关系，豆对肾脏具有保护作用。而豆类食品大多有药食两用的特点，具有一定的保健功效，可辅助治疗一些疾病。

《黄帝内经》中“肾谷豆”的“豆”指的是黄豆。我们都知道，肾的形状就像黄豆。所以在医学的教科书中每当介绍肾的形态的时候都是形容为“其形如豆”。中医素来有“以形补形”的说法，所以在《黄帝内经》中“肾谷豆”是指黄豆具有很好的补肾作用，肾虚的男性应该多吃豆类食物。国外的医生用等量的大豆蛋白和动物蛋白分别喂养患有慢性肾衰的动物，结果吃大豆蛋白的动物肾功能好转而吃动物蛋白的动物肾功能恶化，所以对于慢性肾衰的患者来说，大豆蛋白有利于肾功能的恢复。黄豆的营养价值非常高，含有丰富的植物性蛋白质和人体必需氨基酸，具有“口中之肉”的美誉。其所含的大豆黄酮和染料木素，可让人保持青春；所含的不饱和脂肪酸可帮助人体排出沉淀在血管壁上的胆固醇；所含的卵磷脂，有防止血管硬化的作用，对心血管疾病有很好的疗效。

在豆类之中，不单黄豆有补肾作用，其他豆类也一样有补肾的功效，如黑豆、豇豆、刀豆等。

豇豆又称角豆，其形状也和肾脏很像，其具有补中益气、健胃补肾、和五脏、生精髓的功效，对于肾虚患者十分有用。豇豆在豆子未成熟前采摘鲜嫩的荚果，可以直接煮熟后食用，十分可口。而豇豆在浸泡后煮粥，味道也是绵软可口，适宜体虚的人食用。

黑豆属黑色食物，补肾效果非常的好。古方之中，把黑豆与多味中药同煮，煮熟之后，去药食豆，能够乌发固齿。现代人也可效仿针对不同的疾病加入不同的“料”，具体配方可咨询医生。

刀豆性温味甘，具有温中下气、补肾止呕的功效，任何人都可以食用，经常食用刀豆能够使人精神振奋、精力充沛。肾虚腰痛者食用，效果更佳。刀豆可以煮粥时加入，也可以食用嫩豆荚，直接炒食或与肉类炖煮，味道鲜美，是菜中的佳品。

这里给大家推荐一个食疗方。

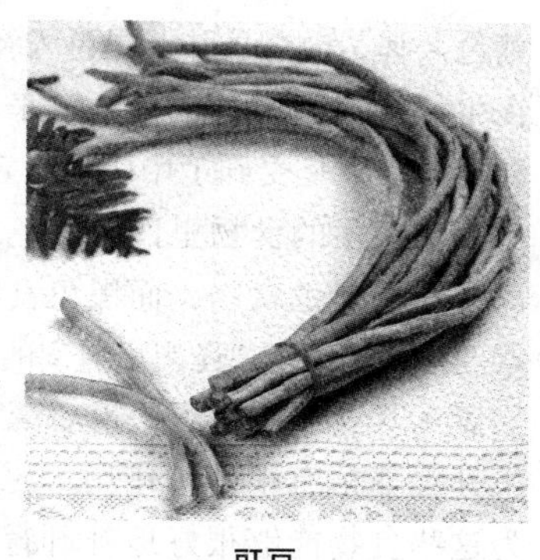

豇豆

刀豆煨猪肾

**具体做法是：**准备猪肾1副，刀豆10克，白菜叶若干，盐适量。先把猪肾洗净剖开，刀豆研为细末，放入猪肾中，外面裹上白菜叶，放入锅中煨煮至熟；再去除包裹物，把做熟的猪肾切块，加盐拌匀，即可食用。此菜具有健脾养肾，对于肾虚腰疼有很好的治疗功效。

---

**⊙养精小贴士**

除了黄豆被人们称为肾豆外，还有一种豆也被人们称为肾豆，那就是花豆。花豆性平和，有补血健胃、强肾抗衰的功效。推荐菜品：花豆炖排骨。具体做法是：先准备花豆100克，排骨300克，姜片若干，枸杞一小把。把花豆洗净后，用清水浸泡几小时；然后把排骨洗净，斩成小块，放入沸水中汆烫一下，去除血水后，取出洗净；最后炒锅中放入适量食用油烧热后，放入排骨翻炒一会儿，再把花豆、姜片和枸杞共同放入锅中炒匀，调入盐和黄酒，加适量热水，煮开后转小火炖半小时左右，用大火略收汤即可。

---

## 中医养肾：黑色食物不可少

中医认为，吃的食物越黑越健康。黑色食物对男性健康颇有益处。对于黑色食物的好处，很多人可能并不清楚。中医认为，不同颜色的食物应归属于人体不同的脏器，如红色入心，青色入肝、黄色入脾，白色入肺，黑色入肾，其相互对应，相互滋养。所以，在生活中我们应该根据颜色来选择饮食。而黑色食物对肾的滋养和呵护，更是受到了中医的肯定。

在众多的食物里面，黑色食物堪称补肾佳品，懂得养生的人都会爱上黑色食物，而黑色食物一般含有丰富的微量元素和维生素。我国民间有“逢黑必补”的说法，足见人们对黑色食物的推崇，如黑木耳、黑米、黑芝麻、黑枣、黑豆。多吃这些食物，不仅对于补肾养精有很好的作用，还能够收到保健、抗衰老的效果。因为这些食物能够很好地补肝肾之虚，不但能改善肾的功能，还能够对其他脏腑起到补益作用。五脏六腑之间都是相互联系的，其他脏腑都有赖肾精的滋养。而脏腑调理好了，人就能够气血畅通，阴阳平衡，自然就能够健康强壮。下面我们来具体介绍以上五类黑色食物的作用。

1. 黑木耳

黑木耳营养极为丰富，史料记载，它还是上古时代帝王独享的佳品，此外，它还是一种珍贵的药材。《本草纲目》中记载，“木耳性甘平，主治益气不饥等，有清肺益气、活血益胃、润燥滋补强身之效”。对崩中漏下、痔疮出血、久病体虚等症最为适宜。

需要注意的是，鲜木耳含有毒素，不可食用，而晒干后再泡发食用就比较安全。黑木耳既可炒菜，又可做汤，都很美味。在选购黑木耳时，要选择朵大适度、体轻、色黑、无僵块卷耳、有清香气、无混杂物的黑木耳。还可以取一点儿黑木耳放在嘴里略嚼一下，如果感觉味正清香，那就是好的黑木耳。如果有涩味，说明用明矾水泡过；有甜味是用饴糖

黑木耳

水拌过；有碱味则是用碱水泡过。不论是哪种添加物，都对身体有很大的危害，因此挑选木耳一定要慎重。

下面为大家推荐一款菜品。

木耳炒肉

具体做法是：准备黑木耳 100 克，猪肉 50 克，青椒 1 个，葱姜末、盐、食用油各适量。先把黑木耳泡发后切丝，猪肉洗净切丝，青椒切丝；然后在锅中放入食用油烧热后，放入葱姜末爆香，下猪肉翻炒至变色，再放入青椒丝和黑木耳，加盐炒至熟即可。

此菜具有益胃滋肾，调理中气的功效，经常食用能够补益五脏。对因情志不畅所致的肾虚有很好的调理效果。在食用木耳时，需要注意木耳不宜与萝卜同吃。

2. 黑米

黑米是一种药食兼用的大水米。中医认为，黑米具有滋阴补肾、明目活血、暖胃养肝、乌发养颜、延年益寿的功效。因此，人们把黑米俗称“药米”“长寿米”。历代帝王也把它作为宫廷养生珍品，称为“贡米”。黑米是药食两用的食品，其外表墨黑油亮，营养丰富，身体虚弱或肾虚的人食用补益效果十分显著。经常食用黑米，对于头晕耳鸣、腰膝酸软、肾虚水肿、食欲不振等有一定治疗效果。

黑米最适合煮粥，煮粥时，为使它较快地变软，最好预先浸泡一下，让它充分吸收水分。夏季要用水浸泡一昼夜，冬季浸泡两昼夜。然后用高压锅烹煮，只需 20 分钟即可食用。为了避免黑米中所含的色素在浸泡中溶于水，泡之前可用冷水轻轻淘洗，不要揉搓，因为黑米的营养价值多聚集在黑色表层上，以防营养流失，泡米用的水要与米同煮，不能丢弃，以保存其中的营养成分。一般来说，黑粳米和黑糯米煮粥口感最好。黑籼米煮粥时，最好配些糯米来增加黏度。

另外，病后消化能力弱的人不宜急于吃黑米。因为黑米粥若煮不烂，不仅大多数营养素不能溶出，而且多食后易引起急性肠胃炎，因此消化不良的人可吃些紫米来调养。

3. 黑芝麻

黑芝麻，胡麻科芝麻的黑色种子，呈扁卵圆形。黑芝麻味甘，性平，入肝、肾、大肠经，有补肝肾、润五脏的作用，对因肝肾精血不足引起的眩晕、白发、脱发、腰膝酸软、肠燥便秘等有较好的保健作用。古人称黑芝麻为仙药，久服人不老；《本草纲目》称“服（黑芝麻）至百日，能除一切痼疾”。

从现代医学的角度来看，黑芝麻也是难得的佳品，含有多种人体必需的氨基酸、脂肪和蛋白质，并且黑芝麻中所含的脂肪大多为不饱和脂肪酸，有延年益寿的作用。大多数人进入中老年后，就会有眼睛昏花，耳聋等症状，这主要是由于肝肾不足、肾精亏虚所引起。若此时能常吃一些炒熟的黑芝麻，就可推迟和控制眼睛昏花。其具体吃法是：把黑芝麻炒熟后研成粉，早晨起床和晚上睡觉前半小时各吃一汤匙，每次约 20 克。黑芝麻加牛奶服用则对肝肾阴虚型老年耳聋症有效，早餐时随早点一起服食。

下面给大家推荐一款黑芝麻枣粥。

黑芝麻枣粥

**具体做法是：**黑芝麻 500 克炒香，碾成粉，红枣 7 枚。在锅内加水烧热后，将粳米、黑芝麻粉、红枣同入锅，先用大火烧沸后，再改用小火熬煮成粥，食用时加糖调味即可。此粥有补肝肾、乌发之功效。

4. 黑枣

黑枣具有“营养仓库”之称，其性温味甘，有平胃健脾、益气生津、养心安神、补血助阳等功效。在《药品化义》中指出：黑枣“入肝走肾，主治虚劳，善滋二便。凡补肝肾药中，如滋阴降火汤、茯苓补心汤、产后芎归调血饮、保胎丸、养荣丸、四神丸，俱宜为佐使”。

下面为大家推荐一款黑枣羊骨糯米粥。

黑枣羊骨糯米粥

**具体做法是:** 准备黑枣 20 ~ 30 枚，羊胫骨 1 ~ 2 根，莲子 15 克，糯米适量。黑枣洗净去核，羊胫骨打碎，放砂锅中同煮成粥。

1 日内分几次服完。体弱的人服用，可增食欲强气力，亦可用于肝肾不足，或治贫血及再生障碍性贫血。

5. 黑豆

黑豆被古人誉为肾之谷，其味甘性平，不仅形状像肾，还有补肾强身、活血利水、解毒、润肤的功效，特别适合肾虚患者。黑豆还含有核黄素、黑色素，对防老抗衰、增强活力、美容养颜有帮助。在《本草纲目》中记载“常食黑豆，可百病不生”。现在很多人由于工作压力大，很容易出现体虚乏力的症状，而多吃黑豆有强身健体、增强活力的功效。有高血压、糖尿病或心脏病的人食用黑豆也很适宜。黑豆的吃法很多，最简单的做法就是把黑豆浸泡之后，加盐煮熟，可做小菜或者零食来吃，十分美味。也可在煮粥时放入一些黑豆，或把黑豆做成豆浆饮用。

如果男人患有肾虚耳聋的症状，可以把猪肉和黑豆按 5 ∶ 1 的比例放在一起煮熟，随意吃，坚持一段时间症状就会消失。黑豆对健康虽有如此多的功效，但不适宜生吃，尤其是肠胃不好的人会出现胀气现象。

## 亦食亦药，温阳补肾数蚕蛹

当今社会，补肾成为一种热潮。俗话说“药补不如食补”，所以中医建议，补肾最好是以温和的食补为主。而什么食物具有温和补肾的功效呢？那就是蚕蛹。

蚕蛹，在我国已经有非常悠久的历史了，它是一种蚕蛾科的昆虫，是家蚕的蚕茧缫丝后留下的蛹体。中医学认为，蚕蛹味甘、咸、辛，性温，归脾、胃、肾经。具有温阳补肾、祛风除湿、健脾消积的功效，对于肾阳亏虚，阳痿遗精有很好的效果。在《备急千金要方》就有记载：其具有“益精气，强男子阳道，治泄精”的功效。蚕蛹中含有的大量精氨酸，有消除疲劳、提高性功能的功效，而精氨酸也是制造男性精子蛋白的重要原料。

研究表明，适量地食用一些蚕蛹，对高血压、高血脂、慢性肝炎及营养不良患者有较好的辅助治疗功效，因为蚕蛹对机体糖、脂肪代谢也能起到一定的调整作用。其中，白僵蚕蛹油有降血脂的作用；蚕蛹油有降低胆固醇和改善肝功能的作用。

有些人看到蚕蛹的外形就觉得很别扭，就算是再有营养也吃不下。建议把蚕蛹放到沸水中汆一下，然后装到塑料袋里，再放到冰箱里冷藏，等到用的时候蚕蛹褐色的皮就会自行脱落，变成乳白色，这样烹调出来的菜就形色味俱全了。

下面介绍两款蚕蛹食疗方。

1. 核桃肉桂炖蚕蛹

**具体方法是：**准备核桃肉15克，蚕蛹80克，肉桂3克。先将肉桂洗净，晒干或烘干，研成极细末。将蚕蛹洗净、晾干后略炒一下，与核桃仁同放入大碗内，加水适量调入肉桂末，搅拌均匀，隔水炖熟，即成。此食物可以当作点心来吃。

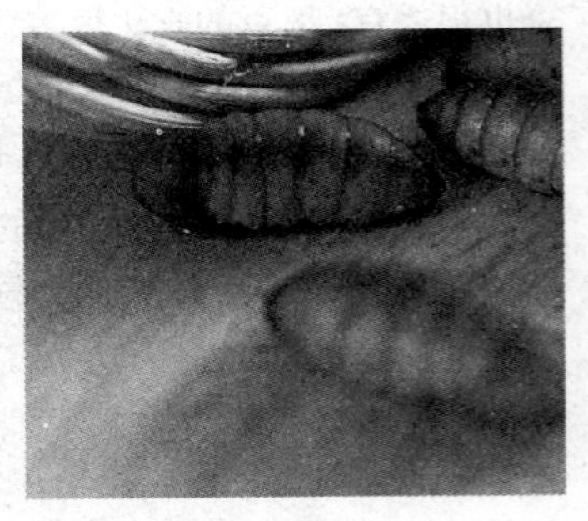
蚕蛹

此菜具有补益肝肾、健脑益智、温肺润肠、乌须黑发，还适用于精血不足造成的腰膝酸软、夜尿频多、阳痿遗精等症状，是一举多得的食疗方法。

2. 韭菜炒蚕蛹

**具体方法是：**准备蚕蛹50克，韭菜200克，姜末、精盐、味精、素油等适量。将韭菜、蚕蛹分别洗净备用。炒锅置火上放入油，将沥净水的蚕蛹略炒，再放入韭菜段，加入姜末、精盐、味精翻炒均匀即可。

此菜可以补气养血、温肾助阳、消除疲劳，最适合高血脂、高血压、动脉硬化、阳痿遗精、便秘等患者食用。

另外，蒸蛹肉也可补肾壮阳，对于肾阳亏虚所导致的阳痿、性欲减退等有很好的疗效。

---

**⊙养精小贴士**

在这里要特别告诉男性朋友的是，为避免蚕蛹中毒，在选择蚕蛹的时候一定要谨遵以下四点：

（1）要新鲜，不买腐败变质的蚕蛹。

（2）要干净，烹饪前要彻底清洗，清除有害物质，烹调入馔要加葱、姜、米酒等调味品，必须充分加热，应先在沸水中煮15分钟再烹炒、油炸。

（3）要注意食用量，每次以5～7只为宜，未吃完的蚕蛹放置后再吃时，应彻底加热后再食用。

（4）患有脚气病和有过敏史，特别是对鱼虾等食物有过敏史的人应少吃，以免发生过敏。

---

## 一周500克海虾，安全补肾就靠它

虾是一种大众喜欢的保健品，而海虾比河虾的补肾功效高出许多。从中医来说，海虾性温湿，味甘咸，补肾作用比河虾更强。这可能与海虾偏咸，入肾经有关。所以男人补是离不开海虾的。

中医认为，虾味甘性温，其中所含蛋白质16.4%，还含有脂肪以及糖类、无机盐、烟酸、维生素A、维生素$B_1$、维生素$B_2$等，虾能补肾壮阳、益脾胃，是一种强肾补精气的好食物。

现在市面上最常见的海虾有基围虾和对虾两种，其中基围虾的功效要略强一些。海虾是暖肾的，吃了寒凉的食物会伤肾，这一冷一热在肾脏里打架，肯定会不舒服。所以有些人在吃海鲜的时候会过敏，很可能就是这个原因，所以在吃海虾的时候不要同寒凉的食物一起吃。

另外，在买虾的时候，要挑选虾体完整、外壳清晰鲜明、肌肉紧实、身体有弹性的虾，并且体表也要干燥洁净。至于肉质疏松、颜色泛红、闻之有腥味的，则是不够新鲜的虾，不宜食用。虾最好是白灼或炒虾仁吃。白灼的方法最简单，锅中放点儿水，加点儿盐，放上姜、葱，等水开了，把虾倒进去，大火煮五六分钟，然后捞出来就可以吃了。而在北方活虾是比较少的，所以可以去超市买冰冻的虾，剥壳后炒虾仁吃。虽然功效比活虾差，但每次吃的量多也能起到补肾的效果。

在这里有人可能要问了，关于这个"量"的问题，到底要怎么把握呢？其实，吃虾的量也是要按照年龄来划分的，成年男子一次吃500克，才能达到理想的食疗效果。而对于老年男性朋友来讲，一次吃250克就够了，因为老年人消化机能比较弱，所以最好在午饭的时候吃才能在一天之中很好地消化掉。在《本草纲目拾遗》中记载了一个海虾补肾壮阳的食疗方，就是用米酒炒海虾，将海虾浸在酒中，等虾醉死后服食；也可以把醉死的虾略加食油和盐，炒熟后再吃。这个食疗方对于肾气虚弱、阳痿的人都很有疗效。

---

**⊙养精小贴士**

虾的做法有很多，下面给大家推荐一个对补肾有很好疗效的做法——蒸虾仁。具体做法是：准备虾仁15克，海马10克，公鸡1只。将公鸡宰杀后去除毛及内脏、洗净，装入盆内待用。将海马、虾仁用温水洗净后放在鸡肉上，再向盆内加入适量的调味品及清汤，然后入锅蒸至鸡肉烂熟即可。

---

## 韭菜就是起阳草，便宜补肾又有效

韭菜，是我们生活中常见的蔬菜，以其物美价廉的优点博得了大众的喜爱。中医认为，韭菜是温肾壮阳的典型代表，因为韭菜不但是娇嫩鲜美的起阳草，还是现今的“威而刚”。

韭菜不但是调味的佳品，而且是富含营养的佳蔬良药。在《本草纲目》中有记载，“韭籽补肝及命门，治小便频数，遗尿”。中医认为，韭菜根味辛，入肝经，叶味甘辛咸，性温，入胃、肝、肾经，具有温中，行气，散瘀，补肝肾，暖腰膝的功效，并且能够理气降逆，温肾壮阳，有健胃、提神、止汗固涩、补肾助阳、固精等功效。作用于补肾阳虚，精关不固等，是房事后常见病的最常用的食疗菜，是蔬菜中的“伟哥”，有很好的补肾助阳作用。

为了更好地发挥韭菜的保健功效，最好是在初春时节食用韭菜。民间有“春食则香，夏食则臭”的说法，并且在《本草纲目》中也特别提到了“二月韭”，说明了二月生长的韭菜最适宜食用。那些手脚冰凉、身体虚弱的人一定要抓紧最好的时机，在春天的时候多吃韭菜。

在选购韭菜的时候，应该以叶直、鲜嫩翠绿为佳，因为这样的韭菜其营养素含量才较高。但是需要注意的是，对于患有消化不良或肠胃功能较弱的男性不宜多吃韭菜，因为吃韭菜很容易造成胃灼痛，并且韭菜富含纤维，有润肠通便的作用，如果一次食用过多，则可能造成腹泻，所以在食用韭菜时，要注意一次少吃点儿。

另外，韭菜不宜久炒，否则其中所含的挥发油就会挥发掉，影响韭菜的保健功效。另外，韭菜还有解毒的功效。如果不注意将石榴、土豆同时吃了，导致中毒的话，可以用韭菜水来解毒。韭菜可以和很多种食物搭配，既可炒可拌，又可以做成馅，制成馅饼、包子、饺子等食物。

核桃是补肾的佳品，韭菜和核桃搭配，能够把补肾功效发挥得更充分，此方源于《方脉正宗》。

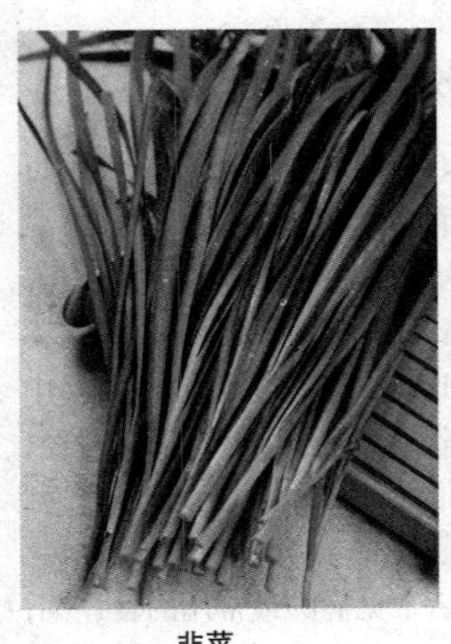
韭菜

下面是韭菜炒核桃的制作方法。

韭菜炒核桃

具体做法是：准备韭菜100克，核桃仁30克，食用油、盐各适量。先把核桃仁放入开水中烫一下，去皮，韭菜洗净切段。然后在锅中放入适量食用油，油热后先放入核桃仁煸炒至颜色发黄，然后加入韭菜段煸炒，等闻到韭菜香味后，放入盐调味，翻炒均匀即可。

此菜甘辛温润，温肾助阳之功更佳。用于肾虚阳痿、腰酸尿频等。

现在很多男人由于工作忙碌，经常会出现疲劳乏力的情况，而常吃这道菜有很好的补益作用，对于减轻疲劳有非常明显的效果。只是，韭菜性偏温热，有阴虚内热或眼疾的人不宜食用。另外，韭菜做熟之后最好马上食用，如果隔夜，最好不要再吃。

当然，韭菜补肾的食疗药膳除了上面提到的韭菜炒核桃外还有很多。

下面再介绍两款效果显著的韭菜食疗方。

1. 韭汁牛乳汤

具体做法是：准备韭菜250克，生姜30克，先将韭菜和生姜切段或捣碎，用纱布包绞取汁液；然后再加入牛乳250毫升，加热煮沸，慢慢温服。

牛乳补养胃气，生姜温中化痰止呕，韭菜汁开胃降逆、散瘀。用于脾胃虚寒、呕吐少食，或噎嗝反胃、胸膈作痛、胃有痰浊瘀血者。

2. 韭菜炒羊肝

具体做法是：准备韭菜150克，羊肝120克，植物油、姜丝、精盐、黄酒各适量。韭菜洗净，切成3厘米长的段。羊肝洗净切成薄片备用。将锅用旺火加热，下植物油，烧至八成热后，先下姜丝爆香，再下羊肝片和黄酒炒匀，再放韭菜和精盐，急炒至熟。

此菜能补肾壮阳，生精补血，养肝明目。

---

**⊙养精小贴士**

经常买菜的人都知道有些韭菜根部表皮是紫色的，而有些根部表皮的颜色是绿色的，在挑选韭菜时，应该优先选择根部表皮是紫色的，这样的韭菜炒出来才会特别香。而有的人担心吃完韭菜后有口臭，可以在吃完韭菜后用柠檬水漱口，这样就能够很好地清新口气，也不必因噎废食。

---

## 冬虫夏草，补肾专补命门

肾是生命之本，生命的衰退与肾有直接的关系。现在很多疾病都可能引起肾脏功能不好。比如糖尿病、高血压病、肝肾综合征、肺肾综合征等，几乎每一种疾病都有可能引起肾功异常，反过来又进一步使疾病恶化。而冬虫夏草在所有中草药中是一种具有阴阳同补功效的中药，可以“理诸虚百损”，而且“药性温和，老少病虚者皆宜使用”。

冬虫夏草，是一种传统的名贵滋补中药材，其与天然人参、鹿茸并列为三大滋补品。冬虫夏草药性温和，一年四季都可以食用，老、少、病、弱、虚者皆适宜，比其他种类的滋补品有更广泛的药用价值。中医医典记载，冬虫夏草性温、味甘，具有补养肾肺的作用，还能调节免疫系统、抗疲劳。与其他中草药相比，并且其毒副作用较小，且滋补力较强，但很少用于方剂之中，多与饮食相搭配，或泡成药酒饮用。虫草味甘，性温，入肺、肾经，具有益精气、止咳化痰的功效。在《本草从新》说它“保肺益肾，止血化痰，已劳嗽”。

《药性考》记载：“虫草秘精益气，专补命门。”

所谓命门，是有生命之门的说法。按祖国医学理论的解释，命门与肾相通，所谓专补命门，也就是专补肾精、肾阳。根据《中华本草》记述，冬虫夏草能“保肺气，实腠理，补肾益精”。认为它善于补肺肾之气而止咳喘；补肺气以实腠理而止汗；秘精气、补命门而治阳痿、遗精。

其实，冬虫夏草是一种真菌类植物寄生在一种昆虫身上的结合体。其虫就是虫草蝙蝠娥的幼虫，而菌就是虫草属真菌。虫草蝙蝠蛾，形似蝴蝶，是个“爱情至上”者，一生不吃不喝，只在花丛中翱翔习舞，寻求配偶，当产下蛾卵后，即为之“捐躯”。而这些蛾卵蜕变为小虫后钻入地下生长，当幼虫养得洁白肥胖之时，那些散落于地面的虫草真菌的子囊孢子在遇到洁白肥胖的幼虫的时候便钻进其体内，萌发成菌丝体，充分地吸收虫体营养发展自己，最后虫体被菌丝体所充满，只剩下一个空壳。所以，冬天从外表上看仍然是一条虫，到了春天，菌丝体由营养阶段转为有性阶段，从虫体的头部长出草来，即真菌的子囊座，有10厘米左右，初起为淡绿棕色，后逐渐变为紫红色。因子囊孢子是夏季出土，故称夏草。这就是冬虫夏草的生长秘密。一般来讲，“头草”的菌孢长度与虫体大约一般长时，其药用价值是最好的；当菌孢的长度长至虫体的两倍时，药用价值要略次一些，称为“二草”。

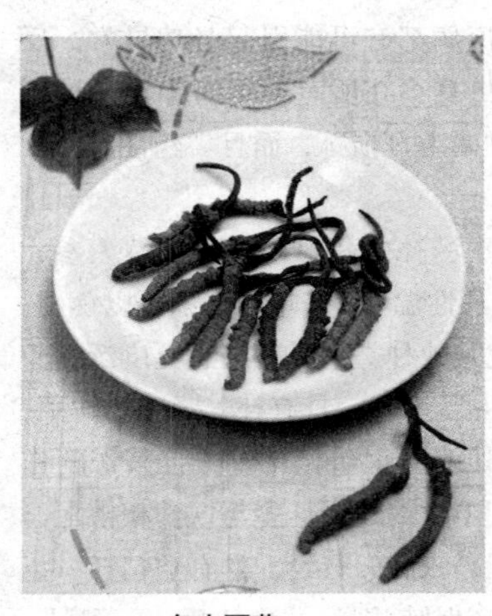

冬虫夏草

冬虫夏草有阴阳双补的功效，能滋阴固精，深受人们喜爱。在常见的补肾药膳中，常用冬虫夏草配合肉类，如猪肉、鸡肉或鸭肉，甚至与新鲜胎盘等共炖而成药膳。对于肾虚者来说，是非常有益的补益品。它有补虚损、益精气的作用，对肾气不固而遗精早泄者尤其适宜，是一种平补阴阳的名贵药材。

冬虫夏草对人体的免疫功能具有双向性调节作用，可使机体免疫功能趋于正常。虫草具有雄性激素样作用和抗雌激素样作用，有调节性功能紊乱恢复到正常的作用。实验表明，虫草还具有抗癌、抗衰老、抗菌消炎、抗心肌缺血、抗支气管平滑肌痉挛作用等。人工虫草菌丝体——金水宝能降血脂、抗血小板凝集，具有良好的抗血栓作用。从现代研究报道来看，虫草的滋补强壮作用应用范围十分广泛。

冬虫夏草的具体做法，据《云南中草药》记载，若虚喘则“以虫草五钱至一两，炖肉或炖鸡服之”。据《本草纲目拾遗》记载，“若病后虚损，则用虫草三五枚，老雄鸭一只，去肚杂，将鸭头劈开，纳药于中，仍以线扎之中。酱油酒如常，蒸烂食之”，那就是名贵的冬令补品——“虫草鸭”。

下面给大家推荐几款虫草有效治疗肾病的吃法。

### 1. 母鸡虫草蛋

**具体做法是：**将鹌鹑蛋煮熟去壳备用；将老母鸡宰杀煺毛，开膛除去内脏，将 10 克冬虫夏草，去壳的鹌鹑蛋 20 枚塞入母鸡腹内，再放入适量姜、葱，武火烧开，文火慢炖，待熟透放入盐、味精即成。每日 2 次，早晚佐餐食用。

此菜能补益气血，补肾益精，适用于男人阴阳两虚型糖尿病并发肺结核者。

### 2. 冬虫虾仁汤

**具体做法是：**准备冬虫夏草 12 克，虾仁 30 克，生姜少许。水煎至水沸 30 分钟后，汤温服。

此汤滋肾助阳的效果，适用于男人肾虚阳痿等症。

3. 冬虫夏草炖黄雀

**具体做法是：**将黄口小雀12只，洗净切块，与冬虫夏草10克，生姜2片同放瓦锅后，加水适量，慢火炖2～3小时，调味食用。

此菜具有补肾壮阳，填精益髓的功效。对于男人肾虚、耳鸣耳聋、腰膝酸软、阳痿遗精等症有很好的疗效。

4. 虫草酒

**具体做法是：**将冬虫夏草20克置容器中，加入白酒500毫升，密封、浸泡3天后即可饮用。日服1～2次，每次服用10毫升。

此酒具有补肾壮阳、养肺填精的功效，适用于病后体虚、神疲乏力、阳痿、腰酸、咳嗽等症。

---

**⊙养精小贴士**

买虫草后应注意防潮、防蛀，最好能把虫草放进密封的容器里。如果发现虫草变潮，应及时晾晒，以免影响药效。冬虫夏草的最佳保存时间不宜超过两年，家庭购买冬虫夏草，最好少量购买，以免保存不当，达不到理想治疗效果。

---

## 世上最好的补肾汤：猪肉汤

我们通常所说的五畜就是指犬、羊、牛、鸡、彘。而五畜是与五行有配属关系的，即犬属木，羊属火，牛属土，鸡属金，彘属水。五脏之中的肾与彘是同属水的。所以彘可入肾，具有补肾的作用，能起到滋养脏腑、滑润肌肤、补中益气、补虚强身的功效，这里所说的彘就是猪。

彘，味甘咸，性平，归入脾、肾经，所以有补肾的作用。也许大家会疑问，猪不是豚吗？是的，豚也是猪。不过要分清楚的是，彘是大猪，而豚是小猪。猪肉性寒，它具有滋阴补肾的作用。研究表明，猪肉富含糖类、脂肪、蛋白质及钙、磷、铁等成分，在日常的副食品中扮演着重要的角色。凡病后体弱、产后血虚、面黄羸瘦者，皆可用之作营养滋补之品。在日本，猪肉也被称为“长寿之药”。有调查显示，在日本某地80岁以上的长寿老人几乎每天都吃猪肉，其烹调方法是将猪肉煮两三个小时后，再加入海带或萝卜煮一个小时，做成一种汤菜食用。营养专家将此菜经过化验后分析，猪肉经长时间炖煮后，其脂肪就会减少30%～50%，胆固醇含量也大大降低，而不饱和脂肪酸的含量有所增加，这样就大大地降低了心脑血管疾病的发生率，并且还可以达到补肾的目的。

所以说，猪肉汤是最普通也是效果最好的补肾汤。当然，猪肉虽是日常食品，所有的人都是可以吃的，但是吃多了也会让人产生肥胖，还会引起胃肠饱胀或腹胀腹泻。所以成年人每天摄入80～100克的量就足够了，儿童每天的摄入量以50克为宜。另外，对于脂肪肉和猪油来说，患有高血压、偏瘫（中风）病者还有肠胃虚寒、虚肥痰湿、宿食不化的男性最好少吃或不吃。

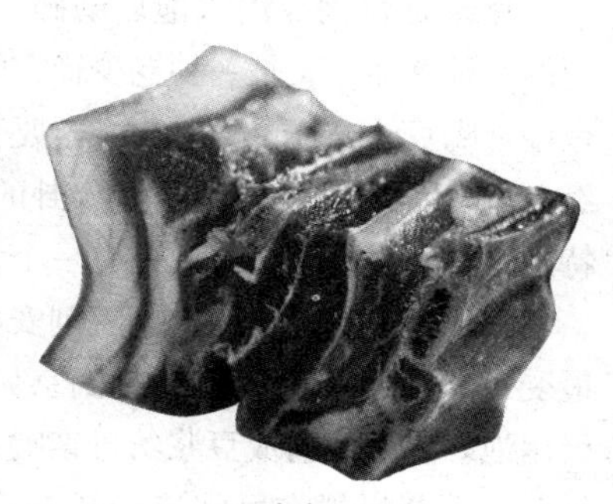

猪肉

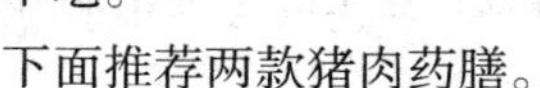

下面推荐两款猪肉药膳。

1. 黑豆炖猪肉汤

**具体做法是：**准备黑豆50克，瘦肉100克。先将猪肉于水中煮开，弃汤，再与黑豆共炖至烂，加适当调味品，食肉饮汤。

此汤具有补肾、利尿、健脾的作用。

2. 栗子焖猪肉

**具体做法：**准备五花肉500克，鲜栗子600克，蒜头适量。先用生粉、酱油腌制五花肉，蒜头切成片，将栗子用沸水煮熟捞出，去壳去内皮，洗净备用；下油热锅，放蒜片，将猪肉放入锅内炒至变色，加入栗子翻炒几下，加水焖熟即可。

此菜补益性强，有健脾益胃、补肾强腰、强筋骨、活血、止血的功效，但体胖者、高胆固醇的人不宜多吃。

## “植物奶”补肾，润物无声

豆浆，我们再熟悉不过了，很多人都把豆浆当作早餐的必备食物。其在欧美享有“植物奶”的美誉，种类和口味都很丰富。但是，豆浆对肾的补益功效，恐怕大多数人都说不上来了。我们已经了解到，豆类在补肾食物中占据着重要的位置，而用豆类加工而成的豆浆肯定同样具有补肾的功效。

豆浆是将大豆用水泡后磨碎、过滤、煮沸而成，是中国人喜爱的一种饮品，又是一种老少皆宜的营养食品，我们都知道豆浆，也经常喝豆浆，但是豆浆，一定要会喝才能保健康。豆浆，按《易经》推理为坎卦，与同属于坎卦的肾同气相通。所以，对人的肾特别有益。而关于豆浆，还有一个孝子传说。

相传豆浆是西汉的淮南王刘安发明的。有一次窦太后生病了，最受母亲疼爱的刘安急忙赶到京城，日夜陪在母亲身边，并且每天用泡好的黄豆磨成豆浆给母亲喝，很快，窦太后的病情就好转了。从此，豆浆慢慢在民间流传开来。所以，豆浆除了能治病外还能帮为人之子尽一份真挚的孝心。

中医理论认为，豆浆性平偏寒，味甘，滋阴润燥。常饮豆浆，对身体大有裨益。据《延年秘录》记载，豆浆具有“长肌肤，益颜色，填骨髓，加气力，补虚能食”之功效。据《本草纲目》讲，它能利水下气、制诸风热、解诸毒。

现代营养学研究也证实，豆浆营养非常丰富，且易于消化吸收，被我国营养学家推荐为防治高脂血症、高血压、动脉硬化等疾病的理想食品。豆浆在欧美还享有“植物奶”的美誉，因为其中不仅富含人体必需的植物蛋白和磷脂，还含有维生素 $B_1$、维生素 $B_2$、烟酸、铁、钙等营养素。因此，对于因乳糖不耐受而不能喝奶的男人或患有糖尿病的男人来说，不含乳糖的鲜豆浆更是理想的选择。

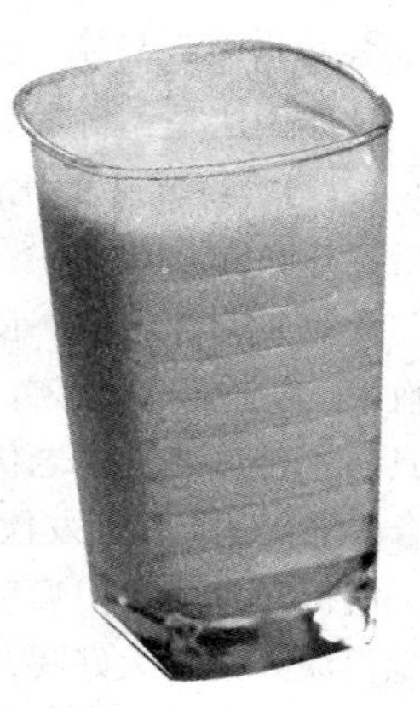

豆浆

那么，做豆浆最重要的一步是什么呢？当然就是泡豆了。通常情况下，室温 20 ~ 25℃下浸泡 12 小时就可以让大豆充分吸水，但夏天为了防止豆浆的口味变差，可以在冰箱里面泡豆。4℃冰箱泡豆 12 小时相当于室温浸泡 8 小时的效果。只有把豆泡好了，豆浆喝起来才有口感。而鲜豆浆四季都可饮用。春秋季节饮豆浆，可以滋阴润燥，调和阴阳；夏季饮豆浆，可以消热防暑，生津解渴；冬季饮豆浆，祛寒暖胃，滋养进补。其实，除了传统的黄豆浆外，豆浆还有很多花样，红枣、枸杞、绿豆、百合等都可以成为豆浆的配料。

下面介绍几种豆浆的做法。

1. 黄豆浆

具体做法是：准备黄豆 85 克，水 1200 毫升。建议加 3 ~ 5 粒杏仁于用料中，则所熬豆浆更鲜、更浓。

此豆浆具有补虚、清热化痰、通淋、利大便、降血压的功效。

2. 花生豆奶

具体做法是：准备黄豆 45 克，花生 30 克，牛奶 200 毫升，水 1200 毫升。把浸泡过的黄豆、花生放入豆浆机，打碎煮熟，再用豆浆滤网过滤后即可食用。

此豆浆有补肾虚、益肺气、润肌肤之功效。

3. 长寿五豆豆浆

具体做法是：将黄豆、黑豆、青豆、豌豆、花生米五种豆按 3 ：1 ：1 ：1 ：1 的比例配好，浸泡后洗净，与适量清水一起打浆后煮开即可饮用。

此豆浆营养丰富，长期饮用能降低人体胆固醇含量，对治疗高血压、高血脂、冠心病、动脉粥样硬化、糖尿病等有一定的功效，还具有平补肝肾、防老抗癌、降脂降糖、增强免疫等作用，非常适合中老年的男性朋友饮用。

值得注意的是，喝豆浆时最好不要加糖或蜂蜜。如果男性朋友觉得淡豆浆不太好喝，这里将教你一个食用豆浆的好方法，那就是用新鲜豆浆煮粥。先把洗净的大米和豆浆一起放入锅里，豆浆过少的话，加点儿清水也可以，以达到平时煮粥所需要的水量。先用大火烧开，再转为小火，一直到粥熟。

## 秋冬时节吃羊肉，养肾护肾效果好

寒风起，羊肉肥，立冬进补，羊肉是首选，吃上一顿羊肉火锅，既滋补又暖和，这也是许多男性朋友的最爱。羊肉自古以来就被人们当作是食疗的佳品，在补肾方面，古人把羊肉和人参画上了等号。其具有补肾壮阳、暖中祛寒、温补气血、开胃健脾的功效。

俗话说“冬吃羊肉赛人参”，羊肉，味甘咸，性热，无毒，归肾经。《本草纲目》称羊肉“暖中补虚，补中益气，开胃健力，益肾气”。《本草汇言》中称“大补虚劳，脱力内伤，筋骨痹弱。又治男子精寒髓乏，阳事不振，用酒煮烂和椒、盐作脯食” 。在冬季常吃羊肉能够提高人的抗病能力。

羊肉能比人参、黄芪，人参、黄芪主要是补气，而羊肉主要是补形。但是，需要注意的是，羊肉性温热，食后容易动气生热，所以最好不要与南瓜、何首乌、半夏、草蒲同食，否则会壅气发病。因此，在吃羊肉时要搭配凉性和甘平性的蔬菜，如冬瓜、菠菜、白菜、笋、丝瓜、金针菇、蘑菇、茭白、豆腐等，和这些蔬菜搭配饮食能起到清凉、解毒、除烦、止渴的作用。不仅如此，羊肉内很容易藏匿旋毛虫等细菌，在温度不高的时候，它们是不容易被杀死的，当人吃了含有细菌的羊肉的时候，很可能会引起四肢无力、昏迷不醒等症状，所以在食用时一定要炒透烧熟，特别是在涮羊肉时一定要注意。另外，羊肉不可烧煳烤焦，否则不仅肉老不新鲜，而且还会产生致癌物质。

有句谚语说："羊几贯，账难算，生折对半熟时半，百斤只剩廿余斤，缩到后来只一段。"其意思就是重100千克的活羊，宰羊解割下来只有50千克，煮熟后大约只有20千克，由此可见，羊肉的折损多，吃到肚里很容易发胀，所以说滋补者是羊肉，害人者也是羊肉。所以，在吃羊肉时，肚子里一定要留有余地，以待它发胀，并且也不可吃得太多，太饱则伤脾坏腹。

而羊肉除了煮火锅之外，还有很多种很美味的做法，如爆、炒、烤、炖等。但由于羊肉有一种很难闻的膻腥味，所以有些人就不爱吃羊肉。其实只要在烹调的时候，加入一些料酒和生姜，就能够有效去除那种味道，还能够让羊肉变得更嫩滑可口。

羊肉虽然补肾壮阳、暖中祛寒、温补气血的效果好。但并不是羊肉吃得越多越好，人人都适合吃。中医认为，虚劳怕冷、中气不足的人群比较适宜吃羊肉，特别是阳虚的人群。而因为羊肉属于热性的食物，人吃了比较容易上火，所以一些急性感染性疾病的患者，如发热的病人，以及一些阴虚火旺、易口干、易上火的人吃羊肉就要注意了。

下面介绍一款羊肉粳米粥。

羊肉粳米粥

**具体做法是：**准备羊肉100克，肉苁蓉30克（切片），粳米100克，生姜3片。将肉苁蓉放入锅内煮1小时，捞去药渣，再放入羊肉、粳米、生姜，同煮粥，熟后加入适量调味品即可。

此粥具有益肾壮阳、补精养血、润肠强身的作用。对于患有肾虚阳痿、腰膝酸软、性欲减退、肾虚而色灰暗等症状的男人来讲，具有很好的疗效。

另外为了更好地发挥羊肉的滋补功效，可以把羊肉和多种补益的食物进行搭配，如枸杞、当归、黄芪、人参等，如黄芪羊肉汤就对于肾虚尿频有很好的治疗作用。

下面是黄芪羊肉汤的制作方法。

黄芪羊肉汤

**具体做法是：**准备羊肉 300 克，黄芪 20 克，小葱 1 根，姜片 2 片，高汤、食用油和盐各适量。先把羊肉洗净斩块，小葱切碎；再在锅中放入适量的食用油，待油热后，放入葱碎爆香，加入羊肉、姜片翻炒一下，再把羊肉盛入砂锅，加入黄芪，倒入高汤慢火煲熟，去掉黄芪药渣，再放入小葱和盐调味即可。

此汤对男人具有健脾开胃，温补肾阳的功效。

此外，很多人都在关心，在夏天的时候吃羊肉上火的问题。对于现代人而言，大多数人在夏天爱吃冷饮，又经常在各个场合吹冷气，其寒气往往就会在体内堆积，这个时候吃些羊肉就能够祛除体内寒湿，以增强高温天气的抗病能力。这符合中医所说的“春夏养阳”的养生观点。但是，对于那些体质偏热的人来说，在夏天最好就不要吃羊肉了。

---

**⊙养精小贴士**

有许多人在吃羊肉的时候，为了吃起来更加爽口，就喜欢配食醋作为调味品，其实这是不合理的。羊肉性热，具有益气补虚的功效，而醋性温，含有蛋白质、糖、维生素、醋酸等物质，宜与寒性食物搭配，而不适合与热性的羊肉搭配，搭配后容易引发便秘。

---

## 杜仲：强筋补肾的法宝

每到冬季，就掀起了补肾壮阳的热潮。很多平民百姓买不起人参、鹿茸、冬虫夏草，其实没关系，有一味药可以解决这一难题，那就是杜仲，是我国著名的“国药”。提起杜仲，相信男性朋友都不会陌生，它作为一种常用补肾药，在许多药品、保健品的配方中常能看到它的名字。

杜仲味甘、微辛，性温，在中药方剂的“君臣佐使”中，杜仲可以说是养肝补肾的“重臣”。《神农本草经》把杜仲列为药中上品，认为杜仲补中益精气，坚强筋骨，强志益智，对腰脊疼痛有较好疗效，滋阴肥健，久服轻身耐老。中医认为，杜仲可“润肝燥，补肝虚，兼补肾。治腰膝酸痛”。

李时珍在《本草纲目》中说杜仲“甘温能补，微辛能润，故能入肝而滋肾”。现在医疗中多用杜仲来治疗由于肝肾虚弱所引起的腰脊酸痛、腰膝酸软、便频、阳痿、遗精、头昏、眼花、乏力神疲、头晕耳鸣等症。现代医学认为，杜仲能增强免疫功能和肾上腺皮质功能，对动脉粥样硬化有治疗作用；并且对痢疾杆菌、大肠杆菌绿脓杆菌、肺炎链球菌、葡萄球菌有抑制作用；有镇静，催眠作用。有些老年男性朋友在冬季的时候经常喝杜仲茶，使得一些老年性的病症如高血压、动脉硬化、高脂血症等病，也得到明显改善，甚至痊愈。

那么，杜仲有什么具体的作用呢？

现代科学研究表明，杜仲含有许多改善人体功能的有效物质，如杜仲树叶中含有杜仲胶、松脂醇二葡萄糖苷、山柰酚、杜仲苷、筋骨草苷、雷扑妥苷、哈帕苷乙酸脂、半乳糖醇，另外还有一些微量元素锌、铜、铁、钙、磷、锰、铅等。特别是其所含的松脂醇、葡萄糖苷，具有降低血压的作用，有些成分具有一定的利尿作用，可以减少机体对胆固醇的吸收。杜仲能改善头晕、失眠等症状。此外，杜仲还可使低下的生理功能恢复正常，因为杜仲中富含的

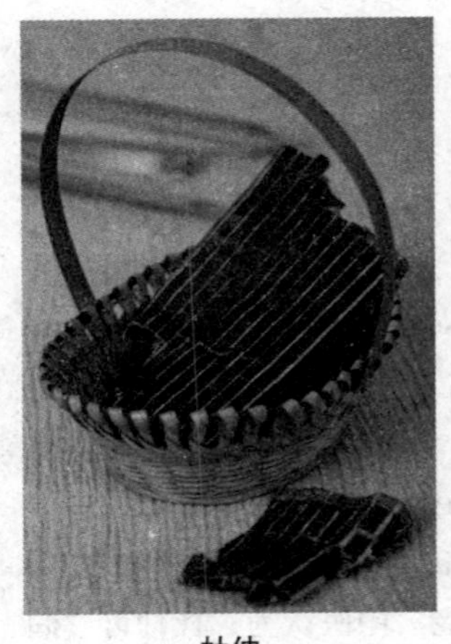
杜仲

多种微量元素与人体内分泌系统、免疫功能系统、生长发育系统的结构和功能有密切关系，特别是与抗衰老有密切关系。如所含的锌可加速创伤、溃疡、手术创口等的修复，对淋巴细胞起特异性促细胞分裂的作用，这表明锌具有延缓衰老作用。杜仲能增强机体的非特异性免疫功能，对免疫力随年龄上升而下降的老年人来说，更具有积极的意义，能够提高免疫力，增强抗病能力。

相对于那些名贵药材，杜仲是一种价格低廉，功效卓著的大众化滋补品。一般以干燥树皮入药，用量一般 6 ~ 9 克，可以单用，也可与其他补品和药物配制成煎剂、菜肴、膏饮及成药。非常适合肾虚有血压高的病人服用。由杜仲等药材炮制而成的“还少丹”，有补肝肾、聪耳、明目、健身之功，为心肾不足、精血虚损、身体虚羸、目暗耳鸣的男性所常用。

现在，市场上还有杜仲袋泡茶、饮料等杜仲保健品出售。适当服用能够预防疾病，具有良好的保健作用。杜仲饮能温肾阳、强筋骨，适用于年老体弱、肾阳不足、腰膝冷痛无力，疗效颇佳。下面给男人介绍几种关于杜仲的用法：

（1）对于患有高血压的男人来说，建议使用杜仲 35 克切碎加入 500 毫升白酒内，3 日后过滤取药酒。每次 5 毫升，一日 3 次水冲服。

（2）对于劳累、久坐所致腰背酸痛的男人来说，建议使用炒杜仲 35 克，切碎，浸于 500 毫升黄酒内，一星期后饮用。每日 3 次，每次 2 ~ 3 匙。

（3）对于腰痛的男人来说，建议使用炒杜仲 15 克，川木香 5 克，八角茴香 15 克，加水 200 毫升，酒半盅煎服（渣可再煎）。

（4）对于小便余沥，阴囊湿痒的男人来说，建议使用炒杜仲200克，炒小茴香100克，炒车前子25克，炒山茱萸肉150克，研为末，炼蜜丸，每天早晨取25可，白开水送服。

另外，除皮之外，杜仲的叶也能入药。而在降压方面，杜仲叶的功效更优于杜仲皮，是高质量的天然降压保健品，被认为是目前世界上最高质量的天然降压药物。研究显示，1千克的杜仲叶，其功效相当于18千克的杜仲皮。以杜仲叶为原料提取的保健品，还有美白肌肤，消除老年斑，防止白发，消除肥胖的作用，能有效预防骨骼和肌肉的老化，具有良。好的抗衰老功效。在不少的医书中，还记载了用杜仲补肾强身的食疗药膳。

下面简要介绍几种杜仲食疗方供大家选用。

### 1. 杜仲炒腰花

**具体做法是：** 准备羊腰子1对，杜仲15克，盐、葱、调料各适量。先将腰子切开，去皮膜切成腰花，与杜仲同炖，放入调料，炖熟取腰花食用。

此菜适于阳痿遗精、尿频、高血压、肾炎等症。

### 2. 杜仲炖公鸡

**具体做法是：** 准备未成熟的黑公鸡1只，杜仲30克，调味品适量。将鸡去毛及内脏，洗净，与杜仲一起文火煨至肉熟加调味品即可。每周1只，2～3日食完，连用4周。

此汤适用于糖尿病性阳痿属肾阳虚寒者，证见形寒肢冷腰膝酸冷，小便清少，阳痿早泄，精神不振等。

---

**⊙养精小贴士**

杜仲一般分川仲和汉仲两大类，药用价值高的杜仲皮厚，内表面呈暗紫色，折断后，会出现浓密的白丝，这样的杜仲可称之为佳品，患者可放心选购。需要注意的是，阴虚火旺的患者应谨慎服用杜仲。

---

## 多吃水中物，补肾效果好

在《易经》中，其万事万物都归纳成八卦，人体的不同位置也有相对应的八卦相位，而肾则对应的就是“坎卦”，肾为坎水之脏，而“水中物”也属坎卦，对应为水，所以说，凡是有坎水性质的食物都可以起到补肾的效果。在水中活动的生物，因得水的护佑，所以也对人体的肾有着深深的补益之功。

肾藏精，主生长发育和生殖。只有肾精足，人才能够精力充沛，思维敏捷。男人肾虚时，身体就会出现疲劳乏力、精神不振等问题。对于男人来说，补肾并不陌生。现在铺天盖地的补肾药广告，让男人对于“肾虚”十分敏感，有很多人都能够随口说出一些有补肾作用的药物和食物。有些人把补肾当作是一件很尴尬的事，甚至偷偷摸摸去给自己买一些补肾药物。其实，肾虚不是什么可怕的事情，对于男人补肾来说，药补不如食补，吃一些水产品就能够起到不错的补肾效果。现实的西方人喜欢食用牡蛎，而我国北方人喜欢用海参，这些都可以起到补肾的功效，根据《易经》的卦象就可以解释得通，牡蛎、海参、鲍鱼、鱼翅，都是坎卦的食物属性，所以补肾效果都很好。下面我们来具体介绍一下补肾水中食物。

1. 鱼类

鱼类生活在水中，人体得了坎水之气可以直接补益人体之肾，所以，鱼补肾是首选。另外，鱼有很多种烹饪方法，平时可以依据自己的口味烹制。如果是用作保健，用鱼炖汤喝滋补效果是最好的，如鲤鱼性平味甘，入脾、肺、肾经，有补脾清热、利水消肿的作用，对于肾虚引起的身体疲劳虚损有很好的补益作用；鲈鱼，其肉质鲜美，营养丰富，能够健脾益气、补肝补肾。现代医学认为，鲈鱼富含蛋白质、维生素A、B族维生素、钙、镁、锌、硒等营养元素，具有补肝肾、益脾胃、化痰止咳之效，对肝肾不足的人有很好的补益作用。

2. 海参

海参性微寒，味咸，肉细嫩，营养价值高，有补肾益精、滋阴补血、润燥通肠的作用，是很名贵的滋补佳品。几乎所有身体虚弱、气血不足、营养不良或久病体虚的人都可以食用，经常食用海参还能够延缓衰老。海参既可以凉拌，又可以煮汤或红烧，都十分美味可口。在《药性考》中说它有“降火滋肾”的功效，并能“补肾经，益精髓”。在古代，有一种叫作“海参丸”的药品，就是以海参为主，同胡桃肉、猪骨髓、龟板等研制而成的，对心肾不交，阴虚火旺的遗精早泄，最有效果。

3. 贝类

与鱼类相比较，贝壳类物种的坎水之气更多，其补益效果也更好。只是贝类一般性寒，鱼类一般性热，我们可以根据自己的体质来选择食用，若是体质偏寒，不妨平时多吃些鱼，体质偏热可以适当吃些贝类。如，淡菜是海中动物贻贝的肉，有“海中鸡蛋”之称，能够补肝肾、益精血、养虚损，营养价值也很高。男人有肝肾阴虚的，可经常食用淡菜，作用显著。

4. 鸭

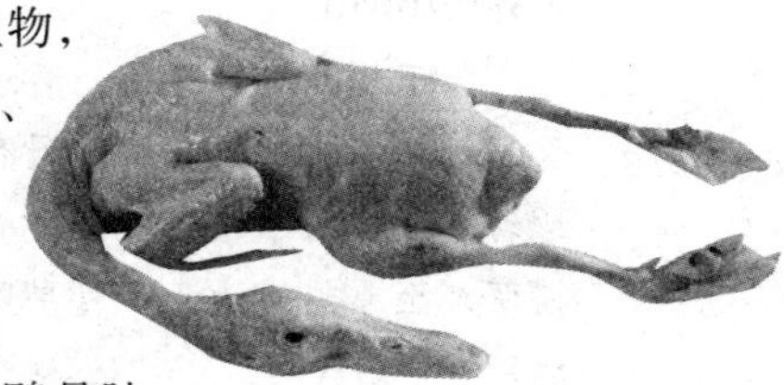

鸭子吃的食物多为水生物，属寒性，其味甘咸，归脾、胃、肺、肾经，能补阴益血，清虚热利水。多用于虚劳骨蒸发热、血虚或阴虚阳亢、头晕头痛等。民间还传说，鸭是肺结核病人的“圣药”。《本草纲目》记载，鸭肉“主大补虚劳，最消毒热，利小便，除水肿，消胀满，利脏腑，退疮肿，定惊痫”。可大补虚劳、滋五脏之阴、清虚劳之热、补血行水、养胃生津，最适合体质偏热的人吃。鸭肉是美食，一般人群均可食用，适用于体内有热、上火的人食用。吃鸭

鸭肉

最好用清蒸或煮汤的方法，不要经常吃烤鸭。因为烤鸭虽然味道好，但它经过多种香料的腌制与烘焙，营养会丧失很多。

这里为大家推荐一款老鸭汤。

芡实老鸭汤

**具体做法是：**取老鸭1只，去内脏洗净后，将中药芡实200克放进腹腔内，并加葱、姜、黄酒及清水适量，入砂锅，先以武火烧开，再改文火炖煮2小时，待肉酥即可食用。此外，要特别说明的是，鸭肉忌与兔肉、杨梅、核桃、鳖、水耳、胡桃、大蒜、荞麦同食。

此汤对由肾阴亏虚的糖尿病患者非常有效。

需要提醒大家的是，在用水中物进行补肾时，要注意分型而补，查明原因。因为水中物不但能够补肾阴，还能够补肾阳，如虾、牡蛎、泥鳅等，有阳虚怕冷等情况的人可以吃这些食物来进行调理，补肾效果同样显著。另外，在食用水中物补肾时，还要注意食物的制作方法，以清炖或隔水蒸的方法为宜。例如虾，白灼最好，能够很好地补肾水。如果用油焖的方式制作，则会助火伤阴，过多食用反而对补足肾水无益。

---

**⊙养精小贴士**

除了饮食补肾之外，通过运动养肾纠虚也是值得提倡的积极措施。这里介绍一项有助于养肾纠虚又简单易学的运动方法：两手掌对搓至手心热后，分别放至腰部，上下按摩，至有热感为止。可早晚各1遍，每遍200次。此运动可补肾纳气。

---

## 海狗身上有补肾极品

人体在生、长、壮、老的生命过程中，必将不断消耗能量而伤及肾气，而进入老年阶段更会出现身体自衰、肾气大减的现象。

肾气的虚衰是人体衰老的根本表现，只有补肾才能达到延缓衰老的效果。说到补肾，海狗身上的某个部位可是补肾的极品，在所有的补肾药物中占有举足轻重的地位。

海狗，也称海熊、腽肭兽，是一种生活在海洋里的四脚哺乳动物，因其体型像狗，因此得名海狗。而有些海狗长得像熊，所以又叫海熊。其实，海狗与海狮亲缘关系很近，都属于海狮大家族。海狗的种类可分为南北两个属，北海狗仅为海狗的一种。那么，海狗身上的哪个部位可以起到补肾的效果呢？那就是它的肾。

海狗肾为名贵的中药材，也叫作腽肭脐，海狗鞭。其来源于海狗的雄性外生殖器。海狗肾药材的来源不一，商品也很复杂，一般所用的都是进口的海狗肾，其为干燥的阴茎及睾丸。那么，海狗肾到底有什么作用呢？

其主要有四大药用功能。

（1）具有壮阳滋阴、补肾益肝、调节内分泌的功效。由于海狗肾性平，可以入肝补肾。所以对于肾阴亏损、肾阳不足等肾虚症所引起的阳痿、早泄、性功能低下以及失眠多梦、头晕健忘、腰酸膝软等症状有很好的疗效。

（2）具有强筋壮骨的功能。在中医药材中，海狗肾为补肾的珍品，肾强则可强筋壮骨。

（3）具有养颜美肤的作用。海狗鞭中含有大量黏性蛋白，具有延缓衰老，保持肌肤弹性和水分的功能。

（4）具有补血益气的作用。其实，海狗肾神奇的药用功能被历代医学名家推崇为补肾固元、祛病强身、抗衰益寿之珍品。据《海药本草》《开宝本草》《本草纲目》等书籍中记载，历代皇亲国戚把海狗肾奉为“补品中之极品”，而很多大药店都把它作为“镇店之宝”。据史料记载，在汉朝时期，我国的渤海有少量海狗繁衍生息。有“智圣”之称的东方朔曾将海狗肾献给汉武帝，汉武帝服用后就感觉到进补效果比鹿鞭、虎鞭高出百倍，于是龙颜大悦。从此以后，汉武帝就将海狗肾视为宫廷珍品，诏令天下进贡。

那么，海狗肾具体对什么病有疗效呢？

（1）在《济生方》里的腽肭脐丸对治疗五劳七伤，真阳衰惫，脐腹冷痛，肢体酸疼，腰背拘急，脚膝缓弱，面色黧黑，胁下刺痛，夜多异梦，昼少精神，小便滑数，大肠溏泄等有很好的疗效。

（2）在《圣济总录》里有一种腽肭脐散，可以治疗下元久冷，虚气攻刺心脾小肠，冷痛难忍的症状。

（3）在《圣惠》卷七里有一种补肾腽肭脐丸，可治肾脏气衰，肌肤羸瘦，面色黧黑，脚膝无力，小便滑数的症状。

---

**⊙养精小贴士**

海狗肾固然好，但并不是每个男人都可以使用的，在《本草经疏》有说：“阴虚火炽及骨蒸劳嗽等候，咸在所忌。”就是说，患有阴虚火炽或是骨蒸等症状最好不要吃。另外《本草求真》中也有说：“脾胃挟有寒湿者，亦忌。”即患有脾胃寒湿的患者不能吃。

---

## 补益肾气的干果之王要数板栗

板栗素有“干果之王”的美誉，在国外它还被称为“人参果”。板栗不仅营养丰富，而且有较好的食疗保健功能，是仲秋时节人们最喜爱的养生佳果。栗性温，味甘，入脾、胃、肾经，可治肾虚，腰腿无力，能通肾益气，厚肠胃。所以男性经常食用板栗具有补益肾气的作用。

板栗又名栗、大栗、栗果、毛栗、棋子，是壳斗科栗属的植物，唐代孙思邈有说：“栗，肾之果也，肾病宜食之。”板栗形似肾，按照以形补形的理论，板栗的确具有补肾气、强筋骨的作用。另外，板栗对由于肾虚所导致的腰膝酸软、小便频数等症有一定的治疗效果，还可用于治疗脾胃虚寒所致的泄泻，所以建议人们要经常食用板栗。

板栗香甜可口，做干果零食或是做菜肴佐餐都很相宜，它不仅含有大量淀粉，可以饱腹，而且含有蛋白质、脂肪、B族维生素等多种营养成分，有很好的食疗保健功能。人过中年，阳气渐渐衰退，就像午后的太阳一样，身体出现下降趋势。不仅会出现腰膝酸软、四肢疼痛，还可能出现牙齿松动、脱落的症状，这些都是肾气不足的表现，当从补肾入手，及早预防。中老年人由于前列腺出现问题经常会导致小便频数或是淋漓不尽的问题，这很有可能是由于肾气虚引起的，只要吃一些栗子，经过一段时间症状就会有所缓解。《本草纲目》也曾指出，“栗治肾虚，腰腿无力，能通肾益气，厚肠胃也”，“有人内寒，暴泻如注，食煨栗二三十枚顿愈”。

现在由于生活条件不断改善，父母对孩子的饮食安排往往过于精细，导致临床多见的小儿脾虚症，所谓“脾虚”即指小儿面色无华，体倦乏力，形体偏瘦，厌食或拒食。此时可将板栗仁蒸煮熟，磨粉制成糕饼，适用于饮食少、身体瘦弱、经常腹泻的小儿，以增加其食欲，收涩泄泻，调理肠胃。用板栗和粳米熬制的板栗粥也是老少皆宜，板栗与粳米一起可健脾胃，增进食欲，既可用于脾胃虚寒导致的慢性腹泻患者的恢复，也适合治疗老年人由于功能退化所致的胃纳不佳，气虚乏力等症状。

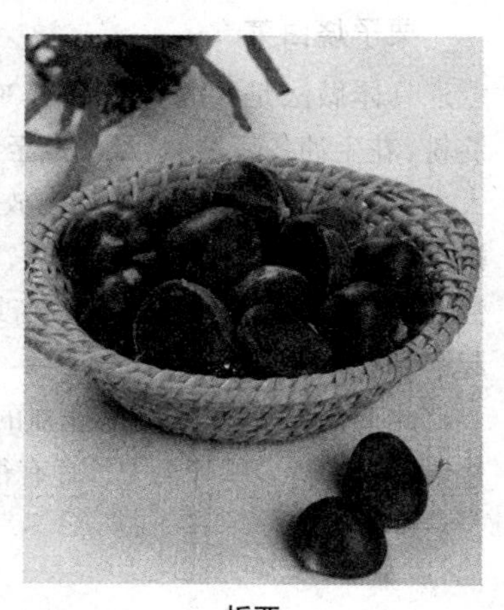
板栗

下面推荐一款营养药膳。

板栗炖乌骨鸡

具体做法是：准备板栗10枚，乌骨母鸡1只。将鲜板栗去壳取栗仁备用，乌骨鸡煺毛，去除内脏，洗净晾干。将乌骨鸡、板栗仁同入砂罐中，加清水没过鸡与栗，放一块生姜入水中，加盖文火焖2小时。起锅加少量食盐，最好不要放味精，即可食用。

乌骨鸡，性平味甘，入肺、肾经。滋阴益气，能双补肺肾。板栗，可补肾强筋。民间用板栗补养、治病的方法很多，但多数人都是熟吃，其实生食板栗补肾的效果大大超过了熟食。早在唐代，医药学家孙思邈在《千金方·食治》中补充介绍说："生食之，甚治腰脚不遂。"强调了"生吃"这一用法。古代《经验方》也指出："治肾虚腰脚无力，以袋盛生栗悬干，每旦吃十余颗，次吃猪肾粥助之，久必强健。"

人们食用生板栗补肾的正确方法是：每天早晨和晚上，把新鲜的栗子放在口中细细咀嚼，直到满口白浆，然后再一次又一次地慢慢吞咽下去，就能收到更好的补益治病效果。对于上了年纪的老年男性来说，每天早晚各吃风干的生板栗5～10枚就可以达到有效预防和治疗肾虚、腰酸腿疼的目的。注意，对于脾胃不好的男性生食不宜超过5枚。

这里给大家推荐一个用生栗子做的菜肴。

栗子烧白菜

具体做法是：准备生栗子300克，大白菜500克，白糖、湿淀粉、花生油各适量。将栗子煮至半熟，捞出，剥去外壳，对半切开；大白菜洗净，切长条块；锅内放入花生油烧热，下栗子略炸后，捞出沥油；锅内留少许底油烧热，下白菜略炸，放入栗子，加清水、酱油、精盐、白糖用旺火烧沸，再改用小火烧至熟透，用湿淀粉勾芡，起锅装盘即成。

此菜具有补脾、益肾、止血的功效，对于脾胃虚弱、食少便血、体倦乏力、肾虚腰膝无力等症有很好的疗效。

⊙养精小贴士

栗子的补益功效虽好，但生吃难消化，熟食又易滞气，所以每次吃的时候要适量。可在两餐之间把栗子当成零食吃，也可做在饭菜里吃，千万不要在饭后大量吃，以免摄入过多热量，不利于控制体重。另外，新鲜的栗子容易发霉变质，吃了发霉的栗子会引起中毒，所以变质的栗子能吃。

## 枸杞子，补肾是个宝

很多男人，肾出现了问题之后，往往会病急乱投医，或是宁愿相信道听途说来的偏方，其实在我们身边有很多食物都是可以补肾的，比如枸杞子。相信所以人都知道枸杞子，也知道枸杞子有多种食用方法，比如泡茶、熬粥、炖汤都离不开枸杞子的身影。枸杞子可以改善体质，利于睡眠，最重要的就是可以补肾。在英国，枸杞子还被称为“水果伟哥”。

枸杞子，味甘，性平、微寒，无毒，是一味常用的益肾补肝的中药。在《本草纲目》里记载：“枸杞，补肾生精，养肝，明目，坚筋骨，去疲劳，易颜色，变白，明目安神，令人长寿。”所以中医常常把它用来治疗肝肾阴亏、腰膝酸软、头晕、消渴、遗精等病症。

现代研究证实，枸杞子含有甜菜碱、粗脂肪、粗蛋白、胡萝卜素、多糖、维生素 A、维生素 C、维生素 $B_1$、维生素 $B_2$ 及很多微量元素等营养成分，其对造血功能还有促进作用，能起抗衰老、抗突变、抗肿瘤、抗脂肪肝及降血糖的作用。而其中的甜菜碱可抑制脂肪在肝内的沉积，防止肝硬化，对保护正常肝细胞有作用。在《本草纲目》里有记载，蓬莱南丘村民喜食枸杞多长寿。而在《汤液本草》中也有提到枸杞子能“生渴而引饮，肾病消肿”。并且，枸杞子的提取物可以促进细胞免疫功能，可以增强淋巴细胞增殖以及肿瘤坏死因子的生成，对白细胞介素Ⅱ也有双向调节作用。

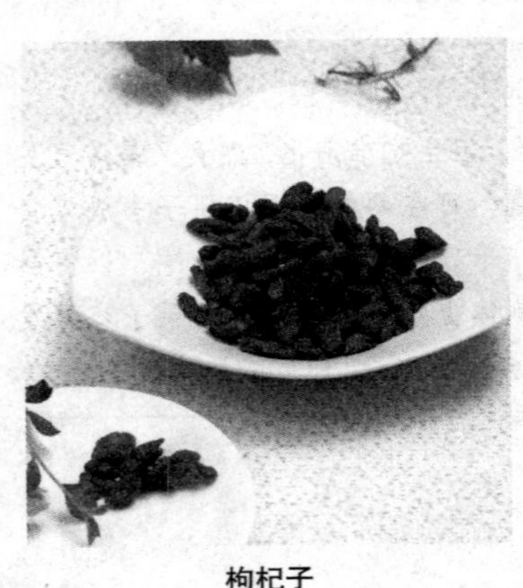

枸杞子

另外，枸杞子还是一味不可多得的性药。曾经有句话“君行千里，莫食枸杞”说的就是这个道理，其意思就是讲长期服用枸杞子的人性欲是很强的，而对长期处于分离状态下的夫妻来说是不适宜食用的。

枸杞子宜在干燥、通风的环境下保持，忌高温、虫蛀。现在有些不法商人为了牟取暴利，把枸杞子用硫黄过度熏制，这样就让人们从外观上觉得其外表鲜亮，外观鲜红，所以在选购的时候不要单纯注重外表。而用枸杞子配药膳的吃法有很多，蒸煮或是水煎都可以，值得注意的是，一般应以少量长期服用为佳，不可顿服过量。

对于枸杞子的食用，可以根据不同的症状进行食补。

1. 滋补肝肾方

其用于男性肝肾阴虚引起的眩晕、眼花、关节屈伸不利、烦热、盗汗等。需要的材料有：枸杞子 30 克，冬虫夏草 10 克，百合 50 克，文火慢煮约 20 分钟，加入猪肝或羊肝 500 克及调料适量，再煮约 30 分钟，分次吃肝喝汤。

2. 养肝明目方

其适用于男性因肝血不足而引起的双目干涩、视物不清、视力疲劳等。需要的材料有：枸杞子 100 克，女贞子 100 克，杭菊花 50 克，焙干，共研细末。每日 2 次，每次服 10 克。

3. 补肾壮阳方

其用于由肾气虚损、肾阳不足而引起的阳痿早泄、遗精尿频、腰冷酸痛、下肢无力等。需要的材料有：枸杞子 250 克，蛤蚧一对去头足，肉苁蓉 200 克，大枣 50 克，加入低度酒，装瓶，封存半月后服用。

在日常生活中，枸杞子也可入食。这里推荐三款关于枸杞食疗方。

1. 人参枸杞酒

具体做法是：准备人参 20 克，枸杞子 300 克，冰糖 400 克，白酒 5000 毫。将人参烘烤切片，枸杞子去杂质，然后用纱布袋装上扎口备用，把冰糖放入锅中，用适量的水加热溶化至沸腾，炼至色黄时，趁热用纱布过滤去渣备用，然后把白酒装入坛内，再将装有人参枸杞子的布袋放入酒中，加盖密封浸泡 10 ~ 15 天，泡至药味尽溢出，取出药袋，用细布滤除沉淀物，加入冰糖搅拌均匀，再静置过滤，澄清即成此酒。

此酒具有强壮抗老、补阴血、乌须发、壮腰膝、强视力的作用，对于病后体虚及贫血、营养不良、神经衰弱等有很好的疗效。

2. 羊肉枸杞汤

具体做法是：取羊肉 1000 克，整块放入开水锅内煮透，捞出用冷水洗净，切成 3 厘米长的方块，锅热后放羊肉，用姜片煸炒，烹入料酒炝锅，炒透后一齐倒入砂锅内，放入枸杞子 20 克以及葱、盐等佐料，锅开后加盖，用小火炖，至羊肉熟烂为好。

此汤具有益精补肾、壮阳强身之功，适用于阳痿早泄、性欲减退等症。

3. 枸杞叶粥

具体做法是：准备枸杞叶 90 克，糯米 100 克，白砂糖 3 克。将鲜枸杞叶洗净后，加 300 毫升水，煮至 200 毫升时取出枸杞叶。然后加入糯米、白糖和水煮成粥。

枸杞不是所有的人都适合服用，正在感冒发烧、身体有炎症、腹泻的病人最好别吃。

## 人参，赐予你一对永远年轻的肾

生活中，有些男人平时总是感觉力不从心，做什么事情都提不起劲儿。中医上认为这是属于元气太弱的原因，想要补元气，就得从补肾入手。而人参是一味家喻户晓的名贵养生长寿的补药，具有大补元气，益气生津，宁神益智的功效。

人参之所以称为人参，是由于其根部肥大，形若纺锤，又常有分叉，全貌颇似人的头、手、足和四肢。人参功效神奇，古代人参的雅称为黄精、地精、神草，是闻名遐迩的“东北三宝”之一，有“起死回生”之功，是驰名中外、老幼皆知的名贵药材。

人参自古以来被当作养生长寿的第一佳品，我国的故宫中就藏有大量的野山参贡品。在明清时代，京城的达官贵人们收藏人参成为一种时尚，时常相互观摩评比，甚至有人参选美会一类的活动，拥有一支上等的人参往往是其身份、财富和权力的象征。

由于近年来野生人参濒于绝迹，高丽参也药源缺乏，故目前入药以人工栽培加工品为多。其人参味甘微苦，性温，为传统的补气药，居群药之首。汉《神农本草经》列人参为上品，并云：“主补五脏，安精神，定魂魄，止惊悸，除邪气。明目，开心益智。久服轻身延年。”清《本草经解》也有说道：“邪之所凑，其气必虚。人参益气，正气充足，其邪自不能留，故能除邪气。”中医临床证实，人参具有大补元气，补脾益肺，生津止渴，安神增智的作用。其主治脾气虚，大便溏泄，体倦乏力，或肺气虚，虚咳喘促，少食懒言，自汗或心脾两虚的惊悸，失眠健忘以及气血津液不足，口干舌燥之症。对年老体弱，五脏虚衰，久病羸瘦等更为适宜。

人参在慢性肾衰中应用得比较广，人参主要功效为大补元气，益气生津，宁神益智，也可称之为一味专药，它用于以下几个方面。

（1）人参对男人来讲具有益气补虚的作用。临床表现为神疲嗜睡、乏力身倦、少气懒言、舌淡胖、边有齿痕、脉虚弱等气虚之症的男性，可首选人参作为益气补虚之用。

（2）人参具有益气生血的作用。患有肾衰的男性其表现为血虚之证，如面色萎黄无华，眼睑及唇甲苍白，心悸气短，头目眩晕，舌淡脉细等。李东垣曾说过：“仲景以人参为补血者，盖血不生，须得生阳气之药乃生，阳生则阴长，血乃旺矣。若阴虚单补血，血无由而生，无阳故也。”因而在补血剂中常用人参以益气生血，且宜常服。

（3）人参具有固脱救急的作用。人参大补元气，可挽救气脱危证。当尿毒症终末期患者猝然出现虚脱，汗出，脉微欲绝症状之时，可以大剂人参15 ~ 30克煎汤顿服。

人参既可补肾虚，又活血通络，活血通络是通过补虚后实现的。人参能广泛地调节内分泌，抗氧化，促进物质代谢提高机体免疫功能，具有明显的延缓衰老作用。有人在研究用人参治疗老年病过程中发现，人参的补益作用是多方面的，对五脏因气、血、阴、阳虚损所致的虚证都有疗效，人参还具有改善老年高凝血状态、改善心脑血管功能，防治老年心脑血管疾病的功效。

人参由于产地、加工方法、药用部位不同，功效主治亦不同。人参采收后，在产地经过了不同的加工方法，形成了人参的不同药材品种。如果采挖洗净后，以鲜品入药的称为“鲜人参”或“鲜参”。鲜参直接晒干者，称为“生晒参”。鲜参用水烫后再浸糖汁，然后干燥者称“糖参”或“白参”。鲜参经蒸后，再烘干或晒干，颜色变红，叫“红参”。另外尚有鲜参采用快速冷冻方法加工，成品外观较好，称“冻干参”，又称“活性参”。其野山参补力最强，力雄而气足，且无温燥之弊，既可大补元气又可生津养阴，有益气因脱之神功，但药源枯竭，价

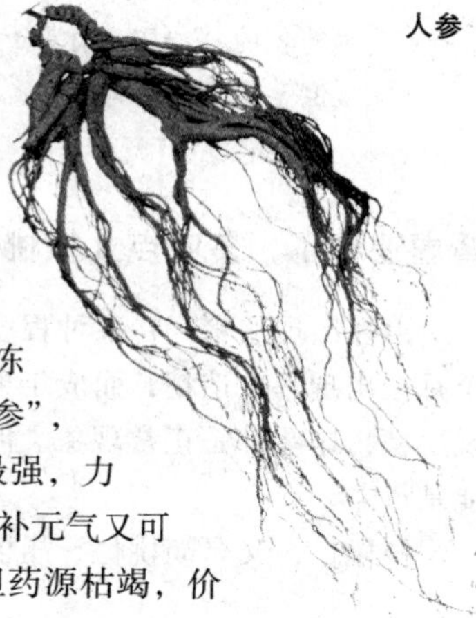

人参

格昂贵，非病情危重者不用。而园参为人工栽培品，补力较野山参弱，但药源广，产于吉林、辽宁及朝鲜，价廉易得。由园参加工成的红参性偏温，补气之中带有刚健温燥之性，最能振奋阳气，多用于气弱阳微者；生晒参性较平和，不温不燥，补气养津，对气阴不足者最佳；糖参加工时选料稍差，浸糖重，药力较弱，主要用于脾肺气弱、气阴不足者。

在冬令进补人参的吃法很多，可制成药酒、药粥、药汤，或将人参切薄片隔水蒸服。也可含化，即将人参切成薄片，放在口内含化，含半小时左右，也可咀嚼后咽下。据清宫医疗档案记载，慈禧、光绪皇帝在很长一段时间内，每日含化人参3克，以求祛病强身，延年益寿。

---

**⊙养精小贴士**

在现实生活中，有些男性吃了人参后出现头痛、眩晕、鼻子干燥，严重者出现鼻子出血，饮食减退，胸闷腹胀等一系列症状，有人称之为“滥用人参综合征”。有些儿童服用后，出现了兴奋激动、易怒、烦躁、失眠等神经系统亢奋的症状，故中医有“少不服参”之说。意思是对生机勃勃的“纯阳之体”的小儿来说，不宜服用人参，否则非但无益，反而有害。

---

## 肾虚遗精了，多吃点儿核桃仁

男性出现遗精，在某种程度上是正常的，比如青春期男孩每个月会出现一次遗精，而成年男子如果长时间没有性生活也会出现遗精，这些都是正常现象。但是，如果遗精频繁，那么就很可能是肾虚。

核桃仁，又名胡桃仁、胡桃肉，为胡桃科植物，胡桃的干燥成熟种子。其味甘酸、性温，归肾、肺经，具有补肾温肺、润肠通便之功效。在《医学衷中参西录》中有一段论述，核桃“为滋补肝肾、强筋健骨之要药。故善治腰腿疼，一切筋骨疼痛。因其能补肾，故能固齿牙、乌须发”，所以说，核桃对肾虚引起的腰腿疼痛，阳痿遗精，虚寒喘嗽，大便秘结等症有很好的疗效，还能让人牙齿坚固，让头发乌黑秀美。有些男性经常为头发问题发愁，其实改善头发状况的关键在于养肾。适当吃一些核桃，既能达到养肾的目的，头发也能变得乌黑秀美。中医学在养生方面讲究“同类相求、以类取象”，而核桃在去掉核桃壳后，很像人的左右肺，所以核桃能补肺。

现代医学已经证实，核桃仁含有16.4%的亚麻酸、63%的亚油酸，以及丰富的蛋白质、磷、钙和多种维生素，并且还含有大量的不饱和脂肪酸，能强化脑血管弹力和促进神经细胞的活力，提高人脑的生理功能。另外，核桃含磷脂较高，可维护细胞正常代谢，增强细胞活力，防止脑细胞的衰退。有防止细胞老化，减少肠道对胆固醇的吸收，滋润肌肤、乌黑头发等功效，特别适合患有动脉硬化、高血压、冠心病以及脑力劳动的男性朋友多食。

核桃仁是肾阳虚衰者的食疗佳品，具有较强的温补肾阳的功能，对患有虚寒的人来说，食用核桃仁有显著的效果。成年人每天食用核桃仁的量应为40克左右，相当于五六个核桃。要知道，核桃仁无论是配药用，还是单食用，都有补血养气、补肾填精、止咳平喘、润燥通便的功效。核桃的食用方法也很多，比如把核桃加适量盐水煮，喝水吃渣可治肾虚腰痛、遗精、阳痿、健忘、耳鸣、尿频等症。把核桃与栗子、薏仁等一起煮粥吃，能治疗尿频、遗精、大便溏泄、五更泻等病症。生吃核桃与桂圆肉、山楂同食，能改善心脏功能。把核桃与芝麻、莲子同做糖蘸，能补心健脑，还能治盗汗。另外，核桃仁还广泛用于治疗神经衰弱、高血压、冠心病、肺气肿、胃痛等症状。

食用核桃不是百无禁忌的，核桃含油脂较多，吃多了会令人上火和恶心，对于正在上火、腹泻的男性尤其不宜多吃。

下面推荐一款核桃仁鸡汤。

核桃仁鸡汤

**具体做法是：** 公鸡1只，核桃仁100克，姜、葱、料酒各适量，把全部用料洗净放入锅内，加清水适量，武火煮沸后，改文火煲2小时，下盐调味食用。

此汤具有温肾补阳的功效，对于阳虚水肿、肢软、畏寒、小便频数等肾阳不足的人有很好的效果。

---

**⊙养精小贴士**

核桃不止有很好的食疗作用，把核桃放在手心里来回揉搓也可以祛病。因为手上的经络穴位比较多，把核桃在手上搓揉可以刺激手掌与手指上的诸多穴位，能疏通经络，祛病延年，对于老年人和文字工作者有很好的疗效。

---

# 第六章
# 肾经：珍惜人体自有的大药

## 肾经：关乎男人一生的健康与幸福

肾是一个人生命的本钱，其大多都来自父母的遗传，也就是祖上的“遗产”，而这种遗产太少的话，就只有靠自己去奋斗了，也就是需要后天的培补了。否则，男人一旦过了中年，身体就会快速衰老。我们都知道，想要让身体灵活，就得经常锻炼，而经络更需要锻炼，因为经络就是修复身体器官损伤的忠实保镖。

在人的体内，有五脏六腑和十二正经，在这五脏六腑和十二正经中，每一条经脉都对应着一个脏腑，比如肝脏与肝经对应，肾脏与肾经对应。《内经·海论》有说：“十二经脉者，内属于脏腑，外络于肢节。”这句话的意思就是：十二条经脉，在人体内部，隶属于所对应的脏腑，在人体的外部，则分布于四肢、头和躯干。所以，我们根据这一特点，就能够找出一个养生保健的关键：如果想要保养人体内部的脏腑，可以刺激位于体表的与该脏腑相对应的经络。比如说，想要保养肾脏，可以直接刺激位于体表的肾经。

那么，肾经在人体的什么地方呢？

在专业术语里，肾经的全称是足少阴肾经，它起于足小趾下，斜走足心（涌泉），出于舟骨粗隆下，沿内踝后，进入足跟，再向上行于腿肚内侧，出于腘窝内侧，上经大腿内侧后缘，通向脊柱，属于肾脏，联络膀胱，还出于前（中极，属任脉），沿腹中线旁开 0.5 寸、胸中线旁开 2 寸，到达锁骨下缘。肾脏直行支脉：向上通过肝和横膈，进入肺中，沿着喉咙，挟于舌根两侧。肺部支脉：从肺出来，联络心脏，流注胸中，与手厥阴心包经相接。

很多人对于上面的这段关于肾经循行路线的叙述是不容易看懂的，可以参照人体经络穴位图，看看肾经大致经过哪些地方。从肾经的循行路线中可以看出，虽然肾经的穴位不多，只有27个，它却与肾、膀胱、肝、肺、心脏等都有联系，是与人体脏腑器官联系最多的一条经脉。它的作用也就非同一般。

肾虚的男性通常会有神疲乏力、头晕目眩、腰膝酸软、性与生殖等方面的问题。那么如何利用肾经来养肾护肾呢？有两种方法可以刺激肾经：一种方法是沿着肾经的循行路线进行刺激，因为肾经联系着很多脏腑器官，通过刺激肾经就可以疏通很多经络的不平之气，还能调节安抚相联络的内脏器官。另一种方法是刺激肾经上的重点穴位，选取肾经上的重要穴位进行按摩、艾灸等，如涌泉穴、太溪穴等。一般每个穴位每次按摩3～5分钟，或者艾灸15分钟便可，不用太在意按摩方法。

值得注意的是，每天的17点到19点，也就是酉时，是肾经当令的时间，此时肾经气血最旺，因此这时候按摩肾经的效果是最好的。如果需要服中药的话，这个时候服用，效果也比较好。

另外，大家在揉肾经的时候，最好也把心经揉一揉。肾经叫足少阴肾经，心经叫手少阴心经；心肾足是相通的，所以心经、

---

**⊙养精小贴士**

每天的17点到19点是肾经气血的活跃期，如果在这个时候有人发低烧，则很可能就是肾气大伤所引起的，一定要多加注意，这种情况一般多发生在青春期的男孩子和新婚夫妇的身上。青春期的男孩子由于情窦初开，手淫的次数可能会比较多；而新婚夫妇的性生活往往不加节制，这两者都会过多地损耗肾精，伤了元气。

---

肾经同时按摩就能达到最好的保健效果。

所以，为了身体的幸福与健康，就要好好地了解和利用肾经，这样肾精才会充足，肾才会变得强大，整个人才会充满了精神。

## 涌泉穴——补肾固元的长寿穴

人体有多个“长寿穴”，“涌泉穴”就是其中之一，它是肾经的第一个穴位，并且属于心肾两经的交接点。涌泉穴是一个著名的养生大穴，曾被养生专家视为人体的“长寿穴”，这当然与它的补肾功能分不开。若常按摩这个穴位，便可以身体健康，延年益寿。

涌泉穴与人体生命息息相关。涌泉，顾名思义就是水如泉涌。水是生物体进行生命活动的重要物质，水有浇灌、滋润之能，是人体足少阴肾经上一个非常重要的穴位。涌泉穴位于足底，在足掌的前三分之一处，屈趾时凹陷处便是，为全身腧穴的最下部，乃是肾经的首穴。《黄帝内经》上说：“肾出于涌泉，涌泉者足心也。”意思是说：肾经之气犹如源泉之水，来源于足下，涌出灌溉周身四肢各处。所以，涌泉穴在养生保健方面具有重要的作用。

中医认为，肾是主管生长发育和生殖的重要脏器，只有肾精充足就能发育正常，头脑清醒，思维敏捷，耳聪目明，头发乌亮，性功能强盛。相反，如果肾虚精少，就会记忆减退，行走艰难，腰膝酸软，性能力低下，未老先衰。而按揉涌泉穴也就是揉足心，是流传已久的传统养生方法之一。经常按摩这个穴位，能活跃肾经内气，引导肾脏虚火及上身浊气下降，具有补肾、疏肝、明目、颐养五脏六腑的作用。可以防治老年性的哮喘、腰腿酸软无力、失眠多梦、神经衰弱、头晕、头痛、高血压、耳聋、耳鸣、大便秘结等50余种疾病。

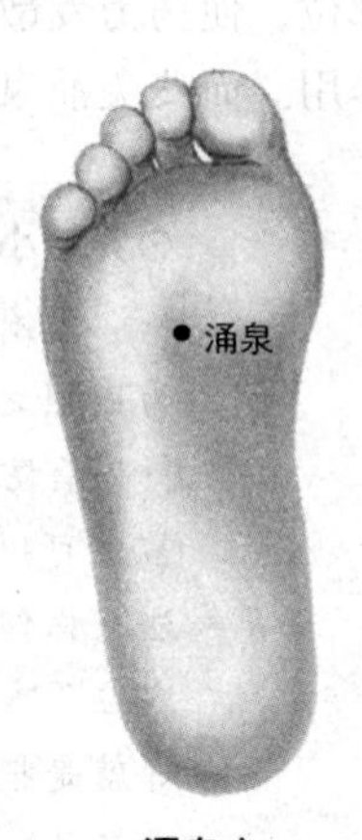


涌泉穴

按揉涌泉穴的具体做法是：可以取坐姿，把一条腿搭在另一条腿上，足底朝向自己，五个脚趾并拢。在按摩时，一手扶住足踝，另一手的拇指按揉涌泉穴，反复按揉多次，直到足心发热为止。然后换另一只脚重复同样的动作。在按揉涌泉穴时，为了便于操作，可用右手按揉左足，而用左手按揉右足。也可以在泡脚之后按摩，用热盐水浸泡双侧涌泉穴。热水以自己能适应为度，加少许食盐，每日临睡觉前浸泡 15 ~ 30 分钟。然后盘腿而坐，用双手按摩或屈指点压双侧涌泉穴，力量以该穴位达到酸胀感觉为宜，每次 50 ~ 100 下。长年坚持，自然会增强肾功能，防治脱发、白发。

俗话说“若要老人安，涌泉常温暖”，所以按揉涌泉穴对于很多种疾病都有防治作用，如神经衰弱、失眠、腰膝酸软等，特别是缺乏运动的办公室一族和体力衰退的老年男性朋友，经常按揉这个穴位能够防病强身，使精力旺盛。

而我们按揉涌泉穴是为了激发肾水，引火下行，所以除了按摩之外，刺激涌泉穴的其他方法，同样能够起到很好的作用。那就是敷贴或艾灸。敷贴就是用一些有补肾作用的药物敷贴在足心部位，使药力发散到经脉中去，从而起到驱寒祛湿、防病保健的作用。而艾灸涌泉穴直到感觉温热，也是补肾固精的好办法。需

---

**⊙养精小贴士**

人有四根，即耳根、鼻根、乳根及脚跟，其中以脚跟为四根之本。涌泉穴为起始于足底的肾经第一穴。不仅对肾病有防治作用，同时还是人体养生、防病、保健的大穴，常按可以增强体质，使人体精力旺盛。采用按摩穴位的方法来保健养生时，有的人会担心自己的按摩手法不当或找穴位不准确。其实对于涌泉穴来说，有更为简便的按摩法，那就是把脚心抵在一个圆润的硬物上，用脚踝带动脚掌前后转动，同样能够起到按摩的功效。

---

要注意的是，艾灸涌泉穴对于虚寒证有很好的治疗效果，能够缓解下肢水肿、腿脚无力等症，但对于阴虚火旺的男人则不宜使用。

中医认为，夏季本就是人体阳气最盛的时节，在这个时候养足阳气，就能够给身体打个好基础，有效预防多种疾病。在夏季人容易上火，经常按揉涌泉穴不但能够滋阴去火，还有补肾壮阳的功效。

## 太溪穴——汇聚元气，修复机体的要穴

很多男性想要补肾气，但是又不想去吃那苦口的中药，也不想费心思去做一些补肾的食物。而中医上还有一种方法是比较适合这些懒人的，那就是没事的时候按摩太溪穴，太溪穴是肾经中经气最旺的穴位，在古代医籍中被称为“回阳九穴”之一，可以汇集人体的元气，具有滋肾阴、补肾气、壮肾阳的功效。按摩太溪穴可以不分时间和地点，只要想到了就可以按摩。

太溪穴就是以河流命名的一个典型穴位，《会元针灸学》中有这样的记载：“太溪者，山之谷通于溪，溪通于川。肾藏志而喜静，出太深之溪，以养其大志，故名太溪。”从字面意义上看，“太”是大、多的意思，“溪”是溪水、水流的意思，“太溪”合起来的意思就是很大的水流，它是肾经的原穴，它在人体里的作用可以比作汇聚肾经元气的“长江”，是人体保健的大穴。

太溪穴是古代医籍中记述的“回阳九穴”之一，古代很多医家面对垂危的病人，多用这个穴“补肾气、断生死”，如果在这个穴位上能摸到动脉的跳动，说明病人肾气未竭，还可救治；如果没有跳动，就说明病人阴气缠身，比较危险了。

太溪穴位于足内侧，位于脚内踝和跟腱之间的凹陷处，左右各一。我们把涌泉穴看作肾水的涌出之处，而太溪穴则是肾经的原穴，肾经的经气在此汇聚，形成较大的溪水。很多人都把太溪穴称为大补穴，因为这个穴位能够给肾补足元气。刺激太溪穴能够激发肾的原动力，既能够滋肾阴，又能够补肾阳。对于绝大多

数的肾脏疾病都有一定的辅助治疗作用。太溪穴是肾中元气所在，也是“决生死、处百病”的要穴之一。我们说“树高千尺，落叶归根”，太溪穴对人体的重要性就如同大树的根系一样，就算枝叶不茁壮，只要根系不死，就能够重新焕发生机。

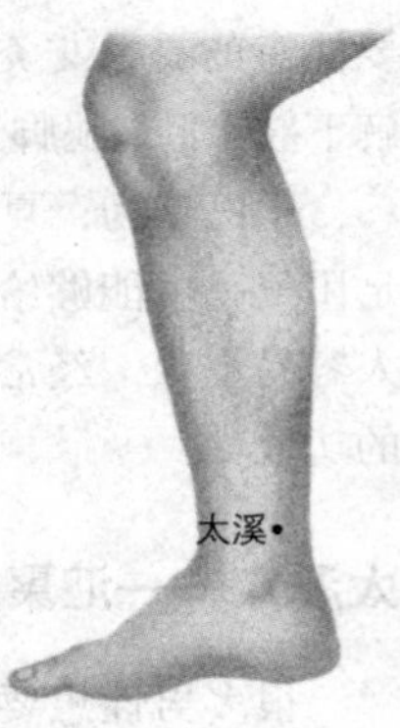

太溪穴

尽管生活条件越来越好，可是人们却越来越感觉疲惫不堪，“郁闷”已经成了很多现代人的口头禅。其中还包括心情烦躁、焦虑不安、脾气暴躁、反应迟钝、记忆力下降、注意力不集中、四肢乏力、身体酸痛、失眠多梦等多种多样的问题。其实，这就是现代医学所说的慢性疲劳综合征。

从中医上来讲，这和脏腑功能的衰弱有关。有慢性疲劳综合征的男性，往往元气不足，有肾虚的毛病，补肾才能够彻底治愈疾病。中医认为手脚冰冷主要是体内有虚寒，是肾阳不足引起的。体内虚寒、肾阳不足者，气血流到四肢已经是强弩之末了，自然也就无法给手脚带来温暖。对于这类患者，最好的方法就是每天临睡前在太溪穴处按摩，每次按摩 15 分钟便可。

主要方法是：取坐姿，把一条腿搭在另一条腿上，将足踝内侧面向自己，在足踝后方的凹陷处就是太溪穴。按摩时，可用拇指在凹陷处反复按压，开始会感觉酸痛或发胀但反复按揉，直到不痛为止。也有一些身体虚弱的人，在按揉太溪穴时毫无感觉，而且一按就陷下去了，这时候一定不要放弃，要坚持多揉一会儿，慢慢就会有发痛的感觉，肾水也会被引到涌泉穴去。

太溪穴是个大补穴，所以不管身体状况如何，都可以常常按揉太溪穴。体质较差的，按揉太溪穴能够起到增强体质、补充元气的作用，身体好的也可以常按揉这个穴位来进行保健防病。有手足发冷、腰背痛、阳痿、盗汗等明显肾虚症状的男性，更要通过按揉这个穴位来提升肾气，补肾纠虚。

有的男性朋友经常足跟痛，这就是肾虚，其痛的原因就是有瘀血停在那里不动了，造成局部不通，不通则痛。揉太溪穴就是帮助冲散瘀血。而有人经常咽喉干，喝水也不管用，没有唾液，这是肾阴不足导致的，可以一边按揉一边做吞咽动作，这样效果会更好，因为揉太溪穴能补肾阴。如果家里有高血压、肾炎病人，也可以经常给他们按揉太溪穴，可使高血压有一定程度的降低，而且对尿蛋白有一定的治疗效果。

可见刺激太溪穴具有提高肾功能的作用，所以可以经常按揉太溪穴，每次 5 分钟左右便可，而且不必拘泥于按摩方法。按揉时可以使用按摩棒或光滑的木棒按揉，也可用对侧手的拇指按揉；按揉的力度，除了要有酸胀的感觉之外，还要有麻麻的感觉。

**⊙养精小贴士**

太溪穴为足少阴之原穴，足少阴肾经气血通过该穴向外传输。故此穴既可益阴，又能补阳。用拇指指腹由上往下刮此穴，每日早晚各 1 次，左右足各刮 2 分钟即可。需要说明的是，按摩讲究“左病治右，右病治左”。如果左太溪穴感觉很痛，说明右肾有疾，右边雷同。

## 俞府穴——调动肾经的气血

生活中，有些男人总是饿了也不想吃饭，或是总感觉倒不上气来，觉得老打嗝儿。中医认为，这些都是肾不纳气造成的，需要及时把气血调上来才能得到缓解。而在肾经中，专门有一个穴位是调动气血的。那就是俞府穴，经常按揉此穴，就可以调动肾经的气血到上边来。

在中医理论中，肾经是从脚走到头的，按照穴位来看，就是起于涌泉穴，止于俞府穴。而俞府穴位于上胸部，人体正面中线左右三指宽，也就是锁骨的正下方。从字面上来讲，俞，输的意思。府，体内脏腑的意思。所以该穴名意指肾经气血由此回归体内。要知道，俞府穴是肾经体内经脉与体表经脉在人体上部的交会点，所以从其他穴传来的湿热水气会在俞府穴散热冷凝，然后再由本穴的地部孔隙注入肾经的体内经脉，通向体内的脏腑。

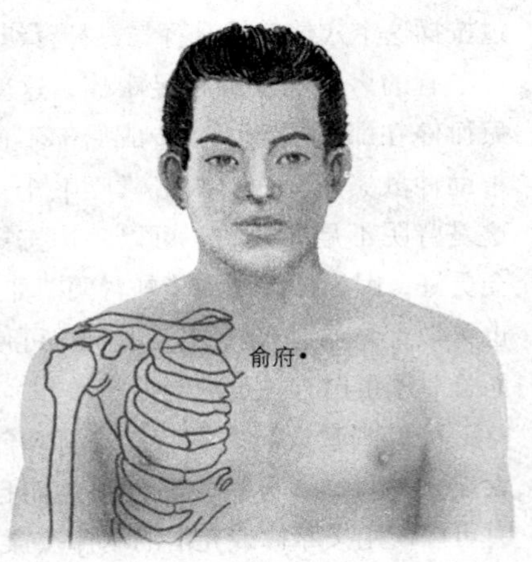

俞府穴

此穴有利于宽胸调气散节，主治胸部疾病，尤其在治疗急慢性咽喉炎时，可拍打俞府穴。另外，如果上火心烦，感觉到喉咙很干，可以用掌心劳宫穴搓涌泉穴可引火归源。

一些中年男人觉得嗓子里像有痰，但吐又吐不出来，咽又咽不下去，照X光片又没有什么，就是感觉好像有个梅子的核卡在嗓子里，常常伴有焦虑、急躁和紧张等精神症状，这就是医生所说的梅核气。而这个时候通过按俞府穴可以得到缓解，而同时按摩太溪、复溜穴把整个气血都运转起来，效果更明显。当然，能过穴位按摩治疗疾病需要长期坚持，才能达到治本的目的。

还有一些男性朋友经常感觉到脚心发凉，而脚心发凉肯定就是气血循环不畅造成的，这个时候可以用力地按摩俞府穴，几分钟过后，就会觉得脚心发热，不凉了，到第二天脚心仍很热。长期下来就会痊愈了。

此外，如果我们碰到有男人气喘突然发作，也可以指压胸骨旁的俞府，可以起到一定的治疗效果。

这里需要注意的是，按摩穴位不是等有问题了才要去按摩，在平时的时候也可以多揉揉，有病治病，没病养生。其实，在中医理念中，不管是药疗、食疗还是按摩，讲的都是疗养、疗理。所以建议大家在平时多按摩穴位。

**⊙养精小贴士**

对于手脚经常寒凉，体质为阳虚的男性，在按摩俞府穴的时候可以给自己加点儿“小灶”，按摩之后用热水泡脚、泡手，因为通过热水浸泡同样起到促进血液循环的作用，使效果更佳。

## 照海穴——通调三焦的强肾降火穴

有些男性朋友经常会出现嗓子干、痒、痛的现象，这可能是中医所说的上火，与其花大价钱买一些降火消炎的药物，还不如从自己的身上找解决的办法，照海穴就是个可以降火的穴位。而经常按摩此穴不但可以降火，还可以强肾。

照海穴是肾经上的穴位，同时也是奇经八脉中的阴跷脉和肾经的交会之处，也是八脉要穴之一，它位于人体的足内侧，内踝尖下方凹陷处，通阴跷脉，具有滋肾清热、通调三焦的功能。照海穴最早见于《针灸甲乙经》，照，即照耀的意思；海，则是大水之意。照海也就是太阳照耀在海水之上，从而能够使肾水上行，滋润喉咙，而体内的虚火得到肾水的滋润，也能够下行，从而消除肿痛。所以说照海穴不但能缓解胸闷、嗓子干痛、声音嘶哑、慢性咽炎等症状，还对肩周炎、失眠有辅助作用，配肾俞、关元、三阴交等穴位治疗效果会更好。

众所周知，心肾有着相互制约、相互协助的关系，心属火，在上焦，而肾属水，在下焦，心火能够制约肾水，防止泛滥，而肾水也能够抑制心火，而不致过于亢奋。当心肾相交时，人就能够有很好的睡眠。而一旦肾阴亏虚，肾水无法制约心火，则心火上炎，人就会出现心烦气躁、失眠不安等症状。这种虚火上炎到喉咙，还会表现为嗓子肿痛。按揉照海穴能够滋阴降火，有助于肾水上行，降心火，从而改善失眠、嗓子肿痛的病情。

照海穴之所以有这么神奇的效果，是因为照海穴在奇经八脉中属阴跷脉，与足少阴肾经交会，既能补益又能清热。孙思邈在《千金要方》里称此穴为“漏阴”，就是说如果这个穴位出了问题，人的肾水减少了，就会造成肾阴亏虚，引起虚火上升。因此，只要我们感到嗓子不舒服、胸口发闷，甚至得了慢性咽炎，都可以按揉这个穴位，滋肾清热，让身体的三焦功能顺畅起来，一切上火症状都会缓解。

嗓子之所以出现炎症和干涩，都是因为三焦不畅通，体内的火气排不出的缘故。而照海穴连通三焦，当三焦畅通时，上火的症状就能够减轻了。那些特别需要保护嗓子的人更要重视照海穴的作用，如播音员、主持人、演员、歌手等。不过，要特别注意的是，在按揉照海穴的时候，要闭紧嘴巴，不能说话，如果感觉到嘴里有唾液了，也一定要咽到肚子里去。因为，唾为肾之液，有滋补肾精的作用。其实，这就类似于古人常用的吞津法，津液多了，

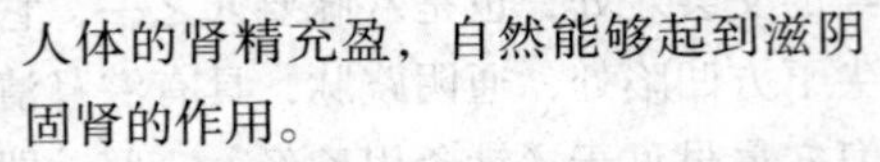

人体的肾精充盈，自然能够起到滋阴固肾的作用。

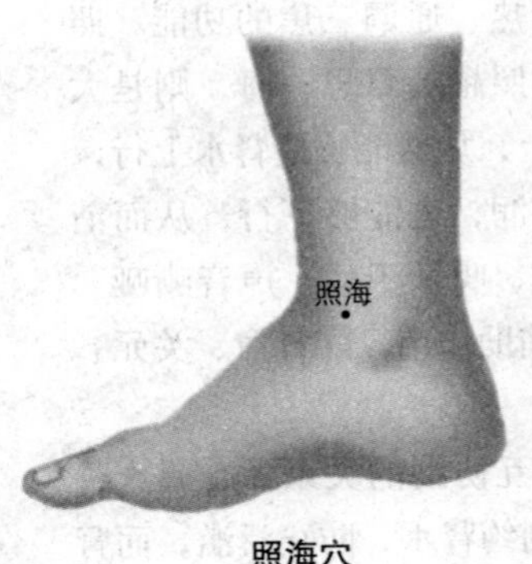

照海穴

即使没有嗓子痛的问题，在季节交替的时候也可以经常按揉一下照海穴，这样才能够最好地预防嗓子干、咳嗽等不适症状。很多人在嗓子干的时候喜欢吃润喉糖来滋润嗓子，其实按揉照海穴比任何一种润喉糖都要有效。有慢性咽炎的人，更要巧妙利用照海穴来进行日常护理。

按揉照海穴不仅能治疗嗓子干痛，还能治肩周炎，方法也很简单。

主要方法是：取坐姿，把两脚心对齐，会在内踝尖下方看到一个小坑，按压时会有酸胀的感觉，这里就是照海穴。按摩时，稍稍用力，点按这个穴位，会感觉到嘴里有津液出现，慢慢吞咽下去，每天坚持30次。也可以凭个人感觉，按到穴位有发热发胀的感觉为止；或用拇指按住照海穴顺时针按揉，直到穴位有酸胀感为止。一般说来，嗓子肿痛的症状按揉几天之后就会消失，而肩周炎也能够得到很大改善。

另外，有些老年男性常有肩膀酸痛的情况，我们称之为漏肩风。对于这种疾病，按揉照海穴也有很好的作用。因为肾主骨，肝主筋，而照海穴为八脉交会，能够通经络、畅气血、润筋骨。其按摩方法和以上的方法一致。

需要注意的是，穴位按摩能够从根本上起到强肾降火的作用，但是见效比较慢，因而选择按摩防病治病要持之以恒。

---

**⊙养精小贴士**

对于经常会失眠的人来说，往往是心肾不交的问题，可以借助照海穴来缓解，睡前揉几分钟照海穴，就可以滋阴降火、补肾益气，而且还可以让人舒舒服服地睡个好觉。这是因为和照海穴相通的阴跷脉与眼睛相连，主管睡眠。当人阴虚火旺导致心情烦躁时，按揉能够滋阴降火的照海穴是最好的选择。

---

## 关元穴——活跃肾气守真元

当今社会，竞争力越来越大，由于生存的压力，很多男性的生活习惯不规律，甚至在30岁出头，便有尿频、遗精、阳痿、早泄等一系列的性功能障碍问题，而这些问题已经成了困扰男性的几大问题之一，也成了好多男性私下不可言传的秘密。中医认为，性功能障碍主要与“肾”有关系，肾功能失常了，就很容易发生阳痿、早泄等症状。比如说遗精，就是肾精亏得太厉害，心气太浮，而肾精又得不到收敛，所以一下子就失去了“束缚”，从而导致了遗精。而人体上就有一个可以守真元的穴位，那就是关元穴。

关元穴，是一个能够培补元气、调理下焦的重要穴位，也是人体的保健大穴。从字面上来讲，关，就是关上，封藏的意思；元，就是元阳和元阴，合起来说就是封藏一身的真元的意思。人体内所有的真元都是由关元穴来主管的。中医认为，人的身体里有一种维持生命活动的基本物质与原动力，那就是元气。元气是从父母那里继承而来的，藏在肾中，又依赖于后天精气充养，其主要的功能是推动人体的生长和发育，温煦和激发脏腑、经络等组织、器官的生理功能。男人面对工作和生活的压力，常常会有力不从心的感觉，这时候，就是关元穴大显身手的时候了。关元穴就像人身体的一个阀门，将人体元气关在体内不让它泄漏，是男子藏精之处，也是人身上元阴、元阳的交汇之处，是元气的关隘。

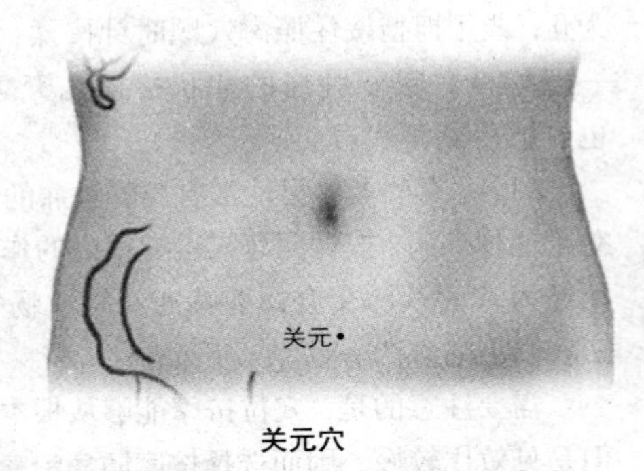

关元穴

随着时间的推移，元气会逐渐减少，人就会呈现衰老的态势，《黄帝内经》中说，男人一旦过了 32 岁，其身体状况就开始走下坡路，肾气就会渐渐衰弱，这时候如果不注意养生保健，就会阳气亏损，从而引发多种疾病，使生活质量大幅下降。所以男人要保健，首选关元穴。刺激关元穴能够促进任脉的气血畅通，还有培补下元的作用，所以中医认为关元穴是很重要的性保健大穴。

那么，这么重要的关元穴到底在人体的哪个地方呢？这个穴位很好找，它在下腹部身体的正中线上，脐下 3 寸。找穴的时候可以采用站立的姿势，将除大拇指外的四指并拢，从肚脐处向下横量，在小指的下缘处即是关元穴了。

刺激关元穴的补益作用十分显著。在按摩时，先把双手对搓至热，然后用掌根置于关元穴位置，按顺时针方向和逆时针方向分别按 3 分钟。也可以两手交叠放于关元穴上，稍稍用力，然后快速而小幅度地上下震颤一会儿。一直做到丹田里面发热为止。按摩关元穴可以随时随地进行，注意用力不宜太大，只要感觉局部有酸胀感即可停止。老年男性、体质虚弱的男性、元气不足的男性效果出现得会慢些。如果配上中极、命门、三阴交还可以辅助调治男子不育症、阳痿、遗精、早泄、尿频、尿闭、遗尿（肾阳虚衰）等症。但是，千万不要用冷冰冰的手去接触关元穴，以防身体受寒。

除了按摩关元穴外，还可以采用艾灸的方法，在艾灸时，把艾炷点燃对准关元穴的位置，保持距离皮肤 2 厘米的高度，感觉温热不灼痛即可。每天艾灸 15 分钟，坚持 1 个月就会发现性功能有显著增强。为了防止艾灸烫伤，可以用小指和中指放在艾灸部位的两侧体会温度，如果能够长期坚持艾灸关元穴，就会感觉到腰肾部位发热，似乎有温热的真气在丹田之处升腾，身体也会得到很好的放松和休息。男人有性功能较差、阳痿、早泄及前列腺疾病等各种男科疾病的，可以经常艾灸关元穴，将收到意想不到的效果。另外，体弱的男人也可以通过刺激关元穴来进行调理。老年人有失眠的，如果担心药物有副作用，那么调理关元穴也不失一个有效的方法。太胖或太瘦的人也可以借助调理关元穴来减肥或增重。

如果是为了保健强身，男人则可以在 30 岁时就开始调理关元穴。人体的肾气是逐渐流失的，等到肾气衰竭时再想补救就晚了，所以及早开始身体的保健，就能够掌握健康长寿的主动权，防患于未然。对于容易怕冷的人来说，一定要学会善用关元穴。并且在夏秋交替的时候按摩或艾灸关元穴，还能够给身体储足阳气，从而不惧寒冷。

---

⊙**养精小贴士**

一个人生长、发育得好不好，体质好不好，主要是看他的先天元气。其禀受于父母的叫作肾气，呼吸当中的叫作呼吸气，而通过脾胃消化而来的叫作水谷精微之气。这些气到最后都会会聚在一起，下沉于丹田，这就是元气。关元穴是关藏全身元气的住所，经常用手心按摩关元穴，能够补先天元气，抵御邪气，提高免疫力。

---

## 肾俞穴——人体肾气输注之处

肾为五脏之要脏，被视为先天之本，是维持人体生命的重要器官。肾担负着保持人体的水液平衡的作用。肾脏一旦发生故障，就会发生肾炎、肾衰、尿毒症直接危及生命，所以我们一定要保护好自己的肾脏，而肾俞穴对于肾的功能有着非常重要的保健作用，经常按摩肾俞穴可以提高肾气的输注。

肾俞穴是肾的背俞穴，肾，就是肾脏；俞，就是输的意思。合起来讲就是指肾的寒湿水气由此外输膀胱经。

在中医学中，治疗的基础就是证候，而证候的性质最重要的是虚实，虚证要用补法，实证要用泻法。而药物治疗靠的是补药和泻药，针灸治疗要靠穴位，每一个脏腑都有一个专用的补虚的穴位和一个专用的泻实的穴位，补虚的穴位就是腧穴，泻实的穴位就是募穴。

肾俞穴是背俞穴之一，是五脏六腑的精气输注于体表的部位，是调节脏腑功能、振奋人体正气的要穴。在《类经》中说："十二腧皆通于脏气。"而背俞穴都分布在腰背部膀胱经上，各脏腑的背俞穴与相应的脏腑位置基本对应。肾俞穴所处的位置与肾所在部位也是对应的，为肾气流通出入之处。因此，肾俞穴对于肾的功能有着非常重要的保健作用。

那么，肾俞穴在人体的哪个位置呢？医学专业上讲，肾俞穴在腰背部，第 2 腰椎棘突下，旁开 15 寸处。通俗地说就是在人体背部与肚脐眼正对的位置就是第 2 腰椎，在第 2 腰椎棘突下向左或者向右量取 1.5 寸（中指、示指并拢后的宽度）。

腰为肾之府，而肾俞穴属于膀胱经，膀胱经与肾经相表里，所以膀胱经上的肾俞穴能到调节肾经的作用；加上肾俞穴是肾的背俞穴，也就是肾气输注的地方，所以肾俞穴是治疗腰痛的首选穴。将双掌摩擦至热后，把掌心贴于肾俞穴，如此反复 3 ~ 5 分钟；或者直接用手指按揉肾俞穴，至出现酸胀感且腰部微微发热。此方法适合所有的人，而且用脑多、不爱动的人应该经常做一做。

中老年男性经常做，对养生也大有帮助。另外，按摩肾俞穴对于遗尿、遗精、阳痿、耳鸣、耳聋等症也有非常好的疗效，对泌尿系统、消化系统疾病也非常有效。在《针灸要诀与按摩十法》中有讲到按摩肾俞穴对于“虚劳羸瘦，耳聋肾虚，水脏久冷，心腹填满胀急，两肋满引小腹急痛胀热，小便淋，目视䀮䀮，少气溺血，小便浊，出精梦遗，肾中风踞坐而腰痛，消渴，五劳七伤虚惫，

**⊙养精小贴士**

春季气候干燥，很多人容易出现皮肤干燥的情况，甚至还会出现皮肤瘙痒、起屑的情况。值得注意的是，有些皮肤干燥是由于免疫力低下所致，而在中医看来，免疫力低下与肾有关。肾虚的人容易出现皮肤干燥，而经常按摩肾俞穴，会对皮肤干燥起到缓解和治疗的作用。通过按摩皮肤，还可帮助皮肤去除死皮细胞，促进淋巴系统和血液循环，有助于缓解皮肤干燥。

腰膝拘急，腰寒如冰，头重身热，振剽，食多羸瘦，面黄黑肠鸣，四肢淫泺，洞泄，身肿，冷劳”，相当的有效。

## 命门穴——强腰壮阳，掌握生命“门户”

男人是家庭的重要组成成员，男人的身体健康是一个家庭中的大事情。如果一个家庭中的男人身体健康出了问题，这对整个家庭来说无疑是一件可怕的事情。对于男人的健康来说，补肾是重中之重。中医认为，男人不管是靠中药或是饮食补肾，抑或是靠按摩穴位来补肾，一定要用对方法，不可盲目进补。而肾虚有肾阳虚和肾阴虚两种，对于肾阳虚的男人来说，要补肾壮阳，就要加大命门之火。按摩命门穴就是个不错的选择。

命门穴，从字面意思上来讲命就是人的根本，而门就是出入的门户。《景岳全书》中说“命门为元气之根，为水火之宅，五脏之阴气非此不能滋，五脏之阳气非此不能发”，可见命门穴之重要。命门穴的养肾功能包括养肾阴和肾阳两个方面。中医认为，命门是两肾之间的动气，其蕴藏先天之气，内藏真火，被称为“命门火”，命门之火就是人体的阳气。在自然界里，万物生长离不开太阳，而阳气对于人来说，就像天上的太阳一样重要。所以《黄帝内经》中有“阳气者，若天与日，失其所，则折寿而不彰”的说法。也就是说，人如果失去了阳气的温煦，就会短命。

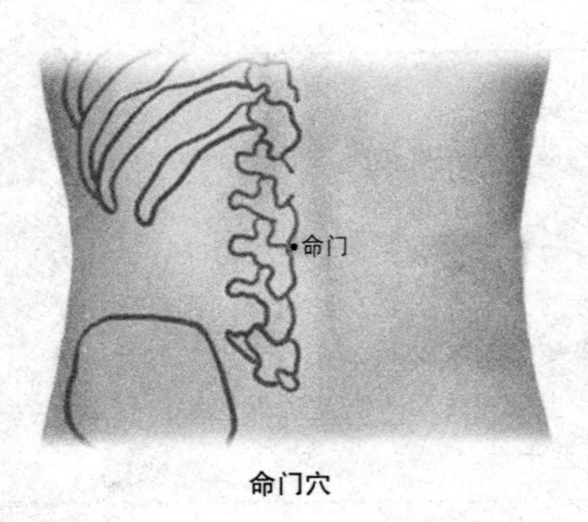

命门穴

肾阳是人体一身阳气的根本，肾阳又被称为命门之火，是人体阳气的原动力。肾阳旺盛，人体的阳气才能够充足，五脏六腑才能够得到更好的温煦和推动。相反，如果命门火衰，肾阳不足，人的气血运行就会变得缓慢无力，人就会百病丛生。而命门火衰的病症与肾阳不足证大多一致。当人肾阳不足时，就像是阴霾笼罩，失去了太阳的温煦，而按揉命门穴则能够刺激阳气生发，改善肾寒阳衰、四肢乏力、腰酸腿痛、怕冷尿频等症状。所以要想健康长寿，就要注意保持命门之火的旺盛。刺激命门能够强肾壮阳，促进真气运行，从而有效延缓衰老。

而这就是为什么男性在年轻时不怕冷的原因，也就是“火力大”，即使在寒冬时节，穿单薄的衣服也能过冬。而一旦上了年纪，就会变得怕冷了，稍有凉意就要裹上厚厚的衣服，否则就会受寒生病的原因。

那么，所谓的命门穴该怎么找呢？我们又该怎么按摩命门穴呢？

简单来说，命门穴在人体的腰部，后背正中线上，第 2 腰椎和第 3 腰椎棘突之间，也就是在后背正中线上，两肾之间，与肚脐相对的位置。如果用指按压，能感觉到压痛。在按摩的时候，将五指并拢，用掌根擦揉命门穴，直到发热为止，然后用发热的手掌贴存后腰两肾的位置，停留一会儿。刺激命门穴还有一个最简单的办法，那就是意守法和采阳消阴法。意守法是用掌擦命门穴及两肾，以感觉发热发烫为度，然后将两掌握热捂住两肾，意念守住命门穴约 10 分钟。采阳消阴法是背部对着太阳，意念太阳的光、能、热源源不断地进入命门穴，心意必须内注命门，时间为 15 分钟即可。

另外一个就是艾灸法了，将艾条的一端点燃后，距离皮肤 2 ~ 3 厘米，对准命门穴艾灸，以局部有温热感而不灼痛为好，每次灸 30 ~ 60 分钟，以局部皮肤产生红晕为度，每星期灸 1 次。日常保健可以每次灸 15 分钟，隔天灸 1 次。

经常按摩命门穴能治疗阳痿、遗精、脊强、腰痛、肾寒阳衰、行走无力、四肢困乏、腿部水肿、耳部疾病等并可起到温肾壮阳，强腰固气，延缓人体衰老的作用。疏通任督脉的气滞点，加强与任脉的联系，以促进真气在任督二脉上的运行。

现在有很多男性朋友由于生活压力大，并且作息也不规律，使得自己的身体虚弱了下来。导致水液的运行出现问题，潴留在体内，从而引发手脚冰凉、水肿、夜尿多等情况，这就是肾阳虚的表现。在这个时候刺激命门穴就能够使症状得到有效改善。

---

**⊙养精小贴士**

对于很多关节怕冷、手脚冰凉的老年男性，可以多揉一揉命门穴，这样比多穿一件衣服有效得多。在锻炼时可以前后甩手，然后放松双臂，左手在前，右手在后，以腰部为轴，轻轻转动身体，带动双臂在身前和背后拍打，感觉前臂和手像敲击身体的小锤一样。这个动作也能够起到刺激命门的作用，可以增强体质，养生防病。

---

## 复溜穴——敲敲打打保证肾脏安康

很多男性都有肾虚腰痛的现象，这种现象多因长期操劳过度；久坐久立；房劳伤肾；年老体弱导致肾精亏虚等引起的。另外，肾虚腰痛多以腰部酸痛不适为主，还常伴有腰膝酸软、头晕、耳鸣等症状。要解决这一问题，经常敲打复溜穴就可以解决。

复溜穴，属于肾经经穴。复，是重返与轮回之意；溜，通流，水流貌。复溜的意思就是以肾经循行至太溪绕踝回转之后，复直流向上，也就是让血液重新流动起来的意思。复溜穴出自《黄帝内经·灵枢·本输》，是足少阴肾经上的经穴，位于太溪穴上2寸处。

复溜穴是调节肾经的一个枢纽，是专治水液代谢失常的人体大药。要知道肾很容易引发虚证，“虚则补其母”，而复溜是肾经上的母穴，所以在这个穴位上进行按摩，具有滋阴补肾的功效，对静脉曲张、腹胀、自汗、盗汗、水肿、腹泻、尿失禁、指端麻木等证有很好的治疗作用。下面我们就来具体分析一下刺激复溜穴治疗以上症状的效果。

1. 水肿腹胀

复溜穴具有补肾滋阴、利水消肿的功效，可以改善整个肾功能，并且解除肾功能失常所产生的各种症状。如果男性的身体出现水肿腹胀，即水液在那里停滞了，瘀住了，从表面看起来是膀胱经的问题，但是揉膀胱经没有什么效果，所以一定要揉复溜穴，让瘀血重新流动起来就消肿了。而实际上，凡是身体上有肿的地方都和复溜穴有关系，而刺激该穴就能让它重新循环起来。

2. 静脉曲张

所谓静脉曲张，就是俗称的“浮脚筋”，它是属于静脉系统最常见的疾病，主要是由于男性久坐或久立造成的血液蓄积下肢，在日积月累的情况下破坏静脉瓣膜而产生静脉压过高，进而造成静脉曲张。比如教师、外科医师、厨师等一些需要长时间站立的人都是静脉曲张的高危人群。如果在刚有瘀血的时候就刺激复溜穴，其效果会非常明显，但是如果静脉曲张已经形成了大疙瘩，此时揉复溜穴已经没什么效果了，必须从整个身体来慢慢进行调整。

3. 自汗、盗汗

自汗、盗汗都是属于人体水液代谢失常。自汗就是待着不动的时候就自己出汗。盗汗是睡觉的时候在不知不觉中出汗，醒后就不出了。如果出现这两类问题，那么按揉复溜穴就能解决。

4. 腹泻、腹痛

腹泻的原因就是由于膀胱受堵，水液不走膀胱，而是走大肠的结果。中医有句话叫“水液别走大肠”，走错地方就会形成腹泻。因此当按摩复溜穴后，尿道一通，腹泻自然就好了。

5. 大小便无力、尿失禁

中医认为“肾在下开窍于二阴，司二便”。也就是说，大小便无力都跟肾有关。而复溜穴是治疗水液失调的要穴，就像城市下水道的工人一样，掌管着“二便”。现在有很多老年男性朋友，半天都解不出小便来，其实主要是肾气不足的原因，造成气血没有力气往下走，不能进行全身循环，实现不了全身物质的交换，这些问题都可以通过按摩复溜穴来解决。

总体来说，在保健这一方面，复溜穴是调节肾经的一个重要的枢纽。当人想要补肾的时候，如果体内有脏东西堵着，使真正的气血生成不了，那不管怎么补都是补不上的。这时就需要先揉一揉复溜穴，使它通了之后再补。所以说，此穴还是治疗瘀血和炎症效果最好的穴位，所以膀胱炎、前列腺炎等，以及因流产留下的后遗症，都可以选择此穴。

按摩复溜穴的方法是：将拇指腹按在复溜穴处，示指放于适当部位，左右侧复溜穴各36次为一遍，交替揉拿至局部有温热感为好。

---

**⊙养精小贴士**

复溜穴除了对静脉曲张、大小便失禁等有一定的作用外，对高血压也有很好的治疗效果。尺泽、复溜、太溪，三穴同补，就是最好的降压方法。按摩的方法是：先揉尺泽，再揉复溜，最后再揉太溪。揉尺泽是为了更好地把上面的气降下来，而揉复溜穴是为了把降下来的气给接住。最后再揉太溪，才能真正把肾给补上。

---

## 然谷穴——升清降浊、平衡水火

然谷穴是肾经的荥穴。荥穴属火，肾经属水，然谷穴的作用就是升清降浊、平衡水火，专治阴虚火旺。

然谷穴，又名龙渊穴、龙泉穴。从字面上来讲，然，就是燃烧的意思；谷表示这个穴的位置在足内踝前起大骨间，这个位置的精气埋藏得特别深。总体的意思就是指肾经外涌的地部经水在此大量气化，经水如同被燃烧蒸发一般。其主治遗精、阳痿、小便不利、泄泻、下肢痿痹、胸胁胀痛、咯血等症。

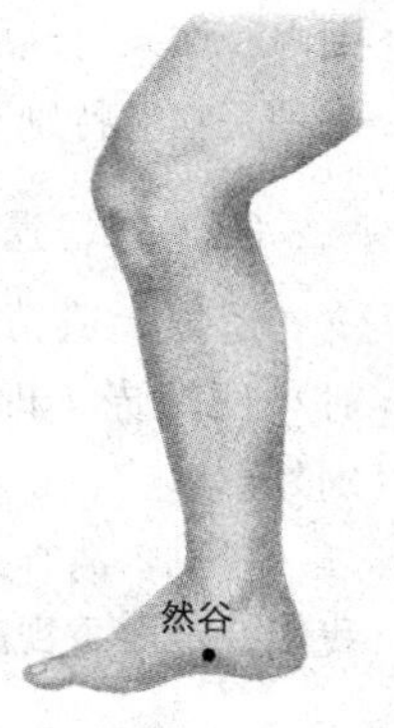


然谷穴

那么，然谷穴到底在人体的哪个部位呢？然谷穴其实很好找，它就在我们的脚内侧，足弓背中部靠前的位置，可以摸到一个骨节缝隙，这就是然谷穴。

如果自己的心火太大，不妨按揉然谷穴。操作方法是：用拇指用力往下按，按下去后马上放松。穴位周围乃至整个腿部的肾经上都会有强烈的酸胀感，但随着手指的放松，酸胀感会马上消退。等酸胀感消退后，再按上面的方法按，如此重复 10 ～ 20 次。

然谷穴有非常好的保健作用，最常用的就是治疗烦躁口干、咽喉肿痛，并且对治疗糖尿病遗尿、遗精等病有一定的疗效。下面我们就具体地来说一下这些症状。

1. 烦躁口干

一个人如果心火太大，就会感觉到总想喝水，心老起急，并且还伴有口干，晚上还会心烦睡不着觉，这时，就可以借助然谷穴解决问题了。可以在睡觉之前揉揉然谷穴，症状会有所缓解。对于老年男性来讲就更适合了，因为老年男性就仗着这点儿火气来维持生命，如果用药物去火会适得其反，所以可以用然谷穴来灭虚火。

2. 咽喉肿痛

咽喉肿痛是上火的一个典型症状。这种情况下，然谷穴也能帮忙，因为肾经是通着喉咙的，为什么会这么说呢？这是因为肾脏是直行的经脉，从肾通过肝和横膈，进入肺中，沿喉咙挟于舌根部，即肾经“上咽喉辖舌本”，所以咽喉、舌头的毛病都在它管辖范围内。如果男性朋友突然失音，说不出话来时，通常有两种情况：一种是咽喉特别干燥，另一种是有气无力。然谷穴适合前一种情况。

3. 遗尿、遗精、小便短赤

遗尿、遗精是男科的专病，而然谷穴同样可以解决。另外，对小便短赤（即尿少、很热、颜色发黄）等症状治疗效果也特别好。

可见，然谷穴在保养身体、治疗疾病方面有非常重要的作用，我们一定要重视起来，相信它一定能为男性的健康助一臂之力。

---

**⊙养精小贴士**

然谷穴除了可以升清降浊、平衡水火，还含有“燃烧谷物”的意思，然谷穴中的“然”字就是“燃”的本字，谷物就是我们吃进胃里的食物，燃烧就是消化。因此按摩然谷穴还有增强脾胃功能、促进胃里食物更好消化，让人很快产生饥饿感，同时还能治疗过度饮食后的不适，具有双向调节的功能。坚持推拿然谷，能让人的胃口长开、肠道常清。

---

## 大钟穴——调两便，壮腰骨

现在的男性，由于工作压力大，生活节奏紧张，使自己得不到充足的休息，难免会出现腰酸背痛、两便失调的现象。中医建议，与其花大价钱买药物来吃，还不如经常在家里按摩大钟穴，因为大钟穴同样有调二便、壮腰骨的作用。

大钟穴，从字面上讲，大，巨大的意思；钟，在古代则代表着一种乐器，这种乐器的声浑厚洪亮，所以大钟穴的意思就是指肾经的经水在此如瀑布从高处落下。大钟穴有益肾平喘、通调二便的功效。大钟穴是肾经的络穴，络膀胱经，主要的功效是排毒和御寒。肾与膀胱相表里，又与膀胱相通，所以大钟穴还同时具有调节肾经和膀胱经的作用。而由于肾经联络气管，所以大钟穴也能治疗支气管哮喘方面的疾病，并且此穴还有腰壮骨、清脑安神的功效。

大钟穴为肾经上的穴位，位于人体的足内侧，内踝下方，也就是跟腱附着部的足侧前方凹陷处，刺激此穴，就可以补充肾气。大钟穴和太溪穴、神门穴一起按摩，可以治心肾不交之心悸、失眠；和行间穴一起按摩可以治虚火上炎导致的各种情绪化；和鱼际穴一起按摩可以治虚火上炎导致的咽痛。

我们都知道，络穴是可以治疗慢性病的，而大钟穴也不例外。所以，当你出现了以下的症状，不妨按摩大钟穴，能起到很好的效果。

1. 失声

如果男性朋友有嗓子干、痛，总是说不出来话的感觉，那么这很可能就是由于肾气不足或肾阴不足引起的。此时按揉大钟穴就管用。因为敲钟是有声音的，不敲不鸣，人一旦失声，敲敲大钟穴就可以出声了。

2. 恐惧

有些男性朋友之所以会有恐惧感就是其底气不足。而恐惧也是肾的慢性病之一。要知道恐惧不是一天两天就能形成的，它很可能会伴随人的一生，有的人从小就胆小，到老也改不了这种性格，主要就是肾虚、肾气不足造成的。所以，男性一旦意识到自己有恐惧的情绪，就要多揉大钟穴。

3. 足跟痛

肾主骨，所以凡是有骨痛的症状都和肾经有关系，足跟痛就是一个很典型的例子。而大钟穴就是治疗足跟痛的一个要穴。所以经常按揉此穴，对治疗足跟痛很有帮助。

4. 无精打采

有些男性一整天想睡觉，没精神，无精打采的，这些都是由于肾精不足导致的。所以要想精神好，补肾这个环节肯定少不了。而补肾的最好方法，就是要多揉大钟穴。只有把肾精补足了，才会有精神做自己想做的事。按摩大钟穴的时候用指腹按住此处6秒钟，然后慢慢松开，如此反复按压，不分时间地点。

---

**⊙养精小贴士**

男性在身体出现问题后，经常会简单地从肾虚方面来寻找答案，造成了滥用保健药物的情况，这样做其实很危险。阳虚病人服用补阴药物，后果还不算太糟糕，而一旦阴虚病人误服了温阳药物就会火上浇油。而且，补品是有适应证和禁忌证的，必须在验证体质并在医生指导下才能使用补品，否则可能会加重病情，甚至危害生育。

---

# 第七章
# 睾丸：男人的性福之根

## 关注睾丸，提升性福

睾丸是男性的命根子，它不但关系到下一代，更关系到男人的性福。睾丸有问题会给男人的生活和家庭带来严重的伤害。睾丸是十分脆弱的，任何不够精心的庇护都可能给男性带来终身的遗憾，所以男人一定要爱护自己的“命根子”。

睾丸是男性的脆弱器官，你可以随便捏捏自己的皮肤，或捏捏自己的大腿或胳膊的肌肉，一般都不会感到特别的疼痛或难受；但是，如果要用同样的力量或者更小的力量，去捏一捏睾丸，那你一定会非常难受。因此，一旦男子的睾丸遭到严重的挤捏、撞击或牵拉，就会造成睾丸内压力的骤变，内压变化传递到白膜上丰富的感觉神经末梢，伤者会感觉钻心般的疼痛，常伴有恶心、头昏、目眩和出冷汗的症状，有时可能会痛苦地双膝跪在地上或蜷成一团，甚至会痛得晕死过去。睾丸白膜上的迷走神经末梢受到刺激后，可引起反射性心脏骤停及循环衰竭——也就是所谓的神经性休克，甚至会发生睾丸被重击而致死的情况。所以，睾丸被认为是捏不得、碰不得的“娇嫩”器官。

男性的睾丸为什么如此“脆弱”呢？

男子的睾丸最内层的膜叫作白膜，白膜上有丰富的神经末梢分布，使睾丸在应对外界用力击打时极其敏感。因此，睾丸受到挤捏、撞击或牵拉后，会反射性收缩至紧贴会阴处，如果受到的打击不是很严重，伤者应立即站起来轻轻跳动一下，使已经缩上去的睾丸迅速下降到原来位置，不然的话，因受外力刺激而提升的睾丸，长期处于不正常位置，睾丸会扭转，这时血管扭曲、睾丸血液供应中断，如缺血时间过久，可导致睾丸组织坏死。如果两侧睾丸都受伤时，就可能影响以后的生育，甚至留下终身残疾。

睾丸关乎男人的性福，需要保护与关注，如果突然出现疼痛的症状则更需要留心。一般引起睾丸疼痛可分为以下几种。

（1）湿热下注睾丸疼痛剧烈，阴囊潮湿，红肿而触痛，小便短赤，淋漓不尽，大便不爽，口苦心烦，口干不欲饮。舌质红，苔黄腻，脉滑数。

（2）寒湿凝滞睾丸疼痛，牵及下腹，遇寒加重，得热痛减，会阴冷汗出，阴囊外观无红肿，自觉睾丸、阴囊、小腹寒冷，小便清。舌质淡，苔白滑，脉沉弦。

（3）气滞血瘀睾丸胀痛、刺痛，可见阴囊青紫瘀斑，脉络曲张，触痛明显，或可触及肿块。舌质紫暗或有瘀斑、瘀点，脉细涩或弦。

（4）脾肾亏虚睾丸疼痛，并有下坠感，时重时轻，日久不愈，活动后加重，阴囊睾丸不红不肿，身倦乏力，腰膝酸软，小便清长，大便稀溏，或见阳痿、早泄。舌质淡，脉沉细无力。

睾丸疼痛一般是由疾病引起的，所以男性一旦感觉身体不适就要到医院就诊，查出病因对症治疗。

## 睾丸：中医上的外肾

睾丸在古代被人们称为“外肾”，是男性的第二性征。由于中华民族特有的文化和历史原因，以及封建礼教对人思想的禁锢，使得百姓谈性色变，所以中医在这一方面顺应了这一文化要求，将补睾丸笼统地称为补肾。所以，补肾不仅仅补“内肾”，也指补“外肾”——睾丸。

男性的睾丸非常重要，睾丸的健康与否直接关系到男性的生殖健康。我们知道，在中国古代的宫廷里，皇帝们为了防止男仆和嫔妃发生性关系，以确保皇家血统的纯正性，规定进入宫里的男性必须割去睾丸，而这些人就被人称为太监。由于睾丸是产生雄性激素的器官，所以失去了睾丸的太监都会失去某些男性特征，比如不长胡子、体毛，不会勃起等。下面，我们就来简单介绍一下睾丸的结构。

睾丸外面包裹着阴囊，就像一个袋子一样，保护着里面的睾丸。阴囊位于阴茎根部和会阴之间，是腹壁皮肤和浅筋膜的延续，是一个有着很多褶皱的近乎黑色的皮肤粗糙的“袋子”。另外，睾丸里的曲细精管是产生精子和性激素的重要器官，当管内的精细胞成熟以后，就成为精子。而在曲细精管之间散布着零星的细胞群，被称为间质细胞，它们能够产生雄性激素。而雄性激素有促进生殖器官正常发育和男性第二性征出现的作用。

值得注意的是，睾丸必须在低于体温的情况下，才可以产生出正常的精子。如果男性经常穿紧身内裤，睾丸就会被内裤包紧，导致睾丸温度升高，进而影响精子的质量和数量，最后影响到男性的生殖能力。另外，当天气比较热的时候，睾丸就会自然下垂，而当天气冷的时候，睾丸就会收缩到贴近身体的地方。成年男子在性交高潮的时候，其睾丸也会因为肌肉收缩，上升到贴近身体的地方。

如果男性在一定年龄时睾丸的发育还没有正常完成，那么除了到医院进行治疗外，一些食疗的方法也可以起到有效的作用。

下面给男性朋友介绍几款食疗方。

1. 鹿尾竹丝鸡汤

**具体做法是：**准备竹丝鸡 1 只，鹿尾 1 根，肉苁蓉 50 克，淮山药 100 克，生姜 4 片，食盐适量。先将竹丝鸡剖净，去内脏。鹿尾洗净，用温水浸泡，割去残肉及脂肪，切碎。然后把肉苁蓉、淮山药、生姜洗净。最后将全部原料放入锅内，武火煮沸后，改文火煲3小时，汤成加食盐调味即可。

此方中，鹿尾味甘、咸，性温，归肝、肾经，能暖腰膝、益肾精。而竹丝鸡味甘性平，入肝、肾两经，能补肝肾、清虚火、益脾补中。此汤具有温肾壮阳，补虚益精的功效，对于少年睾丸发育不良有很好的疗效。

2. 五味苁蓉鹌鹑汤

**具体做法是：**准备鹌鹑2只，肉苁蓉、枸杞子各30克，五味子18克，食盐适量。先将鹌鹑剔净毛，去内脏，洗净切块。然后将肉苁蓉、五味子、枸杞子分别洗净，与鹌鹑肉同放砂锅内，加清水适量，武火煮沸后，改用文火煲2小时，加食盐调味食用。

在此方中，鹌鹑味甘，性平，入脾、肺经，能补益气血。五味子味酸、甘，性温，归肺、心、肾经，能收敛固涩，益气生津，补肾宁心。肉苁蓉味甘、咸，性温，归肺、大肠经，能补肾阳，益精血。本方具有补肾益精、补髓健脑的功效，对于阴茎、睾丸发育不良，伴有怕冷，易疲劳，尿频等症有很好的疗效。

3. 冬虫胎盘汤

**具体做法是：**准备冬虫夏草25克，鲜胎盘1只，胡椒粉、食盐各少许。先将胎盘洗净切碎与冬虫夏草一起放入炖盅内，然后加水及胡椒粉、食盐适量，拌匀，隔水炖熟即可。

此方中胎盘味甘、成，性温，入肺、心、肾经，能补气、养血、益精。冬虫夏草味甘，性平，入肺、肾经，能补肾壮阳、补肺平喘。此汤具有祛寒温肾的功效，可进一步改善睾丸发育不良的状况。

在运用这些食疗方的时候，患者可以单选其中之一，也可以按照顺序进行食用，效果会更好。而用于治疗睾丸发育不良的食疗方还有许多，作用也各不相同，各具特色。但是必须说明的是，睾丸发育不良的治疗越早效果越好，而成人后再治疗，难度就增加了，甚至是不可恢复的。

⊙**养精小贴士**

睾丸保养是解决男性性功能障碍的重要手段。男性可在洗澡时或睡前双手按摩睾丸，拇指轻捏睾丸顺时、逆时各按摩10分钟，长期坚持必有益处。如在按摩时发现有疼痛感，可能为睾丸炎或附睾炎，请及时到医院检查，以免加重病情。

## 适温护睾丸，降低不育概率

睾丸对于男性的重要性是不言而喻的，而男性的睾丸也是十分脆弱的，不懂得保护就很可能会带来终身遗憾。在日常生活中对睾丸的保护比发现异常后再治疗更为重要，所以男性朋友一定要多重视日常生活中的一些习惯。而肾顺应冬季，所以保持睾丸适应低温，就可降低男性不育的概率。

在古代，中医将男子不育症称为无子、无后等症，把无精症、少精子症和弱精子症都归属于肾脏功能的问题。我们知道，肾脏可分内肾和外肾两个肾，其内肾通调节人体的水液，这就是我们俗称的“腰子”；而外肾藏精，主生殖，这就是男性的睾丸。可以这么说，如果男性出现不育的现象，其睾丸肯定有问题。

男性的睾丸是储存精子的地方，和冬季有很多相应之处。精子就好比种子，种子在寒冷的冬天是属于沉睡的状态，并且种子在低温、寒冷的环境下是不容易坏的，但是在稍微高点儿的环境下就容易发酸、发霉等。而精子也是有名的怕热不怕冷，是人体的“阴中之阴”，当然，这并非睾丸的温度越低越好。但如果温度过高，精子的活力就会降低，就会导致不育。

导致睾丸温度过高的因素有哪些呢？

近几年来，由于桑拿浴、汗蒸房的流行，一些男性朋友为了应酬，而频繁出入于这些高温场所，进一步使得睾丸的温度升高，导致精子的活力降低。值得注意的是，桑拿是从气候严寒的国家——芬兰流行出来的，当地的人们常年都不会出汗，为了让人们有一个健康的身体，可以及时排汗，于是就有了桑拿的习俗。但是，中国是属于四季分明的国家，不需要借助桑拿来排汗，虽然偶尔去桑拿对人体不会造成太大的影响，但是男性频繁蒸桑拿可能就会使睾丸的温度增高进而导致不育。所以建议 20 岁以下的年轻人，最好不要桑拿。因为这个时期的男性睾丸发育尚不完善，长时间在高温环境下，除了会阻碍睾丸的正常发育，导致终生不育外，还可能诱发睾丸细胞的突变进而引发癌症。

除了桑拿会影响睾丸的情况外，其他的原因也会导致不育。比如，穿过紧的牛仔裤、紧身裤，所以在购买衣服的时候，一定要看看衣服是否宽松舒适，不舒适的最好是少穿或者不穿。另外，现在一些忙碌的男性白领，坐着的时间往往大于站着的时间，长期如此，很容易导致睾丸问题，进而影响到精子的质量。而其他的，比如厨师、长途汽车司机、电焊工、户外高温工作者、锅炉工，还有长期处于辐射工作环境的男性，这些人出现不育的概率一般都比其他人高，因此需要加强防护或者改善工作环境来防止不育的现象。

总的说来，以上的这些都属于外界因素，是容易被人重视而进行避免的，而人体内的湿热带来的“高温”却经常被人忽视。比如，长期居住在比较潮湿地方的人和喜欢喝酒、吃油腻高糖食物的人，其体内湿热就会比较重。另外，生活压力过大的人群也是湿热体质的常见人群。湿热表现为，不想动弹、脸上出油多、浑身倦怠、头发容易脏等，另外还包括有口臭，小便量少颜色偏深，大便也不太成型，等等。而这种湿热症状在中年男人中尤为常见。

从中医来讲，人到中年是男人事业有成的时候，就好比是自然界丰收的季节——秋季，由于秋天是夏天的阳消阴长的转折时期，所以这个季节一般都是天地气机不畅，气候闷热而生湿，这个时候人们就会出现倦怠、食欲不振，甚至腹泻的问题。而相同的道理，人到中年，阳气就开始渐衰，身体开始走下坡路，湿气就容易积聚起来，从而使身体出现发福的现象，而湿热下注到睾丸，就会影响生殖功能。专家指出，人到中年就容易肾虚，而肾虚也是分种类的，如果是湿热体质的男性，还盲目地服用温肾壮阳的食物，就会导致热上加热，使症状更加严重。在这个时候中医建议食用一些可以健脾、清热、利湿的“清补”食物。

下面推荐一款蒲公英肉粥。

蒲公英肉粥

**具体做法是：**蒲公英干品50克，白糖10克，瘦猪肉50克，粳米100克。先将瘦猪肉剁碎，蒲公英煎成汤，用煎出的药汁和粳米、瘦肉一起煮到熟透，粥成之后，用白糖调服即可。

---

**⊙养精小贴士**

男性朋友在冬季的时候该怎样保护好睾丸呢？

（1）最好每个月进行一次自我检查，一旦出现问题，要及时就医。

（2）在晨练时要防止睾丸受伤。

（3）防止睾丸温度过低。

（4）戒除烟酒，有生育要求的人最好能提前戒除，以免影响精子质量。

（5）最好不要长期坐在宽松的沙发里。日常生活中，要穿宽松的裤子。

---

## 阴囊瘙痒难忍，蛇床子汤帮你忙

相信有不少男性遇到过这种尴尬，那就是下身突如其来的瘙痒使之坐立难安，在众目睽睽之下又不敢伸手去抓，但是痒得又难以忍受，只能跑去厕所解痒，结果形成了越抓越痒，越痒越抓的恶性循环。这种阴囊瘙痒的现象不仅影响到男人的正常生活和工作，还会造成极大的心理负担。那么，到底什么是阴囊瘙痒呢？又有什么治疗的方法呢？

阴囊瘙痒是指男性的阴囊因为某种原因出现瘙痒的常见症状，其多见于年轻男性，并且阴囊瘙痒可分为阴囊湿疹湿热蕴结型和阴囊湿疹阴伤湿恋型。

阴囊湿疹湿热蕴结型表现为，出现红斑，有群集的水疱，一旦揩破就会滋水，并且还会糜烂渗出，另外还伴有皮肤瘙痒，便结溲赤，舌红苔黄，脉滑数的现象。这种病症大多由于血热、饮食不节并且损伤到脾胃所导致。

阴囊湿疹阴伤湿恋型则是由于这种症状的发病时间会很久，然后转为慢性，而在皮肤破损之后渗出来的水量不是很多，并且其基底暗红，伴有鳞屑，瘙痒时有时无，舌红少苔，脉细滑的现象。这种病症大多是由于长时间湿邪入体，导致耗伤津血。再加上情志忧郁，过食辛辣食物，导致阴血亏损，燥火伤阴。

由于男性阴囊瘙痒是一种常见的生殖器疾病，而发生这种病一般有以下原因：

（1）体力劳动者。在炎热的夏天，体力劳动者的阴部温度会比较高，并且还会有很多汗，导致阴部潮湿、透气性差，再加上阴囊皮肤受到汗液浸渍和内裤的摩擦就很容易会产生瘙痒。另外一些年轻人喜欢穿过分紧身的牛仔裤或是不吸水不透气的尼龙内裤，也可能会产生瘙痒。

（2）维生素 $B_2$ 的缺乏。缺乏维生素 $B_2$ 的人阴囊很容易出现红斑、干燥、脱屑、丘疹和结痂、瘙痒等现象。甚至还可能会出现口角炎、舌炎和口腔溃疡等问题。

（3）真菌引起的阴囊部位的神经性皮炎、湿疹等都可能引起瘙痒。

值得注意的是，一般的阴囊瘙痒并不是性病，所以患有这种病的男性朋友也不要太紧张。而得了阴囊瘙痒的男性，最好是穿棉制的宽松内外裤，让阴部最大限度地透风透气，使阴囊保持干燥，并且要天天清洗阴部，如瘙痒明显，千万不要抓，也不要用开水烫，不用碱性强的肥皂洗浴，并且要避免暑热及寒冷刺激，忌油腻食物和鱼虾海味等。如果局部出现各种损害时，应该去医院诊治。

中医建议，使用蛇床子汤可以有效地缓解瘙痒。蛇床子汤出自于《医宗金鉴》，其处方有威灵仙、蛇床子、当归尾各 15 克，缩砂壳 9 克，土大黄、苦参各 15 克，老葱头 7 个。将上述药材加 1 升的水煎到滚开，然后倾入盆内，先用热气熏，待凉到适当的温度就可以浸洗了。此方具有清热燥湿，祛风止痒的功效。对于肾囊风、干燥极痒、喜浴热汤、甚起疙瘩、形如赤粟、麻痒、搔破浸淫脂水、皮热痛如火燎有很好的疗效。

---

**⊙养精小贴士**

对于患有阴囊瘙痒的患者，除了使用药物外，食疗也很管用。下面就给大家推荐一款茅根薏仁粥，常喝此粥，可凉血祛湿止痒。

具体方法是：准备生薏仁 300 克，鲜白茅根 30 克。先煮白茅根，约 20 分钟后，去渣留汁，再放入已洗净的生薏仁煮成粥即可。

---

## 金冷法养护睾丸增强性能力

在不少人的心目中总以为只有温水浴才可防病保健，所以大都习惯于洗浴池、药浴（为蒙医和藏医独特疗法之一）、沙浴、日光浴等，而对冷浴就不大在意了。岂知冷浴在某种程度上的保健作用却优于温浴。冷水浴一般用井水，乘凉浇头、擦身、泡脚、坐浴。不论工作多时或劳累、困倦等，冷水浴后立刻精神百倍。冷水浴可起到冷刺激作用，促进新陈代谢，增强抗病能力，提高健康水平。

人们在漫长的岁月中慢慢发现，低温对睾丸有好处。《黄帝内经》中就说：“肾者，主蛰，封藏之本，精之处也……为阴之太阴，通于冬气。”

自宋代以来，在程朱理学与封建礼教的束缚下，除了一些道教房中术外，性养生学、性医学几乎销声匿迹。然而，在民间，性养生的研究活动并没有停止。很多民间的养生方法都在流行，一种模拟冬之阴气(低温)的养生术“金冷法”就在这样的历史背景下在非官方的夹缝中形成了。金冷法的“金”是指效果，金取其坚固之义。《易经·蒙》把刚强的男人比作“金夫”，故有人把“金冷法”形象解释为“金枪不倒法”。当然，这样的说法有些夸张了，但低温确实对睾丸有好处。

“金冷法”有很多种操作方式，其要点是“睾丸(外肾)要低温”。在这里，给大家介绍一种简易的操作方法。

房事前先用冷水洗睾丸，或用湿冷的毛巾包绕整个阴茎和阴囊，这样可以使睾丸温度降低，血流减慢，消除紧张，舒缓敏感。男人就能从容地竭尽爱抚之能事，待到女方兴奋时，再徐缓地进入反应状态，可抑制早泄。平常洗澡时，用凉水与温水反复刺激睾丸，可起到锻炼男人性能力的作用。

---

**⊙养精小贴士**

要提醒男性司机朋友的是，一天坐着开车不要超过3小时，因为睾丸贴着身体时间过长，会使温度升高，影响精子的生成。

---

## 预防附睾炎，饮食第一位

当今社会，随着附睾炎发病率的增高，很多男性被附睾炎所困扰，给身心健康带来严重的伤害。附睾炎是发生于附睾的非特异性感染性疾病，青壮年是发病的高峰期，儿童或老年人时有发生。它也是阴囊内比较常见的炎性疾病，临床常见附睾肿痛，并向腹股沟及下腹部放射。那么治疗附睾炎的方法是什么呢？

当阴囊附睾部位出现突然性疼痛，附睾肿胀，附睾硬结，触痛明显，并伴有发热等症状的时候，要考虑是否患了急性附睾炎。急性附睾炎多发病于尿道、前列腺或精囊感染之后，慢性附睾炎常由急性期治疗不彻底而引起。附睾炎也是一种较为严重的疾病，会对性生活和生殖功能造成危害，还会引起睾丸炎。

附睾炎不仅给病人带来疼痛、肿胀等痛苦，还会给精子带来破坏作用。

附睾是精子要输出时候的必经之路，是未成熟的精子的“摇篮”，在这里，精子进一步成熟并获得足够的能量。一旦它发生了炎症病变，将会严重影响精子的成熟，甚至可能造成精子被阻而无法正常输出。它对精子的杀伤力，比前列腺疾病要大得多。当附睾发生病变后，分泌的各种营养精子的物质均会明显减少，使精子的能力明显减弱，最终导致排出精液中不能活动的精子或死精比例明显增高。即使是能活动的精子，其活动能力也是比较弱的，最后导致弱精子症或死精子症。因此，患者出现症状的时候要尽快去医院进行检查，积极配合医生的诊治。

而附睾炎可分为急性和慢性两种，急性附睾炎的症状是，高热白细胞突然升高，患者的侧阴囊有明显的胀痛，沉坠感，并且下腹部及腹股沟部有牵扯痛，在站立或行走时会更加痛。而患者的侧附睾有明显的肿大、压痛的现象。一般情况下，急性症状可于一周后逐渐消退。

部分病人因急性期未能彻底治愈而转为慢性，但多数病人并无明确的急性期，这类炎症多继发于慢性前列腺炎或损伤。患者会感觉到侧阴囊有隐痛，胀坠感，并且疼痛的时候还常牵扯到下腹部及腹股沟，有时还有鞘膜积液出现。在检查时附睾常有不同程度的增大变硬。有轻度压痛，同侧输精管可增粗。

而急性附睾炎，除了去医院进行治疗外，在家里休养的时候还要注意一些问题，那就是急性期患者在卧床休息的同时，最好是托起阴囊以减轻疼痛；并且要多饮水，忌辛辣刺激类的食物，多吃新鲜的蔬菜，保持大便通畅；另外最好是少坐，也不要骑自行车；忌提重物及避免增加腹压的动作，如咳嗽、用力排便等。最重要的是，急性期和慢性期都要注意节制房事，以免加重病情。

很多人都会问，附睾炎是怎么引起的呢？

附睾炎往往是继发于前列腺炎、尿道炎、精囊炎等生殖感染疾病，所以预防睾丸炎重要手段之一，就是预防各种生殖感染疾病，做到洁身自好，尽量避开感染源。大多情况下，患上这类病的男性大都经不住美女的诱惑，经常泡歌厅酒吧寻欢作乐，频繁地更换性伴侣，追求新奇的性刺激。而频繁变换性伙伴，非常容易沾染性病，给自己和配偶带来终生不可弥补的痛苦和不幸。所以，对健康负责的男人要遵守社会道德的规范，和自己的妻子过好性生活，这种有规律的、心情平和、舒畅的性生活才能真正有益于身心健康。

需要提醒的是，患者一旦发生包皮龟头炎等症状，应考虑感染性病的可能性，应及时到医院做男性生殖感染的检查，查找引起疾病的原因，以免延误炎症的诊治，错过了最佳治疗时间。

患了附睾炎在饮食上应该注意哪些问题呢？以下是一些辅助性的食疗方，可提高自身免疫力。

（1）荸荠 150 克（带皮），洗净去蒂，切碎捣烂，加温开水 250 毫升，充分拌匀，滤去渣皮，饮汁，每日 2 次。

（2）甘蔗 500 克，去皮，切段，榨汁，饮服，每日 2 次。

（3）雪莲花瘦肉汤：瘦肉洗净，切块，放入锅中，加清水适量煮开，然后下雪莲花，煮至瘦肉熟后，加葱花、食盐、味精、猪油、姜末、胡椒等适量调味服食，每日 1 剂。

（4）独味蜂王浆：用开水将蜂王浆配制作 1 ：100 的溶液。每日口服 2 次，每次 20 ~ 30 毫升，长期服用。

（5）鲜海蚌肉 50 克，煮汤食之，每日 1 次。

（6）粳米 50 克，丝瓜 1 条，煮粥食之，每日 1 次。

（7）血见草、黄药子各 12 克，用水煎服，每日 1 剂。

（8）肾经草 18 克，升麻 15 克，用水煎服，每日 1 剂。

（9）小茴香、苍耳子、杜仲、丝瓜络各 10 克，用水煎服，每日 1 剂。

**⊙养精小贴士**

男性朋友该如何自查是否患上附睾炎呢？一般附睾炎患者会有硬结，硬结大多发生在附睾丸头部或者尾部，大多发生在尾部。急性附睾炎有睾丸被挤破的感觉。

## 鞘膜积液，一种不容忽视的疾病

正常男性的睾丸鞘膜囊内有少量液体，起滑润和保护睾丸的作用，但是如果液体过多，就会形成睾丸鞘膜积液。临床上鞘膜积液很容易和其他疾病混乱，出现误诊现象。有不少鞘膜积液患者曾被误诊为腹股沟斜疝、鞘膜积血、睾丸肿瘤等症，给患者带来了莫大的精神折磨和经济负担。所以鞘膜积液在治疗前一定要留意判断辨别，不容忽视。

鞘膜积液的表现为阴囊或精索部位囊性肿物，多数为单侧性，多数呈卵圆形，一般无不适感，大小可有很大差异。先天性鞘膜积液在平卧时，挤压积液可以使之逐渐缩小甚至完全消失。患者常表现为阴囊内出现逐渐增大的肿块，伴随阴囊下坠感，巨大鞘膜积液可影响行走。原发性睾丸鞘膜积液的阴囊皮肤正常，张力较大，可透光。如鞘膜张力不大，比较柔软，应想到可能为慢性鞘膜积液，应警惕睾丸、附睾存在病变，如结核、梅毒、炎性病变、肿瘤及丝虫病等。

儿童发生鞘膜积液时，多是先天性因素所致，成人鞘膜积液可分为急性鞘膜积液和慢性鞘膜积液两类。其发病原因如下。

（1）结核杆菌、淋病双球菌还有其他各种非特异性细菌侵入导致，在热带地区流行的丝虫病等寄生虫感染也可以通过影响淋巴引发。

（2）睾丸及附睾疾病的并发症，如急性炎症能引发急性积液。

（3）外伤引起，如阴囊内的外科手术操作可能刺激精索和损伤淋巴管而导致积液。

（4）睾丸、附睾、鞘膜、精索等部位发生癌肿并且侵及鞘膜，也可以造成分泌、渗出增多以及阻塞淋巴系统出现慢性积液。

（5）有些全身性疾病会引起全身组织水肿或腹水的出现，这样也会导致积液的出现。除此之外睾丸扭转、睾丸附件扭转、精索静脉曲张等阴囊良性疾病也可诱发鞘膜积液的发生。

睾丸鞘膜积液对男性造成的影响有以下几点。

（1）鞘膜积液过大，阴茎被阴囊皮肤包绕时不利于正常性交。

（2）睾丸周围的鞘膜积液压迫睾丸影响血液循环，进而影响生精功能。

（3）继发于结核、睾丸炎等疾病者，会将病症遗传给后代或者产生异常精子，不利于生育。

中药治疗以通络利水、补肾消肿为治则。可用以下处方加减：猪苓 10 克，车前子（包）10 克，桑枝 15 克，丝瓜络 10 克，木瓜 10 克，当归 6 克，赤芍 6 克，泽泻 10 克，茯苓 10 克，山药 15 克，荔核 10 克。以上药物可视年龄加减剂量。水煎，每日 1 剂，每服 10 ~ 15 剂为 1 疗程，可服用 1 ~ 2 个疗程。一般服药 3 ~ 5 剂后即有效。

也可用母丁香粉 40 克，压粉装瓶备用。其用法是，先将肚脐洗净擦干，然后取 2 克药粉放入肚脐中，再盖敷料 1 块，用胶布固定，每隔 2 天换药 1 次，20 天为 1 疗程，间歇 10 天，再行第 2 疗程。

另外，还可用茯苓桂枝白术甘草汤。其药方是，茯苓 24 克，桂枝 18 克，白术 12 克，炙甘草 12 克组成。将上药加水 600 毫升，煮取300毫升，去滓，分3次温服。可治温阳健脾，利水消肿。此方出自《伤寒论》。

除了药物治疗外，食疗也是个不错的方法，而且不会产生副作用。

下面介绍一款茴香粥。

茴香粥

**具体方法是：**小茴香10克，粳米100克。先用水煎小茴香，取汁去渣，然后再加入粳米煮成稀粥食用。

此粥具有行气止痛的功效，对于寒湿所致水疝有很好的疗效。

---

**⊙养精小贴士**

鞘膜积液是一种不容忽视的疾病，那么我们该如何预防呢？首先，在平时要禁酒，忌食辛辣、刺激性食物。

---

## 睾丸隐形杀手之一：睾丸炎

睾丸炎是男性中常见的一种生殖器感染疾病，多发于青壮年。随着夏季的到来，细菌肆意妄为，很多人都被睾丸炎所困扰，严重危害了正常的生活和学习。

那么，睾丸炎的具体表现又是什么呢？又有什么治疗的方法呢？

睾丸炎是一种由于致病菌引发的炎症感染。导致睾丸炎的病因非常多，睾丸炎的致病原因不同也就决定了睾丸炎的类型不同。睾丸炎可分为慢性非特异性睾丸炎、急性非特异性睾丸炎、急性腮腺炎性睾丸炎三种，其中急性腮腺炎性睾丸炎是最常见的睾丸炎发病原因。

急性睾丸炎的症状有哪些呢？

急性睾丸炎发病突然，患者具有寒战等发烧症状，患病的一侧睾丸胀痛，伴有下坠感，摸上去感觉疼痛，疼痛面积延伸扩大到腹股沟，全身酸痛，可发生恶心、呕吐的症状。由附睾炎和腮腺炎引发的急性睾丸炎，伴有附睾肿痛和腮腺肿大等症状。

睾丸炎症严重时形成睾丸脓肿，患者全身症状更加突出、严重。睾丸脓肿患者睾丸明显肿大，阴囊壁水肿，鞘膜脏层充血红肿，鞘膜腔内有浆液渗出。睾丸本身肿胀明显，切面有局限性坏死，有化脓性物质，曲细精管上皮细胞被破坏。

睾丸炎被称为“隐形睾丸杀手”，可见它的危害是多么严重。感染了睾丸炎有哪些后果呢?

睾丸炎可诱发各种严重疾病，如精索静脉曲张、静索炎、前列腺炎，内分泌疾病、肾炎、泌尿感染疾病、恶性肿瘤等，甚至威胁男人生命。它就像一个传染源，继续感染着其他器官并导致它们发生病变。

睾丸炎可导致男性性功能下降，甚至完全丧失性功能，给夫妻生活带来困难，给家庭生活带来不可预料的影响。它还能导致死精，无精，丧失生育能力，并且将炎性病菌传染给配偶，造成妇科疾病，给妻子带来巨大伤害。

中医认为，急性睾丸炎属“子痈”范畴，多为湿热下注，热毒结聚所致。当以清热解毒，活血散结，消肿止痛为治，现将巧用中成药治急性睾丸炎介绍如下：

1. 如意金黄散

取金黄散1袋研末，加入凡士林适量或鸡蛋清适量，调为稀糊状，外敷患处，胶布包扎固定。每天换药1次，5天为1个疗程，连续敷药2 ~ 3个疗程。可清热解毒，消肿止痛。

2. 紫金锭

紫金锭10粒研为细末，加入食醋适量调为稀糊状，敷于患处，敷料覆盖，胶布固定，每天换药1次，连续用药5 ~ 7天肿消痛止。有清热解毒，消肿止痛的作用。

3. 七厘散

七厘散1～2支，大黄粉、黄连粉、黄檗粉各15克，上药混合加入清水适量调为软膏，将药膏外敷患处，每天换药1次，连续用药50天。可清热解毒，消肿止痛。

4. 六神丸

六神丸20～30粒与大黄、黄檗各10克共研细末，加入食醋调为稀糊状，外敷患处，用胶布固定。每天换药1次。5天为1个疗程，连续用药2～3个疗程可治愈。可清热解毒，消肿止痛。

5. 艾灸阳池穴法

用陈年艾草炙烤阳池穴，可以解毒消肿。

另外在食疗上也可选用清热解毒，补肾壮阳的食物。

下面就给大家介绍几款汤。

1. 鲜蘑干贝鹿鞭汤

**具体做法是：**准备鲜鹿鞭1条，干贝、海米各30克，母鸡肉、带皮猪肉各500克，水发香菇50克，鲜蘑150克，清汤1750毫升，水淀粉25克，鸡油15克，料酒25毫升，香菜末10克，葱、姜各25克，食盐、味精、胡椒粉各适量。先取鹿鞭用刀沿尿道剖开，用刀将尿道层片掉，开水烫去外皮，再去掉一层白皮，上锅沸水煮1小时，取出用凉水洗净。另取锅放入鹿鞭加上清汤、干贝、海米、香菇、母鸡肉、带皮猪肉、葱、姜上火炖烂。将炖好的鹿鞭捞出（其他配料不要），用刀切成像眼镜片一样薄厚。砂锅置于火上，注入清汤，加入鲜蘑、料酒、味精、胡椒粉、食盐、水淀粉，再把鹿鞭放入同烩，然后倒入大海碗内，淋上鸡油，撒上香菜末即成。

此方中，干贝味甘、咸，性平，能滋阴、补肾、调中、下气、利五脏。鲜蘑味甘，性平，归胃、大肠经，能益神开胃、化痰理气、补脾益气。而鲜鹿鞭味甘、咸，性温，入肝、肾、膀胱三经，能补肾壮阳、益精。此汤具有补肾壮阳、益精暖窍的功效。对于男子慢性睾丸炎、虚劳体瘦、精神疲倦、头晕目眩、视物模糊、阳痿、早泄等症有很好的疗效。

2. 绿豆煲鸽汤

**具体做法是：**准备瘦鸽2只，绿豆55克，猪瘦肉200克，陈皮10克，生地黄50克，食盐适量。先将绿豆、生地黄洗净，陈皮浸软洗净。把瘦鸽剖好去肠杂洗净，剁去脚，放入沸水中煮5分钟，捞起洗净。然后把猪瘦肉放入沸水中煮5分钟，捞起洗净。另取锅加适量清水煲沸，放入上述原料煲沸后，小火煲4小时，加入食盐调味便可食用。

此方中鸽子味甘、咸，性平，归肝、肾经，能滋肾益气、祛风解毒、补气虚、益精血、暖腰膝、利小便。绿豆味甘，性寒，入心、胃经，能清热解毒。此汤具有清热利湿、解毒补阳之功。对于睾丸炎而致睾丸疼痛、不能房事、勃起功能障碍、口干口苦、大便不爽等症有很好的疗效。

---

**⊙养精小贴士**

在饮食上，睾丸炎患者应该多吃新鲜蔬菜与瓜果，增加维生素C等成分摄入，以提高身体抗炎能力。少吃猪蹄、鱼汤、羊肉等“发物”，以免炎症进一步加重症状，导致睾丸炎进一步浸润扩散和加重症状。还要注意不要吸烟喝酒，不要吃辛辣刺激食物，不要久站久坐，不要过度性生活，不要频繁手淫。

---

## 睾丸“冷面杀手”：睾丸肿瘤

睾丸肿瘤是男性生殖器官最常见的一种肿瘤，欧美发病率较高，中国发病率较低。81.8%的患者发生于45岁以上，据统计显示，男性睾丸癌的发病率是十万分之七，且逐年增加，原因通常是恶性肿瘤转移造成。睾丸癌是一种恶性程度很高的肿瘤，一旦发生，转移得也很快，非常危险。但好消息是，如果睾丸癌能及早发现，并及早治疗，治愈率几乎可达 90%，所以对于睾丸的周期性检查不可轻视。

睾丸肿瘤患者在早期就会发现一些异常现象，就是在睾丸里悄悄地营造出一个包块来，此包块不痛不痒，却十分沉重，硬得像块石头一样，患者常有下坠感。有的个别肿瘤可长得巨大，达几十千克重，那时患者行走已非常困难。有的肿瘤还能分泌一些雄激素、绒毛膜促性腺激素等，干扰人体正常的生理功能，出现内分泌紊乱的异常表现，当然，这也为医生检查身体时提供了诊断依据。

睾丸肿大患者约有 80% 在早期出现明显的睾丸肿大，伴有疼痛，就是局部受压也不感到疼痛。睾丸摸上去像石块样质地坚硬，这与普通的睾丸炎时睾丸呈均匀性肿胀和质地并不坚硬有着明显的区别。随着肿瘤的生长，重量会骤增，如用手托起睾丸，仿佛手里托着石块样。如果睾丸肿瘤在早期会发生阴囊或睾丸内出血、坏死，或因外伤导致破裂，肿瘤侵犯睾丸外组织，可引起阴囊剧烈疼痛，或者使睾丸下坠，牵拉局部神经而反射性地引起下腹疼痛，令人感到非常痛苦。男性乳房发育或者不育也可能是因睾丸肿瘤的缘故，应引起注意。发现可疑症状时，可平躺在床上用右手的拇指和示指轻轻按在一个睾丸上，再从左到右捻动 5 ~ 6 次，以发现双侧睾丸是否大小对称。需提醒的是，睾丸癌早期治愈率可达 90% 以上，晚期只有 50%。

患处晚期表面可呈结节状，可与阴囊粘连，甚至破溃，阴囊皮肤可呈暗红色，表面常有血管迂曲。做透光试验检查时，不透光。若为隐睾发生肿瘤多于腹部、腹股沟等处摸及肿块，而同侧阴囊空虚，部分睾丸肿瘤患者同时伴有鞘膜积液。因此，男性应增强健康意识，关注睾丸状态，做到随时自我检查，及时发现和治疗。

睾丸肿瘤以淋巴结转移为主，常见于髂内、腹主动脉旁及纵隔淋巴结，转移灶可以很大，腹部可以触及，患者诉说腰、背痛。

中医理念上将睾丸肿瘤分为气滞血瘀，湿热蕴毒型，肝肾阴虚，气血郁滞型，肝郁痰凝型等不同的症状，所以在用中医治疗方案的时候，最好要知道自己是属于哪一种类型的病症，才好辨证治疗。下面我们就来具体介绍一下治疗这些类型的药物。

1. 气滞血瘀，湿热蕴毒型

其表现为睾丸有肿瘤，并且结节坚硬，皮肤粘连，皮色紫黯，舌质绛，苔黄厚，脉沉弦有力。针对这种类型可用血腑逐瘀汤合八正散加减。准备生地、桃仁、丹参、川芎各 12 克，乳香、没药、血余炭、赤芍、白芍、牛膝各 9 克，半枝莲、龙葵各 30 克，黄檗、苍术各 10 克。

2. 肝肾阴虚，气血郁滞型

其表现为睾丸坠胀，累及小腹，还伴有腰酸腿软乏力，面色失华，并且还有舌质黯，苔白或少苔，脉沉细的现象。针对这种类型的病症，我们可以选用补益肝肾，理气散结的方法。可选用六味地黄丸合橘核丸加减。其主要的药材有：熟地、生地、山萸肉、女贞子、桑寄生、肉苁蓉各 9 克，橘核、荔枝各 12 克，茴香、莪术各 6 克，虎杖、夏枯草各 15 克。

3. 肝郁痰凝型

其表现为睾丸肿硬胀满，有时会出现下肢水肿的现象，有的出现睾丸肿甚至皮肤破溃、出血、腥臭的现象，并且烦躁易怒，胁肋胸脘胀痛或窜痛，伴有舌体胖，舌质黯红，苔厚腻，脉弦滑的现象。针对这种症状，我们一般采用理气疏肝，化痰散结的方法。可选用柴胡疏肝散合导痰汤加减。其主要的材料有：柴胡 9 克，白芍 10 克，当归 15 克，枳壳 12 克，制南星 12 克，浙贝母 30 克，郁金 10 克，橘核仁 10 克，夏枯草 30 克，鸡内金 15 克，瓦楞子 30 克，昆布 30 克，海藻 30 克，乌药 10 克，荔枝核 10 克。

另外，如果不幸患上了睾丸肿瘤，一些食物也可以帮助患者减轻病痛：其中抗睾丸肿瘤的食物有海带、鲫鱼、荞麦、核桃、荔枝、山楂、丝瓜、莴苣、乌梅、灵芝等；腰痛宜吃芋艿、栗子、梅子、荔枝、丝瓜；感染宜吃油菜、苦瓜、豆腐渣、泥鳅、香椿；女性化症状明显宜吃海马、对虾、淡菜、核桃、羊肾、麻雀。

睾丸肿瘤患者应该禁食的食物有：烟、酒及一切辛辣刺激性食物；霉变、腌制、油煎、肥腻食物，除有女性化症的患者，忌温热壮阳性食物，如羊肉、狗肉、韭菜、动物鞭等。

## 睾丸发育不良，肥胖有重大嫌疑

随着生活水平的提高，肥胖儿童越来越多，而肥胖症带来的问题也变得多起来。很多肥胖的男童都会出现睾丸发育不良的症状，所以应引起家长们的重视。要知道，爱他不是娇惯他，而是给予平衡的饮食让他健康成长。

小熊是熊家唯一的孙子，当他还在妈妈肚子里的时候就没少吃各种营养补品，而出生后，家人又开始给孩子补这补那，等长大了些后，对于孩子爱吃的炸鸡腿之类的快餐食品，更是有求必应。所以孩子 6 岁不到就已经长到了 110 千克，10 岁那年体重已突破了 150 千克。在一次的健康体检活动中，发现孩子的睾丸发育严重不良。

医生在给小熊做完检查后，再询问了小熊这些年的生活情况后，告诉其家长，出现睾丸发育不良的主要原因就是孩子的生活方式和饮食习惯。为了要让小熊发育正常，医生建议小熊减少饮食量，并且加强锻炼。只有当体重减到 140 千克以下，其睾丸发育情况才能有明显改善。听了医生的话，小熊的家长督促着小熊坚持锻炼了 1 年半后，体重下降到了 140 千克左右，并且小熊的体质状况也有了明显的好转。

中医认为，肥胖者多阴盛阳衰，长时间下来肯定会影响到男性的阳气生发，进而出现阳痿、性欲下降等问题。正所谓“阳气生于四肢”，运动就可以起到增补阳气的作用，经常做以四肢活动为主的运动，可以适时补充人体阳气。另外有些食物也可以起到治疗阳虚体胖的效果。

下面介绍两款减肥食疗方。

1. 鳑鲏二仙汤

**具体做法是：**准备鳑鲏 200 克，仙茅、仙灵脾各 15 克，山茱萸 20 克，料酒、葱段、姜片、食盐、胡椒粉、香油各适量。先将仙茅、仙灵脾、山茱萸浸泡半小时，再煎煮 60 分钟，收取其汁，待用。然后将洗净的鳑鲏放入锅中，加料酒、葱段、姜片、药汁和适量清水，先以武火煮沸，后以文火炖熬，待鱼肉熟烂时，加入食盐、胡椒粉、香油稍煮即成。

此方中鳑鲏味甘，性温，入肺、肾二经，能补气健脾、补益元气。而仙灵脾味辛、甘，性温，归肝、肾经，能补肾阳、强筋骨。仙茅味辛，性温，入肝、肾经，能温肾阳、壮筋骨。此汤具有温补下元、促进睾丸发育的作用。对于阳虚体胖者有很好的疗效。

2. 盆子锁阳肉汤

**具体做法是：**准备锁阳 30 克，党参、山药各 20 克，覆盆子 10 克，猪瘦肉 500 克，食盐、味精各少许。将上述药材用布包好，然后将猪瘦肉洗净，切块。再将药及猪肉一同入锅，加水煮开，再一同倒入大汤碗内，隔水文火炖至肉熟烂为止，食时可加食盐适量及少许味精调味即可。

此汤具有补肾阳、益精血、补脾胃的功效。对于脾肾阳虚、精血亏虚而致睾丸偏小或隐睾、食欲不振、腰膝冷痛、头晕耳鸣、小便频数、阳痿、早泄、精冷不育等症均有很好的疗效。

此方中，锁阳味甘，性温，归脾、肾、大肠经，具有补肾阳、益精血、润肠通便之功。猪瘦肉味甘、咸，性平，入脾、胃、肾经，具有补肾养血、滋阴润燥之功。覆盆子味甘、酸，性温，归肝、肾、膀胱经，具有益肾、固精、缩尿、助阳、明目之功。

## 合理安排性生活填精养肾

有人认为，男性肾脏生病应当禁欲，认为禁欲可以有效避免“损伤精气”。那么，这种观点究竟是否正确呢？

其实，对于肾功能稳定的男性，还是可以进行性生活的，但要适度，不可多度，因为性生活是强度较高的活动。性生活要自己感觉，以愉快而不疲劳为度。随着病情稳定，性生活的频度及强度可适当增加，逐渐形成正常性生活。但是对于存在血尿、大量蛋白尿、明显水肿及高血压者，或有进行性肾功能减退者，都不宜进行性生活，均应静卧休息和积极治疗，避免性生活。

由此可见，有节制，因人制宜的性生活才是真正对身体健康有益的性生活，这其中睾丸是直接获益的部位。填精养肾离不开对睾丸的照顾，合理安排性生活与其说是在养肾也可以说是在涵养睾丸。

以上合理安排性生活有益肾脏及睾丸健康的观念从传统中医中可以找到对应的调养原则与方法。中医认为，酸、苦、甘、辛、咸五味与五脏是一一对应的，味道不同，起到的作用也就不一样。而理论上讲“咸味入肾”，晨起喝一杯淡淡的盐水，能起到很好的补肾作用。但是，国人饮食口味偏重，食盐摄入往往超标，所以这杯淡盐水不要放太多盐。而这样做也是间接地养护了睾丸的健康。

## 擅养睾丸，增强男性性能力

睾丸是男性生殖系统中十分重要的组成部分，是产生精子的地方。广大男性朋友一定爱护自己的这位“小兄弟”，它是性福的来源，是“精子库”。只有了解自身健康需求的男性才能做到合理养护睾丸。一般情况下，养护睾丸的方法主要表现在以下两个方面。

（1）戒除不良生活习性。应该避免长期性的吸烟和酒。烟和酒是精子的大敌，有些男性的身体对香烟中的毒素相当敏感，香烟中的尼古丁能杀伤精子。

（2）给精子足够的营养物质供其生长。有些男子饮食单调、偏食、挑食、不喜欢吃动物性食物，比如奶制品和禽蛋类，天长地久，可使体内含锌量下降。而微量元素锌被誉为“夫妻和谐素”，精子数目如下降 30% ~ 40%，还可能会导致丧失生育能力。

下面介绍一款保养睾丸的药膳。

仙人掌花瘦肉汤

**具体做法是：**准备仙人掌花 15 克，猪瘦肉 100 克，调料适量。将仙人掌花洗净，切细，猪瘦肉洗净，切片。锅中加水煮沸后，加入瘦肉喝调料，煮至猪肉熟后，下仙人掌花、食盐、味精等稍煮即可，每日 1 剂。

尽量避免精子在温度偏高的环境中活动。由于精子成长的过程需要低温，为维护这种生理状态，当气温太高时，阴囊扩大散热面积，在冷时它又会皱起来，以减少散热面积，从而保持睾丸的温度。如果男子有爱洗热水澡的嗜好，会使精子数量减少，导致不育。

处于生育期的男性不要随意滥用药物。经常使用镇静药、抗肿瘤药、化学药物中的白消安、呋喃类药、激素类药可引起精子生长障碍，使精子染色体损害和断裂；大量受放射线照射亦可引起精子染色体畸变。

为此，提醒男性朋友，在平日的饮食和生活当中一定要注意，不要在不知不觉中对睾丸造成伤害。

---

**⊙养精小贴士**

从小培养正确的坐姿，尽量不选择自行车作为代步工具，以避免睾丸在不经意中受到伤害，养成良好的生活习惯是男性睾丸自我保养的第一步。

---

## 睾丸健康的自我检测方法

睾丸又被称为外肾是很多男性都知道的。许多男性朋友都想提高自己的性能力，让生活更加丰富多彩。为了自己及爱人的“性福”，越来越多的男性朋友开始进行补肾养生，可患上阳痿、早泄的人还是越来越多。睾丸控制着男人的生育，控制着男人的性功能。这也是男人们无比在乎、重视睾丸的原因。

睾丸的养护方法有很多，但对于它是否健康的检测方法却不多。除了到医院接受正规的检查外，还可以进行自我健康检查，虽然在专业性和准确度上无法和专业医疗机构相媲美，但还是有辅助检查的功效的。下面就为男性朋友们介绍一种简单可行的检查方法——“指圈检测法”。

成年男性的睾丸正常尺寸，和拇指与示指圈成的圆圈差不多大。具体办法：让自己的大拇指和示指围成一个圆圈，去套睾丸，不松不紧，睾丸正常。当然，稍微有些松或有点儿紧都是无大碍的；若很松或根本塞不进去，那么睾丸的健康状况就值得商榷了。如果睾丸的尺寸过小，甚至有萎缩现象，就要看看年龄，老年人出现睾丸萎缩是比较常见的，如果是中青年男性则可能是睾丸因为某种因素提早老化衰退了，这是十分危险的信号。还有一种情形，如果原来可以塞进去的，但这几天突然变大以致根本塞不进去，就有可能是睾丸病变了。

睾丸负责生产精子和性激素。睾丸活力充沛，男人将青春不老。睾丸得到有效的保养，性健康得到保障，性功能才能真正发挥作用。性功能出现险情，睾丸变小是一个明显的标志，这表示睾丸可能已经开始萎缩，将会严重影响精子的产生和性功能。如果睾丸继续变小，在精液中有可能就找不到精子了，男人也就没有了生育能力，性功能也随之消失了。此时，也间接反映了男性肾脏健康出了问题。

## 中西结合提升肾气，预防睾丸萎缩

医学上的睾丸萎缩，是指睾丸原先是正常的，后出于某种原因，才逐步萎缩变小，大多数能引起不育。

中医称睾丸萎缩的现象为“子萎”。其因或先天不足，肾气亏损，睾丸失养所致；或先患子痈，余邪未尽，睾丸乏于润泽或肝气郁结，血脉破滞，不能荣于睾丸而萎。这其中，肾气亏损的情形最为常见。怎样才能防止肾气丢失，预防睾丸萎缩的发生、发展呢?

可以从以下几方面入手重视。

（1）在青春期期间的男孩一定要谨防患上流行性腮腺炎病毒，俗称“痄腮”病。这是因为，当睾丸受此病毒侵袭后，睾丸内的生精组织会受到破坏，睾丸体积缩小，质地变软。

（2）热爱运动的男性朋友一定要谨防运动损伤或撞击。损伤阴囊或睾丸部位发生过撞击性损伤，造成阴囊血肿或睾丸裂伤等，即使创伤愈合，睾丸也会长期处于供血不充裕状态，发生萎缩。

除了以上两种之外，药物影响也是常见的原因，应当额外留心。

如果男性朋友自身患有其他慢性疾病，需要长期服用某些有毒性药物，例如砷剂，或者反复使用对抗雄激素的雌激素类药物，例如乙底酚等，都会引起睾丸萎缩。因此要提前和自己的主治医师确认最佳的治疗方案，把对自身健康的损害降至最低。

对于睾丸萎缩的治疗方法，建议采取中西医结合的治疗方。西医方面遵照医嘱服药，常见的运用药物有醋酸可的松、氯米芬、维生素 E 等。然后再结合中医传统的针刺疗法：艾灸关元、气海等有效对症穴位，达到内外兼治的目的。

---

**⊙养精小贴士**

男性朋友应远离有放射性物质影响的场所。凡是较长时间接触放射性物质者，例如长期从事 X 线、同位素等职业人员，如未做很好保护措施，都会引起睾丸萎缩症。

---

# 第八章
# 前列腺：守卫精气的枢纽

## 前列腺炎不用慌，食疗验方来帮忙

男性的前列腺的健康与否，直接影响到其身体的状况，影响到男性的性功能。不少前列腺疾病患者都有很大的心理压力，认为自己患了这种病就等同于自己的性器官坏了，而这种负面的精神状态对于病情的恢复有很大的影响，导致消极的心理障碍与器质性病变相互影响，形成恶性循环。

某些前列腺疾病会影响男人的性功能，给男性的幸福生活带来阴影。受到前列腺疾病困扰的男性经常遇到的情形是：慢性细菌性前列腺炎可使患者出现性欲减退，并且出现遗精、早泄、射精痛、血精等现象，而前列腺结石症也可造成阴茎异常勃起，出现阴茎部放射性疼痛、性欲低下、射精疼痛、血精等症状。

但是，要提醒大家的是，我们应该对前列腺病变有一个正确的态度，既不能认为无关紧要，也不能主观臆想自己的性功能“已经被毁坏”，因为在这两个极端情况下，前列腺都很可能会反复、长时间、连续地充血扩张，导致慢性充血。所以建议大家要以正确的态度对待疾病，积极配合治疗，合理安排性生活，既不应过于频繁，也不宜完全禁欲。

现在有很多新婚夫妇，甚至是一些同居的情侣，在初涉性事时双方都处于极度兴奋状态，在一个月之内几乎每天都有 3 次以上的性生活，有的时候还可达到五六次。此时，在前三天，男性还会感觉精神饱满，而到了五天以后，就开始有精力不济的感觉。如果还不重视，过不了多久，男性就会出现了明显的阳痿、射精过快等症状。在出现了这种现象后还盲目服药，比如万艾可，虽然此药对于勃起功能障碍者还能起些作用，但对于射精过快之症就没有什么实际性的作用了，甚至会使早泄现象更加严重。

中医认为，一般这种情况的人都伴有精神疲惫、头昏、肢冷、心悸、乏力、腰酸膝楚、食不知味的现象，并且患者尿后常有滴白现象，伴有尿不尽、尿频、会阴不适等症。同时患者舌淡不荣、苔薄白、脉沉细。

这种病症一般就是医学上所说的“新婚性慢性前列腺炎”，是以前列腺充血水肿为主要病理改变的病变。中医认为此类病症属于肾阳亏虚，命门火衰，兼有瘀结下焦，而且患者的早泄与患慢性前列腺炎有关。对于此种情况，可以考虑运用一些食疗方。

芡实鱼头汤

**具体做法是：**大鱼头1个（重约600克），鸡翅100克，豆腐1块，芡实50克，芹菜1棵，食盐适量。将芹菜去叶切碎。鸡翅汆水。把大鱼头切开边，煎至两面微黄色铲起。然后放入锅里加水适量煲滚，放入鱼头、鸡翅、豆腐、芡实再煲沸，小火煲2小时，下入切碎的芹菜及食盐调味即可食。

此方中，芡实味甘、涩，性平，入脾、肾经，能固肾涩精、补脾止泄。鱼头味甘、淡，性微寒，入心、脾、肺、肾经，能温心脾、益智健脑、补气血、益肾。此汤具有健脑养神之功。对于肝肾两虚所导致的早泄、遗精、神经衰弱、腰痛等有很好的疗效。

除了食疗之外，中草药单方验方很多，这里给大家提供几种参考。

（1）生地9克，地榆9克。

（2）丹参12克，赤芍12克，红花9克，桃仁15克，泽兰15克，王不留行15克，败酱草15克，随症加减。

（3）蒲公英 30 克，升麻 12 克，红花 9 克，野菊花 15 克，赤芍 12 克，萆薢 15 克。

（4）乳香、桃仁、丹参、瞿麦、扁蓄、甘草各 9 克，金银花 15 克，黄檗 9 克。腰痛加川断、桑寄生各 9 克。尿混浊加萆薢 9 克。

（5）紫茉莉根（鲜）60 克。

（6）丹参、泽兰、桃仁各 4.5 ~ 9 克，红花 15 克，赤芍 15 克，穿山甲 6 ~ 9 克。

（7）紫花地丁 30 克，紫参 15 克，车前草 15 克，海金砂 9 克。

---

**⊙养精小贴士**

俗话说，夏天进补，冬病夏治，所以夏季是养生保健的一项重要措施。前列腺炎患者可以利用这个季节来进行调理，这对治愈前列腺炎并防止其复发有较好的作用。炎炎夏季，药性要偏于清凉，如菊花、沙参、元参、芦根、百合、扁豆、绿豆、山药、冬瓜之类，单味或配伍煎水代茶、煮粥都可以，但是不要过于温热，因为会损伤阴津，也不要过于寒凉滋腻，使湿热在体内潜伏下来不能散发。

---

## 用中草药良方治愈慢性细菌性前列腺炎

有些男性朋友，在有些时候可能会出现排尿不适，并且局部还有反射性疼痛，性功能障碍等症状。中医认为，这很可能就是慢性细菌前列腺炎的早期症状。那么，到底什么是慢性细菌性前列腺炎呢？又该怎么治疗呢？

慢性细菌性前列腺炎是由一种或多种病原菌引起的前列腺的慢性细菌感染，在前列腺相关疾病中较少见。男性中一些反复的泌尿道感染可起源于慢性细菌性前列腺炎，大多数致病菌为大肠杆菌。慢性细菌性前列腺炎复发率较高，超过 50%。这个病多见于青壮年男性朋友，壮年时期正是男性性功能旺盛期，性活动比较频繁，在性兴奋的刺激下易导致前列腺的反复充血，诱发炎症。另外，青壮年时期也是前列腺分泌最旺盛的时期，如果此时不注意个人卫生，就为细菌的生长提供了良好环境，病原体就可进入前列腺，形成急、慢性炎症。随着生活水平的提高，许多年轻男士都有过夜生活的习惯。泡吧、K 歌、夜宵、朋友聚会这些丰富的夜生活让许多都市年轻人兴奋不已，对前列腺产生极强的刺激，使人体的抵抗力降低，当遇到酒精的强烈刺激，腺体局部毛细血管就迅速扩张、充血，细胞发生水肿，导致前列腺炎。

患有慢性细菌性前列腺疾病的患者一般可在早上起床前后发现尿道口有稀薄水样分泌物或较厚的乳白色黏液，并且在小便时伴有很多不舒服的症状，如会有排尿困难、尿频、轻度尿急、尿道烧灼感，排尿时膀胱部和会阴部也有不适感。后尿道、会阴、肛门等部位还有下坠和钝痛感。常有放射性疼痛，影响到腹部以下部位，包括后腰部、阴茎、会阴部、尿道、睾丸、直肠、耻骨上区、腹股沟、大腿部和股部等，并且放射痛在晚间或早晨较重，有时可伴有性机能减退、早泄、射精痛、遗精，甚至神经衰弱、精神抑郁，偶有血精等现象。

中医认为，本病还会由肾虚、膀胱湿热，气化失衡，水道不和所致，湿邪会趁机内侵、久而化热所导致，细菌在这里就找到了很好的生存环境，所以中医处方还是以清热除湿，补肾固精为目的。这里给大家推荐一个治疗主方：黄芪 30 克，萆薢 12 克，山药 30 克，苍术 15 克，生地 15 克，薏仁 20 克，瞿麦 12 克，车前子 10 克，土泽泻 12 克，茯苓 15 克，黄檗 10 克，猪苓 10 克，元胡 12 克，香附 12 克，甘草 10 克。水煎服，每日 1 剂，每次早晚各 1 次，7 天 1 个疗程，连服三个疗程。如果尿道有灼疼感，加当归 15 克，桃仁 12 克，赤芍 12 克。

慢性前列腺炎是一种慢性疾患，男性患者朋友一定要树立信心，在积极配合药物治疗的同时，也要在日常生活中学会合理、科学地调理，这对该病的康复起着重要的作用。

首先，生活要规律，不能经常熬夜，避免过度劳累及精神紧张，要劳逸结合，进行适当的体育锻炼，如打太极拳、适度的跑步等，可以改善血流循环，有利于局部炎症的吸收消散。

其次，要养成平时多饮水的习惯，以便及时冲洗尿道，帮助前列腺分泌物能够及时排出，从而减轻前列腺的炎症并有助于防止重复感染。

再次，要有良好的卫生习惯，戒手淫、节房事，因为手淫及频繁的性生活会加重前列腺充血，不利于前列腺炎的恢复。同房前后要注意清洗阴茎及会阴部，避免重复感染。

最后，要有良好的饮食习惯，不仅要忌刺激性强的食物，如蒜、胡椒、辣椒、洋葱等，因这类食物可以引起血管扩张，加重前列腺的充血、水肿，还要戒烟酒，因为吸烟可以加重前列腺炎的病情，特别是吸烟对精子的生成、成活率及活力皆能产生不利影响，而饮酒可以显著加重前列腺的充血，使病情加重，影响病情的治愈。

**⊙养精小贴士**

对于治疗慢性细菌性前列腺炎要注意隐私部位的卫生。不少男性在洗澡的时候都会忽略关键部位的清洁，而恰恰是这样的地方容易藏匿细菌，引发疾病。在选择清洁物品的时候，不要随意用香皂等日常清洁品，最好购买男性专用的清洁剂。

## 食补加药补，远离无菌性前列腺炎困扰

我们知道，有细菌性前列腺炎，肯定就会有无菌性前列腺炎。无菌性前列腺炎，顾名思义查不到病原菌。无菌性前列腺炎也称前列腺综合征、前列腺痛，多发生于青壮年，发病率比细菌性前列腺炎高。而中医在治疗这种前列腺炎的时候，是以食补加药补

双向同时治疗的。

无菌性前列腺炎除前列腺疼痛，会阴、阴囊、腹股沟区以及下腰部胀痛不适外，多数患者有尿频、尿急、尿道内刺痛、蚁行感、灼热痛、痒痛感，其症状与细菌性前列腺炎非常相似。长时间不能治愈的患者还会伴有性功能减退、早泄、阳痿，给患者精神带来紧张和恐惧，使患者出现头昏、记忆力减退、精神不振、思想不集中、乏力、出汗、怕冷、失眠等一些神经官能症，甚至有些患者在大小便时尿道口排出少许乳白色黏稠液体，前列腺溢浊比较显著，使患者误认为是身体虚弱引起的“滑精”或“淋病”。

由于无菌性前列腺炎病因复杂，所以治疗比较困难，可采用综合疗法。因此患者首先应消除不必要的思想顾虑，增强战胜疾病的信心，前列腺溢液者大多有神经衰弱症状，首先要消除患者的顾虑，让他们明白尿道口流白为排出的前列腺液，不是漏精，消除他们的紧张情绪。

中医认为本症属肾虚，相火偏亢、精关不固、治宜益肾涩精。所以中医处方的主要目的是补肾固精。这里给男性朋友推荐一个处方：黄芪、山萸肉、黄檗、牛膝、黄精各 9 克，淮山药、补骨脂、覆盆子各 12 克，金樱子 15 克，生牡蛎（先煎）30 克。水煎服，在煎药时要注意，先把生牡蛎煎煮 15 分钟，再加入其他药物，每天 1 剂，早晚各 1 次，7 天为一个疗程，连服 3 个疗程。

如果头晕乏力、腰膝酸软，这是中气不足，要加党参、杞子各 9 克，川断、狗脊各 12 克，以补肾生气；如果下腹、会阴部疼痛，加乌药、延胡、金铃子各 9 克，以达到疏肝行气止疼的功效；如果阳痿早泄，加苁蓉、巴戟肉、菟丝子各 9 克，仙灵脾 15 克，阳起石 30 克，以达到补肾益精的效果，在煎煮时要先把阳起石煎煮 10 分钟，再加其他药物煎煮。

另外，治疗无菌性前列腺除去必要的药物治疗外，还可辅之以食疗，药疗食疗双管齐下，会达到更好的效果。

下面向大家介绍几种食疗方法。

1. 猕猴桃饮

**具体做法是：**猕猴桃50克，滑石10克，车前子15克，甘草6克。先将猕猴桃洗净捣烂取汁备用，然后把车前子、甘草、滑石一块放入砂锅中加水煎煮，煮好后取出药液，并兑入榨好的猕猴桃汁，每天代茶饮用。

因为猕猴桃性寒，尝起来酸酸的、甜甜的，可以解热止渴；而车前子、滑石、甘草具有清热利尿功效。此饮有利尿、清下焦湿热的效果，对无菌性前列腺的治愈有很好的功效。

2. 枯草黄瓜汤

**具体做法是：**黄瓜50克，扁蓄10克，夏枯草15克，瞿麦10克，味精、盐、香油各适量。先将夏枯草、扁蓄、瞿麦水煎，煎好后滗出药液，把药渣倒掉，然后将药汁重新煮沸，汆入黄瓜片，再加调味料后食用即可。

夏枯草味苦辛，性寒，可使坚硬的东西变软，使郁结的东西能够有效地散结，从而使增生的前列腺逐渐缩小，减轻症状；扁蓄、瞿麦均性寒味苦，有清热利尿通淋之功效，适用于湿热性癃闭，黄瓜味甘，性寒，入胃经，可清热止渴、利尿解毒。将上述原料放在一起食用，可以从根本上改善前列腺疾病的症状。

3. 参芪冬瓜汤

**具体做法是：**准备冬瓜50克，党参15克，黄芪20克，味精、香油、盐适量。先将党参、黄芪放砂锅内加水煎煮15分钟，把药渣捞出来，滤出药汁，趁热加入冬瓜片，继续煮至冬瓜熟烂能食，加入调味料即可食用。

经常食用此汤，可以滋补阳气；使小便通畅，因为党参性平，味甘，归脾、肺经，可以补养脾肺，促进中气运行；黄芪补气升阳，善于升举阳气，冬瓜是利尿生津、清热除烦的优良蔬菜。

4. 肉桂车前粳米粥

**具体做法是**：准备肉桂5克，车前草30克，粳米30克，红糖适量。先将肉桂、车前草在砂锅中水煎取汁，将煎好的药汁倒入锅里，然后放入粳米煮粥，待粥煮熟后调入红糖。

此粥具有温煦肾阳、通利水道的功效。每天坚持服用，时间长了对调剂六腑运行，促进小便畅通具有很好的作用。肉桂辛味甘，性温，可温通经脉，温补下元、助命门之火；车前草入肝、肾、肺经，有利尿通淋作用。

---

**⊙养精小贴士**

男性朋友养精不仅在于脏器的养护，饮食的调养，生活习惯的改善也是很重要的。比如：小便时要精神专注，不要说话，因为说话会泻肾气。同时，小便也不能用力，太用力容易耗损肾气。而且，小便时要咬住后槽牙，咬住牙齿收敛住自己的肾气，让它不外泄。

---

## 前列腺食补守精气，古方今用秘授方

前列腺是男性具有重要作用的附属器官。男性朋友如果不做好前列腺炎的预防工作就很容易引起前列腺的发炎。而在某些情况下，前列腺病变的发生和人的精气的盈亏有关系。因为精气是人的主心骨，如果没有了精气，即使人没有病，也会在脸色和精神上表现出病态，与健康人相比更易生病。

《黄帝内经·素问·金匮真言论》说："夫精者，生之本也。"精气包括"先天之精"和"后天之精"。来自父母的"先天之精"就是肾精，主要通过脾胃运化功能而生成的水谷之精气，以及脏腑生理活动中化生的精气通过代谢平衡后的剩余部分，这些精气都储存于肾内，故《黄帝内经·素问·上古天真论》也说过："肾者主水，受五脏六腑之精，而藏之。”肾功能良好对于精气就有很好的闭藏功能，从而防止精气流失而影响生命滋养生长，为精气在体内能充分发挥效用创造了良好条件。

人的肾有两个，在人体腰部脊柱两侧。从功能的角度来说，涵盖了人体的生殖、泌尿、神经、骨骼等各个组织、器官，起调节人体功能、为生命活动提供“元气”“原动力”的作用。因此前列腺从表面看是细菌导致的，其实元凶还是肾虚导致。肾不纳气，肾精不足就会导致气血运行不畅，尿液不能及时顺畅地排出，就会引发前列腺病变。

因此，治疗前列腺炎，关键在补肾养精。俗话说，药补不如食补，食物的药用功效也不能忽视。

但是各种食物都有自己的性味和功效，食疗一定要根据相应的体质类型，选用相应的饮食疗法。例如：阴虚火旺体质类型者宜滋阴降火之品，如水鸭、水鱼、兔肉等，忌牛、羊、狗。

下面为广大男性朋友推荐两款古方食疗方。

1. 三味健脾养肾粥

**具体做法是：**准备白术15克，首乌10克，枸杞子20克，大米250克。将白术和首乌入锅煮，约半小时后把白术和首乌捞出，然后将其汤与枸杞子、大米一起熬至入味。

此方中，白术补气健脾，首乌可补肾、补血、养脑、乌发、安神，枸杞子能养血补肾。在补充蛋白质前饮用，有利于营养物质更好吸收。经常食用不仅可以健脾补肾，还可以强壮肌肉。

2. 狗肉炖仔鸡

**具体做法是：**准备狗肉500克，仔鸡1只，调料适量。先将仔鸡去毛，洗净，然后切成块状；把狗肉洗净，也切成块状，放入锅中，加清水适量煮沸后，把浮沫捞出；然后把鸡块放入炖煮，煮沸后，加葱段、姜末、食盐、味精、黄酒适量，文火慢炖，等狗肉、鸡肉烂熟后即可服食。

经常食用此菜品可温中壮阳、益气补精。狗肉不仅味道鲜美、营养丰富，而且还是很好的中药制剂。中医认为狗肉是一味良好的中药，有补肾、益精、温补、壮阳等功用，民间也有“吃了狗肉暖烘烘，不消棉被可越冬”“喝了狗肉汤，冬天能把棉被当”的俗语。现代医学研究证明，狗肉中含有少量稀有元素，对于老年人的虚弱症，如尿频、尿急、尿失禁、四肢发冷、精神不振作等有很好的作用。

## 坐浴疗法，前列腺疾病不用愁

前列腺疾病是男性常见的疾病之一，临床上治疗方法有很多，不同的患者根据自己的病情可以选择最适合自己的疗法。中医理念认为，治疗前列腺疾病最快最有效的疗法就是前列腺坐浴疗法。

所谓的前列腺坐浴，是目前医学上治疗前列腺的一种比较有效的物理疗法，它不需要任何医疗设备，患者在家中就可以操作，是值得推广的最有效治疗前列腺炎的方法。患有前列腺疾病的人进行坐浴治疗可以很好地疏通经络、活血化瘀，可以对疾病起到缓解的作用。

用坐浴疗法治疗前列腺炎的具体操作为：将40℃左右的水倒入盆内，约半盆即可，每次坐10 ~ 30分钟，水温降低时再添加适量的热水，使水保持有效的温度，每天1 ~ 2次，10天为一疗程。热水中还可加适当的芳香类中药，如苍术、广木香、白蔻仁等。

前列腺炎患者进行坐浴治疗还可选用丝瓜络30克，苦参30克，红花20克，金银花30克，败酱草30克，土茯苓40克，大黄50克，芒硝50克，水煎取汁2500毫升，每晚坐浴1次，另外可配合内服汤剂治疗，1个月为1个疗程，可以起到很好的效果。也可以用单味大黄90克，加水400毫升，水煎后熏洗会阴部，早晚各1次，每次30分钟。

值得注意的是，对于那些已经确诊为因前列腺炎而引起的不育的患者，最好不要采用坐浴法。这是因为精子属于高级细胞，对生存条件的要求很高，男性阴囊内的正常温度一般为32 ~ 33℃，如果当阴囊内的温度因某种原因升高时，就很可能会使精子的产生出现障碍，造成精子停止产生的后果，从而更加减少受孕的可能。所以说，长期用热水坐浴会导致睾丸的生精功能下降。另外，中药坐浴的药汁都是有颜色的，长期坐浴会形成局部的色素沉着，爱美的男性就最好不要长期坐浴。当然，控制水温，别烫着自己也是需要注意的。

而用坐浴疗法治疗前列腺增生的具体操作方法如下：

（1）取普通食醋1份，加入热水5份，水温在41 ~ 43℃，防止烫伤或受凉。坐浴时间30分钟。

（2）取鲜益母草、鲜葱各250克，煮汤一面盆，倾倒便盆内，令患者坐在上面熏蒸。

（3）取热水坐浴，水温以能耐受为度，每次坐浴的时间为15 ~ 20分钟。在坐浴的过程中可做收缩肛门及会阴部的运动，或是在坐浴后，以左右手示指分别按摩会阴、肛门。

坐浴不仅可以治疗前列腺疾病，对痔疮也有一定的治疗效果，我们知道肛门是排便器官，便内细菌相当多，排便后肛周常易残留便迹，便后坐浴应冲洗干净，可治疗痔疮。

## 贴敷疗法，治疗前列腺增生有奇效

很多老年男性朋友都饱受着前列腺增生的煎熬。随着医学的进步，手术治疗前列腺增生的方法已经越来越不受人们欢迎。但如果选择吃药来进行治疗的话，不但会使患者的身体对药物产生依赖，而且还会延误治疗时机。中医认为，治疗前列腺增生的最好方法就是贴敷疗法。

前列腺增生又称前列腺肥大，它是一种慢性疾病，这种疾病在老年男性中比较常见，其发病率也随年龄增长而增加。这种疾病是由于前列腺腺体增生，导致其压迫到后尿道而出现的一些症状，如尿频、尿急、夜尿次数增多，排尿无力和排尿困难等。中医认为，前列腺增生可分为肾气不足型、气滞血瘀型、热毒瘀结型三种，并且用天然药物贴敷治疗，可通过渗透刺激神经反射，来增强肠蠕动，调动机体内部的抗病能力，进而达到治疗目的。这种方法简单有效，避免了长期口服药物的缺点，无痛苦，副作用小，对老年患者尤为适宜。下面我们就来具体介绍一下治疗前列腺增生的不同类型的贴敷方法。

（1）气滞血瘀型，表现为小便不畅，伴有刺痛，有时候会阴及小腹会有坠胀感，舌质淡红有紫气，有瘀点，苔薄白，脉细涩，这种情况下可以理气化瘀为主。建议使用甘冰散，其组成为：生甘遂 9 克，冰片 6 克。将两药共研成粉末，再加面粉适量，然后用开水调成糊状，每次取 5 克，外敷于脐下 4 寸中极穴上，外盖纱布，加热敷，1 天 1 换。

（2）肾气不足型，表现为夜尿增多，小便短少而清，频次增多；小便不畅，便后仍感膀胱紧迫；舌质淡红，苔薄白，脉沉缓。这种情况下宜用温补肾气的方法来治疗。建议使用热艾石散，其组成为：艾叶 60 克，石菖蒲 30 克。将上 2 味药置锅中炒热，温度达到 60 ~ 70℃的时候用布包起，敷于脐部，以自己能忍受为度，然后停 2 ~ 3 分钟，再次敷上，直至药物冷却。每天 1 次。

（3）热毒郁结型，表现为小便淋漓不尽，尿色黄赤，尿后尿道口灼热，口干多饮，舌质红，苔黄，脉数。这种情况下可用清热解毒的方法。建议使用蒜栀方，其组成为：独大蒜 1 头，栀子 3 枚，盐少许。将上 3 味放在一起捣烂，摊在纸上，贴脐部。每天 1 次，10 天为 1 疗程。也可用皂药粉，其组成为：皂矾 10 克，黄药子 10 克。将上药研成极细粉末，调匀，每次取混合粉约 2 克置于脐眼中，上覆毛巾。然后取温水逐步从毛巾上缓缓向脐中滴入，使皂矾、黄药子徐徐在脐部融化，吸收。

另外，再给大家推荐几个同样很有疗效的中药制剂，配方如下。

（1）取芒硝、明矾各等份，共研细末，拌匀。将墨水瓶盖盖顶去掉，仅留外圈，放在肚脐正中，要用二药填满，再用冷水滴入药中，以药物湿润、水不外流为度，上用胶布固定，使其溶化完为止，每日 1 次。

（2）取生甘遂 9 克，冰片 6 克，共研末，加适量面粉，开水调成糊状，外敷中极穴，直径约 3 厘米，并于其上加热敷。

（3）取鲜藕茎 1500 克，葱白 3 个，炒热后加少许麝香，毛巾包裹，趁热敷小腹部，再炒再敷，至排尿为止。

（4）取葱白 1 个，白胡椒 7 粒，共捣烂如泥，填敷脐中，盖以塑料薄膜，胶布固定。

（5）取石蒜 2 个，芒硝适量，打烂敷脐，每日换药 2 次，每次敷 4 小时。

（6）取大田螺（去壳）4 只，大蒜头 5 枚，车前子 6 克，共研细做饼状，调敷脐部。具有清热利水的功效，适用于前列腺增生的患者。

最后，为前列腺增生患者介绍两种灌肠疗法。

（1）若以尿闭为主，少腹胀痛者，可用黄檗、知母、车前子各 15 克，肉桂 4 克。水煎取 300 毫升，每次 150 毫升灌肠，每日 2 次。

（2）若尿闭不通，大便干结，可用大黄 30 克，牡蛎 60 克。水煎取 300 毫升，每次 100 ~ 150 毫升灌肠。

## 治疗慢性前列腺炎，按摩来帮忙

慢性前列腺炎是泌尿外科最常见的疾病之一，患者甚多，由于前列腺解剖结构及生理特点，其病程多较长，患者深感痛苦，甚至有人丧失治愈的信心。中医里有一种自我按摩疗法对治疗慢性前列腺炎效果很好。

刘先生近一段时间就十分烦恼，因为自从球赛开赛以来，他就天天半夜起来看球，并且还边喝啤酒边吃花生，有时看到精彩处，就是有尿意也憋着，不肯走开，生怕错失精彩镜头。从此以后，晚上睡觉的时候总是习惯性地起夜，并且夜尿还很频繁，甚至后来尿的时候还很吃力并且偶尔还伴有的腹痛。于是就上网查了资料，看后，刘先生认为自己可能是前列腺出问题了。他觉得用西医的方式治疗可能会很伤身体，就找了一位老中医来帮忙解决。老中医一看，还真是前列腺有问题，但是幸好还不严重，老中医也没有开什么药方子，就叫刘先生回去后进行前列腺自我按摩。看到这里也许有人会问，什么是前列腺的自我按摩呢？

所谓的前列腺按摩疗法就是指通过定期对患者的前列腺进行按摩，经过引流前列腺液，来排出炎性物质，从而缓解前列腺分泌液的淤积，改善前列腺局部血液循环，最后促进炎症消退的一种按摩方法。这种方法对于慢性细菌性前列腺炎、尿潴留的患者均有很好的疗效，对于前列腺腺体饱满、柔软、脓性分泌物较多的症状有很好的效果。

其具体操作方法如下。

患者取胸膝位，医生右手戴橡皮手套，右手示指涂润滑的液状石蜡先轻柔按摩肛门，然后缓缓伸入直肠内，在摸到前列腺后，用示指的最末指节对着前列腺的直肠面，从腺体的两侧向中线各按压 3 ~ 4 次，再从中央沟自上而下向尿道外口挤压出前列腺液。一般 1 周按摩 1 ~ 2 次。按摩时手法要轻柔和缓，切忌粗暴反复强力按压。并且在按摩完毕后，患者应立即排尿，以便于使积存在尿道中的炎性分泌物随尿液排出。

那么，自我按摩又怎样进行呢？就是，患者取下蹲位或侧向屈曲卧位，在清洁肛门及直肠下段后，给中指或示指套上指套用肥皂水润滑，然后按压前列腺体，依照从外向上、向内、向下的顺序规律按压，时间为 3 ~ 5 分钟，最好是每次都有前列腺液从尿道排出。值得注意的是，按摩用力一定要轻柔。每次按摩治疗至少间隔 3 天以上。如果在自我按摩过程中发现前列腺触痛明显，

**⊙养精小贴士**

有以下情况忌按摩：凡疑为前列腺结核、肿瘤的患者忌按摩；前列腺萎缩、硬化者不宜按摩；慢性前列腺炎急性发作期间忌按摩，以免引起炎症扩散，甚至引起败血症。

囊性感增强，要及时到专科门诊就诊。

## 薏仁附子败酱散，摆脱前列腺炎困扰

中医把前列腺增炎归属于“精浊”的范畴，由于前列腺把守着尿道上口，一旦发炎，首先排尿就会受到影响，使尿液出行多有不便，当尿液越积越多时，就会导致尿频、尿急、尿痛、尿线细、尿等待、尿分叉、小腹胀等症状，给男性朋友带来难以言状的痛苦。此外，前列腺炎还会导致性功能障碍，甚至可能成为癌症的帮凶。那么，什么药物能治疗前列腺炎呢？

中医认为前列腺炎是由于“下焦湿热”“气化失调”引起的，与脾胃受损、湿热下注、败精瘀阻等因素有关。而湿热下注是本病的重要因素之一，湿热既可以由外部入侵，也可以由内部滋生。外部因素主要是下阴不卫生，如包皮过长，将成为藏污纳垢的最佳场所，有时性交不卫生，也可以使湿热之邪由下窍浸淫，留于精室，与精子相混淆，迫使精气离散，引发前列腺病变；内部因素主要是由于饮食不当造成的，由于某些人经常嗜食肥甘酒酪和辛辣炙燥食品，使脾胃受损，运化失常，积湿生热，使尿液不能及时排出，集于膀胱内。如果湿热长期不得清理，体内毒气不能及时泄出，精道气血瘀滞，病邪循经络下运行，使其血淤积于前列腺内，损伤腺体组织，破坏腺体内环境，最终导致腺管内的瘀浊排出不畅、腺体组织增生及病灶纤维化，这就形成了慢性前列腺炎的“热、湿、瘀”证。

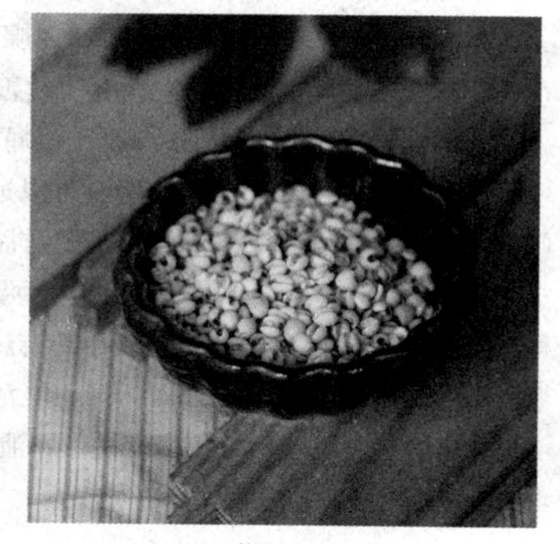

薏仁

中老年男性之所以慢

性前列腺炎发病率高，是因为人至中老年以后，就会造成肾气匮乏、肾元亏虚，从而没有力气将毒邪驱出体内，导致气滞、血瘀、湿热、痰浊交互为患，使病情迁延，反复不愈。针对前列腺病变的原因，中医采用薏仁附子败酱散治疗此病，配合桂枝茯苓丸，取得了很好的效果。

具体材料有：附子15克，薏仁30克，败酱草50克，蒲公英30克，金银花25克，竹叶15克，瞿麦15克，熟地黄20克，山茱萸15克，山药15克，川楝子15克，橘核15克，茴香15克，鹿角霜20克，芦巴子15克，芡实15克，金樱子20克，丹参15克，桃仁15克，赤芍20克，甘草15克，水煎。此方每日1剂，早晚温服各1次。

《金匮要略》里说："肠痈之为病，其身甲错，腹皮急，按之濡，如肿状，腹无积聚，身无热，脉数，此为肠内有痈脓，薏仁附子败酱散主之。"所以此方可以清热利湿，桂枝茯苓丸出自《金匮要略·妇人妊娠病脉证并治第二十》："妇人宿有症病，经断未及三月而得漏下不止，胎动在脐上者为症痼害。……当下其症，桂枝茯苓丸主之。"桂枝茯苓有活血化瘀、破癥散结、去瘀生新、理气镇痛等功效，同时对于治疗气滞血瘀引起的前列腺增生也有很好的作用。现代药理学研究还表明，该方可明显降低血液黏稠度，改善血液循环，从而有效抑制前列腺增生，提高机体免疫力，调节机体免疫功能，使局部炎症有所改善。两方合用，既可清热利湿、排脓消痈，又可活血化瘀、理气镇痛，用于治疗湿热瘀阻型前列腺炎可谓药证相符，让男性朋友可以远离前列腺的折磨。

方中薏仁健脾利水渗湿、清热排脓消痈，此处用之，一可清热利湿除湿热之标，二可强健脾胃除生湿之源，三可排脓消痈治疗局部炎症，为君药。败酱草配红藤既清热解毒、消痈排脓，又活血祛瘀止痛；丹皮、赤芍味苦而微寒，能活血化瘀，又能凉血以清退瘀久所化之热，并能缓急止痛；桃仁善泄血分之壅滞，治疗热毒壅聚、气血凝滞之痈，共为臣药。

⊙**养精小贴士**

有很多男性都有憋尿的习惯。事实上憋尿对膀胱和前列腺健康不利，憋尿会造成膀胱过度充盈，使膀胱逼尿肌张力减弱，致排尿发生困难，容易诱发急性尿潴留。长此以往也会伤精。

## 通关丸和八正散，让你远离排尿困难

排尿困难一般是由前列腺疾病导致。目前医学界一般认为前列腺的发育和生理功能均依赖睾丸产生的雄激素。在男性更年期内，雌激素和雄激素会出现失衡状态，这是诱发前列腺疾病的重要原因，特别是前列腺增生，很容易造成排尿困难。那么，中医又是怎么治疗排尿困难这一病症的呢？

石大爷今年 68 岁了，患前列腺增生已经 10 多年了。以前小便时就很不舒服，但自从患了前列腺增生以后，小便一直不流畅，因为部位敏感一直拖着。小便时就像比打点滴还慢，并且小腹胀痛难忍，腰部酸痛乏力，到医院进行了尿常规检查，结果诊为前列腺增生合并尿路感染。

中医认为，排尿困难，小腹作痛直接原因是由前列腺增生引起的，多发生于老年人，根本的原因还是由于脏腑出了问题，一般都是由肾虚导致。治病治本，中医上治疗此病还是从补肾入手，辅之以清热泻火，利水通尿，为了达到这一功效，一般常用的方剂为通关丸和八正散。通关丸又名滋肾丸、知母黄檗滋肾丸、大补滋肾丸、泄肾丸、通关滋肾丸。顾名思义，通关丸的主要功能是补肾，通过补肾达到尿液通关的目的。药物组成主要有黄檗、知母各 30 克，二者均是锉好之后，用酒洗净，然后在锅里烘干，研成粉末，外加肉桂 1.5 克，也是焙干，研成粉末，加热水搅成团，搓成丸，服用时一定要空腹，用白汤送下。

八正散的主要组成有木通 9 克，瞿麦 9 克，扁蓄 9 克，车前子 12 克，滑石 15 克，栀子 9 克，大黄 9 克，甘草梢 6 克、灯芯草 2 克。用水煎服，每日 1 剂，早晚各服用 1 次。

本方以方中木通、瞿麦、扁蓄、车前子、滑石为主药，它们均为清热除湿、利尿通淋药；配上栀子，以清利湿热；再加上大黄，以泄热降火，增强了泻火解毒功率，而灯芯草清心利水，甘草梢则能调和诸药，缓急止痛，也为辅佐药，把它们放在一起煎制，具有很好的清热泻火，利尿通淋的作用。

通关丸和八正散合在一起食用，从补肾入手，既达到了长期治本的功效，又能够排尿利便，及时缓解患者的痛苦，可谓标本兼治。

如果患者还有气滞腹胀的症状，就需要加乌药、茴香、延胡索等物品，它们都具有很好的行气功效。如果患者伴有腰酸、小便无力等症状，就需要加菟丝子、肉苁蓉、跳地、山药等物品，这其中的菟丝子是很好的滋补肾阳草药，山药则是健脾佳品。

---

**⊙养精小贴士**

在日常生活中，如遇排尿困难患者可用食盐 500 克炒热，布包，乘热敷小腹部，冷却后炒热再敷，有利于排尿。

---

## 前列腺结核不用愁，“二丸”帮你解忧

前列腺如果发生任何病变，一定要及时到医院进行检查和治疗，以免病情恶化，引起其他的疾病。而前列腺结核是前列腺疾病中常见的一种，那么前列腺结核是怎么回事呢？中医又是怎么治疗前列腺结核的呢？

前列腺结核主要是其他器官结核杆菌通过血液循环和尿道上流，淋巴组织进行前列腺里，引起的结核菌感染，造成前列腺腺

体堵塞，引起前列腺病变。这是男性生殖系统结核病中的一种常见病变，常与身体其他部位结核并存。

前列腺结核的早期症状不明显，有时出现慢性前列腺炎的症状，如阴部不适有坠感，下腰痛，肛门和睾丸疼痛，大便加剧；尿液混浊，尿道内有少量分泌物，有时还出现尿频、尿急和尿痛症状，尿液内有红细胞、脓细胞、蛋白和结核杆菌等；附睾也会受到连累，肿大发硬，表面不规则，呈结节状，轻度压痛，偶尔可有输精管串珠状结节。

中晚期病变可造成如下症状。

（1）结核病菌侵犯精囊导致精囊结核时可有血精。

（2）前列腺结核破坏大量腺泡组织，前列腺分泌液锐减；造成精液量显著减少，影响生育。

（3）前列腺结核造成腺体导管阻塞，尤其是射精管开口部位阻塞，就会导致患者射精疼痛。

（4）前列腺结核可压迫、阻塞前列腺尿道，造成排尿困难、尿频、尿急、尿痛，严重时会发生急性尿潴留。

（5）经常性尿道、直肠流脓。

（6）全身症状可有低热、盗汗、乏力等。病变严重时，有射精时痛，血精，精液减少和性功能障碍。前列腺及精囊肿大明显时，可压迫后尿道、膀胱以及输尿管末端，引起尿道狭窄，排尿困难或上尿路扩张积水。

对于前列腺结核的治疗，中医认为，以调理为主，其一般通过滋阴补肾来达到效果，常见药方如下。

1. 橘核丸

其组成有橘核（炒）、海藻（洗）、昆布（洗）、海带（洗）、川楝子（去肉、炒），桃仁（麸炒）各30克，厚朴（去皮，姜汁炒）、木通、枳实（麸炒）、延胡索（炒，去皮）、桂心（不见火）、木香（不见火）各15克，把上述药物研为细末，用适量的酒拌匀，做成如梧桐叶子大的药丸，每服 70 丸，空腹时用盐酒或盐汤送下。7 天为一个疗程，连续服用 3 个疗程。对于有虚寒症的患者，要加炮川乌 30 克，坚胀久不消者，加硇砂 6 克（醋煮、旋入）。

本药丸对行气活血，软坚散结等症状具有很好的疗效，因为本病从根本上是由肝经气滞血瘀，肾有寒湿而成的。方中川楝、木通导小肠膀胱之热由小便下行，所以祛湿；橘核、木香入厥阴气分而行气，桃仁、延胡索，入厥阴血分而活血；桂心能暖肾，补肾命之火，所以祛寒；厚朴、枳实并能行结水而破宿血；昆布、海藻、海带，润下而软坚散结，诸药和在一起食用，能起到很好的共行气活血，软坚散结之功效。

2. 茴香橘核丸

对于气机阻滞、痰凝血瘀型前列腺结核，可以采用此方。药物组成有小茴香（盐炒）、八角茴香、橘核（盐炒）各 40 克，荔枝核 80 克，补骨脂（盐炒）、莪术（醋制）、木香、穿山甲（制）、乳香（制）各 20 克，肉桂 16 克，川楝子 80 克，香附（醋制）、青皮（醋炒）、昆布、槟榔、延胡索（醋制）各 40 克，桃仁 16 克，水煎，每日 1 剂，早晚各 1 次，7 天一个疗程，连服 3 个疗程。本方由 17 味药组成，具有理气活血，化痰散结之功效，因为方中以小茴香、八角茴香共为君药，祛寒理气，消肿止痛。橘核、荔枝核理气止痛，祛寒散结；补骨脂、肉桂补肾散寒；川楝子、香附、木香、青皮疏肝理气，共为臣药。莪术、延胡索、乳香、桃仁、穿山甲活血祛瘀；昆布、槟榔行气软坚，共为佐药。诸药合用，共奏温胃散寒，

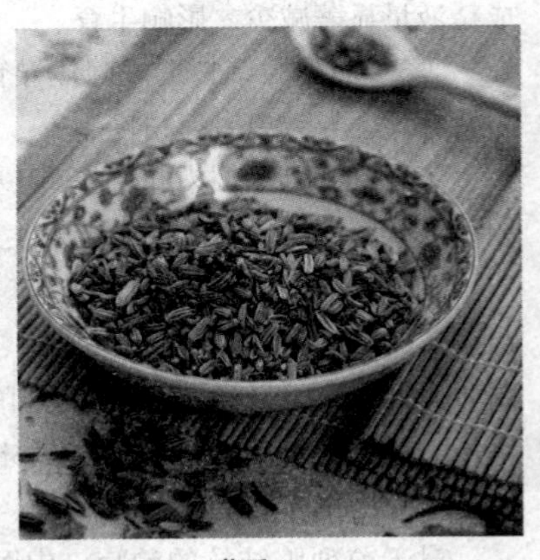

茴香

理气疏肝，消肿止痛之功。

另外，患者要注意休息，适当营养，多吃含维生素较多的食物，多晒太阳。

---

**⊙养精小贴士**

前列腺结核可多食用益气化瘀补肾汤，药物组成有：生黄芪 30 克，仙灵脾 20 克，石韦 15 克，熟附子 20 克，川穹 10 克，红花 10 克，全当归 10 克，川续断 10 克，怀牛膝 10 克，本方须用益母草 120 克，煎汤代水煎药服用。对益气化瘀，温阳利水，补肾益气有很好的疗效，特别是因肾气亏虚造成的各种前列腺病变有很好的功效，如络脉瘀滞，气化不行，水湿潴留等症状有明显的改善。

---

## 相火妄动型前列腺炎，食疗来帮你

前列腺炎是成年男性常见疾病之一，其病机虚实错杂，远期疗效并不理想。中青年男性患者在患前列腺炎之前，大多有相火妄动这一病理过程，所以相火妄动是诱发前列腺炎的主要因素之一。那么，到底什么是相火妄动型，中医方面又该怎么治疗呢?

“相火妄动，所愿不遂”是指当受到外来的性刺激时，男性会产生性欲和性冲动，但又达不到性交的目的，导致其体内的性平衡调节能力失调。长期下来就会产生许多病理改变，比如慢性前列腺炎。我们知道，青壮年男性的性欲都比较强，当受到性刺激时很容易产生性冲动，导致性器官（包括前列腺）充血。长期下来就很容易出现非细菌性前列腺炎。如果再加上工作压力大，精神紧张，心情不畅，肝气不舒就更容易导致非细菌性前列腺炎。

相火妄动型前列腺炎的临床表现为尿频尿急、尿黄灼热；口干口苦；阴茎易于勃起，性欲亢盛以致睾丸会阴胀痛不适，频繁遗精，或有早泄、血精的现象；还会出现五心烦热、骨蒸盗汗、失眠多梦、腰酸腿软、双目干涩、头晕耳鸣的症状。建议患者使用冬瓜鳖裙羹。此菜中冬瓜清热解毒、除烦利水，配合甲鱼，味道鲜美，对患前列腺炎，有尿急、尿热、性欲亢进、五心烦热、腰酸腿软等阴虚火旺证者有良效。

相传宋仁宗赵祯曾召见在荆州府江陵县做过官的张景，问道："卿看江陵有何景？"张景答道："两岸绿杨夹虎渡，一湾芳草护龙州。"仁宗又问："所食何物呢？"张景答："新粟米炊鱼子饭，嫩冬瓜煮鳖裙羹。"后来，宋仁宗得了一种阴虚潮热、全身水肿的病，御医用药都未见效。于是张景请了位江陵县名厨，做了一碗"冬瓜鳖裙羹"进献给宋仁宗，仁宗吃过以后大为称赞，吃了还想吃，不久就痊愈了。

下面是冬瓜鳖裙羹的制作方法。

冬瓜鳖裙羹

**具体做法是：**甲鱼500克，冬瓜1500克，精盐15克，姜50克，小葱10克，白醋25克，猪油（炼制）100克，味精2克，料酒5克，鸡汤500毫升。先将甲鱼宰杀洗净，放入开水锅中烫2分钟，捞出后去掉黑皮，去壳去内脏，卸下甲鱼裙，将甲鱼剁成3厘米见方的块。然后把冬瓜去皮，将肉瓤挖出削成荔枝大小的28个冬瓜球。再将炒锅置旺火上，下入熟猪油烧至六成热时，将甲鱼先下锅滑油后，滗去油，煸炒一下，再下冬瓜球合炒，加鸡汤150毫升，精盐5克，移锅小火15分钟后待用。随后用甲鱼裙垫碗底，然后码上炒烂的甲鱼肉，加入姜、小葱、精盐、料酒、白醋、鸡汤，上笼蒸至裙边软黏、肉质酥烂出笼。最后出笼后取出葱、姜，加味精，反扣在汤盆内，摆好冬瓜球即成。

鳖又名甲鱼，味甘，性平。在《本草纲目》中有记载：鳖肉可滋阴补肾、清热消瘀、健脾健胃，主治虚劳盗汗、阴虚阳亢、腰酸腿痛等症。

值得注意的是，此病并非只是有过性生活的男性才会得，而那些从未有过性生活的男人也很容易得。所以，男性朋友一定要保持健康的性观念，注意身心的调节，避免不良的性刺激，就可以避免“相火妄动，所愿不遂”的发生。

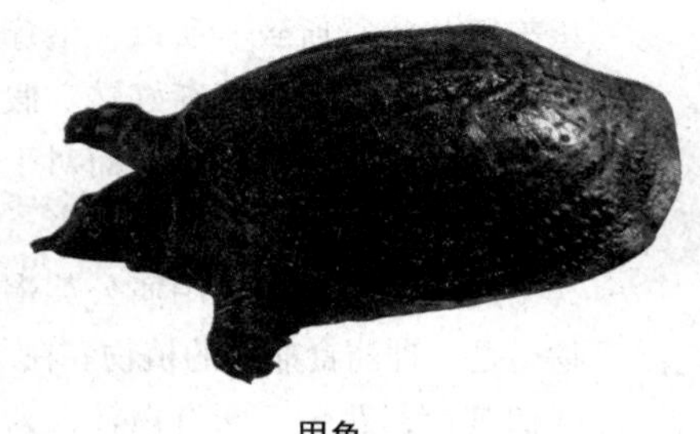

甲鱼

---

**⊙养精小贴士**

百合山药粥，具有滋阴降火，补肾宁心的作用，是前列腺炎患者的保健粥。想要做美味的百合山药粥，需要先准备百合30克，山药30克，粳米100克，还可以依据口味放少量的冰糖。先将山药洗净刮去外皮，切成薄片。把百合分离成片后，清水浸出白沫后捞出。然后把粳米淘洗干净。最后将山药、百合与粳米一同入锅内，再加适量的清水煮粥，最后可以加冰糖适量调味。

---

## 湿热下注型前列腺炎，食疗验方来帮你

很多男性有饮食失节，过度饮酒或房室不洁的现象，以至于湿热内生，蕴于精室外感毒热之邪，留恋不去而引发前列腺炎。这种前列腺炎称为湿热下注型前列腺炎。这种疾病，中医一般推荐用食疗的方法来治疗。

湿热下注型前列腺炎多为慢性前列腺炎的急性发作期，表现为小便淋涩赤痛，少腹拘急，会阴部胀痛，尿道口白浊，舌苔黄腻，脉滑数。此类型多见于患病时间短，身体素质较好的人。而这类患者一般没有肾虚的症状，中医认为该病因为体内湿热过盛，

积于肾与膀胱所致。所以在治疗上要清热利湿，通利水道，佐以化瘀通窍，病即可逐渐好转。假如这种情况下用补肾的方法来治疗的话，就会加重病情。而对于治疗湿热型慢性前列腺炎，食疗有很好的效果。

此类型患者可食用蒲公英粥。蒲公英属菊科属多年生草本植物，是一种药食兼用的植物。在《唐本草》里有记载："蒲公英，叶似苦苣，花黄，断有白汁，人皆啖之。"蒲公英有清热解毒、消肿散结、利尿的作用，可治疗尿路感染等。临床实践发现，经常食用蒲公英，对尿黄、尿混浊、尿频、尿急、尿道灼热、阴囊潮湿等症有较好治疗效果。而食用蒲公英粥可辅助治疗前列腺炎。实践证实，蒲公英粥具有清热解毒，利尿消肿的功效。因为蒲公英性寒，对于体质虚寒的人而言并不适宜。

湿热下注型前列腺炎还可食用素炒丝瓜。

素炒丝瓜

**具体做法是：**丝瓜 250 克，食用油 25 克，酱油 2 小匙，精盐少许。先将丝瓜去皮，洗净，切片。然后锅内加油少许，烧至六成热，倒入丝瓜煸炒，待丝瓜熟时加精盐少许即可。此菜具有清热利湿，通经活络的功效。但是，体虚内寒、腹泻者不宜多食。

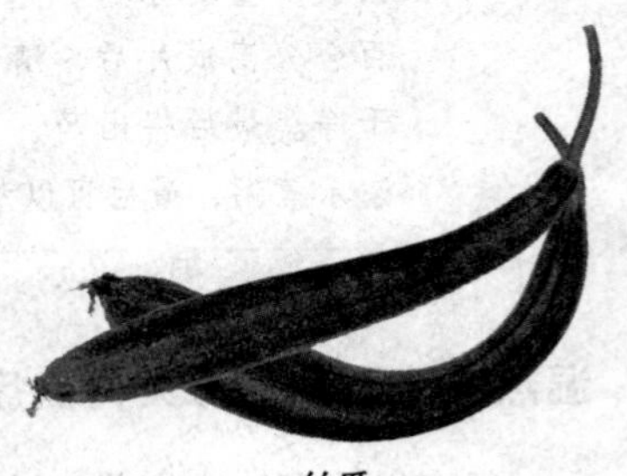

丝瓜

丝瓜为葫芦科植物丝瓜或粤丝瓜的鲜嫩果实，又称吊瓜，是人们常吃的蔬菜。丝瓜的药用价值很高，全身都可入药。丝瓜味甘，性凉，有消热化痰、凉血解毒、解暑除烦、通经活络等功效。丝瓜不仅味道鲜美，经常食用，对于尿急、尿频、会阴及小腹胀痛等湿热内盛、经络不通者也有较好疗效。

## 精浊瘀阻型前列腺炎，牛膝粥有疗效

慢性前列腺炎是常见病、多发病。患者除尿路症状外，还伴小腹及肛门周围不适，可影响性功能，出现阳痿、早泄，少数患者可出现少寐失眠、忧郁、烦躁、焦虑等症状。而中医把前列腺炎归属于“精浊”的范畴，在治疗慢性前列腺炎的时候，根据中医辨证论治，其副作用小，疗效好。在治疗精浊瘀阻型前列腺炎的时候，有牛膝粥的食疗方法，可达到很好的效果。

中医认为，湿热是导致前列腺管瘀阻的重要原因，血瘀与前列腺淤积互为因果，正气虚损是前列腺管腔瘀阻的内因，而通络排浊是治疗慢性前列腺炎的关键。而所谓的精浊瘀阻型的前列腺炎可分为湿热内蕴型的前列腺炎和瘀血内阻精室型的慢性前列腺炎，其临床症状为：尿混浊而频多，尿不尽，时有滴白；阴囊潮湿，小腹、会阴、腰骶部有酸胀隐痛下坠不适感；舌淡、苔薄白或薄黄而腻；脉弦滑数。

中医理论上认为，只有疏通由于炎症破坏所造成的腺管阻塞，以利于前列腺积液的排出，这些远远比抗菌消炎重要。所以建议使用川牛膝、皂刺、琥珀、益母草、冬瓜仁、桂枝、水蛭、蜈蚣、山甲、地龙、泽兰、薏仁、菖蒲等。

另外，对于瘀血内阻精室型的慢性前列腺炎，当用活血化瘀的桃仁、红花、丹皮、赤芍、山甲、川牛膝、三棱等。慢性前列腺炎久治不愈，缠绵反复，出现耗气伤精时，可以用益气生精的党参、黄芪、白术、菟丝、沙苑、淮山、熟地、女贞、黄精之类。

在食疗上面，中医建议使用牛膝粥，此粥具有通络泄浊，利尿通淋，补肾活血的功效。

此牛膝粥是由《圣济总录》的牛膝粥变化而来。牛膝味苦酸，性平，可补肾强筋、活血通经、利尿通淋等。在《本草纲目》中有记载“治五淋尿血、茎中痛”等。

而关于牛膝的由来，还有一个传说，相传有一个光棍汉郎中，收了四个徒弟。由于他靠着一种秘制的药草治愈了很多病人，得到了很多人的称赞。后来年纪大了，想把这个秘方传给一个心地善良的好徒弟。一天，郎中对徒弟们说："我现在已经老了，不能再去采药行医了。你们各自谋生去吧！"大徒弟听后，心想："师傅看了一辈子病，肯定攒了很多钱。他无儿无女，钱财理应归我。"便对师傅说："师傅教我学会了本事，我给您养老，您到我家住吧。"虽然别的徒弟也都这么说，但郎中还是住到了大徒弟家。过了些时日，这徒弟偷偷翻看了师傅的包袱，发现没钱，只有一样没卖出去的药草，便对师傅冷淡起来。郎中看透了他的心，伤心地离开了。二徒弟、三徒弟也是如此。最小的徒弟得知后，忙把师傅请到家里。

郎中问："我身无分文，能白吃你的饭吗？"小徒弟说："师傅如父母，理应供养师傅！"郎中便住下了。谁知过了没几天，郎中病倒了，小徒弟整天守候床前侍奉着。病好后，郎中拿出草药对他说："这种药草是个宝，用它制成药，补肝肾强筋骨，药到病除，我现在就传给你！"这个草药就是牛膝。

下面介绍一款关于牛膝的药膳。

牛膝粥

**具体做法是：** 牛膝 20 克，粳米 100 克。将牛膝加水 200 毫升，煎至 100 毫升，去渣留汁。然后把药汁入粳米 100 克，再加水约 500 毫升，煮成稀粥即可。

此方中牛膝既能化浊通络，又能活血补肾，标本兼治，对患前列腺炎引起的尿混浊、尿不尽、阴囊潮湿、会阴隐痛等精浊瘀阻兼有肾虚者多有良效。

但是值得注意的是，对于有中气下陷、脾胃弱的男性朋友来说最好慎服。

在我国食疗方治疗各种疾病历史悠久，除了牛膝粥调理前列腺炎效果较好外，苦菜炒鸡蛋也是不错的选择。

下面是详细的制作方法。

苦菜炒鸡蛋

**具体做法是：**新鲜苦菜少量，鸡蛋 4 枚，盐、味精、花生油各适量。先将苦菜洗干净，然后过水略烫，再用凉水冲洗，控干水分，切成细末。然后将苦菜和鸡蛋放入碗内，加盐、味精调匀。在锅内淋少许花生油，倒入苦菜和鸡蛋炒熟装盘即可。

此菜具有通络湿浊、清热化湿、祛瘀止痛的作用。

## 利尿通闭，防止前列腺增生损伤肾脏

人出生后前列腺生长很慢，进入青春期后生长加快，至中年体积保持恒定。由此之后就出现两种趋向：一部分人趋于萎缩，腺体逐渐减小；另一部分人趋于增生，腺体逐渐增大。当增生的前列腺达到一定程度，压迫了尿道，引起排尿困难等一系列症状时，在医学上就称为前列腺增生症。

此时最为明显的症状是排尿困难，肾脏功能无法正常发挥。由于膀胱经常充盈不能有效地排出尿液，肾脏产生的尿液也就不能及时经输尿管运送至膀胱内，结果势必导致肾盂（肾脏内的空腔部分）积水，并且压迫肾实质组织，损害肾脏功能。

前列腺增生多发生于中老年人群中，有的男性初期表现为尿频、尿急、夜尿增多，后来呈现尿液点滴而出，严重的还会闭塞不通，形成尿闭，所以中医又称前列腺增生为“癃闭”。整个泌尿道的阻塞发生之后，感染和结石的并发症接踵而来。这正像通畅的排水管道清洁流畅，而阻塞的管道泥沙横溢一样，泌尿道的梗阻使得细菌容易繁殖，天长日久结石逐渐形成。

事实上，前列腺增生的病机在于“年高则肾气衰，肺气虚，脾气弱，津亏血虚，五脏失润，气化不周”，造成膀胱失养，阳气不化，日久则膀胱下口外侧肥大，增生形成。故而，在治疗上当扶正与祛瘀并重，首先补益肾气助膀胱气化以扶正，然后清热利湿、活血软坚以祛瘀。

由于前列腺增生患者大多有气虚体弱症状，用药则可能无法承受，以致弊大于利。而食疗则无这种后顾之忧，经常服用可达到祛病强身之功效。

下面推荐几款保健食疗方给男性朋友们。

1. 参芪冬瓜汤

**具体做法是：**需要准备党参15克，黄芪20克，冬瓜50克，味精、香油、盐适量。先将党参、黄芪置于砂锅内加水煎15分钟去渣留汁，乘热加入冬瓜至熟，再加调料即成。佐餐用。

2. 杏梨石苇饮

**具体做法是：**需要准备苦杏仁10克，石苇12克，车前草15克，大鸭梨1个，冰糖少许。

先将杏仁去皮捣碎，鸭梨去核切块，与石苇、车前草加水同煮。熟后加冰糖，代茶饮。此饮具有泽肺火，利水道，益肾脏的功效。

专家建议，除了服用对症的药物治疗，前列腺肥大患者还应避免长期大量喝酒，久坐或骑车时间过长，避免感冒，节制房事，注意饮食卫生，多吃富含纤维素的蔬菜和水果，保持大便通畅。这样可以减少前列腺充血水肿的发生，以减少肾脏症状出现的可能。

专家为大家介绍击腰功：自然站立，两脚同肩宽。两脚不动，两手松握拳，上身以腰为轴左右旋转，两臂犹如拨浪鼓那样，腰向左转时右拳或右前臂击小腹，左拳或左前臂击尾间部。腰向右转时，左臂在前，右臂在后击打，反复击打100次。可防止前列腺增生会

---

**⊙养精小贴士**

专家提示，老年前列腺增生患者注意饮食，应注意气候变化、防止受凉、预防感染、禁酗酒吸烟和摄入辛辣食物。减少动怒过忧，保持心态平和，适当饮水，避免憋尿，就可以延缓或避免排尿困难症状的出现。同时一旦发现特殊情况，一定要到专业的医院就诊。

---

伤害肾脏。

## 补肾虚的羊骨，辅助养护前列腺

中医常说“肾主骨，生髓”，即人身的骨骼都与肾功能相关，并主张以形补形。这说明，某些动物的骨头有助于我们补肾，其中，羊骨便是我们补肾的佳品。关于羊骨补肾的记载，早在古代就出现了，后经现代医学证实，羊骨中含有磷酸钙、碳酸钙、骨胶原等成分，这些元素都具有补肾壮骨、温中止泻的功效。

所谓“肾主骨”，意思是人的骨髂强健与否，是由肾精的盈亏所决定的。因此，骨质疏松的人，需要补养肾的精气，唯有肾的精气足了，骨骼才能够强健有力。

需要养肾的阳虚体质者，可以用动物的骨头来强健自己的骨骼，进而达到养肾的功效。那么，究竟什么动物的骨头补肾最好呢？答案是羊骨。

所谓羊骨，即山羊或绵羊的骨头，从中医性味归经的角度来看，羊骨味甘，性温，入脾、肾经，具有强体壮骨、温补养肾的功效。

在遥远的古代，就曾出现过很多关于羊骨补肾方面的记载，如羊脊骨补肾虚，通督脉，治腰痛下痢；羊胫骨主脾弱，治肾虚不能摄精、白浊。由此可见，羊骨的每一个部分，对于阳虚体质者来说都是宝，但怎样才能充分利用这些宝贝，为我们补肾做出最大的贡献呢？

关于这一点，古代先贤经过多次的总结，终于发现了一味羊骨粥食疗方。这就是羊脊骨糯米粥。

下面介绍羊脊骨糯米粥的制作方法。

羊脊骨糯米粥

**具体做法是：**需要羊脊骨500克，糯米150克。先将羊脊骨熬取浓汁。再用浓汁与糯米煮成粥。每日1剂，分早晚2次食完。空腹温热食下，5天为一个疗程。

此粥具有温补脾肾之阳、强筋壮骨的功效。

有人可能会问，为什么是羊脊骨，其他的骨头不行吗？羊脊骨在古医书上有明确的药用记载。其性温，味甘。甘味入脾脏，具有补肾、强筋骨之功能。羊骨中含有大量的磷酸钙和碳酸钙，经常饮用羊骨汤，可以补充体内钙质、滋肾固精、强筋壮骨。特别是经常食用用羊骨汤熬制的稀粥，其补肾强腰的效果更佳。羊骨还可治疗腰膝无力、筋骨酸痛、久泻久痢、障碍性贫血、血小板减少等疾病。

唐代孟诜在其《食医心镜》中，也介绍了羊骨粥是养肾的妙方：把一副嫩羊的骨头捣碎后煮烂，再加入一些蒜和韭菜，空腹食用后，便能起到补肾的作用。此粥可以治疗肾脏虚冷、腰脊转动不得等。

一般情况下，在做羊骨粥时都会选用粳米，但请记住，粳米不能与马肉、苍耳或蜂蜜一起食用，否则，会引发心痛的病症。

羊骨粥，随时随地都可以做来吃，它们都具有补骨气、强筋骨、健脾胃的功效，对于虚劳羸瘦、肾脏虚冷、腰脊转动不利、腿膝无力、筋骨挛痛等疾病都具有一定的抑制作用。这道食疗方清而不腻，补而不过，是阳虚体质者养生的佳品。但需要注意的是，食用羊骨粥不能过于频繁，否则会过犹不及。

**⊙养精小贴士**

羊骨粥应该在秋冬两季的早晚餐时食用，最好在温热之时空腹吃。如果患了感冒、发热等症状，尽量不要食用羊骨。

## 慎治前列腺炎，不可妄服壮阳品

肾脏和前列腺看来是联系不大的两个器官。但实际不然，前列腺炎与肾的关系是这样的：肾在西医和中医的理论上是有着不同概念的。西医谈论的“肾脏”，主要是指人体的泌尿系统器官，其功能是尿的生成与排泄。而中医所说的“肾”，除了涵盖西医的泌尿系统功能之外，还包括人的生殖系统功能，在中医理论里谈到“肾藏精，主发育生殖；主水液代谢；生髓、通脑、主骨，其华在发，开窍于耳，通于二阴”。

再来看与肾脏健康密切相关的慢性前列腺炎。此种病症属于泌尿生殖系统疾病，其症状有排尿异常、会阴部及周围疼痛、严重者可有程度不同的性功能异常和全身性神经衰弱等，按中医来说，前列腺炎的发病部位在肾与膀胱，与肾有密切关系。慢性前列腺炎患者中有一部分人会出现“肾虚”的症候，但多数病人并不存在“肾虚”，所以说不能把二者等同起来。

前列腺炎在中医中属于“白浊”“精浊”等范畴是成年男性常见病，患者不但有发热、畏寒等全身症状，还会尿急、尿频、尿痛，会阴、肛门和阴囊等位有触痛或坠胀感，并可引起腰酸腰痛、性功能减退等。《医方考》作者，安徽名医吴昆认为该病为肾虚、下焦湿热、膀胱气化不利所引起。治疗前列腺炎，要辨证综治，详察病情，不可妄投壮阳之品，下面向大家介绍两种安全简便的按摩方法。

（1）阴陵泉、三阴交、太溪三穴是对治疗前列腺炎最有效的穴位。点按阴陵泉、三阴交、太溪各穴位 100 次，力度以胀痛为宜。还可以依照反射区做脚底按摩。

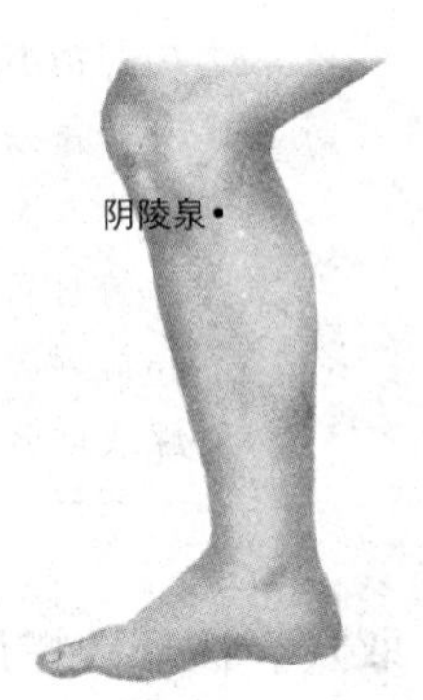

阴陵泉穴

（2）在足底找到肾、脾、肺、肾上腺、膀胱、输尿管、生殖腺、脑垂体等反射区，按以下步骤按摩。

①按揉肾、肾上腺、胃、脾、生殖腺、膀胱各反射区 100 次，力度以酸痛为宜。

②推压输尿管 100 次，肺部 50 次，力度稍重。

③点按脑垂体 50 次，力度以胀为宜。

乍看起来，肾虚引发的前列腺炎症并没有我们想象的严重。有些表现有肾虚症状的前列腺炎患者，以为自己病得很重，心理压力大，整天琢磨自己的病，干什么都没精神，时常拿一些症状与自己对号入座，其实这很没必要。还有一些根本就没有肾虚的患者，也总认为自己存在虚证，到处看病，找药吃，或是听信一些以盈利为目的的所谓“医生”的话，乱补乱治，看到有壮阳功效的宣传就轻信服用，殊不知，这往往是钱财没少花，病情无助益的事。壮阳药多为大功效的药材药品，身体虚弱，体质敏感的人不宜服用。以免虚弱的身体被补药冲击，非但起不到预想的疗效还可能节外生枝，加重病情。

很多男性因为疾病部位特殊而讳疾忌医，自己善用壮阳药。事实上，以平常心面对慢性前列腺炎，其实没什么大不了。此病虽然难治一些，但只要专心治疗，按照中医辨证论治的原则，辨证施治，心理和身体密切配合，还是有较好疗效的。另外重要的一点是，除了吃中医养生制品之外，生活起居、饮食嗜好要注意调养，治养结合，疾病就会逐渐好转，以至痊愈。

---

**⊙养精小贴士**

运动养精是较为可靠的方法。但是运动的强度要靠自己的习惯和年龄来调节，不要太剧烈。长时间的骑跨运动，如骑自行车、摩托车、骑马、赛车等，也会使会阴、尿道和前列腺直接受到压迫，可能造成前列腺局部充血，前列腺液排出受阻，间接影响精气的涵养。

---

## 取穴、按摩、搓压，助你远离前列腺困扰

与药物治疗前列腺疾病不同，保健按摩疗法是时下兴起的新的治疗方式。因为方式温和，操作简单而受到男性患者的青睐。

由于工作的压力，生活的不规律，许多男人会出现尿频、尿痛的感觉，一会儿工夫可能要去十几趟厕所，更别说平常的夫妻生活了，给不了老婆最基本的性福是他们最伤心的事情。现在专家介绍一套前列腺保健按摩的方法，可以改善这些问题。前列腺保健按摩步骤具体操作如下。

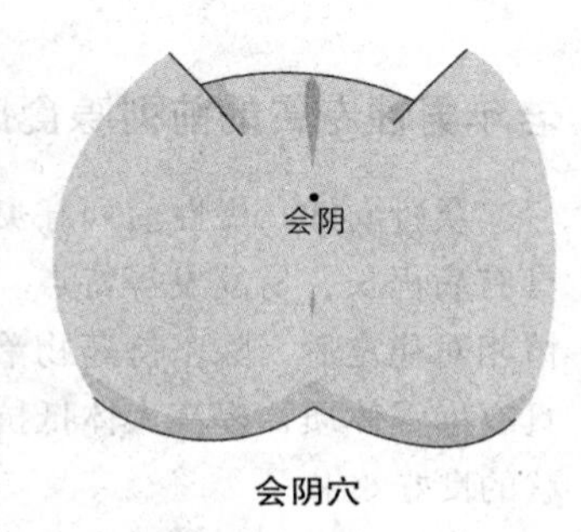


会阴穴

（1）按揉丹田：仰卧，双手重叠按于下丹田（下丹田位于脐下 3 寸），左右旋转按揉各 30 次。用力不可过猛，速度不宜过快。

（2）指压法：取中极穴（脐下 2 寸）、阴陵泉（胫骨内侧踝直下方陷窝中）、三阴交（内踝直上 3 寸，胫骨后缘），各穴用手指掐按几分钟，早晚各一次。

（3）揉按会阴穴：仰卧屈膝取穴，两手掌搓热后，用示指轻轻按摩会阴穴 20 次，早晚各 1 次。

（4）搓脚心：两手掌搓热后，以右手掌搓左脚心，再以左手掌搓右脚心各 50 次。早、中、晚各做 3 次。

（5）点压法：用于在脐下、小腹部、耻骨联合上方自左向右。轻压，每 1 ~ 2 秒压一次，连续按压 20 次左右，但要注意不要用力过猛。

前列腺保健按摩不是万能的，仅仅靠这些方法还无法达到根治前列腺炎的目的，前列腺炎的预防与日常生活的良好习惯也有很大的关系，目前治疗前列腺炎疾病最好的方法就是用中药调理。因为中药不仅没有副作用，对人体没有伤害，而且还能从根本上治疗前列腺炎疾病等，效果更加彻底。

对于已经受前列腺疾病困扰时间较长，或年纪较大的男性朋友而言，除了选择较为温和的治疗方式以外，坚持“长久治疗，循序渐进”的治疗原则也十分重要。

## 老年男性专属的前列腺食疗养护法

众所周知，慢性前列腺炎是中老年男性的多发病、常见病，具有病程长、易复发等特点。在疾病急性发作期需及时治疗，病情相对稳定后，除坚持药物治疗等措施外，辅以饮食疗法，往往具有增强体质，提高人体抵抗力，阻止疾病进一步发展和缓解症状的良好效果。

男性朋友患上前列腺炎之后，除了接受科学、合理、正规的治疗之外，在饮食方面要多加注意，多吃一些有利于疾病的食物，是能够帮助患者尽早地恢复健康的。很多前列腺炎患者都希望找到前列腺炎食疗法。事实上，这也确实可以对病情有所帮助。

首先是瘦肉、鱼虾、蛋类及各种豆制品等。这些物质中都含有丰富的蛋白质，蛋白质是前列腺形成精液的重要原料之一。不论是健康的男性还是前列腺有疾病的男性都不可或缺的营养成分。需要注意的是，为了尽可能多的保留完整的蛋白质，在烹制食物时最好是选择蒸、煮、烧、炒等方法来进行。

其次是尽可能地补充维生素。维生素 A，可以促进蛋白质的吸收和合成，进而加速细胞的分裂，使新细胞生长。维生素 C，具有很好的抗病毒的作用，进而有效地增强身体各项机能的免疫力。维生素 E，能够很好地调节男性性腺的功能，增强精子的活力。

再次是男性要多吃富含矿物质的食物，缺铁很容易出现疲劳、面色苍白等症状，在性交后这些症状会加重。因此，在日常生活中，男性朋友们一定要注意矿物质的摄入。因为，这些微量元素也是精液的组成物质，对激发精子的活力有特殊功效。

此外为男性朋友介绍三个实用的食疗方。

1. 鲜豆芽汁

**具体做法是：**准备鲜绿豆芽 500 克，洗净，以干净纱布绞挤取汁，加白糖适量，频饮代茶。

此汁具有清热导赤功效，适用于湿热型前列腺炎患者。

2. 冬麻冬瓜汤

**具体做法是：**准备冬瓜 500 克，麻仁 500 克。将冬瓜去皮，切片备用。将麻仁碾碎加水搅拌后，使其沉淀，去渣取汁放入锅中，加切好洗净的冬瓜片，煮烂熟，放作料调味。

此汤具有清凉利尿功效，适用于湿盛型前列腺炎患者。

3. 车前绿豆高粱米粥

**具体做法是：**准备将车前子 60 克，橘皮 15 克，通草 10 克纱布包，煮汁去渣，入绿豆 50 克和高粱米 100 克煮粥。空腹服，连服数日。

此粥适用于老人前列腺炎、小便淋痛。

在前列腺炎症未完全治愈之前，男性应注意适当减少性生活次数，并要比以往更注意个人私处的卫生状况。

# 第九章

# 泌尿系统：男人的健康命门

## 尿道健康关乎男人的肺、脾、肾

近些年，男性患泌尿感染的发病率越来越高，很多男性朋友深受其害。想要关注男性的尿道健康，首先要明白什么是男性尿道，男性尿道既是排尿路又是排精管道，起于尿道内口，止于阴茎头尖端的尿道外口，成人长 17 ~ 20 厘米，分为前列腺部、膜部、阴茎部和球部。临床上将前列腺部和膜部全称为后尿道，海绵体部称为前尿道。那为什么说男性尿道的健康又关系到其肺、脾、肾的健康呢？

一般说来，尿道口及其周围有不同数量的细菌等病原体存在，但不致病。当细菌侵入泌尿系统后，在某些诱因下，如机体抵抗力降低、尿路结石或肿瘤引起尿流不畅、性生活等，细菌可侵入机体，便会导致尿路系统感染的发生，导致一些常见疾病出现，如感染发生在尿道就称为尿道炎，发生在膀胱就称为膀胱炎，累及了肾脏就称为肾盂肾炎，其中膀胱炎是最为常见的尿路感染。从医学上讲，尿路感染根据感染部位的不同，分为上尿路感染和下尿路感染。肾盂肾炎称为上尿路感染，而膀胱炎和尿道炎合称为下尿路感染。

小便通常被称为判断健康状况的晴雨表。虽然小便的排泄是整个泌尿系统的功能，但是体内水液转变成小便排出，却需要肺的通调、脾的传输、肾的开合等多脏腑的参与及协调。任何一个过程发生意外，都会导致小便异常，也就是尿道健康出现了问题。

首先，有可能是肺出了问题。因为在水液代谢方面，肺为水之上源，肾为主水之脏。肺主一身之气，水液只有经过肺气的宣降才能达到全身各个组织器官并下输膀胱。肾阳为人体诸阳之本，其气化作用有升降水液的功能，肺肾相互合作，共同完成正常的水液代谢。肺肾两脏在调节水液代谢中，肾主水液的功能居于重要地位，所以有“其本在肾，其标在肺”之说。任何一脏功能失调，均可使水液代谢发生障碍，潴留则水肿，失水则阴亏。

在呼吸方面，主要是主气与纳气的关系。肺主呼气，肾主纳气，肺为气之主，肾为气之根，两脏共同维持人体呼吸出入的功能。

在病理上，肾气不足，不能纳气时，就出现气喘、气短等症状；若肾阳衰微，不能化水导致水邪犯肺出现形寒肢冷，小便不利，兼有胸闷，咳喘等“水饮射肺”的症候；同时，肾阴不足，亦可导致肺阴亏损，而出现潮热干咳等症。

其次，有可能影响到脾。脾主运化，为后天之本，肾主藏精，为先天之本。脾肾之间的关系主要表现在先天与后天相互促进及津液代谢方面。肾藏精，主人体的生长发育与生殖，为先天之本；脾主运化，为气血生化之源，为后天之本。先后天之间的关系是“先天生后天，后天养先天”。脾主运化，脾的运化全赖于脾之阳气的作用，但脾阳须依赖于肾阳的温煦才能强盛。肾藏精，但肾精必须得到脾运化的水谷精微之气不断滋生化育，才能充盛不衰，促进人体的生长发育与生殖。所以在病理情况下，脾肾之间相互影响。

在水液代谢方面，由于人体水液代谢是一个复杂的生理过程，是多个脏腑协同作用的结果。其中尤以脾肾的作用更加重要。脾主运化水液，为水液代谢枢纽，肾主水液，气化作用贯彻在水液代谢始终，故曰“其本在肾，其制在脾”，概括了脾肾两脏在水液代谢过程中的作用及其特点。

在病理方面，脾肾两脏功能失调，如脾肾阳虚等，均可导致水液代谢障碍，出现水肿、泄泻、小便不利等症。

尿道的任何一种疾病、病变都不是尿道系统简单的问题，研究其病理，与肺、脾、肾等器官都有关，都是多个器官出现了问题才导致了症状的发生。所以一旦尿道出现问题，应该马上就医，不要久拖成疾，为治疗带来不必要的麻烦。

## 中草方药妙治泄泻，保护你的肾

泄泻也称“腹泻”，是临床上常见的症状。导致泄泻的原因有很多，比如脾胃虚弱和肾阳虚弱。那么，到底什么是脾胃虚弱和肾阳虚弱导致的泄泻呢，怎样治疗更有效果呢？

人的肾有两个，在人体腰部脊柱两侧。它有很多功能，如分泌尿液、排出废物。大家常听说的肾炎、肾小球、肾上腺等医用术语，其中的“肾”，就是我们称为腰子的这个肾。这里提到的肾更多的是指西医解剖学意义上看得见摸得着的肾器官，而中医里的肾则与之有较大的区别，它指的是包括人们通常称为腰的肾器官以及膀胱、骨、髓、脑、发、耳、二阴等构成的肾系统。

有的年轻男性在夏天稍微吃点儿凉的，比如冷饮、啤酒等凉东西，或者进点儿凉气，肚里就好像翻江倒海，腹泻疼痛。一般吃完药后也就好了，但是下次吃了凉的还是如此。而天气凉的时候就更加的严重了。有人怀疑是胃寒，但是根据胃寒的症状去吃药却没有效果。

中医认为，一般这种情况并不是胃寒，而是一种脾胃虚弱证，也就是人们常说的泄泻，其主要是由于脾胃消化功能失调导致的。这种情况下，可能是长期吃生冷的东西，或饮食过量，过食肥甘而损伤了脾胃。要知道夏季是湿气旺盛的季节，人们的消化功能一般都会减弱，如果进食生冷食物就很容易发生泄泻、腹痛等胃肠道疾病。啤酒恰恰能助湿气，而脾脏恶湿喜燥，因此最容易损伤脾阳。

泄泻的主要表现为脘腹胀满、大便溏泄或肠鸣泄泻，每次进食寒凉生冷的食物或感受寒邪而发病或加重。

用中药来治疗的话，要区分其泄泻的类别，辨证施治。伤食泻，主要因饮食不节，贪吃不易消化的食物，症见腹部胀满、食欲不振、恶心呕吐、腹痛腹泻、泻后痛减，并伴有泛酸水、嗳气等。这种情况下可服加味保和丸与和中理脾丸。脾虚泻是因为脾胃虚弱、消化功能减弱所致。其表现为面色萎黄、身倦无力、食欲差、食后腹胀、时溏时泻，伴有肠鸣、隐痛、放屁等。这种情况下可服参苓白术丸、人参健脾丸或开胃健脾丸等。寒泻多因贪凉喜冷、过食生冷食品、症见腹痛、肠鸣、大便清稀，热敷腹部则痛减。这种情况下可服附子理中丸、参桂理中丸，也可贴暖脐膏等治疗。

另外，热泻多见于酷暑之时，因贪辛辣食物而致大肠功能失调，其表现为腹痛肠鸣，痛一阵泻一阵，伴有发烧口渴、小便短赤等症。这种情况下可服双黄消炎片、加味香连丸等。五更泻主要是指肾阳虚，导致命火不足而不能养脾胃，是指每天清晨起床前，于肚脐周围作痛，腹胀肠鸣，泻后轻快，腹部及四肢畏冷，可服四神丸等治疗。针灸一般是针灸足三里、中脘、天枢等。也可以自己在药店买艾卷灸这三个穴位。每穴 30 分钟，一天一次，10 次为一个疗程。一般一个疗程后就能感到明显的改善。如果自己灸，最好咨询中医针灸医生后再进行。

值得注意的是，如果患者因为感受寒邪而引起腹痛，最好不要轻易服用药物治疗，毕竟是药三分毒，可以服用姜糖水来止痛。

此外，食疗也是非常关键的，平时可以用山药大枣煎服作为食疗，这也是一道很美味的菜，可以天天吃。另外，芡实山药糊的效果也挺不错，其来源于《本草新编》，其具有健脾止泻的功效。对于脾虚久泻、消化不良、大便溏薄、体虚羸弱的人有很好的疗效。

下面介绍一款食疗方。

芡实山药糊

**具体做法是：**芡实 500 克，山药 500 克，糯米粉 500 克，白糖适量（依个人口味）。先把芡实、山药一同晒干后，放入碾槽内碾为细粉，与糯米粉及白糖一并拌和均匀，备用。用时取混合粉适量，加入冷水调成稀糊状，然后加热烧熟即成芡实山药糊。

治疗期间应避免生冷油腻及不易消化之物，饭吃八分饱。平常加强体育锻炼，不喝生水及冷饮。秋天要注意多穿衣服，尤其注意腹部保暖。

---

**⊙养精小贴士**

养精与培养良好的生活习惯密不可分。不良的生活起居习惯会引起腹泻、肾脏相关疾病，并影响精子的活力。具体说来，生活不规律、久坐、贪嘴嗜辣等都是可能引发上述问题的不良的生活习惯。因而，应留意饮食，避免高温和辐射的工作环境等方面的内容。

---

## 养护好纵贯全身的膀胱经

膀胱经属太阳经，太阳主一身之表。膀胱经从头至脚，纵贯全身，其循行于头部、背部两侧及下肢正中，像一个网络。五脏六腑的经气均在背部输注于膀胱经上，所以经常推拿背部膀胱经可以起到疏通五脏六腑的经气，调整全身的气血运行的作用。

膀胱经与肾密切相关，与心脑等其他脏腑都有联系。如果膀胱经出现病变，不仅会出现少腹胀满，小便不利，遗尿现象，而且还有恶寒，鼻塞，发热，鼻衄，目痛，头痛，项背、腰、臀部及下肢后侧疼痛，足小趾麻木不用等症状。

究其原因是因为膀胱经主一身之表，如果外邪侵袭，本经受邪，患者就出现恶寒，发热，鼻塞，鼻衄等类似于感冒的症状；膀胱经之脉上额交巅络脑，邪气随经上逆则头痛；下行项后，一支挟背抵腰，下行经股入腘窝，一支循背下行，至腘窝后又下行，至外踝折向前，至足小趾。经气不利，则目痛，项背、腰、臀部及下肢后侧疼痛，足小趾麻木不用。膀胱气化失司，则少腹胀满，小便不利，遗尿。

中医看病讲究辨证，认为任何疾病不可能是孤立的，都是和相关脏腑的功能异常有关。由于膀胱经独特的循行路线，横贯全身，有效范围很广，隶属于膀胱，更与其他脏腑有联系。所以《黄帝内经》上说，膀胱经有问题，人会发热，穿厚衣服也觉得冷，流鼻涕，头痛，项背僵硬疼痛。特别是眼珠疼痛得好像要脱出一样，颈项好像被人拉拔一样难受，腰好像要折断一样疼痛，膝弯部位好像结扎一样不能弯曲，小腿肚像撕裂一样疼痛，股关节屈伸不灵活；癫痫、狂症、痔疮也会发作；而膀胱经所经过部位都会疼痛，足小趾更不能随意运动。可以说，膀胱经一出问题，全身就要颤抖。

由于膀胱经主宰全身，所以男性一定要注意对膀胱经的调理，膀胱经好，全身都好。但是膀胱经大部分在背后，自己一般情况下够不到。可以在家人的帮助下，找一个类似擀面杖的东西放在背部，像擀面一样上下滚动。由于膀胱经在后背上有两条直线，线上分布着所有背俞穴，所以上下滚动可以有效地刺激相关腧穴，疏通经气。这些穴和脏腑本身的分布位置是相对应的，是脏腑器官的反应点，就像现在耳穴足疗的反射区一样，通过刺激膀胱经上的穴位来调节脏腑。同时还能对整个背部的肌肉等软组织进行放松。当然在背部脊柱两旁进行走罐最好了，可以对感冒、失眠、背部酸痛有很好的疗效。还有头部，循经进行轻揉或者用手像梳头似的进行刺激，对头昏脑涨也有很好的缓解作用。

另外，因为膀胱经贯穿全身，中医建议除了对背部和头部进行按揉梳理外，还可以对腿部的循行进行按揉，因为膀胱经的循行深层解剖有坐骨神经，所以沿经用力进行按揉，可以缓解坐骨神经疼和腰椎间盘突出压迫神经所致的腿部疼痛、麻木等症状。

虽然按摩足太阳膀胱经有利于对各脏腑的调节，但是并不是每个时候都合适。膀胱经的气血在申时是最旺的，即下午15-17点，如果这时能坚持按摩膀胱经，就很容易疏通气血，对人体起到很好的保健作用。

⊙养精小贴士

男性养护膀胱经的方法有很多，这里介绍简单的按摩法。具体做法是：在后背膀胱经的区域按摩、揉搓、敲打。工具可以选择用橡胶做成的按摩槌，自己沿着背部膀胱经的位置进行敲打，从上往下敲打和从下往上敲打都可以。

## 不要小看小便，关乎肾精盈亏

中医在询问患者时，往往会问到“二便”，“小便”便是其中之一。在平常生活中，小便看似小事，实际上学问很大。小便，即尿液，是水在人体吸收运转后的排出物。中医认为“肾主水”，所以对于男人来讲，男性的小便是否正常，关乎男人肾精的盈亏。

中医里将水称为“津液”。什么是津液呢？在经脉通畅的情况下，水液从里向外渗出的过程叫作“津”，譬如出汗、流泪；水液从外向里吸收的过程叫作“液”，譬如脾胃吸收水谷精微而生血的过程，两者合起来称为“津液”。血液黏稠、血脂高、血糖高、口渴、便秘的人，就是虚火太旺，“津”向外的渗透有些过度，或者“液”向内的吸收不足导致的。可见津液是一个很大的概念，其中尿则被古人称为“津液之余”“津液之浊者”。通过观察小便，中医可以了解到津液的情况。比如患者小便颜色清亮、尿量又多，可能是阳虚、寒证，同时说明体内无热，津液没有受到影响；相反，如果尿液短少灼热，是热证，人体内的热气将水分蒸发过多，这时津液就会不足。

尿液的排泄虽由膀胱所主，但仍靠肾的气化功能才能维持正常。因此，排尿异常的病症，如遗尿、尿频、尿失禁、少尿、尿闭等，常与肾气虚有关。简单来讲，从形状上看，小便澄清，属寒，肾阳微或气虚，如果小便带血，则热结膀胱，房劳伤肾；从颜色上看，小便黄、淡黄，热轻或肾经虚热，平人为无病；如果小便是类似大酱的颜色，恐为肾病；伴有水肿为水气病；从尿量的多寡看，尿多，夜尿过于频繁，为肾虚，多见于消渴病。小便过程中出现的病痛、症状，多与肾精有关。

小便清长说明肾阳虚，小便短黄说明肾阴虚。所以小便问题简单地说就是肾的阴阳问题。肾有阴阳二气，阳气像太阳，温暖着我们的身体，而阴气就像潮湿的天气，滋润着身体的每一个角落，使它们不再干燥。阴阳之间的对立制约、互根互用并不是一成不变的，而是始终处于变化过程中，在变化中达到动态的平衡；而变化是绝对的，动态平衡则是相对的。平衡的两气，由于环境、生活压力等多方面的原因，也可能会失去平衡，有的人肾阳气势力较强，打败了肾阴气，人体则出现肾阴虚。这意味着什么？这说明身体正在处于严重缺水的情况。你的身体正在变成撒哈拉沙漠。有的人肾阴气势力较强，打败了肾阳气，人体则出现肾阳虚。

李先生刚过 45 岁，最近感觉自己怪怪的，因为他经常感到口干、眼干、鼻干，总想喝水，但饮水又不能解渴。后就医时医生发现其舌红如镜面一样光亮，一点儿舌苔都没有，舌的中间还有许多裂纹，小便很黄很短。诊断是肾阴虚。这往往是由于阴液不足，阳气失去了制衡的对象，肆意地扩展着，因此“阴虚则热”，身体才会出现这种状况，人的火力很旺，会比较怕热，具体的表现是很容易出汗、上火。如果这种情况是较为长期的，机体得不到及时的滋润，人的肤质会因此产生变化。干燥、脱皮现象较为常见，甚至还会影响性格。这样的人会感到急躁易怒，对细节较为敏感。

---

**⊙养精小贴士**

中年男人容易肾阴虚，老年男人容易肾阳虚。小便发黄、便秘、早泄、遗精等，多是阳虚的表现。小便清长、大便溏稀、阳痿等，多是阴虚的表现。这也是不少医生在实践中判断患者肾虚种类的一种简单方法。

---

## 小便“金标准”，关乎男人肾脏状况

别把吃喝拉撒看成是很低俗的东西，因为它和健康有着最为密切的关系。香港泌尿外科协会曾经进行过一项调查，该调查成功访问了465名35岁以上的男性职业司机。其中，近三成人并不知道，男性正常排尿应该在1分钟内完成；有近五成人认为，排尿时间比一般人长也没有问题；七成人拒绝因为排尿时间长而求医，其理由多为不知道这是疾病。社会上流行的尿多就是肾虚、多喝多尿才能排毒等传言，到底有没有道理呢？这里我们为男性介绍一下泌尿专家提供的几项健康小便的“金标准”：

第一，次数标准是：一天8次，每次300毫升左右，总量不超过3000毫升。如果不是饮水原因造成的超过8次，就叫作尿频。很多人以为老想小便，肯定是肾虚。其实，大多数尿频都和肾无关。小便次数多，但尿量少，有可能是膀胱和尿道的问题；不仅次数多，而且尿量也不少，则有可能是内科代谢性疾病，比如糖尿病或多尿症。只有尿频而且尿常规检查发现尿蛋白也高的，才有可能是肾有问题。有些人小便次数多，是因为老觉得有尿意。这时可以自查一下：尿意很急，可能是膀胱过度活动症；尿意隐隐的，不太急，可能是感觉神经过敏，或泌尿系统感染引起的膀胱慢性炎症。

第二，时间分布标准是：一天8次小便，白天7次，晚上1次，是最佳比例。如果起夜太多，一种情况是因为睡前喝水多造成的。这是正常情况，没有必要为了不起夜刻意减少晚上的饮水量，除非是充血性心力衰竭和高血压患者，他们需要控制全天饮水量。不用担心晚上喝水多，早晨起来眼睛和脸会水肿，只有肾有问题的人才会这样，健康的肾会正常代谢，不会造成水肿。

很多老人为了减少起夜，晚上一点儿水也不敢喝，时间长了，反而会让尿很浓，导致膀胱结石等疾病。

还有一种情况是，晚上没喝多少水，也老是起夜，那就和白天尿频的情况一样，每次尿量多，说明有内科代谢性疾病；每次尿量少，说明膀胱和尿道有了问题。

第三，喝水后小便的时间间隔标准：一般来说，水在体内正常代谢需要 30 ~ 45 分钟，相当于学校里一堂课的时间。不过，水在体内停留时间长短主要受两个因素影响，一是吃的是咸还是淡。吃得过咸时，排尿的时间间隔就会长一点儿，因为盐会造成水在体内潴留。二是吃得多还是少。宴会前什么也没吃就猛灌啤酒，很快就想上厕所；而吃了东西，尤其是主食后再喝酒，就不太容易有尿意。原因很简单，食物像海绵一样吸附了水，延长了它排出的时间。

此外，身体是否缺水和天气的冷热也会影响排尿时间。运动完出一身汗，身体高度缺水，喝的水全部被吸收，就不易排出；天气太冷，水分很难通过汗液挥发，只能变成尿液，上厕所的次数就会增加。

第四，小便的颜色标准：健康的尿液应该是淡黄透亮的，就像沏的第一遍茶水。喝水多的时候，尿液也可能像白开水一样，是无色的；喝水少的时候，则像一种啤酒的黄色。这几种情况都是正常的。

不正常的尿液包括以下几种：发亮的鲜黄色，说明尿液中含有黄疸，或者补充维生素 $B_2$ 过多；像洗肉水一样的鲜红色，可能是肾脏外科疾病或肾炎；酱油色，尿中有破了的红细胞，也可能是肾炎；白色，很少见，说明尿中有乳糜，源自丝虫病或肾、淋巴管堵塞。

但尿液混浊也不必过于担心，尤其天气凉时，尿液放置一会儿后容易变得混浊，甚至放久后，尿盆底部还会出现白色沉渣，这往往是尿液析出了盐类结晶，它与肾脏病无关。

第五，每天排尿量标准：我们每天排出的尿量大约是 1500 毫升。这是正常尿量，其实，只要每天尿量多于 400 毫升、少于 3000 毫升都没有太大问题。

少于 400 毫升叫作少尿，正常人几乎不可能出现，一旦发生，大多为急性肾衰竭；多于 3000 毫升叫作多尿，多为糖尿病或尿崩症等内分泌疾病，也可能是精神性烦渴症。此外，慢性肾衰竭患者也可能出现多尿，尤其是夜间尿量增多。

认为多喝水多排尿就能排毒，完全是个误区。只要排尿量在正常范围内，就足以把体内毒素排出去，没必要刻意地多喝水。

尿液中泡沫多则应该及时到医院去做尿化验，如果出现蛋白尿，可能是肾脏病造成的；但是如果尿化验并无蛋白，这种泡沫多并非异常。临床上很少用尿的气味来辨别健康与否，所以尿味浓淡不用太放在心上，除非你的尿呈一种奇怪的烂苹果味道，那有可能是糖尿病的征兆。

有不少男性在排尿的时候都会出现尿分叉的现象，那么尿分叉的现象给人们的身体健康带来了哪些暗示呢？

在医学上，通常把尿分叉分为两大类，一种是偶发性的尿分叉，这是属于生理性尿分叉；而另一种则是长期性的尿分叉，这属于病理性尿分叉。

偶发性尿分叉，大多与疾病无关，其主要是由于尿道或尿道开口处临时有阻塞，比如一整夜尿积存于膀胱内，使得膀胱内的压力增大，尿排出时力量大，从而使尿道口形态暂时改变导致尿分叉。另外，男性射精后，肯定还有部分精液残存在尿道中，而海绵体充血尚未完全消失，导致尿流不畅。所以这些情况下的排尿变化，

---

**⊙养精小贴士**

泌尿系统有问题的人在饮食上需要注意几个方面：

（1）禁饮烈酒，少食辛辣肥甘之品，少饮咖啡，少食柑橘、橘汁等酸性强的食品，并少食白糖及精制面粉。

（2）多食新鲜水果、蔬菜、粗粮及大豆制品。

（3）服食种子类食物，可选用南瓜子、葵花子等。

（4）绿豆不拘多寡，煮烂成粥，放凉后任意食用，对膀胱有热，排尿涩痛者尤为适用。

（5）不能因尿频而减少饮水量，多饮水可稀释尿液。

---

不是病态。

而病理性尿分叉是经常的或长期的排尿分叉现象，其很可能与一些疾病相关。专家认为，长期排尿分叉大多由于后尿道或尿道口处狭窄，或因慢性炎症导致尿液不能通畅排出。

## 五味子入口，尿失禁无忧愁

日常生活中，很多中老年朋友在咳嗽、大笑或弯腰时，尿液会不自主地流出，这是压力性尿失禁疾病。尿失禁给老年男性晚年的幸福生活带来了很大的障碍，有的让老年男性甚至出现自汗盗汗的现象，使老人背负了身体上和心理上带来的巨大的双重痛苦和压力，严重影响了老年男性的身心健康。

中医认为，老年男性之所以会出现尿失禁的情况，主要是因为人的肾气随着年龄的增长日益虚弱，引起中气下陷所致。因此病在膀胱，却涉及腑脏，特别是肾功能的失调，所以在治疗时就不能“头疼医头、脚疼医脚”，而应从病根上入手，以补益肾气、提升中气为主，同时调理各个脏腑的功能，只有这样才有可能彻底治愈。

在这里向大家推荐一剂药方，茱萸五味益智汤。主要组成有：准备山茱萸 9 克，五味子 6 克，益智仁 6 克，连续服用，水煎服，老人尿失禁的病就会慢慢好转、治愈的。

山茱萸是我国常用名贵中药材，始载于《神农本草经》，性味酸、微温，它以其补力平和、滋阴而不腻膈、壮阳而不助火、收敛而不留邪等特殊功效被历代医家所喜用。名医张仲景还以山茱萸为君制成了“金匮肾气丸”，对补益肝肾、涩精敛汗具有特殊的功效，是肝肾虚损的常用药。

水煎好的山茱萸对二甲苯、蛋清、醋酸等致炎物引起的炎性渗出和组织水肿及肉芽组织增生均有明显抑制作用，能有效减轻肾上腺细胞损害；同时山茱萸对表皮葡萄球菌、肠球菌、痢疾杆菌等都有较强地抑制作用；还能起到利尿降压的作用。

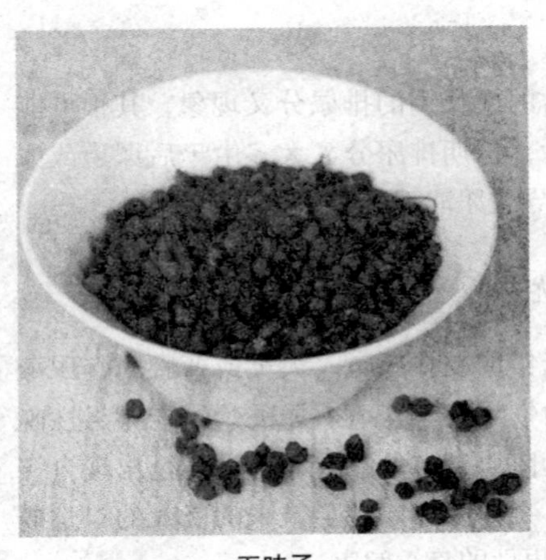
五味子

五味子也被列为中药上品，始载于《神农本草经》。因为它皮肉甘酸，核中辛苦，有咸味，辛甘酸苦咸五味皆备，因此而得名。古代医学家、药王孙思邈说“常服五味子以补五脏气”。女皇武则天经常使用五味子来延年益寿。因为五味子性温，味酸，归心、肺、肾经，能敛肺止咳、补肾宁心、益气生津，对因肺虚引起的咳嗽、肾虚引起的自汗盗汗以及遗精遗尿等症状有很好的疗效。但是五味子的功效与产地有很大关系，《本草纲目》记载：“五味子今有南北之分，南产者红北产者黑，人滋补药，必用北者为良。”所以南五味子的滋补作用较差，所以冬季进补时应选用北五味子。

如果每天没有时间煎制药液，我们还可以自制五味子膏，操作方法也很简单：五味子250克，放置锅里，加适量的水，文火煎熬取汁，待药液浓缩成稀膏后，加等量或适量蜂蜜，再以小火煎沸，等冷却之后就可以服用了。服用时最好是空腹，沸水冲服，每次服1小汤匙就可以了。剩下的放入冰箱里冷藏起来，吃的时候再拿出来，很方便。五味子膏有很好的补气敛肺、祛痰止咳和补肾涩精的作用，操作简单易行。如果你或者身边的老人朋友有这方面的问题，不妨做一些让其经常食用，效果一定很好。

而益智仁是姜科多年生草本植物益智的果实，《本草求实》中记载：“益智，气味辛热，功专燥脾温胃，及敛脾肾气逆，藏纳归源，故又号为补心补命之剂。”因此益智仁不仅对温脾、暖肾、固气、涩精有明显的功效，而且能够治疗寒性胃痛、脾虚吐泻、遗尿、尿频、遗精等症状。《局方益智散》中还说，如果因中气不足导致腹胀、腹泻的情况，用益智仁 100 克，水煎取浓汤服下，连续 3 次就能治愈。

下面介绍一款关于五味子的药膳。

鲈鱼五味子汤

**具体做法是：**鲈鱼 1 条，五味子 50 克，料酒、精盐、葱段、姜片、胡椒粉、生油各适量。将五味子浸泡洗净；鲈鱼治净放入锅内，再放入料酒、盐、葱、姜、生油、清水、五味子，煮至鱼肉熟浓汤成，拣去葱姜，用胡椒粉调味即成。

---

**⊙养精小贴士**

核桃粥是用等量的核桃仁和粳米熬制而成的，香甜可口，延年益寿。因为核桃仁性味甘平、温润，能补益肾气、滋阴润燥，为滋补强壮之佳品。《神农本草经》将核桃列为久服轻身益气、延年益寿的上品。核桃仁能补血养气、补肾填精。明代医家缪希雍说：“胡桃能入肾固精。”所以男性朋友每天吃几颗核桃，对防止各种疾病，特别是防止前列腺病变具有很好的效果。

---

## 尿路结石怎么办，中医治疗有成效

尿路结石在我国是最常见的泌尿外科疾病之一，男性发病的概率比较高，让广大男性朋友痛苦不堪。而尿路结石在中医属于“石淋”“血淋”范畴。中医在治疗和防治本病有着悠久的历史。那么，到底什么是尿路结石，中医又是怎么治疗的呢？

尿路结石就是在尿路上形成的所有结石的总称，其尿路就是从肾到尿道之间的通道。尿路结石一般可分为下尿路结石和上尿路结石，对健康都具有极大的威胁，严重者还会成为尿毒症，损害男性的肾功能。

上尿路结石与下尿路结石不管是形成机制、病因、结石成分上都存在着显著差异。上尿路结石也称为肾和输尿管结石，大多数为草酸钙结石主要症状是疼痛和血尿，常表现为钝痛或绞痛。疼痛呈刀割样，位于腰、腹部，并向下腹、外阴放射，常伴恶心、呕吐。下尿路结石包括膀胱结石、尿道结石，其中在膀胱结石中以磷酸镁铵结石较为多见，常表现为排尿中断和排尿疼痛。疼痛为下腹部和会阴部钝痛，或是明显或剧烈疼痛，排尿终末时疼痛加剧，还会出现血尿。尿道结石则表现为排尿困难，呈滴沥状，有时出现尿流中断及尿潴留。排尿时有明显的疼痛，而且放射至阴茎头部。后尿道结石有会阴和阴囊部疼痛。阴茎部结石在疼痛部位可摸到肿块，用力排尿有时可将结石排出。

尿路结石可能会造成不同程度的局部损害、梗阻和感染。如果尿路梗阻严重，就会引起巨大肾积水，患者就会感到腰酸、腰胀，甚至可以摸到腰部肿块，并且还会出现尿频、尿急、尿痛，严重时出现发热的症状，同时还伴有面色苍白、出冷汗、恶心、呕吐等症状。中医治疗尿路结石可用：琥珀粉 5 克（冲），桃仁 10 克，牛膝 10 克，王不留行 20 克，沉香 5 克，金钱草 6 克，瞿麦 15 克，冬葵子 15 克，当归尾 10 克，赤芍 20 克，红花 10 克，石韦 5 克，车前子（包）15 克，鸡内金 10 克。煎服。此方适用于气滞血瘀型尿路结石，表现为男性血尿或见血块，尿涩痛不畅或突然中断，腰部和小腹有疼痛感等症状，具有行气活血、通淋排石的功效。

红花

也可用：生黄芪 60 克，山药 15 克，石韦 25 克，鸡内金 25 克，炒白芍 20 克，菟丝子 10 克，川牛膝 10 克，郁金 15 克，升麻 10 克，枳壳 10 克，金钱草 30 克，海金砂（包）30 克，生地黄 20 克，王不留行 10 克。煎服。此方对于尿路结石，有清热利湿、化石溶石、活血行气、软坚散结的功效。

另外，日常食疗也有不错的效果，可用金钱草 30 克加水适量，煎汁后去渣取汁一碗备用；再将薏仁 90 克煮粥 3 碗；然后将煮好的薏仁和煎好的药汁一起和匀，即可食用。此方有利尿、排石、通淋的功效。

也可将 200 克苜蓿洗净切成碎段，下锅加油炒散，再加盐和味精炒入味，盛出备用；另外将100克粳米淘洗干净入锅，加水适量，煮成稀粥，调入苜蓿即可。此方有清理膀胱结石、消除水肿等功效。

---

**⊙养精小贴士**

生活中怎样预防尿路结石呢？

（1）养成多饮水的好习惯，不要等渴了再喝。

（2）少喝啤酒。专家指出，啤酒中含有钙、草酸、乌核苷酸和嘌呤核苷酸等酸性物质，可使人体内的尿酸增加，是成为肾结石的重要诱因之一。

（3）慎重补钙。补钙越多，通过肾脏排出的钙也越多，尿钙含量过高，就会增加形成尿路结石的可能性。

（4）经常进行运动，经常进行跑步、跳绳、爬楼梯等运动能“震荡”结石，促其排出体外。

---

## “癃闭”困扰你，草药有良方

中医认为，“癃闭”是指尿液潴留于膀胱，造成排尿困难，甚至小便闭塞不通的一类疾病。癃和闭虽都为排尿困难，但是意思各有侧重。“癃”的意思是小便不畅，每次排便就像打点滴，量很少，但病势较缓；而“闭”则意味着小便完全闭塞，一点儿排不出，造成腹胀，病势较急，给患者生命健康带来了很大的隐患。医学上一般统称为“癃闭”，也叫小便不通，或者排便困难。那么，中医又是用什么方法来治疗这一疾病的呢?

癃闭主要为三焦气化失常、膀胱不利所致。中医认为心包经主宰着全身的血脉运行，而三焦经则主宰着全身的气，为人体血气运行的要道。上肢的痹症，以及人体水道不利的水肿病，都是三焦经主治的病。小便不通，排尿困难，与三焦经的运行失调有很大的关系，上焦肺热气壅，水道通调就会受阻；中焦湿热不能及时排解，就会下注到膀胱，导致气化不利；下焦如果肾阳不足，肾脏不能提供足够的热量，就会导致命门火衰，不能化水行气，致膀胱气化无权等，因此肾与膀胱为发病的关键。

一般情况下，癃闭发病急骤，病势严重，病人焦虑不安。医务人员应积极安慰病人，消除顾虑，本着“急则治标、缓则治本”的原则，要尽量先帮患者及时排出尿液，以新医、指压、推拿、导尿等疗法，暂时缓解病情，然后再按照中医的规律，进行辨证治疗，以除病灶。

中医讲究对症下药，即便是同一种症状，由于发病的原因不一样，也采用不同的中草药。由于“癃闭”症状有不同的表现以及发病的原因也不同，所以所采用的草方也是不一样的。

如果膀胱湿热，主要表现为小便量少，尿色赤黄，有灼热感，滴答不停，或尿液不能排出，使小腹胀满，或大便不畅，脉象滑数，舌苔黄腻。造成这种现象的主要原因是由于三焦失衡，中焦湿热下解，下注于膀胱，膀胱成了湿热的最后的收容所，故尿少而热，虽然有尿意却不能像小河流水似的顺利排出，甚至不能排出，有时尿液颜色发黄或者成红色。此时的膀胱就像暴雨来临前，无窗的小房子里又湿又热，使得空气运行不畅，造成气化不利，故小腹胀满。当湿热蕴结下焦，就会导致大肠传导失常，结果造成大便不畅。舌苔黄腻，脉滑数，是下焦湿热蕴结的典型特征。

针对这种现象，中医一般处方的目的是清湿热，利小便。这里可用八正散加减。扁蓄 15 克，瞿麦 12 克，滑石 15 克，车前草 15 克，木通 6 克，栀子 9 克，大黄 6 克，海金砂 9 克，水煎服。

如果小便不通伴有潮热盗汗，手足心热，舌红脉数者，这种症状的病因比较复杂，阴虚还夹杂着湿热，虚实相交。所以在处方时不仅要注意泻火，还要注意滋阴补肾，清热利湿，以便标本兼顾。

针对这种症状就要在药方子里加上知柏地、黄汤去、山药、萸肉，加车前子、牛膝等滋补良药。如尿液受湿热煎熬，发生结石，尿道被结石堵塞，则可参考治疗胆结石的砂石淋治疗法。

如果肺热气壅，小便一点儿不通，或者像雨后的屋檐点滴不爽，并且有咽喉干燥，心烦意乱，口渴难耐，呼吸短促，舌苔又薄又黄，脉数。中医认为这是由于肺热壅盛，体内气流运行受阻，通调水道，造成积水停留于膀胱不能排出，造成小便不通。肺主行水，为腑脏的水库，又称为水之上源。肺接受从脾转输而来的津液之后，一方面通过宣发作用将津液输布至人体上部和体表，另一方面，通过肃降作用，将津液输布至肾和膀胱以及人体下部形体。津液的输布主要依靠脾、肺、肾、肝、心和三焦等脏腑生理功能的综合作用而完成的。由于肺热失于清肃，津液不能输布，故出现口干现象，肺热则气消耗就大，故呼吸短促现象。苔薄黄，脉数，是里热的典型表现。

针对这种现象，中医处方的目的就是清肺热，利水道。这里开的方子是清肺饮加味。药物组成有：黄芩 9 克，桑皮 9 克，麦冬 9 克，山栀 9 克，车前子 15 克，木通 6 克，赤芩 12 克，党参 12 克，白茅根 50 克，川芎 9 克，用水煎服，每日 1 剂，早晚各 1 次，连服一个月。党参，扶助正气；川芎活血化瘀；黄芩、栀子清热解毒。诸药合用，共奏扶正祛邪，清热解毒之功，以达迅速控制感染的目的。

如果肾阳不足，小便不畅，排便无力，腰膝酸软，腰以下冷，面色苍白，舌质淡，脉沉细。这时中医处方的目的就是以补肾温阳通窍为目的，这里的处方是济生肾气丸加减。药物组成有：山药 15 克，熟地 18 克，茯苓 15 克，肉苁蓉 9 克，牛膝 9 克，泽泻 9 克，附子 9 克，肉桂 9 克，车前子 15 克，水煎服，每日 1 剂，早晚各

1次。如果没有时间煎服，也可以将草药研成细粉，用筛子筛匀，然后每100克粉末用炼蜜35 ~ 50克加适量的水泛丸，待干燥后，制成水蜜丸，或加炼蜜90 ~ 110克制成小蜜丸或大蜜丸使用。

---

**⊙养精小贴士**

水泉穴是肾经的郄穴，具有清热益肾、通经活络之功，经常按压水泉穴，不仅可以防治前列腺疾病，还可以补肾壮阳。该穴位于人体的足内侧，内踝后下方，当太溪穴直下1寸，跟骨结节的内侧凹陷处。“水泉”是与尿液是否通畅有关的穴位，它能使尿液顺利排出。尿液通畅，体内的毒就能随之排出去。所以水泉穴的功效就在于专门消水肿，治疗小便不利，小便不利。

---

## 日常小细节，肾精跑不了

随着生活水平的提高，补肾已经成为男性中较为流行的一种行为。补肾也是男性追求自身更加强壮的方法。中医补肾目前是国内较为常用的方法，由于现在市场上的壮阳药物鱼龙混杂，所以中医建议最好不要急于求成，而强肾壮阳的最好方法就是从自身的一些细节做起。

与我国相比，日本很多卫生间的男人小便池的设置都比较高，这使得男人们不得不踮起脚尖才能小解。有些去日本的人，很轻易地觉察出了这种不适，认为是便器厂家的设计错误，但真相是，这是深知养生之道的日本人为男人们提供的养生之法。

不止如此，古人认为“便中闭目禁言，可守神入舍，气不能散”。也就是说，小便时要精神专注，不要说话，因为说话会泄肾气。同时，小便也不能用力，太用力容易耗损肾气。男人小便时要咬住后槽牙，咬住牙齿收敛住自己的肾气，让它不外泄。这样不仅有利于浊气糟粕的通畅排泄，还有固肾、防肾亏的作用。所以流传千年的道家补肾法有“上厕所时不可说话”一说。

中医认为，上厕所大小便的时候，一定要咬牙，咬牙能固摄住肾气，尤其是在肾精上损害偏大的男性。这是为什么呢？

上厕所的时候处于一个吸气，气往里收的状态，是不开泄的。咬牙，并且提起脚后跟，就等于补了肾气。因为牙为肾之齿，是肾精华的外现。但不能乱咬牙，死咬着不放更耗肾气，而应该是“肾齿两枚如咬”，“如”就是好像的意思，就是好像有两个枣核在两个后槽牙之间，微微地咬着。实际上就是保持气机内收的一个状态，收敛住自己的肾气。这样不仅有利于浊气糟粕的通畅排泄，还起到固护肾脏、防治肾亏、健身延年的作用。

而生活中，我们经常看到有人在厕所里一边夹着手机大声地说话，一边大小便，这就是在损耗肾气。这在传统养生文化中是绝对不允许的，对身体损害极大。

生活中只要是小孩子一打激灵，这个小孩准是要小便了，有心的妈妈总是能意识到这一点。其实很多人在小便的时候头部都会打一个激灵、抖一下。但同样是抖一下，小孩和老人抖的原因是不一样的，小孩是肾气不足以用，肾气、肾精还没有完全调出来，所以小便时气一往下走，下边一用力上边就有点儿空，就会激灵一下；而老人是肾气不足了，气血虚，所以下边一使劲上边也就空了，这是很不一样的。

小便在日常生活中，是小得不能再小的事情，但就是这样微不足道的小事往往蕴藏着养生的大玄机。所以我们要注意生活中的小细节，尤其是人老之后，身体状况差了，更需要注意，不可大意。

## 足浴治疗泌尿系疾病最简单

足疗是近些年随着人们健康与保健意识的增强而出现的“新词”。大多数人认为，足疗就是运用中医原理，集检查、治疗和保健为一体的无创伤自然疗法，包括足浴和足部按摩两个部分组成。

中医认为，人体的五脏六腑与脚上的60余个穴位有着非常密切的关系，足部被称为人体的“第二心脏”，是人体健康的阴晴表，能够很准确地反映人体的健康状况。所以足疗从某些方面来讲是可以治疗泌尿系统疾病的。

足疗法分为三大类：普通热水足浴法、足部按摩法、中药足疗法。其中热水足浴法和中药足疗法是足疗中的一种，同属于中医外治法。

古人有“春天洗脚，升阳固脱；夏天洗脚，暑湿可祛；秋天洗脚，肺润肠濡；冬天洗脚，丹田温灼”的说法。普通热水足浴是通过水的温热作用和机械作用，以刺激足部的各个穴位，起到促进气血运行、畅通经络、改善新陈代谢的作用；中药足疗则是根据中医辨证理论，用适当的药物，经过水煎后进行足浴，让药液离子通过一些有效的作用，渗透皮肤进入人体血液循环，从而达到防病、治病的目的。

足浴疗法的用法很广，它能改善身体的各种亚健康状态，如疲劳、健忘、腰酸腿痛、记忆力减退、手足冰凉等。另外，对前列腺疾病也有一定的治疗作用。由于其操作简单、方便舒适、效果显著，近年已成为大众流行的保健方式。

下面我们就来具体介绍一下，关于治疗泌尿系统疾病的足疗方法。

（1）对膀胱有一定治疗效果的足疗：取温热水（40℃左右）大半盆，浴足。热水足浴以其适当的温度，通过经络联系，对下肢神经、血管产生良好的刺激。

中医中的经络学有说到“足太阳膀胱经络肾属膀胱……出外踝后，循胫骨至小指外侧”，所以足浴对膀胱有一定的保健作用。

（2）对小便困难有一定效果的足疗：取石韦、牛膝各20克，红花、乌药、车前草、淡竹叶、通草各10克，煎水取汁，浴足。对于症状较轻、较缓的患者，每日可浴足2次，每次30分钟。而如果症状较重、较急，每日浴足2次，每次40分钟，如果是在冬天，每天可增加1次。

此方中，乌药可起到行气消滞的作用；红花可起到活血化瘀、通经活络的作用；石韦、通草、车前草、淡竹叶可起到通利水道的作用；牛膝能引水下行；水温可以提高药效。

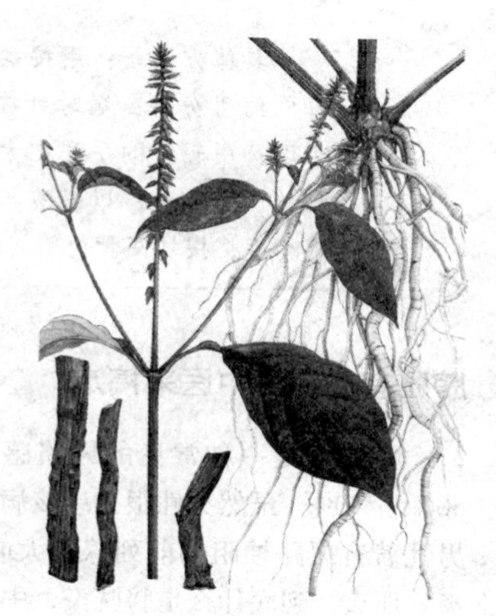
牛膝

（3）治疗膀胱肌麻痹所致的尿潴留的足疗方法是：取皂角、王不留行、葱头各 90 克，煎水取汁，浴足。对于症状较轻的患者，可每日浴足 2 次，每次 30 分钟。而对于症状较重、较急的患者，可以选择每天坚持洗脚 2 次，每次 40 分钟。

此方中，皂角具有辛散走窜、通关开窍的功效；王不留行具有通血脉、利小便的功效；葱头为辛温之品，能通上下阳气。诸药共奏可起到通窍化瘀、利尿通阳的功效。

（4）治疗膀胱气化失调引起的小便不利的足疗方法是：取生黄芪 200 克，宣木瓜 30 克，葱白 10 根，煎水取汁，浴足。

此方中，生黄芪具有益气升阳、利水消肿的功效；木瓜具有温经活络的作用；葱白可通上下阳气。三药合之，具有益气通阳利尿的功效。

---

**⊙养精小贴士**

患有泌尿系统疾病的患者首先要对症治疗，然后配合足浴疗法。对于病症轻的患者可以单独使用足浴疗法。而对于病症重的，比如尿毒症引起的无尿，单独进行足浴效果不太理想，可进行按摩配合。

具体方法是：用按揉法在中极、气海、关元穴操作，每穴约1分钟；顺时针按摩小腹部约6分钟，以微有发热为度；用轻缓的手法在大腿内侧进行揉、摩，并配合按揉髀关、手五里，以感酸胀为度；横擦骶部，以局部有微热感为度；按揉跖骨内侧间隙处，以酸胀感为度。

---

## 膀胱有炎症，中医来搞定

膀胱炎是一种常见的尿路感染性疾病，占尿路感染总数的50%～70%。虽然男性很少患该病，但也不可以忽视男性膀胱炎。男性若有尿路梗阻如前列腺肥大或膀胱结石、异物等也易患膀胱炎。那么，到底什么是膀胱炎，中医又是怎样来治疗的呢？

膀胱炎是一种发生在膀胱的炎症，主要是由特异性和非特异性细菌感染引起，另外还有一些其他特殊类型的膀胱炎。临床表现有急性与慢性两种。前者发病突然，排尿时有烧灼感，并在尿道区有疼痛，有时有尿急和严重的尿频，严重时有血尿和血块排出。而后者主要表现为长期存在尿频、尿急等症状，但没有急性膀胱炎那样严重，时有发热情况，自感乏力，腰腹部及膀胱等处有不舒适或隐痛情况，有时可能出现头昏、眩晕等症状，但是这种病症可持续数周或间歇性发作，使病者乏力、消瘦，出现腰腹部及膀胱会阴区不舒适或隐痛。

男性膀胱炎具有潜在的严重性，因为它通常由某种诸如梗阻或肿瘤的潜在泌尿道疾病引起，或由泌尿道别处的一处感染扩散所造成。其典型的症状就是尿频、尿急、尿痛甚至有急迫性尿失禁，甚至还有血尿和脓尿。

膀胱炎在中医上一般属于热淋、少腹痛等范畴。中医在治疗膀胱炎时，主要是以清热利湿、利尿通淋为主，对于反复发病的膀胱炎，还需要注意兼顾扶正。

在治疗药物上，中医一般选用以下两种。

（1）将柴胡15克，枳壳10克，厚朴6克，香附10克，乌药10克，白芍10克，荔枝核10克，沉香末3克（分冲），赤芍10克，枳实10克，橘核10克，丹皮10克，石韦30克，水煎服。每日1剂。此方对于下腹胀痛，尿频、急、热、痛反复出现，或有小便胀痛、口苦咽干等症状的慢性膀胱炎男性，有疏肝理气、活血清热的功效。

（2）可将太子参15克，生地榆30克，土茯苓30克，木通10克，石韦30克，泽兰10克，白术10克，制牛膝10克，水煎服。每日1剂。对于尿频、尿急、尿痛或尿失禁反复发生，腹胀、饮食少等症状的慢性膀胱炎，有健脾益气、清利湿热功效。

另外，用梧桐花20～30克，带蒂，鲜、干花皆可，水煎至适量，将花弃去，1次服下，早晚各服1剂；千张纸50克，黑面神40克，均为鲜品，洗净切片，水煎内服，每日1剂，分3次服；一把蔑30克，水煎服，每日1剂，分2次服；蒲公英絮不拘量，水煎，过滤后服；玉米须1把，晒干，用水煎煮，1日饮用数次，两星期后即可排尿正常，不会有丝毫的疼痛感。以上这些民间偏方治疗膀胱炎也有很好的疗效。

在日常饮食上，可选用玉米面50克，盐少许。将玉米面加适量水煮成粥，然后加盐少许调味即成，空腹食用。也可将30克槐末碾碎，然后放入白糖30克一起拌匀，开水冲服即可。此方清热、利尿、通淋，对于尿道灼热疼痛、口干口苦等症状的热淋型膀胱炎有一定功效。

---

**⊙养精小贴士**

男性膀胱的养护和精气的维护也有密切关系。男性患膀胱炎后应注意规律作息，多饮开水；忌服碱性药物；若包皮过长，应经常清洗积在包皮下的包皮垢。从生活细节入手养护好膀胱，避免炎症的发生和恶化。

---

## 小便排出全靠膀胱气化

对于膀胱，现代人只知道它是一个储尿器官，殊不知它的重要功能关系人的生老病亡。比如说小便，如果人的小便排不出去，必将会影响到人的身体健康。在《黄帝内经》中讲：膀胱主化气、司百川。而人体小便的排出，也主要是靠膀胱来气化的。

膀胱位于下腹部，居肾之下，大肠之前，是一个中空的囊状器官。其上有输尿管与肾相连，其下有尿道，开口于前阴。膀胱与肾由足太阳膀胱经与足少阴肾经相互属络而构成表里关系。

膀胱又称"尿脬"，是贮存和排泄尿液的器官。人体的津液通过肺、脾、肾等脏的作用，布散全身，发挥其滋养濡润机体的作用。其代谢后的浊液（废水）则下归于肾，经肾气的蒸化作用，升清降浊，清者回流体内，重新参与水液代谢，浊者下输于膀胱，变成尿液，由膀胱贮存。膀胱中尿液的按时排泄，由肾气及膀胱之气的激发和固摄作用调节。肾气与膀胱之气的作用协调，则膀胱开合有度，尿液可及时地从溺窍排出体外。

膀胱的贮尿和排尿功能，依赖于肾气与膀胱之气的升降协调。肾气主上升，膀胱之气主通降。肾气之升，激发尿液的生成并控制其排泄；膀胱之气通降，推动膀胱收缩而排尿。若肾气和膀胱之气的激发和固摄作用失常，膀胱开合失权，既可出现小便不利或癃闭，又可出现尿频、尿急、遗尿、小便不禁等。故《黄帝内经·素问·宣明五气》说："膀胱不利为癃，不约为遗溺。"

所以小便的排出全靠膀胱的气化。气化，指阴阳之气化生万物，在人体生命活动中，由气的运动而产生的各种生理变化，包括精、气、血、津液等的各自新陈代谢及其相互转化。膀胱之气化，见于《黄帝内经·素问·灵兰秘典论》："膀胱者，州都之官，津液藏焉，气化则能出矣。""气化则能出"，气化派出的事物是什么，与膀胱藏津液有密切关系。若膀胱藏的是尿液，则膀胱之气化排出尿液；若膀胱藏的是正常津液，则膀胱之气化排出汗液。

膀胱气化与其他脏腑的关系十分密切。首先膀胱的气化依赖于肾的气化。膀胱与肾直接相通，二者有经脉相互络属，互为表里，所以《黄帝内经·灵枢·本输》说“肾合膀胱”。在生理情况下，水液经肾的蒸腾汽化，则化为津液及汗液、尿液，即肾主宰着人体整体水液代谢，而膀胱气化功能全赖肾的蒸腾汽化。其次，膀胱气化有赖于三焦气化的协调。《难经·三十一难》说：“三焦者，气之所终始也。”《难经·三十八难》说：“三焦主持诸气。”《黄帝内经·素问·灵兰秘典论》说：“三焦者，决渎之官，水道出焉。”三焦既是气机升降出入的通道，又是气化的场所，总司全身的气化，运行水液，疏通水道，并影响着膀胱气化及水液代谢的协调平衡。再次，膀胱气化与肺的通调水道和脾的运化功能有关。如《血证论·脏腑病机论》说：“小便虽出于膀胱，而实则肺为水之上源，上源清，则下源自清。脾为水之堤防，堤防利，则水道利。”说明脾肺功能影响着膀胱气化及排尿功能。综上所述，六腑之一的膀胱，为体内的器官，即是尿脬；所藏津液气化则能出，即指膀胱的排尿功能。

如果膀胱气化失常，比如由于肾阳不足，导致膀胱气化不利，则容易出现尿少、癃闭，此种情况下患者朋友应多休息，不要熬夜，饮食上食用容易消化的东西；不要吃辛辣、肥腻、过咸的东西；忌饮酒；适当补充水果、蔬菜及水分。

若由于肾失封藏，气失固摄，导致膀胱不能控制气化的运行，则容易出现遗尿、小便失禁等；如果心火下移，或湿热下注，则可致尿频、尿急、尿道涩痛、尿血等；如果肾气亏虚，固摄无权导致膀胱虚寒，则表现为小便频数、清长或不禁，尿有余沥，遗尿或小便点滴不爽，排尿无力等。

所以膀胱气化失常关键还是肾气亏虚，阳气不足所致。改善膀胱气化现象，还必须从补肾做起。中医主张服用金匮肾气丸、桂附地黄丸。

金匮肾气丸的成分主要有干地黄、山药、山茱萸、茯苓、牡丹皮、泽泻、桂枝、附子、牛膝、车前子，辅之以蜂蜜，1次1丸，每日2次，每丸6克。该药对温补肾阳，化气行水有很好的疗效，用于肾虚水肿，腰膝酸软，小便不利，畏寒肢冷等症状。

桂附地黄丸主要有肉桂、附子（制）、熟地黄、山茱萸（制）、牡丹皮、山药、茯苓、泽泻，辅料也是蜂蜜。该品为黑褐色的大蜜丸或小蜜丸；味甜而带酸、辛。主要用于肾阳不足，腰膝酸冷，小便不利，痰饮喘咳等现象。口服，每次9克，每日早晚各1次。

另外，杜仲也是中医传统补益精气、强筋健骨的良好中药材。味甘，性温，归肝、肾经。

《本草纲目》中还记载了一个用杜仲治病的案例：说一个少年得了脚软病，十分疼痛，经很多医生医治都不见好转。后来又请了一位名医诊治，但是这位名医没有开药方，只是告诉少年的家人，把杜仲折成3厘米大小，每次用50克，用一半酒一半水煎服。家人半信半疑地采纳了这位名医的建议，结果这个少年三天后就能走路了，又过了三天就完全好了。于是家人再次到名医家里表示感谢。这位医生说，少年的病其实是肾虚，并不是脚气。杜仲能治腰膝痛，用酒煎服，使药效更容易发挥。这个故事也正说明了"头痛医头，脚痛医脚"是行不通的。《本草纲目》记载："杜仲，能入肝，补中益精气，坚筋骨，强志，治肾虚腰痛，久服，轻身耐老。"可见杜仲具有补肝肾，强筋骨的功效，可以彻底消除病灶。

---

**⊙养精小贴士**

男性要想养护好膀胱就不能忽视合理饮水。饮水量的多少直接影响膀胱内尿液的浓度，饮水少的人，膀胱内液体也少，对肾脏排出的致癌物的稀释功能就低，这就是引发膀胱癌的一个诱因，也是男性常见的健康隐患。

---

## 遗尿有绝招，中医药来治疗

医学上认为，凡睡眠或昏迷中不自觉地发生排尿的表现即为遗尿，包括两种情况，一则指遗尿病，即俗称的尿床，它主要见于儿童；二则指遗尿症，即不仅是将尿液排泄在床上，同时也在非睡眠状态或清醒时将尿液排泄在衣物或其他不宜排放的地方，此症多见于老年人。其实，遗尿与脏腑功能发育不完善有关，如膀胱发育延迟，功能薄弱，特别容易于脾、肾、肺虚弱而引起。

首先，肾气虚弱引起遗尿。因为肾为人体生命的根源，又称先天之本。肾藏精，主行气化水，使膀胱固摄有权，开合有度，让小便定时及时地排出；如果肾阳气虚，则命门火衰，阴气极盛，导致膀胱运行失化，故有“下焦竭则遗溺失禁；肾气虚则心肾交火，心燥易怒；肾气虚则骨不健，骨不生髓则脑不健，生长缓慢或胖而不壮，智力低而笨拙。”

因此，凡是因肾虚引起遗尿的儿童，多形体衰弱，神疲畏寒，小便滴沥不断，头晕腰酸，浑身乏力等症状。所以中医处方的目的是温肾固涩，此处处方为巩堤丸加减。其药物组成有：熟地 60 克，菟丝子 60 克，补骨脂 9 克，韭子 15 克，附子 9 克，五味子 9 克，益智仁 9 克，白术 60 克，山药 9 克，桑螵蛸 15 克，水煎服，每日 1 剂，早晚各 1 次，7 天为一个疗程，连服三个疗程。如果气虚，还要添加人参 30 ~ 60 克。因为附子、熟地、菟丝子、补骨脂、韭子能很好地温补肾阳，为肾脏提供源源不断的能源；白术、山药则能补气健脾；益智仁，味辛苦，性热，且入脾、胃、肾三经，所以益智仁能温脾，暖肾，固气，涩精。对儿童小便余沥，夜多小便具有很好的作用。五味子酸温入肺肾，上则滋化源，下则固肾。多种药物放在一起，对温补固摄有明显的功效。

其次，脾虚可以引起遗尿。脾为后天之本，是气血生华的源头，如果脾阳健旺，自可制水，使清升浊降。如果脾阳虚，胃会因为气血的缺少，造成胃蠕动减少，胃排空时间延长，胃不可自制水分，造成分泌值降低，唾液淀粉酶及胰淀粉酶减少，水谷运化会产生不良的状态，气血生化无源而不能涵养先天之本，膀胱因虚弱而失去对尿液的控制力，产生遗尿。对于脾虚型小儿遗尿症中医多采用参苓、白术、散化裁，然后配合对关元、中极、百会、足三里、三阴交的针灸治疗一般情况都可治愈。

再次，肺虚也可以引起遗尿。小腹时常坠胀，尿意频数，每因强忍而自溢，但尿量不多；舌质淡，苔薄白，脉象虚弱。因为肺主气，是上水之源，具有宣通肃降的功能，如肺气虚则失宣降，水液就会像开闸的洪水，下注膀胱，膀胱就会因无法控制而自遗；如果肺火上炎，阴液就会受热升腾，升腾之水是不能下降的，下焦缺水必然导致干热，使大便干燥、膀胱湿热、小便短少，进入睡眠状态时常可遗尿。

---

**⊙养精小贴士**

肾气不足，下元虚寒，脾肺气虚所导致的遗尿，患者可用黑豆糯米饭。具体做法是：准备黑豆30克，糯米100克，红糖20克。将黑豆洗净浸透备用，糯米洗净滤干水，以花生油10克，炒糯米至有黏性后下黑豆，加水适量，小火焖熟，加入红糖拌匀即可食用。

---

## 小便不正常，草药来帮忙

小便也称人尿，正常人的新鲜尿，一般是清澈透明而带酸性，有时因含尿酸过多，排出不久，即生尿结晶。尿酸原为无色，但因吸附色素而常呈红褐色。小便正常，尿液流出的时候应该发出泉水叮咚声响，像小泉流水哗啦啦地响，尿液排出后人们一般有一种酣畅淋漓的感觉。但是如果肾虚脾弱就会引起小便不正常。那么，在治疗小便异常上，中医有什么妙方呢？

小便不正常一般表现为以下两种情况。

首先，尿量异常。表现为两个方面，一是尿量过多或者过少。如果昼夜尿量超过3000毫升，尿量就是过多，使患者口渴欲饮，这种现象多由肾阳虚损，不能化水为气，蒸腾四布造成的。造成尿量过多的原因还有可能是气虚导致的，气虚不能固精、摄精（指谷精）也难辞其咎，两种机理并存，尤为常见。所以尿量过多，与肾虚有直接的关系。如果小便昼夜少于400毫升，谓之尿量过少。中医认为，尿少而见水肿，则是肺、脾、肝、肾四脏功能异常造成的，即肺失宣降，脾失健运，肾失气化，肝失疏调，于是体内水源枯竭，膀胱内无尿液储存，使排尿量过少。

其次，表现为尿质异常。尿浊是尿质异常的重要表现，尿液混浊，或白如米泔，或凝结如脂，排尿时无痛感，谓之尿浊，患者同时伴有畏寒怕冷、腰膝酸软的症状。究其原因仍是肾阳不足，气化失司造成。再加上脾虚气陷，气不固摄谷精，精微下泄，使小便混浊。

尿质异常有时表现为尿血。尿中带血，尿色变红，或夹血块，经常伴有尿频、尿急、尿痛症状，主要原因是肾水亏虚，脾气虚弱，阴虚火旺，灼伤血络，迫使血液外溢，进入膀胱，此为肾系自病。

尿质异常的另外一个表现是小便夹精，尿中夹有精液，或尿后精液自出，并带有尿浊、尿痛、舌红苦黄的症状，这也是由于肾虚脾弱，中气下陷，造成精不自固，精气下泻入膀胱。

再次，排尿异常。尿频是排尿异常的重要表现，是指每日排尿次数明显增加而每次尿量减少的症状。中医学称为“小便频数”“小便数”“溲数”等。尿频患者每日排尿起过8次，重者可达数十次，但排尿的总量可以是正常的。中医学认为，小便频数可由多种原因引起，病变主要涉及肾和膀胱，且与肺、肝、脾有一定关系，是肾阳不足，肾气不固，膀胱失约所致。

小便不通也是排尿异常的重要表现，小便不通，谓之癃闭，寒热虚实皆能致之。肾阳衰惫，气化无权；或中气下陷，清阳不

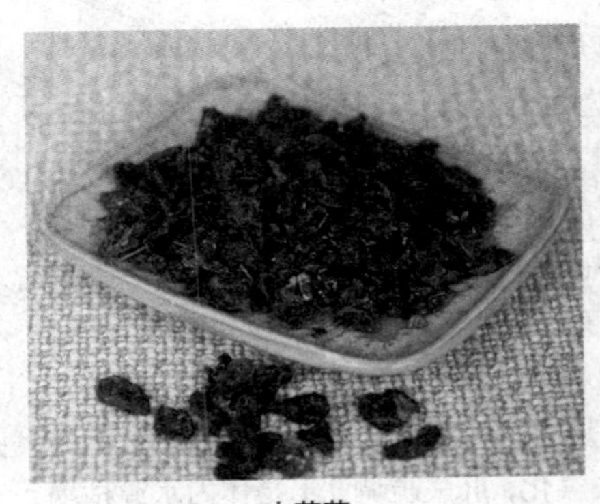
山茱萸

升而闭，病性属虚。血瘀成癥，液结成石，阻塞尿路，病性属实。此外，肾衰竭，气化不行，水停为肿，都可导致小便不通。

另外尿痛也是重要表现，尿痛是指排尿时尿道及耻骨上区，甚至整个会阴部位出现疼痛的症状。尿痛是泌尿系统疾病常见症状之一，也为男科临床所常见，伴尿频、尿急，小便混浊，赤涩不爽，可伴心烦口苦，口干不欲。

其他的如小便不尽、失禁或者遗尿都属于排尿不正常的表现。

所以，小便不正常，看似尿液和膀胱出了问题，而归根结底还是由于肾阳虚衰，肾气不固，膀胱失约所致。因此，治病治本，小病不正常，非一日之症，彻底治愈也不能一日建奇功。病来如山倒，病去如抽丝，所以我们应该采用中药制剂，按疗程逐步服用，以彻底治愈。草药由于来自大自然，吸纳天地之精华，所以在治愈肾气虚弱、阳气不足方面有着独特的功效。针对小便不通的症状，这里向大家推荐一个药方，很多患者都反映效果不错。

主要成分有：熟地黄 30 克，巴戟 10 克，仙灵脾 10 克，肉苁蓉 12 克，菟丝子 10 克，枸杞子 10 克，制附子 6 克，怀山药 10 克，女贞子 10 克，肉桂 3 克。水煎服即可，每日 1 剂，早晚各 1 次，7 天为 1 个疗程，可连服 3 个疗程。

肉桂，味辛、甘，性大热，归肾、脾、心、肝经，具有补火助阳，引火归源，散寒止痛活血通经之效。《景岳全书》曰："肉桂，温补肾阳，填精补血，治肾阳不足，命门火衰。"

山茱萸，味酸、涩、微苦，归肝、肾经，补益肝肾，涩精固脱，用于眩晕耳鸣、腰膝酸痛、阳痿遗精、遗尿尿频、崩漏带下、大汗虚脱。《本草新编》载：“补阴之药未有布片，胜者也惟山萸大补肝肾专而不杂，既无寒热之偏，又无阴阳之背，实为诸补阴之冠。”

枸杞，治肝肾阴亏、腰膝酸软、头晕、目眩、虚劳咳嗽、消渴、遗精。《药性论》曰：“能补益精诸不足，易颜色，变白，明目，安神。”熟地黄，味甘，性温，归肝、肾经，用于血虚萎黄、眩晕、心悸、失眠等症。《本草正》：“熟地黄性平，气味纯净，故能补五脏之真阴，而又于多血之脏为最要，得非脾胃经药耶？且夫人之所以有生者，气与血耳。”

巴戟，味辛甘，性温，无毒，入脾、肾二经，补肾阳，壮筋骨，祛风湿，治阳痿，少腹冷痛，小便不禁，子宫虚冷，风寒势痹，腰膝酸痛。

诸药放在一起对改善肾阳衰微，肾气不固有很好的疗效。

---

**⊙养精小贴士**

男性朋友阳性不足，饮食不当是重要原因。所以从饮食做起，滋肾壮阳还是很有必要的。归参炖雌雪鸡是很好的食补偏方，具体做法是：准备当归20克，太子参30克，雌雪鸡1只，生姜末、料酒、细盐、香油、葱、味精各适量。先宰杀雪鸡，去毛、内脏、血，洗净；将当归、太子参放入鸡腹内，置入砂锅中，加入料酒、细盐、生姜末、葱、清水，先用旺火烧沸，后改用小火，炖至肉烂熟即可。起锅时加味精、香油，食用很方便。本药膳主要适合于肾阳虚衰型患者服用。

---

# 第十章
# 节律养精：男人养精分年龄

## 男一八，生命初始补充肾气旺一生

花有花开花谢的周期，月有阴晴圆缺的周期，人的生命则有成长衰老的周期。在中医里，“男八女七”讲的就是人的周期。对于男人养肾来说，男人肾气的周期就是从充盈到衰弱的，而肾气最旺盛的就要数8岁的时候了。

《黄帝内经》中将男人和女人的健康分为——“男八女七”，指的就是男性和女性的生命节律，其中女性以7为节律，男性以8为节律，也就是说，男人的精力或者健康，每8年会出现一次变化。那么，如果能够按照这个节律，根据不同年龄的身体变化进行修养调理，滋气养精的效果也会事半功倍。

中医认为，男人的第一个8年应当是发长齿更的年纪，此时肾气实，则发浓齿坚，耳聪目明，肾气虚，则发稀齿幼，胆小内向。而8岁也是一个男人为一生健康打基础之时。男孩子第一次肾气的调动，要到虚岁8岁的时候才开始，而这一年就是男人一生精气的起始点。说白了，就是，8岁的时候，男孩子就该长头发，换牙齿了。仔细想想，为什么牙齿不是一出生就有的呢？为什么不是在妈妈肚子里就长好的呢？原因就是肾气是牙齿的驱动，而肾气是不能提早调动的。

头发，是体现一个男人精血的直接标志，浓密硬直，往往就意味着肾气足，精血旺。第一次生命节律到来以后，男孩子的头发就开始急速生长，变得很粗长，很毛糙。而发鬓斑白、谢顶、脱发，则正是气血虚缺的外观体现。

8岁以后，男孩子的乳牙开始脱落，形成新牙。有些妈妈会发现，自己的孩子牙齿发育慢，长出来的牙齿稀松难看，这都是肾气或者肾的精血不足的表现。此外，男孩子爱尿床，也是肾气虚的表现。内经有云“肾主藏，实则藏，虚则漏”，这就是说，肾气足的人，就能够憋住尿，而肾气虚的人，打个喷嚏、大笑两声也能尿出来，对于一个8岁的孩子，这种虚就体现为尿床。

男性从8岁就应开始补肾，这相当于打好男人一生的健康基础。父母可以多让男孩子吃一些有补肾效果的食物，但要注意的是，这些补肾的食物要温和一些，不得过猛，比如羊肉、坚果、黑芝麻和核桃，多吃这些东西，可以乌发强身，强壮骨骼。家长也可将双手搓热后多给孩子揉揉腰部，促进孩子发育。在心理上，多多鼓励孩子，让他多运动，尽量集中注意力，养成规律睡眠的习惯。

看到这里，有人可能会说，8岁就补肾，太早了点儿吧！事实上，真的是一点儿都不早了。从男人的第一个节律开始，保证肾气充足，精气旺盛，就相当于为整个生命周期打下了坚实的基础，因此为8岁的男孩子补肾养精，是一件刻不容缓的事情。

还有一点需要提醒大家的是，中医有云“苦健肾”，因此甜食对肾气的伤害最大。比如西瓜甜，但西瓜利尿，这就是伤害肾气的表现。甜补脾，健脾胃。但与此同时，甜却伤肾，杀精气。因此，男孩子如果肾气不足，一定要少吃甜食，或者尽量不吃甜食。

---

**⊙养精小贴士**

很多男人会出现健忘的症状，这就是由于男性肾气衰弱，导致肾阻滞、脑萎缩造成的。想要解决这种情况很简单，将核桃烤熟，或者用盐水煮熟，剥去皮食用，就能达到很好的滋补效果。

---

## 男人“二八始有精”，节律性事不伤肾

《黄帝内经》讲的“男八女七”的规律，不外乎就是要人们遵循“天人合一”养生法，而所谓的“天人合一”，就是要人们遵从道法，不要做有违常法的事情。对于男人来讲，男性在“二八”这个阶段，才刚开始出现遗精的现象。如果在这个时候过度行房，很可能会伤及肾气。

正所谓，“二八肾气盛，天癸至，精气溢泻，阴阳和，故能有子”，这就是说男人到了16岁，就开始进入男性的盛年，肾气旺，开始具有生育能力，并且开始遗精。经过这一个8年的节律，男孩就开始了向男人的转变过程。这样的节律就和女人的相差很远，女人在第一个7年节律的时候，就已经达到了“盛”的程度，而男人却要等到第二个生命节律方可开始，不得不说，这也是男人与女人性成熟有年龄差距的一种内在因素。

男人的生命特征皆由肾气而发，比如男人在二八之年，会开始发育自己的第二性征，像长喉结、变声，等等。肾气始盛，开始有了精气，这个年纪的男人最主要的变化是开始出现遗精、失精现象。

“精”指的是一种物质，可以看到，感觉到，而我们这里的精指的就是男人的精液，精液里面包含了男人的精华、肾气，同样也含有“可以为子”的精子。“气”就是元气，是由肾气生化出的一种内在的能量。两者皆有，则男人方可血气方刚，“精”和“气”本就来自肾气，一虚一实，不可偏废。倘若只有精，没有气，那就是阳痿或者早泄的男人，空有炮弹，却没有能力发射出去，命中目标。这也就是常说的“有气无精”，这也是一种肾气亏损的表现。

二八年龄的男人，是精气的形成之初，而男人的冲脉多分布在嘴巴四周。男人不像女人，每个月都会有一次月经，流一次血。16岁的男人精气初成，肾气极旺，于是开始长胡须。因此，可以判断，一旦这时候的男人肾气虚，精气弱，那么胡须自然稀疏。

在古代的中国，这种人就叫“天阉”。

8 岁到 16 岁的男孩子往往经常会流鼻血，这就是男人阳气十足，精气外漏的表现。精气源于肾气，实来自虚，这时候的男孩子，阳气过盛造成的结果有两种，一种是溢，一种是泄。这两者之间是有本质的区别的，比如说酒杯满则溢出，是从上面流出来，是一种过满、过盛的表现；而泄则不然，就相当于拿一个漏了的桶打水，水从下面直接漏出去了。因此，不论是溢，还是泄，都是疏通精气、畅快肾气的一种方法或者手段。

精气自溢，是一种健康的表现，由于精气积攒到一定程度，不需要任何外力刺激，就开始自行排出。有一些男人 16 岁以后，开始出现梦遗，这是一种肾气健康的表现，也标志着男人的性成熟。而所谓的“泻”就是被动的，人为进行精气的泄放，比如合理的性行为，比如自行“手淫”。年轻的男人，在这个性功能刚刚兴盛的时候，往往会出现对性的渴望和好奇，因此这些合理的自我疏导，也是正常健康的现象。

虽然说正常，但是 16 岁的男人，还正处于生长发育的阶段，如果过早进行性生活，不利于之后的生长，尤其是过度的性生活，或者不当手淫，都会造成一些心理或者生理疾病，亏损肾气，不利于精气的积累。因此，这时候的男生最好是有节律地进行自我调整，不要让精气过于泄露，毕竟此时的男人，虽然气盛，可身体还处在发育阶段。

《内经》有云“阴阳和，故能有子”，这里的“阴阳和”指的就是男女之事。的确这时候的男人和女人在生理上已经成熟了，理论上来说，可以进行合理的性生活，也可以传宗接代了。但事实上，女性完全成熟应该是在 21 岁，而男性则更晚一些，要到 24 岁才能达到完全的成熟。也就是说，16 岁的男人即使精气鼎盛，也最好不要急于过性生活，因为如果此时你能把这些“精”和“气”保存下来的话，身体发育的也就会更加高大，更加粗壮，智力和精力上也会有更加卓越的发展。

⊙养精小贴士

16岁的男人，要做的是保护自己的精气，贮存自己的肾气，让自己得到更好的发育和成长。此时的家长应引导孩子树立正确健康的性观念，告诉孩子谨言慎行之道，鼓励他们多去做一些自己喜欢的事情，树立自信。另外，青春期的男孩子气血通畅，精力旺盛，食量也会比较大，多吃一些肉类、五谷、蛋白质较多的食物，可以让他们的身体发育得更结实，也更有活力，也就会更有生命力。

## 男人三八气盛精旺，肾气均衡最关键

“三八”阶段的男性肾气平和、均衡，并且筋骨越来越强壮，智齿长出来了，身高也定格了。24岁的男人是阳气最足的，这种精旺气盛表现在，这个时候的男人能吃能喝，而且身体健康，血脂不高，肝脏正常。相比之下，年迈之人，就算天天吃素，都控制不了高血脂，也正是因为阳气衰弱，精气亏损，代谢缓慢造成的。

中医认为，只有“肾气平均”，才能筋骨劲强。从16岁开始到24岁，男人的精气除了支撑他的性功能之外，也要分布到身体的其他部位，帮助生长。这时候的精气，就像是在往身体里注水，慢慢地灌满，装满身体的每一个细胞，每一条经脉。所谓长极，就是说男人到了24岁，身高就基本上固定了。在坊间，有一句俗话叫“二十三蹿一蹿”，有一些男孩子上中学的时候，个子并不高，等到大学毕业一见，却判若两人，也就是说，在上大学的时候，这个男孩子仍然在发育长高。

因此，在24岁之前，男人如果用一些中医调养的方法，使肾气能够“平均”，达到“实”“盛”，既有助于肾气积累，精气增长，还还能有助于身高的发育。如果错过了这样的机会，身高上的差距也就无法再弥补了。

此时为男子阳气最足的时候，也是事业上最有干劲的好时光。24岁到30岁，应该是男子拼搏，奋发图强，认真创业的重要时刻。这个时期的男人，往往需要磨炼，这是因为其意志力还不够坚韧，不够坚定。然而，意志力跟脾和肾的功能又息息相关。

脾的主旨在于“意”，肾的主旨在于“志”。“意”是思维中一种联系的能力，比如当我们看到某种事物时，能马上将自己之前的经验与之相连。用现在的语言来说，就是资源整合的能力。而“志”指的是一种定力。这个时间段的男子心智还并没有那么成熟，所以此时接受齐家的大任，还不是时候，因此我们也并不提倡此时结婚和生子。

24岁，是一个男人一生中最美好的年华，但并非最适合生育。从24岁开始，肾气开始慢慢深入到男性身体的各个部位，此时男人的身体、大脑、四肢仍处在发育阶段，没有完全定型。比如长智齿，就是肾气比较足的表现。

此时正是男性身姿挺拔、筋骨强健的俊俏时期，但许多男人不知道节制，不爱惜身体，熬夜、酗酒、作息时间不规律、纵欲等都会耗散很多精气。还有一些人在这个时期结婚生育，实际上从中医来讲是不太合适的，因为男性的肾气并未到达最适合繁衍后代的时刻，生育会显得有些早。

所以，20多岁的年轻人应生活适度，避免透支健康。顺应四时变化，规律生活，不放纵欲望，不过度劳累。在情绪上，不要太过悲伤、欣喜、愤怒，最好向老人的心态看齐。多吃黑芝麻、黑豆等富含锌、铁、钙等矿物质的黑色食物。在闲暇的时间做做提肛运动，早晚紧闭双唇，屏气咬牙，做“咬牙切齿”状，都能补充肾气。

## 男人四八精力足，气血畅行防肾虚

男子32岁时，身体达到顶峰，才算真正成熟，俗话说得好，30以前人找病，30以后病找人。可见四八年龄的男人，正是身体节律鼎盛的时期，即所谓的“四八筋骨隆盛，肌肉满壮”。此时的男人精气已经达到生命的最高点，肝脾肾的功能也均发展到了最佳状态，可以这么说，一个32岁的男子，是生命力最旺盛的男子，处于男人精气节律的制高点。所以古人提倡男人三十而娶。但从此之后，男子的生命状态就开始衰落了。

32岁的男人，个子是不会再长了，但是精气仍存，因此这种气就会转化成能量，分散到身体的各个部位，使男人的身体变得宽厚，变得雄壮。这时候的男人体重也会有所增长，生理状态也达到了巅峰。很多人一听“筋骨隆盛”这个词，就觉得是很性感的样子。那么性感究竟是怎么样的呢？其实性感就是指一个人的精气充足，自然流露出具有强大生命力的一种感觉和张力。

性感可以表现在很多方面，有些是表现在形上，即形体上的性感。比如说某个男人的性征很明显。如果说一个男人肩膀窄，胡子稀疏，甚至连喉结也没有，总是呈现很娘的样子，这样的男人是不可能被称为性感的。

气生万物，于是《黄帝内经》里几乎每句都要讲精气神，为什么讲气时紧接着要讲力、讲筋要讲骨、讲满更要讲壮，实际上，这只不过是贯穿了对物质本身以及对物质运动状态的认识。男人过了32岁以后，生理机能就开始慢慢地走向衰老。而在男人四八的这个阶段正是气血畅行的时期，对于这样的状态，我们要顺应自然，不可擅自的补或泄。任何事物，当它达到一个高峰的时候，都会出现盛极必衰的局面。所以，当男人在32岁以后身体状况开始走下坡路的时候，也要能顺其自然地接受。

一般来说，男人关注养生也是从32岁开始。那句“30岁以前人找病”就是写照。“人找病”就是说在冰天雪地里，人把衣服脱光了，去裸奔，跳进河里去游泳。即使是这样，这时候的男人也不一定会生病，因为他年轻肾气足。然而，过了32岁以后，就是病找人了。你即使注意养护，也会这也不舒服，那也有问题了。这时候，人要开始关心养生，就应该去学学中医了。所以，如果你跟 32 岁以下的男人或者是 28 岁以下的女人讲《黄帝内经》，他们的反应就是关我什么事情，总之是漠不关心。而关注《黄帝内经》，关注中医的往往都是那些过了生理高峰期以后，做事情常感觉到力不从心的人。

---

**⊙养精小贴士**

30 出头的男性最重要的任务就是配合妻子怀孕，在此时生出最健康的宝宝。为了达到更佳的状态，应该多吃一些益肾生精的食物，比如花生、核桃等，戒烟戒酒，避免久坐等伤害精子的行为，同时要避免精神过于紧张。这个时期的男性虽然精力充沛，但与之而来的事业和家庭的压力不可小觑，因此想要获得健康，还要懂得为自己减压。

---

## 男人五八肾气始衰，进补得当不伤身

所谓“男人四十一枝花”，40 岁的男人最富魅力，经过生活和事业的磨炼，此时人生进入成熟期。40 岁是承上启下的时期，也是顶天立地的时期。不过，在享受工作和家庭带来的幸福感时，却也多了些担忧，那就是原先茂密的头发开始脱落了，原先结实的牙齿有些松动了，原先润滑的皮肤也有皱纹了，甚至连性功能也在逐步走下坡路。这是不是意味着衰老已悄然而至了？而在这个时候男人选择进补的话，一定不要盲目地补。

《黄帝内经》中说过“肾气衰，发堕齿槁”。正如女人 35 岁之后，身体的整个状况就开始退化，从里到外都开始慢慢衰老。男人，到了 32 岁，也就进入了一个人生节律的分水岭。跨过了这个分水岭，男人的身体精气同样开始走下坡路。40 岁的男人，头发开始脱落，牙齿开始稀松，吃坚硬的东西就会很不自在，这就是所谓的男人五八肾气衰的开始。

所以男子在40岁以后，虽然在处理人情世故方面很成熟，但是身体开始走下坡路了，起居、睡眠、饮食等方方面面都开始出现问题。比如，20岁的时候一次能吃三大碗饭，但到40岁的时候可能只能吃下去一小碗饭了。

这个时候身体内的阳气开始衰落，它不能带动阴气了，所以此时是阴阳俱衰，而不是阳生阴长。阴阳俱衰的外在表现为动作变慢，思考放缓，人体极易处于一种不健康的状态。所以男子到40岁以后就该注意养生了。

40岁，身体不知不觉开始走下坡路。从健康上讲，40岁应该是男性身体开始变差的开始。而且男性“更年期”也在40岁之后找上门来，头痛、失眠、容易累、听力减弱、性欲减退……加上工作、家庭、社会的多重压力，不少男性会突然发胖，出现三高等慢性疾病。要想“躲开”上述问题，除了作息规律，适度锻炼外，还要节制房事，保养肾精。在饮食上也要注意多吃新鲜的，不含添加剂的果蔬，其中摄入丰富的维生素可以帮助清除体内的氧化物，同样能够延缓衰老。对于一些慢性病的发作，要早预防，常和家人交流，以缓解压力。

男子8岁的时候叫“发长齿更”，到了40岁就“发堕齿槁”了。生命就是这样的残酷无情。但是懂得养生，平时注意照顾自己的人，他是不会出现这样的问题的。他的头发不会掉得那么厉害，他也不会掉牙齿。很多人到八九十岁的时候还有一口好牙，就是因为他懂得养生的缘故。

工作压力大、生活负担重、精神包袱沉，“三座大山”常常压得男人不堪重负。相比女人，男人有时更加脆弱。有数据显示：男性看病的频率比女性少28%，20%的男性承认从不做任何形式的体育锻炼，半数以上的男性不愿意将时间花在锻炼上。此外，男性比女性缺乏健康意识，抽烟酗酒、熬夜等不良生活方式加剧了男性的健康损害。综合数据发现：男性的预期平均寿命要比女性短六年。

预防疾病的出现，从 40 岁就要做起。而对身体的补养也是从这个时期开始的。只不过，补养要得法要适当才能起到补益的良性作用。男性和女性一样都是怕老的，也都是要防早衰的。

男人四十，就要重视健康问题，并培养积极的保健意识。具体说来，平日正确安排工作和休息，做到劳逸结合，精神调适，起居有常；尽量减少工作压力和人事烦恼，戒绝烟酒；饮食有节，避免摄取过多的盐分和油脂，这些都是能有效防止失精气，防止早衰的有效方式。

---

**⊙养精小贴士**

男人到了40岁，更要花时间和精力做些锻炼运动。比如，易失眠的男性朋友可在晚上 6 点左右做一些中低强度的运动，以此来提高睡眠的质量和深度；腰背痛的人可在运动中增加些腹部肌肉的训练动作，如卷腹、桥式支撑，还可适当做做伸展动作；有“将军肚”的人则可以通过中低强度的有氧训练来减去腹部的脂肪，跑步、散步等运动坚持不要放弃，也能起到良好的燃脂效果。

---

## 男人六八调三阳，养肾补肝不怕老

男人六八之时，已经是四十有八。对这个年纪的男人来说，似乎是多事之秋，衰老的迹象一天比一天明显。面色憔悴无华，头发和两鬓逐渐花白。这是所有半百男性都会经历的衰老表现。这个时候需要使用一些养肝补肾的食物来延缓衰老了。

男人在 48 岁之后，接近 50 岁的时候，就会“阳气衰竭于上”。人的容貌之所以会苍老，就是因为，阳气的生发之地是我们的六腑，即胃、大肠、小肠、膀胱、三焦、胆。当六腑的消化功能弱了之后，它就没有额外的力量将阳气送达到脸上了。

人的脸上有六条经脉，分别是：膀胱经、胆经、三焦经、大肠经、小肠经以及足阳明胃经。这六条经脉走的都是阳气。额头和眉毛中间对应的是膀胱经，眼角对应的是胆经和三焦经，鼻子两边对应的是大肠经，而颧骨对应小肠经。另外，还有足阳明胃经覆盖了整张脸，六条经脉基本上就这么分布。所以，人的整张脸全是被六条阳经覆盖的。

一个人，在阳气充足的情况下，自然是满面红光，鹤发童颜。可是，当人消化功能差、阳气不足的时候，首先表现出来的就是脸色焦黑、灰暗。但如果通过调理，比如说，通过中医治疗来慢慢恢复六腑的消化功能，脸色就开始慢慢地变白，然后印堂开始发亮，这就表示阳气又恢复了。所以，中国古代所谓的相面之术，是有道理的。而一说到“阳气衰竭于上，面焦，发鬓颁白”的现象，就有很多人会有所疑问：为什么人的发鬓是从两角开始泛白的，而不是从后面或者从前面开始呢？

在人的头顶经过的是督脉，两边是膀胱经，而在鬓角这里走的则是三焦经和胆经，这两个经是主发的功能。中医理论认为，肾属水，肝属木，而水生木。所以，当人的肾气、肾精衰竭了以后，第一个表现就是肝脏的气不足。不少上了年纪的男性以药养生，嗜补求寿，营养药、补药以及治疗药天天不离口。殊不知“是药三分毒”，肝脏首当其冲，受害自然是顺理成章的事情。所以说养肾补肝往往是同步的，需要相辅相成进行。

小男孩的童年常常是在互相追逐打闹中度过的，甚至有的男孩会在很高很窄的墙头上跑来跑去。现在想起来都后怕，但当时很无畏，很勇敢，这是为什么呢？因为小孩子是“纯阳之体”，在这个时期的人是肾气非常足的时候。而六八之时的男人别说站在上面跑，就是让看一眼都会觉得很害怕。所以，人胆子的大小跟肾精是有直接关系的。只要人的肾精充足了，其胆子自然就大了。

三焦是走元气的，这种元气起于丹田，它跟肾精的关系就更加密切了。对女性来说，她的第一道皱纹起于眼角，正好是三焦经和胆经的位置。而男人“发鬓颁白”，“颁”指的就是鬓角，也正好是三焦经和胆经经过的部位。中医认为，“发为血之余”，“肾其华在发”，意思就是说肾功能的好坏，表现在头发上。但是，我们要知道，有的人天生头发就是白的，这有遗传的因素在里边，不能把这种情况放在肾功能的好坏上面去。因为这很可能不是因为肾虚，而是因为他血太热，心火太旺。

综上所述，男人一旦到了48岁，就会由于肾精渐衰，而出现生殖、记忆、运动、泌尿及内分泌等诸多功能的下降的现象，这是不可抗拒的生理现象。所以建议在48岁以上的男性，注重从饮食、运动等各个方面加以调理，这样才能达到益寿延年的效果。

48岁的男人出现肾虚的情况时，应根据自身情况，多吃一些具有补肾壮腰、强筋健骨和温补肾阳作用的食品。但是值得注意的是，肾虚的人要忌吃生冷大凉之物，忌吃辛辣香燥食品。如果出现了肾虚水肿的情况，还要注意忌过咸饮食，忌烟酒葱蒜等刺激性食品。并且，对于48岁的肾虚男人来说，注意保持心态平和是很关键的事情。

另外，48岁的男人还会有各种内分泌疾病的出现，所以首先应该戒掉烟酒，少吃甜食，这样才能减少慢性病风险，还要特别注意作息规律，还要保持平和心态。如果是精神紧张了，可以通过一些松弛疗法来放松紧张的神经，比如听听音乐、保证充足的睡眠等。

最后，48岁的男性还应该注意锻炼身体，平时多快走，健身要偏柔。在锻炼时要有意识性地选择一些有氧运动项目，如快走、

**⊙养精小贴士**

男人要多注意肠胃健康，多喝一些粥，调理脾胃，排出体内堆积的废物，保持气血充足。最重要的是保持心情舒畅，良好的心态是青春永驻的最大法宝。

慢跑等，平时还应增加身体平衡度的练习，比如骑自行车。每周锻炼应保证 3 ~ 5 次，每次健身时间应不少于 30 分钟。

## 男人七八身形衰，合理用药保肝护肾

56 岁的男性，补肾强肝是重点，主动休息为上策。《黄帝内经》里说，男人到了七八这个阶段，就会出现“肝气衰，筋不能动，天癸竭，精少，肾藏衰，形体皆极”等症状。有些人就会问了，什么是“肝气衰”呢？它和肾脏又有着什么关系呢？其实，用通俗的话来讲，肝胆就是肾的孩子，它的功能衰退了，最先出问题的就是阳性器官，并且人的头发也会变得花白。中医认为“肝在内，阳之守；阳在外，阴之使也”。所以，衰退都是先从表面开始的，然后才是脏腑的衰退。所以，到了 56 岁这个年龄段，肝功能就会出现衰退。

肝属木，而木是主张生发的，其生发是往上走的意思。而在五行里面有两种相对的现象存在，一个是往上，一个是往下。其“肝木”“心火”都是往上走的，而“肺金”和“肾水”则是往下走的，有些人以为这两点都是独立的，这样认为的话那就不对了，在七八这个年龄段之前，这两者之间的关系是相当平衡的。但是，当男人一旦过了这个年龄段，原来那个生机勃发、兴致勃勃的肝就开始出现萎缩。而肝萎靡不振了，就起不了什么作用了，也就破坏了这种平衡关系。

在中医理念中，“肝藏血”，而血是红的，所以肝胆对应的是我们身体的筋，包括肌腱。我们说“木曰曲直”，五行里面的木是一种什么性质呢？就是说风来了，树弯了，风过去了，树又挺直了。俗话说，“大丈夫能屈能伸”，这跟筋有弹性也是一个道理。因为当人体需要发力的时候，筋就绷了起来，而在需要放松的时候，筋就自然而然地松下去了。

另外，肝负责疏导和开泄，它跟性功能有着密不可分的关系。对于男人来说，它负责男人的阴茎，也就是性器官，而这个器官的性质就跟木一样，能屈能伸。需要用它的时候，它很坚挺很硬实，不需要它的时候，它又很放松很绵软，这才是正常的肝的功能。但是，到了这个年龄段，人的肝功能就不行了，而它疏泄的功能也相应地变差了。就好比经常性阳痿，因为人体有一种自我保护的功能，很多男人之所以会出现阳痿，就是因为在之前，他的精漏得太多了。当人力不从心的时候，身体其实是在提醒你要歇会儿了，别折腾了。但是，很多男性为了一定要让它折腾起来，就开始吃很多的补肾药。但是，需要提醒大家的是，市面上很多的补肾药都是催心火的催欲剂，这些药其实都是先催干你的气血和心火，然后再让它起来，这是在加快你死亡的速度。

而真正的老中医在治疗阳痿时都是从调肝入手，而治疗早泄则是通过补肾。它漏，我们就要补肾；它起不来，我们就要调肝。而有的人“金枪不倒”，阴茎起来了却软不下去，这也得调肝。

在这个阶段，如果男性“筋骨不动”，那么，在平常的时候，就要多吃点儿蹄筋，“筋不能动”，意思就是说连接骨骼和肌肉的肌腱失去了弹性。现在很多人一扭脖子，就会“嘎啦嘎啦”直响，这是因为筋的弹性不是很好了。还有人会出现骨关节病，比如说，很多人一爬楼梯，或者一下楼梯，其膝盖就疼得不行，这也是因为连接骨骼的那个肌腱出了问题。

所以说，到了这个年龄段，人不要老想着去补肾，还要想想筋的问题。无论是谁，只要“筋”出现了问题，就要多吃点儿蹄筋，最好是鹿蹄筋。有人会疑惑，其他的蹄筋怎么就没有鹿蹄筋好呢？可以从鹿的生活状态来看，在平时的时候，鹿都喜欢奔跑、跳跃，而鹿之所以会那么轻盈，跑起来那么快，还蹦得那么高，就是筋在起作用。“一骑绝尘而去”，就说明它筋好、肝好、肾好。

另外，人到 56 岁这个年龄阶段，除了筋没有弹性之外，还很容易骨折。筋，有一个特别重要的作用，就是固定骨骼的位置。现在很多人业绩不突出，工作不突出，椎间盘却突出。为什么会椎间盘突出呢？很多人都知道，椎间盘其实是个软骨，它介于筋和骨之间，是固定腰椎边上的肌腱的。一旦它失去了弹性，人就无法适应各种剧烈的动作，或者是做复杂的姿势，结果它就出来了。所以，一旦筋不能动，就很容易伤到骨头。

最后，还有一个问题，现在很多人都在瞎吃补药，尤其是补钙，这跟在地里乱施化肥没什么区别。补钙，骨头确实补硬了，却也补脆了，失去了弹性。原本一摔可能断成两节，现在一摔能断成好几节。所以，大家最好不要乱用补药，而应该选择适合自己的食物来调养，这才是最好的补充营养的方式。

---

**⊙养精小贴士**

在七八这个阶段的时候，补肾强肝虽是重点，而主动休息就是上策。生活上要积极锻炼控制体重，饮食规律，远离油腻饮食。要知道肝最怕累，最怕情绪波动。这个年纪的男性就不要再逞强了，能休息的时候主动休息。不要过度悲喜，更不要愤怒，要保持良好的心态。

---

# 第十一章
# 古方养精：男人必知的补肾良方

## 铁裆功，男人性保健的“武林绝学”

我们都知道，一个好的身体是离不开自身调节能力的，这就是所谓的自主养生。而从养生的角度来讲，我国古代流传下来的传统养生方法就最为博大精深了。古人给我们总结了很多种养生的功法，而这些方法除了可以起到很好的强身健体的作用外，对于房室养生也同样有很好的作用，比如：铁裆功。

这里介绍的铁裆功就是一种房室养生的方法，它是针对性系统健康而设置的，能够起到较好的性保健作用。现代养生家将它称之为“养生铁裆功”。“养生铁裆功”和少林里面所练的铁裆功有所不同。少林的那种铁裆功，常人是不宜练习的，因为那些方法是在生殖器上弄块石头来练。虽然这样可以使得身体的生殖器官具有很强的功能，但是它与养生保健关系不是很大。

现代医学认为，每天科学的练习铁裆功能够改善整个外生殖器的血液循环，可以让其功能处于最佳状态。而每天对性器官的良性刺激也可以让性系统不至于对性产生“遗忘”，进而起到了良好的性保健作用。因此，铁裆功是一套保健强身功，对患有性能力下降的人有一定调理功效。中医认为，人体有精、气、血、神四大支柱，平常正确的运动就是在练气，平常正确的饮食就是在练血，平常正确的生活就是在练神，而铁裆功就是在练精，所谓炼精化气，以气化神，神足血气旺，精血气神旺性能力也变得强劲。

由于社会文化原因，使得房室养生术在历史的潮流中一直被“正派人”所不屑，认为其“难登大雅之堂”。但是，“养生铁裆功”仍然以秘传的方式流传着，其流派众多，方式方法也各色各异。而万变不离其宗，“养生铁裆功”最本质的特点就是对外生殖器进行物理刺激、按摩，促进局部血液循环，改善、提高其生理功能。我们知道，睾丸是男性重要的性器官，它制造精子，生产雄激素。所以一旦失去了这个小东西，那就代表了其失去“男人”的特性。估计没有人会怀疑睾丸的重要性。但是，值得深思的是，偏偏就是如此重要的性器官，而应得到的照顾却是最少的，因为大多数男性平时都忽略了它。而如果练习“铁裆功”，就等同给睾丸做定期保养：经常按摩睾丸及其外周组织可以改善、提高睾丸的血液供给，维持其生产制造雄激素的生理功能于最佳状态，从而起到良好的性保健作用。

说了这么多，人们也知道了“养生铁裆功”对人体的好处，那么到底“养生铁裆功”该怎么养生呢，其操作方法又是什么呢？其实，“养生铁裆功”的操作很简单，但是长期练习才能取得较好效果，其具体的步骤是：首先，平卧或站立体位。尽量放松，将注意力集中到外阴上。将左手放在脐上，右手托起双睾丸，轻度按摩双睾丸，使其产生一定的酸胀感为度，按摩200次以上。然后右手放在脐上，左手进行按摩，次数同样是200次以上。其次，左右手交替按摩会阴部及阴囊下至肛门前区域，100次以上。最后，以肚脐为中心，左手逆时针按摩腹部100次或以上。然后再以右手顺时针按摩腹部100次或以上即可。值得注意的是，在练功过程中会出现阴茎勃起的现象，这是很正常的，不用理会。

对于那些生活过得比较安逸的朋友，其按摩的频率可以高一些：每天早晚，睡前醒后，进行“养生铁裆功”的练习。而对于生活压力大，时间不足的朋友来讲，就可以视身体状况而定：疲劳、精神状况不好时就别勉强进行练习，因为此时身体最需要的是调整休息。在疲劳的状态下仍然勉强进行铁裆功的练习会加重身体的负荷，反而有害性系统健康。要选择精神好、身体状况好时进行铁裆功的练习。

值得注意的是，人们在进行铁裆功练习的时候，一定不要带有“性”的想法，因为这是很纯粹的按摩方式，在按摩的时候要做到动作放松自然，并且在精神上要做到平和安详；而如果在进行铁裆功的锻炼时带有性幻想，那就变成“手淫”了，这并不可取。

## 半桥式让男人重振雄风

近几年来，世界多个不同地区都在流行瑜伽，很多人以为，瑜伽的动作太过柔美，只适合女人来做。这就不对了，发明瑜伽的印度人其实是个男性，而他发明这套运动的最初目的是给男人做的。并且在瑜伽的整套体系中，有一个动作是让男人重整雄风的，那就是“半桥式”。

瑜伽不只是一套流行或时髦的健身运动这么简单，最重要的是，它还是一种养生的运动。它的基础建筑在古印度哲学上，是一个非常古老的能量知识修炼方法，集哲学、科学和艺术于一体。古代的瑜伽信徒之所以会发展瑜伽体系，那是因为他们深信通过运动身体和调控呼吸，可以控制心智和情感，以及保持永远健康的身体。

现代医学证明，瑜伽可以通过呼吸调息、动静平衡、身心统一等要诀来刺激身体恢复本身的自愈能力，改变人体的亚健康状态。而瑜伽可以通过各种呼吸及各种不同的独特姿势给予头脑、筋肉、内脏、神经、激素腺体适度的刺激，并且通过强化腹腔内脏器官，除去身体的不安定因素，保存并增加体内生命能量使之不虚耗不浪费，从而令身心健康自然统一。

现在的瑜伽运动大多数由女士练习，很少有男士练习，因为女性练瑜伽多半是为了寻求更完美的身材。其实在这里，专家建议男士也应该多练习瑜伽，因为男士练习瑜伽不仅能让身体更加健康，而且还能提高男性的性能力，帮男人找回活力与自信，更加能体现瑜伽修身养性的真谛。我们从瑜伽的发展史来看，瑜伽开端于印度佛教的壮盛时期，其创造者是男人，所以在瑜伽的体位法中有许多动作对男性的健康是万分无害的。瑜伽不同于其他强烈的行动项目，它不会使身体疲乏，并且造成行动强烈、过量的情况，因为它是一项平和性较高的健身运动。瑜伽不光能够使人们强身健体，更能使人们缓解压力、调理心境，加强人的生机。

下面介绍一种男士可以修行的瑜伽——“半桥式”。

“半桥式”能自动收紧会阴穴，它与道家的“锁精固元术”有异曲同工之妙。而“半桥式”能有效激发男性肝经和肾经的气血，改善肾功能。其练习方法很简单：人体平躺在地面，双腿弯曲，双脚踩在地面上，两只脚打开一肩宽，手心向下扶住地面。摆好姿势后，臀部收紧，尾骨离开地面尽量向上抬起，同时双手在背后十指交叉抓握，手臂伸直，肩胛骨收紧。呼吸完5次后，再把脚跟抬起来，尽可能地抬高，保持肩、背、腰、臀、腿的收紧，直到坚持不住了再慢慢放下来。在每次练习的时候，务必要使自己有种明显温热的感觉，因为这个时候其肝经和肾经的气血才能被完全地激发起来。

这个体式能锻炼到腿部内侧的肝、肾两经。肝经绕生殖器一周，它通了，气血就能循经保养生殖器官，而肾经则与性能力有直接关系。中医认为“肾主生殖”，而在臀部向上抬的过程中，会阴的位置是自然收紧的。要知道，会阴穴是壮阳的要穴，这个穴位平时很难按摩到，但在这个体式中却能得到充分的刺激。这个体式还能增强大腿内侧与性生活相关的肌群。坚持练习，自然能提高男性的性能力，帮助男人找回活力与自信。

在这里提醒初步练习“半桥式”的男性朋友注意，在练习时动作应缓慢柔软、步骤分明，严禁生拉硬拽、随意加快动作，应心随身动。动作频率应和呼吸节奏协调一致，使其成为一个整体。紧张放松应交替进行，并应集中精神、配合呼吸，呼吸时应用鼻而不是嘴呼吸。当身体发生强烈震颤或感到痛苦时，应放松休息或加以按摩。练习必须在空腹状态下进行，练习后不要马上沐浴。

---

**⊙养精小贴士**

日常生活中的小细节，对于养肾十分有益，冷面、温齿、热足是养肾三妙法。

冷面，即用冷水洗脸。冷水是指水温 20℃左右的水。

温齿，即用温水刷牙和漱口。温水是指水温 35℃左右的水。

热足，即临睡前用热水洗脚泡脚。热水是指水温在 45～50℃的水。

---

## 七宝美髯丹：补肝肾，美须发

人在一定的年龄段会出现牙齿松动，头生白发的现象，男人也不例外。但是，如果年纪轻轻就出现了这些现象，很可能是肝肾虚弱的问题，要治疗肝肾虚弱，就要从补肝肾入手。而七宝美髯丹就是一剂可以阴阳双补、肝肾同补的方药。

七宝美髯丹最早出现于《医方集解》一书中，其是由赤白何首乌各 500 克，赤白茯苓各 500 克，牛膝 250 克，当归 240 克，枸杞子 240 克，菟丝子 240 克和补骨脂 120 克七味药材组成。用于肾水亏损，气血不足所致的须发早白，牙齿松动，梦遗滑精，筋骨无力等症。有滋补肝肾，填精养血之功。而七宝美髯丹的盛传与明朝的嘉靖皇帝还有一段渊源。

相传，嘉靖皇帝在继承皇位之后，一直都是闷闷不乐的。这和他政务繁忙没有一点儿关系，而是因为他不能生育。都知道皇帝如果生不出皇子，就意味着皇室的大统没有人继承，这可是关系到江山社稷的大事。于是嘉靖皇帝就颁下圣旨，重金寻求得子良方。

不久之后，有一个道士听说了这件事情，就将自己祖传的秘方“七宝美髯丹”方献给了嘉靖皇帝。这个时候嘉靖皇帝还不知道此药方到底有没有效果，但还是抱着试试看的态度服用了。让人惊奇的是，在服用之后效果显著。不但治愈了不育症，解除了无后之忧，而且治愈了未老先衰症。嘉靖皇帝龙颜大悦，让御医院将此方收藏。

中医认为，须发者，血之余，肾之华也。而肾主藏精，肝主藏血，精血充足则须发乌黑。七宝，就是指此方中用七味药物；美髯的意思就是指须发乌黑而润泽。如果肝肾亏虚，精血耗伤，就会导致不能充养形体，也就不能润泽毛发，故身体瘦弱、须发早白。肾主骨，肝主筋，一旦肝肾阴虚，就会使筋骨失养，就会造成腰膝酸软，牙齿松弛。要知道，肾虚而精关不固，就会出现梦遗滑精的现象。

本方中的何首乌能起到滋养肝肾、涩精固气的作用；枸杞子、当归能起到滋养肝血的作用；菟丝子、牛膝能起到补肾益精的作用；补骨脂能补命门，暖丹田，起到阴中求阳的效果，可使阴平阳秘；茯苓能健脾宁心，渗利湿浊，具有补中有泻的作用。把这些药配伍，能够起到补肝益肾、涩精固本的功效，所以可以广泛应用于抗衰老，美容美发，治男性不育等属“肝肾不足”的疾患。

《黄帝内经·素问·金匮真言论》有记载：“失精者，身之本也。”金元时期，刘完素极为重视精的作用，认为精气神以精为本；朱丹溪《格致余论》中列举老人各种衰老征象，指出原因在于精血俱耗；明朝的张景岳指出治形之法，必以精血为先。上述阐述与历代将七宝美髯丹作为预防衰老的养生方颇为吻合。而且七宝美髯丹的美容美发的功效早已被历代认可。

七宝美髯丹宜在饭前用温开水或盐汤送服，服用的剂量为一次 9 克，一日 2 次。但是值得注意的是，七宝美髯丹虽不寒不燥，一般人多可服用，但属脾肾阳虚者则应当慎用，并且在服食期间还要忌食萝卜、藕、醋。

## “沙漠人参”——肉苁蓉，养肾有奇效

治疗男人肾虚的名贵药材有很多，比如人参、鹿茸。肉苁蓉也不例外，肉苁蓉也称地精，大芸，寸芸，苁蓉，素有“沙漠人参”的美誉，具有极高的药用价值，是我国传统的名贵中药材，具有养肾的功效，是我国所发现的60多种补益中药中品位最高的药物。

肉苁蓉味甘、咸，性温，归肾、大肠经，对男性肾、睾丸、阴茎、海绵体等性器官都有极大的补益效果，对治疗阳痿、早泄更是有神奇的疗效。在《本草拾遗》中曾记载：“肉苁蓉三钱，三煎一制，热饮服之，阳物终身不衰。”但肉苁蓉极其稀有，已经濒临灭绝了，在中国也只有新疆天池峡谷中才有少量分布，并且其产量极其稀少，被当地百姓称为“活黄金”，民间也流传着“宁要苁蓉一筐，不要金玉满床”的谚语，它与人参、鹿茸一起被列为中国三大补药。

《本草经疏》记载：“肉苁蓉，滋肾补精血之要药，气本微温，相传以为热者误也。甘能除热补中，酸能入肝，咸能滋肾，肾肝为阴，阴气滋长，则五脏之劳热自退，阴茎中寒热痛自愈。肾肝足，则精血日盛，精血盛则多子。”

另外，在《本草汇言》中也有记载：“肉苁蓉，养命门，滋肾气，补精血之药也。男子丹元虚冷而阳道久沉，此乃平补之剂，温而不热，补而不峻，暖而不燥，滑而不泄。”

在《本经逢原》中也有记载：“苁蓉，主劳伤补中者，是火衰不能生土，非中气之本虚也。止泄精遗溺，除茎中热痛，以其能下导虚火也。老人燥结，宜煮粥食之。”

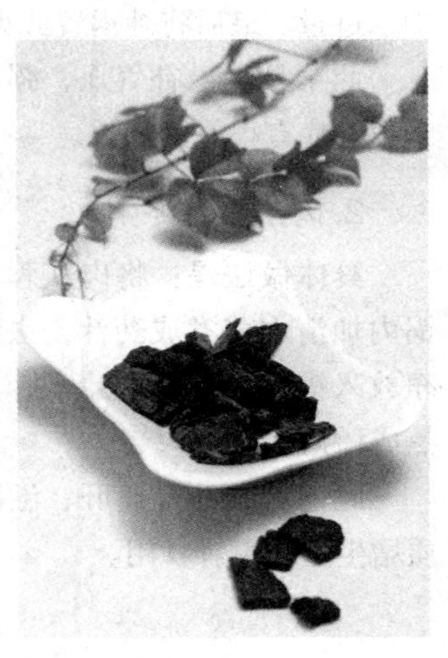
肉苁蓉

研究发现，肉苁蓉中含有丰富的微量元素及结晶性中性物质，能

促进抗体形成，增强垂体－肾上腺皮质系统功能。肉苁蓉还具有一定的抗衰老作用，并有降低血压、预防动脉粥样硬化的作用。

市场上卖的肉苁蓉分淡苁蓉和咸苁蓉两种。淡苁蓉个大身肥、油性大，以灰褐色为主；咸苁蓉以黑色为主，体扁形圆。

肉苁蓉适合性功能减退的男人，体质虚弱的老年人、高血压患者、便秘者使用。如果是由于肾阳缺乏而导致男人阳痿、不育的症状，可以用肉苁蓉、巴戟天、熟地、五味子等配伍；如果是由于肾阳亏虚导致精血缺乏，大便秘结，可以用肉苁蓉、当归、牛膝、熟地配伍；如果是老年性、习气性便秘，则可以用肉苁蓉、决明子、蜂蜜配伍；如果是津亏气滞，大便秘涩，可用肉苁蓉、麻仁、沉喷鼻配伍。

下面介绍几款有关肉苁蓉的食疗方。

1. 肉苁蓉炖蛇肉

**具体做法是：**先将肉苁蓉和蛇肉洗净，切片；然后把鸡肉洗净，切 4 厘米见方的块；胡萝卜切 5 厘米见方的块；姜拍碎，葱切段；接着将肉苁蓉、蛇肉、鸡肉、胡萝卜、绍酒、姜、葱、盐同放炖锅内，加水过量。最后将炖锅置武火上烧沸，再用文火炖煮 50 分钟即成。

此菜具有滋补气血，强身健体的作用。对于治疗肾虚、腰痛乏力等症有很好的疗效。

2. 肉苁蓉麦冬粥

**具体做法是：**将肉苁蓉、麦冬装入纱布袋，扎口；然后放入锅内加清水煎煮成药汁，去纱布袋留药汁；再将枸杞、粳米淘洗净放入锅内加药汁、清水、生姜，煮沸；最后再转用文火煮至米熟成稀粥。

此粥具有补肾益肝、滋阴明目之成效，适于肝肾阴虚症型骨质增生症的患者食用。

## 润肺补肾见功效，就找牛骨髓

现实生活中肾虚的男人不乏其人，所以人们平时需要常吃一些补肾食品。这类食品对男人肾虚所导致的腰膝酸软、阳痿、遗精、排尿异常等症状有滋补、扶助作用。人们可根据个人饮食爱好选用合适的品种及烹调方式，比如牛骨髓，具有润肺补肾的功效。

牛髓，最早出现在《本经》一书中，其为牛科动物黄牛或水牛的骨髓。中医认为，牛髓味甘，性温，无毒，入心、脾二经，具有润肺、补肾、壮阳、填髓的功效，对于虚痨羸瘦，精血亏损，泄利，消渴，跌扑损伤，手足皴裂等症状有很好的疗效。现代研究认为，每100克牛骨髓含蛋白质36.8克，钙304毫克，是高蛋白、低脂肪及含优质有机钙的富营养原料，而很多壮骨粉、补钙产品所用原料就是来自牛骨髓。

研究认为，在牛骨髓中含有一种叫作“类黏朊”的物质，这类药物在进入人体后，可加强人体骨髓的生成，有强身健体、减缓衰老等作用。所以多吃牛骨髓，还可提高人体的造血能力，起到延年益寿的效果。

有人可能会问了，牛髓到底对哪些病症有疗效呢？怎么个吃法才是正确的呢？

牛髓对于精髓亏虚、肢体痿弱、肌肉瘦削、皮肤松弛、腰膝酸软、遗精盗汗的人有很好的疗效。这里给男性朋友推荐一种牛骨髓散，其做法是：将牛骨髓烤干，研成粉；然后将黑芝麻炒香、研成末。最后将牛骨髓粉、黑芝麻末等量与适量白糖拌匀即可。每次10克，每日2次，温开水送服。

牛髓对于精血亏虚，皮肤干燥、状如鱼鳞的症状有很好的疗效。这里推荐一款泽肤膏，其做法是：将牛骨髓500克与酥油一同放在锅内，用文火煎熬成膏状，待凉后盛入瓷罐内即可。每次3匙，白蜜汤送服。

牛髓对于肺肾亏虚、咳嗽日久不愈、虚劳羸瘦的症状有很好的疗效，这里推荐一款补精膏，其需要的材料有：牛骨髓 125 克，炒核桃仁 125 克，杏仁泥 125 克，山药 250 克，炼蜜 500 克。其做法是，将核桃仁、杏仁泥和山药一同捣烂呈膏状，加入炼蜜和牛骨髓，混合均匀，放在砂锅内，酌加适量沸水，用文火煮熬成膏。待凉后盛入瓶内即可。每次 1 匙，空腹食用。

牛髓对于命门火衰、下元亏损、面色苍白、目眩耳鸣、畏寒肢冷、腰膝酸软、夜尿频多的症状有很好的疗效。这里推荐一款犊髓全阳膏，其需要的材料有：小牛犊髓 1 只，黄芪 500 克，陈皮 125 克，甘草 125 克，门椒 125 克，肉桂 125 克，良姜 125 克，白酒 2000 毫升，食盐适量。将以上原料一并放在锅内，加入足量清水和适量食盐，用文火煮熬，待牛犊肉烂如泥时，取骨捶髓，继续煎熬，以髓化尽为度。滤去肉、骨和药渣，留取稠汁，待冷后盛入瓮内备用。取汁任意调和食用。

下面给大家推荐几款牛髓的饮食做法。

1. 三菇牛骨髓

**具体做法是:** 冬菇 10 只，鲜草菇、蘑菇各 160 克，牛骨髓 320 克，甘笋数片，葱 2 棵，姜 2 片，蒜头 1 粒，油 3 汤匙，蚝油 2 汤匙，生抽、生粉各 1 茶匙，糖半茶匙，麻油少许，水适量。先将冬菇浸软去蒂，鲜草菇、蘑菇洗净；牛骨髓用开水略浸，取出冲冷水，沥干水分；葱洗净切段；葱头去衣剁茸。然后烧热油 3 汤匙，爆香蒜茸、姜片，再放下牛骨髓、冬菇、鲜草菇、蘑菇，加水 4 汤匙焖 10 分钟；放入甘笋，拌匀芡汁料勾芡，略煮，放下葱段，上碟。

2. 红烧牛骨髓

**具体做法是：** 净牛骨髓 500 克，水发香菇 30 克，青红尖椒各 20 克，姜片 5 克，葱节 5 克，郫县豆瓣 20 克，精盐 2 克，料酒 15 克，老抽 3 克，白糖 2 克，味精 3 克，鸡精 4 克，红油 10 克，干湿淀粉各适量，色拉油 1500 克。先把洗净的牛骨髓改刀成 3 ～ 5 厘米长的段，入沸水锅中氽一下捞出，控干水分后用适量精盐和干淀粉拌匀；青红尖椒和香菇洗净，分别切成粗丝。然后净锅上火，加入色拉油烧至五成热，下入牛骨髓炸至呈淡黄色时捞出；最后在锅底留油置于中火上，下郫县豆瓣、姜片、葱段炒香出色，随即下入炸好的骨髓、香菇，烹入料酒，掺入鲜汤，略烧后，调入味精、鸡精、白糖、老抽，再下青红椒丝，勾入湿淀粉，淋入红油，推匀，起锅装入围边的盘中即可。

**⊙养精小贴士**

值得注意的是，在食用牛骨髓的时候，最好是选择新鲜骨髓。因为骨髓很容易“变质”，如果放置的时间过长，就会变干、发硬，导致核心营养成分流失。常温下变干、变硬的牛骨髓已没有任何补益功效。

## 治肾有疗效，黄芪是妙方

男人患有肾病不容忽视，特别是慢性肾衰竭，是各种慢性肾病发展的最终结局，若无有效治疗，可导致尿毒症的发生，危及生命。现在的医学技术对其发展没有十分有效的治疗措施，但是延缓其发展进程，改善预后还是有效果的。而黄芪，在配合常规治疗慢肾衰中就取得了一定的疗效。

黄芪，又名黄耆，在《神农本草经》中称戴糁，在《名医别录》中称戴椹，独椹，蜀脂，百本，其为植物和中药材的统称。植物黄芪产于内蒙古、山西、甘肃、黑龙江等地，为国家三级保护植物。中药材黄芪是豆科草本植物蒙古黄芪、膜荚黄芪的根，其具有补气固表、利水退肿、托毒排脓、生肌等功效。黄芪的药用迄今已有2000年的历史，现代研究表明，黄芪含皂苷、蔗糖、多糖、多种氨基酸、叶酸、硒、锌、铜等多种微量元素。中医认为，黄芪性微温，味甘，有补气固表、利尿退肿的作用，用于治疗慢性肾炎、气虚乏力、蛋白尿等症状，有很好的效果。对于肺脾气虚的肾病患者来说，可服用黄芪治疗，但对不同的肾病患者也应有所区别。

那么，黄芪到底有哪些作用呢？

（1）在《本草汇言》里有说“黄芪，补肺健脾，实卫敛汗，祛风运毒之药也。故阳虚之人，自汗频来，乃表虚而腠理不密也，黄芪可以实卫而敛汗；伤寒之证，行发表而邪汗不出，乃里虚而正气内乏也，黄芪可以济津以助汗；贼风之疴，偏中血脉而手足不随者，黄芪可以荣筋骨；痈疡之证，脓血内溃，阳气虚而不敛者，黄芪可以生肌肉，又阴疮不能起发，阳气虚而不愈者，黄芪可以生肌肉”。

（2）张景岳在《本草正》里有说“黄芪，因其味轻，故专于气分而达表，所以能补元阳，充腠理，治劳伤，长肌肉。气虚而难汗者可发，表疏而多汗者可止。其所以止血崩血淋者，以气固而血自止也，故曰血脱益气。其所以治泻痢带浊者，以气固而陷自除也，故曰陷者举之”。

（3）《本草正义》有记载“黄芪，补益中土，温养脾胃，凡中气不振，脾土虚弱，清气下陷者最宜。其皮味浓质厚，力量皆在皮中，故能直达人之肤表肌肉，固护卫阳，充实表分，是其专长，所以表虚诸病，最为神剂。凡饥饱劳役，脾阳下陷，气怯神疲者，及疟久脾虚，清气不升，寒热不止者，授以东垣之补中益气汤，无不捷效，正以黄芪为参、术之佐，而又得升、柴以升举之，则脾阳复辟，而中州之大气斡旋矣。”

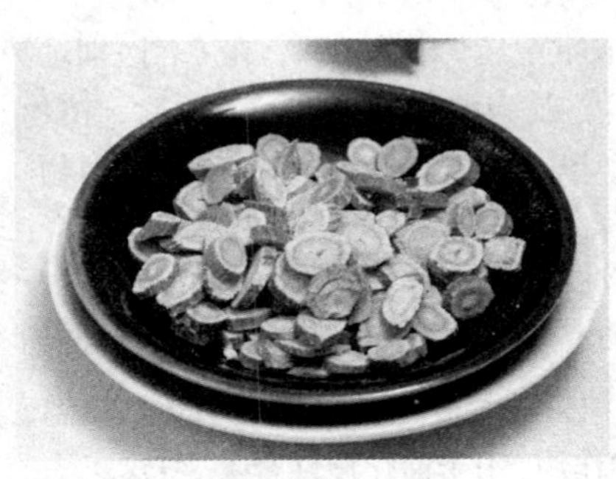
黄芪

（4）黄芪还有补三焦的作用《本草纲目》记载“黄芪既补三焦，实卫气，与桂同功，特比桂甘平，不辛热为异耳。但桂则通血脉，能破血而实卫气，芪则益气也。又黄芪与人参、甘草三味，为除燥热、肌热之圣药。脾胃一虚，肺气先绝，必用黄芪温分肉、益皮毛、实腠理，不令汗出，以益元气而补三焦。”

在对于患有肾病综合征、慢性肾炎，并伴有肺脾气虚的患者来说，可选用防己黄芪汤，其由黄芪、防己、生姜、大枣等配合而成；而对于患有肾病蛋白尿并伴有肺脾气虚的患者来说，可选用由香砂六君子汤，其由黄芪、木香、砂仁、炙甘草等配合而成；对于患有因贫血性慢性肾衰竭而导致的慢性贫血并伴有脾气虚弱的患者来说，可选用当归补血汤，其由黄芪、当归、酸枣仁、龙眼肉、大枣等配合而成。

**⊙养精小贴士**

虽然黄芪有增强机体免疫功能、保肝、利尿、抗衰老、抗应激、降压和较广泛的抗菌作用。但是阴虚、湿热、热毒炽盛型肾病患者，或伴有腰酸腰痛、口干舌燥、舌苔黄腻、咽部感染等症状，表实邪盛、气滞湿阻、食积停滞、痈疽初起等实证，以及阴虚阳亢者，应禁用黄芪，以免出现毒副作用。

## 古今种子第一方——五子衍宗丸

古人的治病方法和药方是经过无数次的验证和实践的。对于补肾来说，五子衍宗丸就是著名的补肾良方，是治疗阳痿不育、遗精早泄等肾虚精亏病症的代表方剂之一。由于它对男性不育症有较好的疗效，所以被誉为“古今种子第一方”。

五子衍宗丸起源于唐代著名的补益中药方剂《摄生众妙方》，其由枸杞、子菟丝子（酒蒸，捣饼）各 240 克，北五味子（研碎）60 克，覆盆子（酒洗，去目）120 克，车前子（扬净）60 克，五味药材组成，其用法是将这些药材捣为细末，炼蜜为丸，如梧桐子大。空腹时服 90 丸，睡前服 50 丸，温开水或淡盐汤送下，冬月用温酒送下。因这五种中药材的名字都有一个“子”字，所以被称为五子，而“衍宗”的意思就是繁衍宗嗣的意思。所以五子衍宗丸是给男性服用的，用于填精补髓，疏利肾气，补肾阳，改善精液质量，治疗不育症，因此被誉为“古今种子第一方”。

五子衍宗丸是由五中植物种仁组成，其味厚质润，既能滋补阴血，又蕴含生生之气，并且其性平偏温，善于益气温阳。方中的菟丝子具有温肾壮阳的功效；枸杞具有填精补血的功效；五味子含有五种味道，而酸味最浓，可以补中固涩，敛肺补肾；覆盆子味甘酸，性微温，固精益肾的功效；最奇特的就是车前子这一味药材，其泻而通之，泻有形之邪浊，所以具有涩中兼通，补而不滞的功效。把这些药用在一起就具有补肾益精、助阳止遗的功效，此药方常用于肾虚遗精、阳痿早泄、小便后余沥不清、久不生育，及气血两虚、须发早白等症，先天不足、久病伤身、房劳过度等症状。

现代医学研究发现，五子衍宗丸具有保护睾丸生精的功能，并且还能调节下丘脑－垂体－性腺轴功能，具有抗衰老、降血糖、抗氧自由基、增强免疫等多种功能，多用于性神经衰弱、慢性前列腺炎、精子缺少症等属肾虚者。

我们知道五子衍宗丸有添精补肾、繁衍宗嗣的作用。为了更好地达到药效，建议在饭前或进食时用温开水或淡盐汤送服此药，

---

**⊙养精小贴士**

五子衍宗丸主要是用于补肾益精的，但是并不适合所有肾虚的患者。适宜人群应按照用法用量服用，小儿及年老者应在医师指导下服用。服用期间应忌食辛辣食物。如果服药两周后症状仍未改善，则应去医院就诊。而男性如果肾虚症状明显，这类的中成药效果并不明显，成药会降低中药材的药效，且药力不足，所以建议用药酒调治。

---

如果是在寒冬腊月也可用温酒送下。其服用的剂量为：水蜜丸一次6克，小蜜丸一次9克，大蜜丸一次1丸，一日2次。

## 水陆二仙丹，补肾涩精的奇丹

一提起水陆二仙丹，肯定有许多人疑惑：这到底是治疗什么的药？竟然神奇到这种地步，被称作“仙丹”？下面就为大家详细地介绍一下“水陆二仙丹”。“水陆仙丹”并不是在神话传说中能包治百病还具有起死回生功效的仙丹。在这个药方中是借用了一个“仙”字，是表示这药的功效较为神奇，它对于补肾涩精有奇效。

“水陆仙丹”最早出于《洪氏经验集》，它是一个非常简单的药方，仅由芡实和金樱子这两味药组成。之所以命名为水陆，是根据这两味药的生长环境而言的，芡实生长在水中，而金樱子则长于山上，这两位药材一在水而一在陆。

芡实自古作就作为永葆青春活力、防止未老先衰之良物，其味甘、涩，性平，归脾、肾经，别名鸡头米、鸡头苞、鸡头莲、刺莲藕等，它是一种睡莲科植物芡的干燥成熟种仁。其中以颗粒饱满，均匀，粉性足，无破碎，干燥无杂质者为佳。古药书中说芡实是“婴儿食之不老，老人食之延年”的粮菜佳品，它具有“补而不峻”“防燥不腻”的特点，是秋季进补的首选食物。其性能与莲子相似，收涩性较莲子强，常与莲子同用，具有收敛固精等功效，适用于慢性泄泻和小便频数，梦遗滑精等。

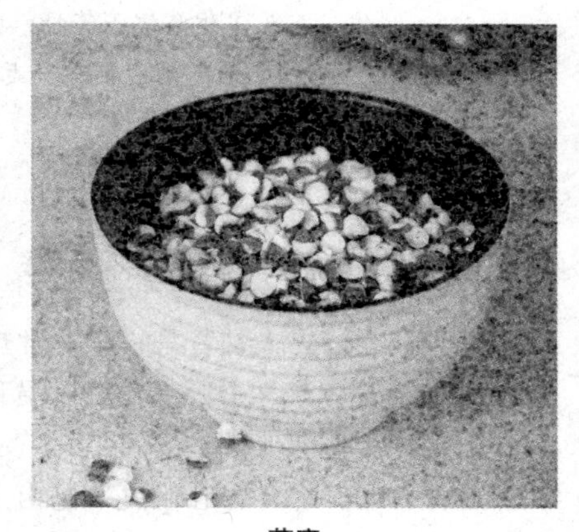

芡实

金樱子味酸、甘、涩，性平，归肾、膀胱、大肠经。

其别名有刺榆子、刺梨子、山石榴、山鸡头子、糖莺子、糖罐、糖果、蜂糖罐、糖橘子、灯笼果等。根皮提制栲胶，果实入药，有利尿、补肾作用；叶有解毒消肿作用；根药用，能活血散瘀、拔毒收敛、祛风祛湿。金樱子中含有大量的酸性物质、皂苷等，能固精防止男子遗精滑泄并且具有制约膀胱括约肌，延长排尿时间间隔，增加每次排出尿量的作用，可用于治疗遗尿及小便频数之症。

把这两味药制为小丸，用盐汤送服。用于治疗肾虚所致的男子遗精白浊、小便频数、遗尿等症症状。有益肾滋阴、收敛固摄的功效。其在《蜀本草》有记载“治脾泄下痢，止小便利，涩精气”。而在《滇南本草》也有记载“治日久下痢，血崩带下，涩精遗泄”。虽然本方药仅两味，但其配伍合法有制，用之于临床，其疗效一如仙方，故称之为“水陆二仙丹”。

要知道水陆二仙丹有益肾滋阴、收敛固摄之功，所以适合肾气不固者服用，并且最好是空腹以淡盐水送服。其服用剂量为一次 9 克，一日 3 次。

---

**⊙养精小贴士**

如果在药店买不到水陆二仙丹的中成药，自己也可以制作：取芡实和金樱子等量，把芡实磨粉，加少量水蒸熟，然后把金樱子熬汤，要熬得尽量浓一点儿，将金樱子汤浇在芡实膏上，和匀，做成丸就可以了。

---

## 补肾壮阳丸，温和作用以补为本

现今社会，男人补肾是一个非常热门的话题。但是，无论是选择哪种补肾方法，中医都建议以温和为主，要以补为本，“补肾壮阳丸”就能起到不错的效果。

在古方中，“补肾壮阳丸”是由人参 30 克，仙灵脾 30 克，肉苁蓉30克，杞子30克组成的，其用法是将上药研为细末，炼蜜为丸，每粒2克，每服1粒，日2 ~ 3次，也可以用白酒500毫升泡2周后，每次服用5 ~ 10毫升，日2 ~ 3次。其对于阳痿阴冷，性欲减退，未老先衰，神疲乏力等症状有很好的疗效，如果除上述症状还伴有早泄，可再加五味子50克。此方中，人参可以大补元气；仙灵脾、肉苁蓉可以补肾壮阳；枸杞子可以滋养肝肾，强阴益精；五味子可以补肾涩精。在这里我们主要介绍一下仙灵脾，仙灵脾又叫淫羊藿，具有很高的药用价值。中医认为，其味辛、甘，性温，归肝、肾经。主治功能：补肾阳，强筋骨，祛风湿。其包括了小檗科植物淫羊藿、箭叶淫羊藿、柔毛淫羊藿、朝鲜淫羊藿等几种。在夏、秋季茎叶茂盛时采割，除去茎、梗及杂质，晒干或阴干。对于阳痿遗精，筋骨痿软，风湿痹痛，麻木拘挛，更年期高血压等有很好的疗效。

中医认为，肾为生命之本，其禀受先天父母的元气藏于肾。只有肾气足的情况下五脏六腑的功能才能协调，才会容面光泽红润，精力充沛，抵抗力强，不易生病，而肾气虚则反之。古人在养生观念里追求的是天人合一的境界，而现代医学也证明了人的生理结构、活动规律和大自然极其相似。比如说，由于人们滥砍滥伐，就造成了现在森林覆盖面越来越小，导致森林失去了自动调节的能力。最后出现了水土流失严重，土地沙漠化，长江、黄河的河道两边出现塌方等一系列的问题，部分地区发生泥石流。特别是近几年来，一些城市还出现了沙尘暴，给人们的生活、工作带来极大的危害。因此，只有植树造林，固沙防风，才能避免这些危害。与此相似，人由于贪色纵欲，造成精气外泄，肾气不足，就会导致精神不振，腰酸腿软，体虚乏力，头昏耳鸣，口渴盗汗，睡眠质量不高，抵抗力减弱，从而导致百病滋生，寿命减短。所以，人应该节欲，固本培元，使自己精力旺盛，抵抗力增强，从而百病不侵，寿命绵长。而“补肾壮阳丸”则是以补为本的具有温和作用的药物，可以起到“防风固沙”的作用。但是值得注意的是，很多补肾的药物都是治标不治本的，因为肾虚的根本原因是纵欲，因此补肾的最好办法就是节欲和食疗，药物只是起到辅助作用。

---

**⊙养精小贴士**

对于患有阳痿的患者来讲，其大多都属肾阳虚命火不振、精气清冷，所以建议使用这类“补肾壮阳丸”：熟地50克，山萸肉25克，山药25克，茯苓20克，泽泻20克，丹皮20克，菟丝子25克，肉桂20克，附子20克，狗肾1具，鹿鞭25克，仙灵脾20克，红参25克，仙茅20克，枸杞子20克，知母20克，盐黄檗20克，肉苁蓉20克，巴戟天20克组成。将上药共研末，炼蜜为丸，每丸重15克，每服1丸，1日2次。可以起到补肾助阳，滋肾养阴的功效。

---

## 遗精伤元气，八味煎汤备药保肾阴

由于对遗精常识的不了解，不少人认为遗精会失去身体的精华，伤了“元气”。有的青年男性几乎每天都在想遗精的问题，认为遗精的危害是大伤元气。实际上这是社会上流传的一种缺乏科学根据的错误观念。

专家指出遗精是一种生理现象，是指不因房事而精液自行泄出，遗精病因分生理性与病理性。据统计80%的男性都有这种现象，并且大部分在夜间睡眠中发生，一般遗精的频度可以从1～2周一次到4～5周一次不等，均属正常，若一周内有几次或一夜几次遗精症状，就属于一种病理现象。遗精的症状表现明显，所以男性朋友在发现遗精时要留心，学会分辨遗精是病理性还是生理性，以免耽误治疗带来遗精危害。

应对遗精很多人选择沉默不理，但这样无疑会对身体造成更大伤害。古医书中已经有了推荐方：桑螵蛸、白石脂各20克，龙骨、牡蛎各 30 克，菟丝子、韭菜子、茯苓各 10 克，五味子 12 克，以水煎服，有治疗遗精的作用。

也许有的人会觉得，光是这么多味中药就够让人头疼的了，那么也可以选择下面的食疗方：先准备白果仁 1 枚，鸡蛋 1 个。然后将鸡蛋打个小洞，把白果仁装入鸡蛋内，放碗内蒸至鸡蛋清定稳白果仁时，再将鸡蛋放入水内，煮熟即可。此法对遗精频繁有显著效果。

---

**⊙养精小贴士**

食疗也是养护精液的有效方法之一。这里为男性朋友们推荐的是首乌鸡蛋。具体的制作方法是：准备首乌 100 克，鸡蛋 2 枚，葱、姜、盐、料酒、味精、猪油各适量。把鸡蛋、首乌放入锅内，加水适量，再放葱、姜、盐、酒等佐料先用旺火烧沸后，即改文火。待蛋熟汤稠后，即去首乌，并将蛋取出剥壳，再放入汤中煮 2 分钟，加入味精少许。吃蛋饮汤，每日 1 次。

---

## 金锁固精丸，收敛固精之妙品

一般情况下，男性遗精是属于正常的生理现象，因为睾丸每天都能产生大量的精子，然后存储在储精囊中。但是，精囊毕竟有一定的容量，一旦精子量超过精囊的存储量的时候，就会发生遗精。青少年时期和长期没有性爱的成人发生遗精是很正常的，但是要注意的是，如果遗精过于频繁，就要值得注意了。在中医药方中，金锁固精丸就有收涩固精的妙用。

金锁固精丸首次出现在《医方集解》的收涩剂方中。其由沙苑蒺藜（炒）、芡实（蒸）、莲须各二两，龙骨（酥炙）、牡蛎（盐水煮一日一夜，煅粉）各一两组成。“金锁”，是形容其坚固如金制之锁；“固精”，是指其有固敛肾气，秘涩阴精之效。其意指本品能像金锁一样把守住精关，其功效是补肾益精，固涩滑脱，交通心肾，对于真元亏损，梦遗滑精，盗汗虚烦，腰痛耳鸣，四肢无力有很好的效果，可用于治疗体质虚弱或神经衰弱的症状。

中医认为，肾是主藏精的，人之精藏于肾，肾气固则精自敛藏，肾气虚则精关不固而遗泄。《本草纲目》谓其“补肾，治腰痛泄精，虚损劳气”，在《医方集解》有说：“此足少阴药也。蒺藜补肾益精，莲子交通心肾，牡蛎清热补水，芡实固肾补脾，合之莲须、龙骨，皆涩精秘气之品，以止滑脱也。”而在《方剂学》也有记载：“方中沙苑蒺藜补肾涩精为君药；莲子、芡实助君药以补肾涩精，为臣药；君臣相配，以补不足为主；莲须、煅龙骨、牡蛎性涩收敛，专以涩精为用，共为佐使药。诸药合用，既可涩精液之外泄，又能补肾精之不足。但本方究以固涩为主，故遗精滑泄已止，便需用补肾之品，补虚固肾以治本。”诸药合用，既能补肾，又能固精，实为标本兼顾，以治标为主的良方。因其能秘肾气，固精关，专为肾虚滑精者设，故美其名曰“金锁固精”。而金锁固精丸是有名的收涩之剂，所以该药是根据其功效来命名的。

蒺藜，为一年生或多年生草本，全株密被灰白色柔毛，其味辛、苦，性微温，有小毒，归肝经，主要药物疗效为平肝解郁、活血祛风、明目、止痒等。

莲须为睡莲科植物莲的干燥雄蕊，呈线形，花药扭转，为淡黄色或棕黄色，花丝纤细，稍弯曲，为淡紫色，气微香，味涩。莲须粉末为黄棕色。花粉粒类球形或长圆形，表面有颗粒网纹，表皮细胞呈长方形、多角形或不规则形，垂周壁微波状弯曲；侧面观外壁乳头状突起。花粉囊内壁细胞成片，呈长条形，壁稍厚，胞腔内充满黄棕色或红棕色物。其味甘、涩，性平，归心、肾经，具有固肾涩精的功效，对于遗精滑精、带下、尿频有很好的疗效。

金锁固精丸是专为治疗肾虚滑精之症而设置的，其既可涩精液之外泄，又能补肾精之不足。但本方终究是以固涩为主的药方，所以如果遗精滑泄已经止住，就应改用补肾之品，补虚固肾以治本。服用本品时可用淡盐水送服，服用剂量为一次 9 克，一日 2 次。在服用金锁固精丸期间应忌烧酒、萝卜，并节制房室劳役等事。

**⊙养精小贴士**

金锁固精丸并不适用于肾阳虚症状较明显的病人。肾阳虚临床表现为手脚发凉，汗冷或房事不力、阳痿早泄，房事频繁或手淫过度易导致肾阳虚，病人感觉腰膝酸软，但是更多的是偏冷、怕凉，男性会出现阳痿。而如果是症状明显的肾阳虚患者可用鹿鞭、鲜人参、蛤蚧、海马等自制升阳药酒。

## 锁阳固精丸，温肾固阳效果好

很多人总是把锁阳固精丸与金锁固精丸给搞混，认为锁阳固精丸就是金锁固精丸，其实是不对的。虽然这两个方名上只有一字之差，在功效上也大致相同，但是其组方却截然不同。锁阳就是指“锁住阳气，长盛不衰”的意思，其温肾固精的作用就可想而知了。

锁阳固精丸是由锁阳、肉苁蓉、巴戟天、补骨脂等 24 味药制成的丸剂，其气微，味苦，具有温肾固精的功效，适用于肾虚滑精，腰膝酸软，眩晕耳鸣，四肢无力等症。在此药方里，锁阳是以其“锁住阳气，长盛不衰”的药用功效而得名，具有补肾壮阳的作用；熟地黄具有养血滋阴，补精益髓的作用，这两味药阴阳并补，共为君药。而巴戟天、肉苁蓉、补骨脂、菟丝子、韭菜子、杜仲、鹿角胶、八角茴香则是助锁阳补肾助阳，固精止遗；山茱萸、牛膝助熟地养血滋肾；芡实、莲子、莲须、龙骨、牡蛎专功敛涩，益肾固精，共为臣药；山药、茯苓、泽泻健脾益气，利水渗湿；丹皮、知母、黄檗、大青盐滋阴清退虚热，共为佐药。诸药合用，以收温肾壮阳，滋阴填精，涩精止遗之效。

锁阳，又名不老药，别名地毛球、锈铁棒、锁严子，是一种寄生植物，生长于沙漠戈壁，零下20℃生长最宜，在其生长之处不积雪、地不冻，有补肾润肠，治阳痿、尿血等功效。在《本草纲目》里就有记载："甘、温、无毒。大补阴气，益精血，利大便。润燥养筋，治痿弱。"

熟地黄，又名熟地，是一种玄参科植物地黄的块根，经加工炮制而成。其通常以酒、砂仁、陈皮为辅料经反复蒸晒，至内外色黑油润，质地柔软黏腻。切片用，或炒炭用。其药性由微寒转微温，补益性增强，在《本经逢原》有说："熟地黄，假火力蒸晒，转苦为甘，为阴中之阳，故能补肾中元气。"

巴戟天为双子叶植物茜草科巴戟天的干燥根，根呈扁圆柱形，略弯曲，主产于广东、广西等地，主治阳痿遗精、少腹冷痛、风湿痹痛、筋骨痿软等症状。

中医认为，肾主藏精，肾好则精固；心主神明，心安则神定。劳神太过，心阴暗耗，心阳独亢，心火不能下交于肾，肾水不能上济于心，心肾不交，水亏火旺，扰动精室就会导致早泄。而锁阳固精丸正是通过交通心肾、引火归原，达到调节心肾的目的。并且此药常用于肾虚精滑、腰膝酸软、眩晕耳鸣、四肢无力等症状。

那么，锁阳固精丸具体有哪些功效呢？

1. 具有滋补肾阴的功效

中医认为，肾为先天之本，肾主藏精，所以肾好就可以精固，而锁阳固精丸是通过滋补肾阴，来增强肾的中枢控制功能，使其不但能迅速的提高性生活质量，还能延长肾系统的生理寿命，改善肾虚引起的其他症状。

2. 具有交通心肾的作用

中医认为，心主神明，主管人的精神活动，所以心安则神定。锁阳固精丸可以让人的精神处在最佳状态，使其精力旺盛、不急不躁、充分放松，享受长时间的性爱乐趣。

3. 治疗各种原因引起的早泄

锁阳固精丸可以通过交通心肾、引火归元，达到调节心肾，延长时间的目的。

4. 具有涩精止遗的作用

锁阳固精丸中有多种固涩精液的中药，可以直达病患部位，延长男性性生活时间。

5. 具有健脾益气的作用

锁阳固精丸可以通过补养心脾，使脾运化功能增强，运化营养物质，使其转化为后天之精气，藏于肾，使肾中精气充足，改善精气不足而引起的各种症状。

肾有固摄纳藏各种生命物质的作用，如这一功能低下，即称肾气虚，表现为对下部的固摄作用减退，从而出现小便次数增多、精液易外泄的情况。而锁阳固精丸可以补足肾气，改善上述症状。

---

**⊙养精小贴士**

在服用锁阳固精丸期间，最应注意的就是节制房事；其次是要忌食不易消化的食物；并且感冒发热病人不宜服用。而有高血压、心脏病、肝病、糖尿病、肾病等慢性病严重者应在医师指导下服用。如果服药4周后症状仍无缓解，就应去医院就诊。另外，如正在使用其他药品，使用本品前应咨询医生。

---

## 左归丸，纯补无泻，阳中求阴

在中医中，有很多滋阴的药物都是在六味地黄丸上面进行加减的，每一种加减的药物都和六味地黄丸的功效不完全一致，左归丸就是这样。六味地黄丸具有三补三泻的特点，而左归丸是一种纯补无泻的药物，具有阳中求阴的特点。

左归丸，出自于《景岳全书》卷五十一新方八阵方，其是由大怀熟地400克，山药200克，枸杞200克，山茱萸肉150克，川牛膝150克，菟丝子200克，鹿胶200克，龟胶4两组成。其做法是：先将熟地蒸烂杵膏，炼蜜为丸，如梧桐子大。每服百余丸，食前用滚汤或淡盐汤送下。左归丸属丸剂，具有滋阴补肾，填精益髓的功效。

本方主治由于真阴不足，精髓亏损所导致的疾病。中医认为，肾藏精，主骨生髓，肾阴亏损，精髓不充，封藏失职，所以出现头晕目眩、腰酸腿软、遗精滑泄等症状；阴虚则阳亢，会导致迫津外泄，出现自汗盗汗的症状；另外，阴虚则津不上承，所以就会出现口燥舌干、舌红少苔的现象。在这种情况下应该以壮水为主，培补真阴。在此方中熟地可以滋肾填精，大补真阴，其为君药；山茱萸可以养肝滋肾，涩精敛汗；山药可以补脾益阴，滋肾固精；枸杞可以补肾益精，养肝明目；龟、鹿二胶，为血肉有情之品，可以峻补精髓，龟板胶偏于补阴，鹿角胶偏于补阳，在补阴之中配伍补阳药，取“阳中求阴”之义，这些都为臣药；菟丝子、川牛膝可以益肝肾，强腰膝，健筋骨，俱为佐药。诸药合用，共奏滋阴补肾，填精益髓之效。

对于左归丸，还有一个很有趣的故事。

在古时候有个饭馆的老板，他为了吸引顾客，便在门上挂了块牌子，写道：“明天的酒饭不要钱！”在牌子挂出后的第二天就来了一位客人，他在酒足饭饱后刚想离开，就被老板拦住说：“我的牌子上明明白白写着明天的酒饭不要钱，今天还得照付啊！”但是这位客人身无分文。老板想了想说：“这样吧，我出十一字‘上、下、左、右、前、后、天、地、三、五、心’，你要是能用它连成句，就不用付钱了。”而这位客人是位郎中，于是说出了不离本行的话：“上有天王补心丹，下有六味地黄丸，左归丸、右归丸，可治掌柜你的前罗锅、后弯背，3片鲜姜，5枚红枣，空心服。”老板听后觉得没错，只得无奈地放走了郎中。

在这个趣事里面，郎中说的左归丸、右归丸可治前罗锅、后弯背，只是为了对仗的工整，而不是事实。但由此可看出，左归丸可是由来已久了。

左归丸是张介宾由六味地黄丸化裁而成，他认为“补阴不利水，利水不补阴，而补阴之法不宜渗”，故去“三泻”（泽泻、茯苓、牡丹皮），加入枸杞、龟板胶、牛膝加强滋补肾阴之力；又加入鹿角胶、菟丝子温润之品补阳益阴，阳中求阴，这就是所说的“善补阴者，必于阳中求阴，则阴得阳升而泉源不竭”的意思。

虽然左归丸与六味地黄丸均为滋阴补肾的药剂，但其立法和主治均有不同。六味地黄丸以补肾阴为主，寓泻于补，补力平和，适用于肾虚不着而兼内热之证；左归丸是以纯补无泻、阳中求阴为特点。纯甘壮水，补而无泻，补力较峻，适用于真阴不足，精髓亏损之证。故在《王旭高医书六种·医方证治汇编歌诀》中说：“左归是育阴以涵阳，不是壮水以制火。”

补肾要先分清是肾阴虚还是肾阳虚，而左归丸是用来补肾阴的药，且补而无泻，所以服用前一定要先辨阴阳。其服用的剂量，小蜜丸，一次 9 克，一日加 3 次，饭前用温开水送服。

---

**⊙养精小贴士**

左归丸的组成药物以阴柔滋润为主，如果久服就易滞脾碍胃，所以脾虚泄泻者应慎用。另外，还要忌油腻食物。患有感冒的人不宜服用。在服药两周或服药期间症状无改善，或症状加重，应立即停药并去医院就诊。

---

## 右归丸，温肾补阳，引阳归原

熟悉中医的人都知道，中医讲究阴阳相对、上下相对、左右相对。前面讲了个左归丸是补肾阴的药物，而这里要讲的右归丸自然是补肾阳的。右归丸具有温肾补阳，引阳归原的作用。

右归丸出自于《景岳全书》新方八阵方，其主要由：大怀熟地450克，山药200克，山茱萸150克，枸杞200克，鹿角胶200克，菟丝子200克，杜仲200克，当归150克，肉桂100克，制附子100克十味药材组成。其做法是：将这些药材蒸烂杵膏，加炼蜜为丸。每服百余丸，食前用滚汤或淡盐汤送下。或丸如弹子大，每嚼服二三丸，以滚白汤送下。方中以附子、肉桂、鹿角胶为君药，取“阴中求阳”之义，具有温补肾阳，填精补髓的功效；以熟地黄、枸杞子、山茱萸、山药为臣药，具有滋阴益肾，养肝补脾的功效；菟丝子具有补阳益阴，固精缩尿的功效；杜仲具有补益肝肾，强筋壮骨的功效；当归具有养血活血的功效，为佐药。诸药合用，肝、脾、肾阴阳兼顾，仍以温肾阳为主，妙在阴中求阳，使阳得以归原，故名“右归丸”。

鹿角胶也就是雄鹿已骨化的鹿角经水煮熬，浓缩制成的固体胶，一般呈黄棕色或红棕色，半透明，上部有黄白色泡沫层。在我国，用鹿角胶入药已经有两千多年的历史了，始载于《神农本草经》中，称为“鹿角仙胶”。其具有滋补肝肾，填精止血的功效，可用于治疗虚劳羸弱，腰膝酸痛，夜梦遗精，崩漏带下等症。其肉桂又称中国肉桂，是樟科植物，由于其树皮芳香，可做香料。作为药物，其出自《唐本草》，具有补火助阳，引火归源，散寒止痛，活血通经，暖脾胃的功效，对于阳痿、心腹冷痛、虚寒吐泻、温经通脉有很好的疗效。

本方具有温补肾阳、填精益髓的功效，对于肾阳不足、命门火衰，或先天禀赋不足，或年老久病、气衰神疲、畏寒肢冷、腰膝酸软、阳痿遗精、食少便溏、尿频而清等症状有显著的疗效。现代多用于性功能减退、慢性肾炎等有上述症状者。本方是由金匮肾气丸减去“三泻”（泽泻、茯苓、丹皮），加鹿角胶、菟丝子、杜仲、枸杞子、当归而成，其增加了温补的作用，使药效更能专于温补，是十分著名的温补方剂。

在实际应用时，可根据不同的症情随症加减。如阳衰气虚，可酌加人参；如阳虚精滑或便溏，可加酒炒补骨脂；如果是久泻不止，可加五味子、肉豆蔻；如脾胃虚寒，饮食减少，食不易化，或呕恶吞酸，加干姜；如腹痛不止，加吴茱萸；如腰膝酸痛，加核桃仁；如阳痿，加巴戟肉、肉苁蓉，或加黄狗外肾。

---

**⊙养精小贴士**

右归丸是中医的药物，其主要用来温补肾阳，主治肾阳虚、阳痿，遗精，早泄等症。所以在服用右归丸期间应忌食生冷，避风寒，而服用的剂量，如果是小蜜丸剂，每次服 4.5 克，每日 2 ~ 3 次。另外，肾虚有湿浊者不宜使用。右归丸重在补阳，主要作用于肾，在使用时最好先去咨询医生。

---

## 知柏地黄丸，滋阴清热效果好

俗话说，春梦了无痕。很多男人在这个时候就会出现遗精盗汗，头晕耳鸣的现象。中医认为，这是阴虚上火的表现，可选用知柏地黄丸来滋阴降火。

知柏地黄丸是一种常用中成药，原名为滋阴八味丸，其源于张景岳的《景岳全书》，其主要成分是由六味地黄丸加知母、黄檗而成。其做法是：将这些药材加炼蜜捣丸，如梧桐子大。或空心，或午前，用滚白汤，或淡盐汤送下百余丸。

黄檗为芸香科植物，黄皮树或黄檗的干燥树皮，被称为“川黄檗”“关黄檗”，可入药，其性味苦寒，有清热燥湿，泻火除蒸，解毒疗疮的功效，对于阴虚火旺，盗汗骨蒸有很好的疗效。

知母也叫毛知母，在我国各地都有栽培，它有很强的抗旱抗寒能力，属多年生草本植物。知母为常用中药材，被社会广泛使用，其属清热下火的中药，主治温热病，高热烦渴，咳嗽气喘，燥咳，便秘，骨蒸潮热，虚烦不眠，消渴淋浊。

熟地黄，具有滋阴补血，益精填髓的功效，用于肝肾阴虚，腰膝酸软，骨蒸潮热，盗汗遗精。对于内热消渴，血虚萎黄，心悸怔忡，眩晕耳鸣，须发早白有很好的疗效。

山茱萸具有补益肝肾，涩精固脱的功效，其用于眩晕耳鸣，腰膝酸痛，阳痿遗精，遗尿尿频，崩漏带下，大汗虚脱，内热消渴有很好的疗效。

牡丹皮具有清热凉血，活血化瘀的功效。对于温毒发斑，吐血衄血，夜热早凉，无汗骨蒸，经闭痛经，痈肿疮毒，跌扑伤痛有很好的疗效。

山药具有补脾养胃，生津益肺，补肾涩精的功效。对于治疗脾虚食少，久泻不止，肺虚喘咳，肾虚遗精，尿频，虚热消渴有很好的疗效。

茯苓具有利水渗温、健脾宁心的功效。对于治疗水肿尿少，痰饮眩悸，脾虚食少，便溏泄泻，心神不安，惊悸失眠有很好的疗效。

泽泻具有利小便，清湿热的功效。对于小便不利，水肿胀满，泄泻尿少，痰饮眩晕，热淋涩痛，高脂血症等有疗效。

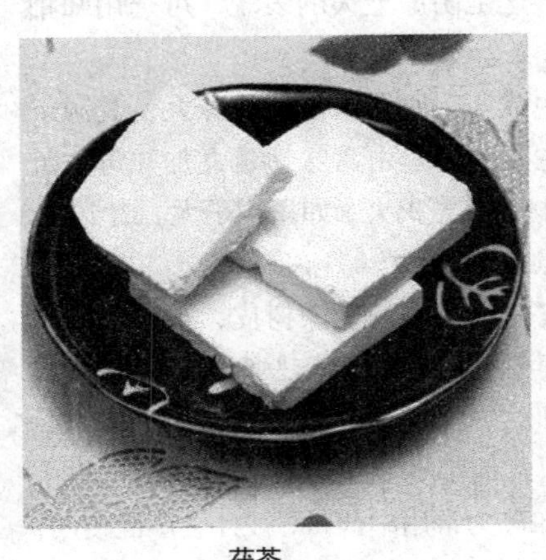

茯苓

知柏地黄丸在滋补肾阴的同时，还具有清泻虚火和清利湿热的功效，主治阴虚兼有火旺或兼有湿热所致的潮热盗汗、耳鸣遗精、小便短少、口干咽燥等症。另外，对于肾阴虚损、阴虚火旺引起的神经衰弱、甲状腺功能亢进、糖尿病、眩晕、高血压、男性不育、不射精、反复发作性血精、肾病综合征、更年期综合征等病症，均有明显的治疗和改善作用。近年来经中医辨证后灵活使用，对慢性咽炎、急性尿路感染、前列腺炎等几种疾病也有较好疗效。

专家认为，阴虚则火旺，因为阴虚是本，火旺是标，所以使用知柏地黄丸降火也只能暂用，等到虚热证消失后还是应改用六味地黄丸。并且在服用知柏地黄丸的时候宜空腹或饭前服用，用温开水或淡盐水送服，服用的剂量是水蜜丸一次 6 克，小蜜丸一次 9 克，大蜜丸一次 1 丸。一日 2 次。

**⊙养精小贴士**

知柏地黄丸是治肾阴虚的药，怕冷、手足凉、喜热饮的虚寒性病症患者是不适用的；还不宜和感冒类药同时服用；如果正在服用其他药品，使用本品前应咨询医师或药师。另外，脾虚便溏、消化不良者不宜服用。

# 第十二章
# 生活养精方：不花钱也能养好肾

## 心肾相交：养好心才能抗衰

在生活中有很多养精的方法，即使不花钱也能够把肾养好。正是由于这些方法过于庞杂，因此许多人都有“乱花迷眼”的感觉。什么方法才更科学、更有效果呢？这才是我们应该思考的问题。在日常生活中，许多老中医都推崇“心肾相交”的养生方法，他们认为，想要达到养生的目的，就必须保持心肾功能的协调与平衡。

心与肾在生理上的关系，往往被称为“心肾相交”“水火相济”。心肾相交理论的形成，是从阴阳、水火关系逐步发展起来的。在中医里面，人体的五脏（心肝脾肺肾）与五行（金木水火土）又有着特定的对应关系。其中，心属火，肾属水，肝属木，肺属金，脾属土。水为阴，火为阳，心火与肾水之间本应是阴阳调和、水火相容的平衡关系。在生理结构上，心位于上焦，肾位于下焦，上焦心火应下交于肾，能温暖肾水，使肾水不寒；下焦肾水则上济于心，能制约心火，使心火不亢。

清代名医傅青主在其所著《傅青主女科》中精辟地阐述了心肾之间上下相交的协调关系，书中言道：“肾无心火则水寒，心无肾水则火炎，心必得肾水以滋润，肾必得心火以温暖。”

中医滋阴学派的创始人，元代名医朱丹溪在其所著《格致余论》中也强调说：“人之有生，心为之火居上，肾为之水居下，水能升而火能降，一升一降，无有穷矣，故生意存也。”

由此可见，心肾相交对人体的阴阳调和是多么的重要。

（1）心肾阴阳互补：在生理情况下，心阴与心阳、肾阴与肾阳之间互根互用，心之阴阳能补充肾之阴阳，使每脏阴阳保持着协调平衡。

（2）心肾水火既济：心在五行属火，位居于上属阳；肾在五行属水，位居于下属阴。心火必须下降于肾，温煦肾阳，使肾水不寒；肾水必须上济于心，滋助心阴，制约心火使之不亢。心肾水火相交既济，从而使心肾两脏的生理功能保持协调平衡。

（3）心肾精血互化：精和血都是维持人体生命活动的必要物质，精血之间可以互生互化。心主血，肾藏精，心肾精血之间也存在着相互滋生、相互转化的关系，这为心肾相交奠定了物质基础。

在病理变化上，心肾病变也可以相互影响。例如，心阴不足可导致肾阴不足，肾阴不足亦可导致心阴不足，心阴不足可导致心火偏亢，肾阴不足可导致相火偏亢，从而产生心肾阴虚火旺的病变，表现为心悸、心烦、失眠、多梦、耳鸣、腰膝酸软，或男子梦遗、女子梦交等症，称之为“心肾不交”。

中医认为，正常情况下肾水心火是相济的，也就是心肾相交。如果心肾阴阳失调就会形成水火不济，引起心肾不交而导致失眠。子时失眠，则肾水必亏，心肾相连，水亏则火旺，最易伤神。此外，如果睡觉时胡思乱想，睡时如有思想，在枕上转侧思虑，睡不踏实，也会耗费心神。

而午时，也就是上午 11 点到下午 1 点这段时间，是心经当令之时，这也是上下午更替、阳气与阴气的转换点。此时的养生重点就是养阴，且尽量不要去干扰这个天地自然的阴阳交界过程。此时可静坐一刻钟，闭目养神，则心气强。

古时候，人们就很注重午时练功，以达到“心肾相交”的目的。现代人不练功，午睡就是让心肾相交的一个方法。但是对于现在的年轻人或者上班族来说，平时午休的时间通常很短，甚至根本没午休的时间，中午能在桌子上趴着歇会儿就已经算奢侈的了。对此，养生专家特别指出，缺少午休或者没有午休，对于身体健康是十分不利的。所以，在午时，哪怕找不到地方躺下好好睡一会儿，哪怕只有十分钟的时间，也应该尽量闭上眼睛休息一会儿，让“心肾相交”，这对于健康是很有益处的。

另外，再给大家介绍一种最好的心肾相交养生法——手心搓脚心。千万不要小瞧了这个方法，这里面融会了很深的中医道理。

我们的脚底板有一个肾经的穴位叫涌泉穴，而我们的手上是劳宫穴。我们可以平时没事的时候坐在床上，左右手交叉，用掌心搓脚心，或者用手心拍打脚心。这样做有助于让肾发挥收藏的功能，把气往下引，把上面的虚火拽下来，这样气就不会壅在上面，病自然就好了。

如果人生气，气全憋在上面的话，那就有可能会造成耳聋和耳鸣。那么，用手心搓脚心有利于我们疏通人体的气机，气机顺了，经脉通了，耳朵的病自然就会改善。而且这样做有助于改善睡眠，对有高血压的病人也非常有好处。

具体做法是：每晚睡觉前用温水泡脚，将手互相擦热后，用左手心按摩右脚心，右手心按摩左脚心，以搓热双脚为度。

---

**⊙养精小贴士**

促进心肾相交，可以通过食疗的方法，比如下面的两款粥就是很好的方法。

1. 茅根赤豆粥

先取鲜白茅根30克，煎汤取汁，再煮赤豆30克待豆熟，加粳米200克煮粥，以豆煮烂为度，即可食用。

2. 山药荔枝粥

取鲜山药100克，荔枝肉15～30克，桂圆肉15克，五味子3克，冰糖适量。先将山药切薄片，与荔枝肉、桂圆肉、五味子同煮，然后取汁再加粳米100克煮成粥，加冰糖即成，可早晚服食。

---

## 控制性生活，减少对元精的损耗

一位著名的中医说过这样的一段话：“我们身体就好比一盏燃烧的油灯，肾的精气就是点灯之油。如果性生活过于频繁，就像是挑长灯芯，让油过度消耗，这样日积月累，不仅会耗伤人体内肾中的精、气、神、血，还容易伤及内脏，损耗阴精，从而使人们疾病缠身。”因此，即使在生活水平不断提升的今天，我们也一定要保持自己的理性，要能控制自己的身体，千万不要让疯狂燃烧的情欲之火，将我们的生命之灯燃烧殆尽，否则的话，我们很可能会因为欲念而过度损耗身体的元精。

性生活是一种正常的生理需要，也是人类繁衍后代的自然方式。同时，和谐美满的性生活对于身体健康也十分有益。首先，完美的性生活可以提高人体的免疫系统，同时还能降低心脏病的发病概率。其次，它能产生兴趣、兴奋等积极情绪，可消除紧张、愤怒、忧虑、负罪感、悲伤等消极情绪，并且还能帮助消除失眠。同时，它还能有效帮助减肥，保持苗条的身形，而且有助于防止大脑老化并促进新陈代谢，增强记忆力，缓解衰老。另外，对男性来说，适当的性生活可使男性的睾丸素分泌量增多，使男性的肌肉更发达，身体更健康。但是，性生活应该合理控制。

中医有句话叫“欲不可早、欲不可多”，就是在说欲望是不可以提前的，而且也不能过度。这是因为人的精气是有定量的，如果欲望过多，在长年累月折腾之下，精气必然会大量损耗。人的精血一旦受到损害，就会出现两眼昏花、无神、肌肉消瘦、牙齿脱落等症状。也许在三年五载内难以感觉到身体有什么明显的变化，而一旦发病，想要恢复就很困难了。

过早、过度的性生活，对女子来说就会伤血，对男子来说就会伤精，这样将来对身体的伤害是无穷无尽的。男子经常重复性生活，由于性器官反复与持久性地充血，会诱发前列腺炎、精囊炎等疾患，不但造成会阴部不适，腰酸背痛，还会出现血精。女子经常重复性生活，性器官始终处于充血状态，会诱发盆腔充血，所谓盆腔瘀血综合征，产生腰酸下身沉重等不适感觉。因此古代的养生家一直强调人一定要有理性，能控制自己的身体，同时也要控制住自己的情欲，否则的话，就会因为欲念而耗散了精血，丧失掉真阳元气。

从养生学的角度来看，节制性欲是有一定意义的。对已婚青壮年来说，对房事生活当有所节制，且不可自恃体壮而恣情纵欲，耗伤肾精。人届老年，肾之精气渐亏，性欲亦逐渐减退，对房事生活更要多加节制。当然，所谓“断欲”不能一概而论，若体质弱者当有所避忌，而体质强壮者，亦不必强行遏制，但应该适可而止。

一个人要想保养人体元气，避免阴精过分流失，除了合理控制性生活外，还应该注意一些生活细节。比如人在情感不稳定的时候，尤其是悲、思、惊、恐的情绪过重的时候不能行房，否则容易伤及内脏，损耗阴精，还可能因此而患病；喝醉后不能行房，因为这样特别伤肝，同时也会导致精子减少；阳痿之后不可通过服壮阳药行房，因为这是提前调元气上来，而体内元气一空，人就会暴死；行房时间不可选择在早上，以晚上10点为最佳。因为在戌时，心已经很愉悦了，那么下一步就是要让肉体也能够感受到喜悦，这就是身心不二。

最后，在行房的时候还应注意季节、时令、环境等多种因素对身体健康的影响。一般说来，春天是人的生殖机能、内分泌机能相对旺盛的季节，这时候人的性欲相对高涨，适当的性生活有助于人体的气血调畅，对人体健康十分有益处。夏季天气炎热，身体处于高消耗的状态，房事不应该过多。秋季是万物肃杀的季节，房事也应该开始收敛，以保精固神，蓄养精气。“冬不潜藏，来年必虚”，所以冬季更应该节制房事，以保养肾阳之气，避免造成精血的耗伤。

总而言之，节制性欲可以概括为以下四个优点：一是能有效地推迟性机能衰退；二是提高房事生活的质量；三是可以使人保持旺盛的精力和体力，避免因纵欲而出现精神萎靡、意志衰退、生活空虚等“亚健康”现象；四是有利于优生优育。

**⊙养精小贴士**

如果在性交后第二天或近几日内出现以下情况，就可认为是性生活过度：

（1）全身无力，腰酸腿软，懒得动，头重脚轻，头昏目眩，两眼冒金星。

（2）面色苍白，两眼无神，神态憔悴，形体消瘦。

（3）精神倦怠，萎靡不振，无精打采，提不起精神来，工作没劲，学习精力不集中，昏昏欲睡。

（4）食欲减退，不思饮食，胃纳欠佳，并有轻度恶心感。

（5）气短心跳，时出虚汗，失眠多梦，不易入睡。

## 小便咬紧后槽牙，肾气不外泄

所谓肾气，也就是肾精化生之气。从广义上来说，是指肾脏的功能活动，包括了肾阴、肾阳；从狭义来说，是指肾脏的功能活动中起固摄、封藏作用的部分。

如果一个人出现了肾气不固，肾气虚弱，失去了封藏、固摄的作用，那么尿和精关就不再受意志控制，从而出现小便失禁、早泄、滑精的症状，情况严重者还有可能出现性功能障碍等病理状态。所以，肾气决定了一个人的生老病死，如果想要获得健康、长寿，必须懂得补充肾气。不过，补肾气也要讲方法，比如小便时咬紧后槽牙，就能够使肾气不外泄，从而达到稳固肾气的效果。

人们常会因多劳伤肾气或久病失养，造成肾气亏耗，肾失封藏固摄之功。中医认为，肾施二便，特别是人们在小便的时候是靠肾气摄纳控制。在冬天晚上寒气比较旺盛，因为寒气会伤害肾，当肾气虚而固摄无力时，人们便会控制不住小便，出现尿失禁的现象。对于男性而言，肾气虚时，精关关门不固，精液就会自遗，即使不进行性交也会有精液流出，一旦进行性交就会出现早泄的现象。

肾气不固的人在平时调养当注意劳逸结合，千万不要进行高强度的劳动。也要节制性生活，因为性生活过度直接耗伤肾气。当然，更不忽视生活中的小细节，如在小便的时候注意咬紧后槽牙，可以防止肾气不外泄。如何咬紧后槽牙，来防止肾气外泄？主要是人们在小便的时候要精神专注，不要说话。

保护肾气需要注意适度运动，如缩肛功。平卧或直立，全身放松，自然呼吸。呼气时，做排便时的缩肛动作，吸气时放松，反复进行 30 次。对防治肾气不足引起的男性阳痿早泄有较好的功效。早晚均可进行。

另外也可以坚持每天做强肾操。做法是：将两脚平行，足距同肩宽，眼睛看着前方。两臂自然下垂，两掌贴于裤缝，手指自然张开。将脚跟提起，连续呼吸 9 次不落地，然后再吸气，慢慢屈膝下蹲，两手背逐渐转前，虎口对脚踝。手接近地面时，稍用力抓成拳，吸足气。憋气，身体逐渐起立，两手下垂，逐渐握紧。

---

**⊙养精小贴士**

肾气不足时，可以用药膳和食疗来解决，如韭菜籽粥。具体做法是：韭菜子 10 克，粳米 50 克，少许盐。将韭菜籽用文火烧熟，与粳米、细盐一同放砂锅内加水 500 毫升，米开粥熟就可以吃了。每日温服 2 次就行。对于阴虚者可以用海参、枸杞、甲鱼、银耳等进行滋补。而阳虚者应选择羊肉、鹿茸、补骨脂、肉苁蓉、肉桂、益智仁等补之。在冬季可以多吃黑色食物，少吃刺激性食品及甜食。中医认为，黑色食品能入肾强肾，冬季可择食黑米、黑豆、黑芝麻、黑木耳、黑枣、蘑菇、海带、紫菜等食物。

---

呼气，身体立正，两臂外拧，拳心向前，两肘从两侧挤压软肋，同时身体和脚跟部用力上提，并提肛，呼吸。这些步骤可以连续做多次来治疗肾气不足的症状。

肾气决定了人的生老病死，一个人要想健康、长寿，必须懂得补充肾气。这里要注意的是，补肾气要讲究方法，只有在肾气不足的时候补充才最有用，否则容易引出肾火，对健康也极为不利。

## 捶胸调情志，低成本养肾妙招

经常去瑜伽馆练习瑜伽，无论对于男性还是女性而言，都有很好的益处。可能有很多人还不知道，身体的局部运动不仅对调情志，缓解情绪波动有很好的效果，而且还是一种低成本的养肾妙招。比如对于喝醉酒的人来说，如果能够做拍手运动直到全身流汗为止，醉意就会有所消退；对于经常感冒的人来说，坚持拍手 20 分钟直到流汗，可以使感冒很快痊愈；对于那些高血压或者低血压的人来说，拍手运动可以帮助调节他们的血压；对于心脏无力和心律不齐的人来说，持续拍手两三个月就会有明显的改善……

想要低成本养肾，就要抓住人体运动来调节身体的情志。要养肾也有一定的运动，那就是捶胸。捶胸不仅可以排解情绪，还能延缓衰。人们在生气郁闷的时候，如果能习惯性地拍打胸脯，就会很神奇地发现心里会觉得舒畅许多，轻松许多。

在一般人看来，郁闷时拍打胸脯，可以宽心顺气。实际上，人们拍打胸脯的时候是在拍打膻中穴。膻中穴位于胸部两乳头连线的中点，平第四肋间处。膻中具有宽胸理气、活血通络、清肺止喘、舒畅心胸等功能。据现代研究发现，膻中穴位于人体胸腺的部位，可参加机体的细胞免疫活动。而点按该穴后可影响心血管神经的调节中枢，促进全身血液的重新分配，改善冠状血流量，还可以提高胸肺部的自主神经功能。在平常生活中，按膻中穴也有很好的保健作用。

人们捶打胸脯的时候，可以两手十指相交叉，合起来，双手伸出去，然后往自己的胸前捶打，捶打到胸口发热为止，长期坚持这样做，不仅能排解不良情绪，甚至还可以延缓衰老。在西医里，膻中穴就是胸腺，是人体的免疫系统，从人出生以后它就会慢慢退化，所以我们要经常按摩刺激这个穴位，以增强人体的免疫力。

《黄帝内经》认为“气会膻中”，也就是说膻中可调节人体全身的气机。此外，膻中是任脉、足太阴脾经、足少阴肾经、手太阳小肠经、手少阳经三焦经的交会穴，也是宗气聚会之处。它有阻挡邪气、宣发正气的功效。

膻中为心包络经气聚集之处，是任脉、足太阴、足少阴、手太阳、手少阳经的交会穴，又是宗气聚会之处，能理气活血通络，宽胸理气，止咳平喘。通过现代研究也证实，刺激该穴可通过调节神经功能，松弛平滑肌，扩张冠状血管及消化道内腔径等作用，并对各类气病达到宽心顺气的治疗目的。各类“气”病包括呼吸系统、循环系统、消化系统病证，如哮喘、胸闷、心悸、心烦、心绞痛等。

许多人在医院针灸按摩该穴后自觉腹内气体流动，胸部舒畅宽松，有的还可听到肠鸣音。其实，平时自己按揉就可以收到疏理气机的效果。建议男性每天按揉此穴100次，时间为2～3分钟。揉的时候请注意要四指并拢，然后用指腹轻轻地做顺时针的环形揉动或者从上到下摩，千万别从下向上推。

当人们心脏感到不适的时候，特别是有呼吸困难、心跳加快、头晕目眩等症状时，用手按住膻中，可以提高心脏工作能力，使症状缓解。工作、生活压力大，难免烦躁生闷气，按按膻中就可使气机顺畅，烦恼减轻。

膻中穴在胸骨体上，有胸廓内动、静脉的前穿支，布有第四肋间神经前支的内侧皮支。研究认为，本穴位居胸腺的部位，三焦与胸腺相络，可参加机体的细胞免疫，为卫气的表现形式之一。治疗心血管病症，点按该穴后所产生的神经冲动沿肋间神经上行，通过神经元链上行至大脑，刺激脑干网状系统，影响心血管神经的调节中枢，促进全身血液的重新分配，改善冠状血流量。此外，点按膻中穴的刺激信号，可提高该区自主神经功能。近年来的试验已证明，通过刺激迷走神经，能启动胆碱能受体，使所有内径不同的冠状血管产生程度不一的扩张，从而为治疗心血管病症提供了实验依据。

**⊙养精小贴士**

膻中穴可以用揉、擦、推、温灸法等方法来刺激。揉法是指拇指或由手掌大鱼际部先顺时针后逆时针方向各按揉20次，反复10次。擦法则是拇指或手掌大鱼际部由上向下按擦，持续5～10分钟。推法就是用两只手掌面自膻中穴沿胸肋向两侧推至侧腰部，20次。温灸法是用扶阳罐温灸即可，每次3～5分钟。通过罐体磁场和红外线刺激该穴位，具有宽胸理气、活血通络、清肺止喘、舒畅心胸等功能。

## 食盐量直接影响肾精状态

五味分为酸、苦、甘、辛、咸，而这五味与五行的配属为：酸属木，苦属火，甘属土，辛属金，咸属水。在五脏之中，肝属木，心属火，脾属土，肺属金，肾属水。其肾与咸同属水，具有特殊的亲和性，所以凡是咸味的食物都可以入肾。

咸味为五味之首，一提起咸味，人们首先想到的就是盐。俗话说："开门七件事，柴米油盐酱醋茶。"在人们的生活中，没有一天是可以离开盐的。而盐作为咸味的代表，除了可以调味外，还具有补肾、引火下行、润燥祛风、清热渗湿、明目的功效。《本草纲目》有说："盐为百病之主，百病无不用之。故服补肾药用盐汤者，咸归肾，乃药气人本脏也。"

另外，具有咸味的食物，包括一些海产品及某些肉类，如海带、紫菜、海藻、海蜇、墨鱼、猪肉等。咸味入肾经，适当的食用这些食物能起到补肾强腰，强壮骨骼的功效，可以使身体有劲儿，充满活力，但吃了过多的咸味食物也会伤肾。咸味食物多大寒，久食大寒食物不但伤肾，降低了肾火，同时也会损伤到脾胃，所以食用咸味食物应适度。

那么，为什么食盐过多也会导致肾病呢？中医认为“咸入肾”，说的是咸味的药物或食物在一定的比例上入肾可以养肾。现代医学也认为，咸味能够调节人体细胞和血液渗透压平衡及水盐代谢，对于增强体力和食欲，防止热痉挛有很好的效果。因此，在呕吐、腹泻及大汗后，适量地喝点儿淡盐水，可防止体内钠离子的缺乏。但是，一旦过咸就会伤肾。“肾主骨生髓”，也就是说，人身体的所有骨骼的好坏都与肾的健康与否有关，而“咸入肾”过咸的食物会伤害到肾，进而也会损坏骨组织。并且长期高盐饮食还会使心脑血管疾病、糖尿病、高血压等的概率增高。大约80%的高血压患者的肾也有问题。而这种肾病合并高血压患者，有80%是患有容量依赖型高血压，也就是说其体内的钠离子浓度过高。所以说，有肾病的患者要减少食盐的摄入量。

那么，我们每天该摄入多少的食盐才不会超标呢？专家表示，对于成年男子来讲，一般每天吃6克左右的盐就已经足够。另外，不仅仅要对盐的量进行控制，而且还要从食物的角度适当加以调节。比如海产品及某些肉类多为咸性食物，如海蜇、海带、猪肉等，除了在口味上要进行控制外，在使用的量上也要把握分寸。

最后建议大家在做菜的时候，最好是等到菜熟了再放调料品，这样不仅增加了口感，实际还降低了食盐的摄入量。再者，爆米花、薯片、薯条等零食也可能成为大家忽视的高盐食物，美国一份报纸对影院的爆米花调查后发现，一盒爆米花的含盐量竟在5～7克，而薯条的含盐量也大致相同，所以想要自己有一个健康的肾，最好还是少吃这些食物为好。

**⊙养精小贴士**

人们在减少对食盐的摄入以外，还可以靠吃来排出体内过多的盐。比如吃海带，别看海带属于咸味食物，但是在它的表面还有一种白色粉末，略带甜味，这种粉末就叫作甘露醇。其具有利尿的作用，对于治疗肾衰竭、药物中毒、水肿等有很好的疗效。海带中还含有一种叫作藻酸的物质，它可以把人体中过多的盐分排出体外，这不仅对高血压患者有好处，对肾病也有独特的预防作用。

## 晒太阳让背部常温暖，肾脏无烦忧

人们常说："太阳光是天地间最精华的阳气。"的确，万物的生长离不开太阳，人体的各种生命活动也离不开太阳。在《黄帝内经》中就十分强调太阳光对人体的作用，在民间也有"冬日晒太阳，胜似喝参汤"的谚语。事实上，除了冬季，春、夏、秋三季也应该充分接受太阳光的沐浴。这样对于阳虚和禀赋不足的人群来说，将对他们的体质起到很好的改善作用。

人体背部属阳，行于背部的督脉总督一身之阳经，故为阳脉之海，主持一身之阳气，所以古人认为日光"晒背"最好，可以直补督脉阳气，影响全身，尤其对脑、髓、肾精、肾阴亏损者的补阳效果最好。阳光可使人体阳气得壮，气血和畅，阴寒得除。许多阳虚体弱，风湿痹痛，跌打损伤患者，常在春夏阳气升发旺盛时病情有所好转，也充分证明了阳光的这一康复作用。此外，人们如果在晒太阳的时候结合中医经络，往往能够起到更好的养生保健功效。如对背部经络进行"刺激"从而有益于气血运行和血脉流畅滋养全身器官，达到强身健体的目的。

当然，晒太阳还必须讲科学，对时间的长短和一天早晚各时段光线的强度必须有一定的了解，并根据季节的更替、气候的变化及不同人群因时因地灵活调节晒法，才能有助于养生和疗病。

晒头顶可以补阳气。中医认为“头为诸阳之首”，是所有阳气会聚的地方，凡五脏精华之血、六腑清阳之气，皆汇于头部。百会穴位于头顶正中（过两耳直上联机中点），是晒太阳的重点。晒头顶不必拘时拘地，可随时进行，平时天气好时，到室外散步，让阳光洒满头顶，可以通畅百脉、调补阳气。

晒太阳时注意晒后背可以调气血。人体腹为阴，背为阳。很多经脉和穴位都在后背，晒这里能起到调理脏腑气血的作用。晒的时候注意让阳光直射背部，老人在公园锻炼时可特意将后背朝向阳光即可。时间长短自己掌握，以舒适为宜。此外，人的后腰部位有两大穴位，分别是命门和肾俞，在腰背的正中部位。如果方便，可将衣服撩起来，让阳光晒一下这两个穴位，可以补充肾气。或者在晒太阳的时候，可将双手搓热后摩擦该部位。

晒太阳还可以晒腿、晒手心。晒腿脚可以除去人体的寒气。有言为“寒从脚下起”，常容易手脚冰冷的人，多是阳虚体质，这种情况不妨多晒晒脚，以驱走体内的寒气。有老寒腿的患者，在夏天可以把腿在阳光下晒一晒，能很好地驱除腿部寒气，还能加速钙质吸收，预防骨质疏松。晒腿的时候要选择天气好的时候，将双腿裸露在阳光下，每次至少晒半个小时。晒时，可配合按摩小腿部位的足三里穴，其居于小腿前外侧，膝盖下方四横指部位，对抗衰老延年益寿大有好处。然而，晒手心可以帮助睡眠。人的手掌是很少被晒到的地方，所以要“特殊照顾”手心，会有很好的养生功效。手心最重要的穴位是劳宫穴，取穴方法是自然握拳，中指尖下所指，按揉此穴位有清心安神的作用。晒手心方法很简单，在阳光下摊开双手朝向阳光。常晒手掌可舒缓疲劳，促进睡眠。

晒太阳要选好时间段，一定要避开紫外线强的时候。晒太阳时要摘掉帽子和手套，尽量将皮肤暴露在外。

⊙**养精小贴士**

晒太阳就是以天时的阳气补人体的阳气，每个年龄阶段的人晒太阳的时间都不一样。中青年阶段的人，新陈代谢能力较强，钙质流失较快，需补充较多的维生素D。最佳晒太阳时间为上午6～10时和下午4～6时，每天晒1～2小时。老年人晒太阳有助于防治骨质疏松和抑郁。最佳时间为早上10时前和下午4时后，每天2次，每次20～30分钟。

## 手指弹桌找回心力，调情养肾两不误

我们常常听见医生嘱咐病人，要随时调整好自己的情绪，做一个积极乐观的人。因为病人更需要心灵上的劝慰与启发。如果我们能够给予他们鼓励和信心，他们就能够鼓起勇气，与病魔斗争到底。如果病人的心情舒畅，精神状态佳，积极配合治疗，就会对疾病的康复起到积极的作用。反之，就会使病人的病情加重。

由于人体情志的不同变化，可直接导致脏腑功能失调，特别是肾病患者。病人如果拥有良好的精神情志，非常有利于气机调畅良好的精神情绪，使人体各脏腑功能活动正常进行。当人体的水液代谢正常进行，输布排泄的功能正常时，肾脏疾病患者康复的速度就会加快。当病人有不良的情绪影响精神状态时，会使气机升降失调，气血运行紊乱，脏腑功能失常而导致疾病的发生甚至使病加重。

在日常生活中，我们也一定要学会调节情志，使精神情志安静平和，忌烦躁妄动，做到“无扰乎阳”，使体内阳气得以潜藏。这样，我们的肾脏也就“高枕无忧”了。那么，在平常我们该如何调节自己的情志呢？

每一个人都避免不了会遇到伤心和心情烦闷的时候。有时候抑郁情绪的人经常会整日疲劳不堪，四肢无力，连心里也觉得虚弱无力，吃饭走路都没精打采。还有些意志比较低沉的人就喜欢一味地沉浸在这些坏情绪中，其实这就等于给各种身心疾病开了方便的闸门。要调节情志，我们可以采取手指弹桌的方法来使精神情志安静平和。俗语道“十指连心。”只要你闭上眼睛，轻轻地在桌上一敲，可以令人产生喜乐。因为膻中是心包经上的重要穴位，手指的微痛通过膻中穴，立刻就会让您重新找回“心力”，这是人体中最宝贵的力量。

用手指弹桌是缓解负面情绪的最好方法。心情不好的时候，轻声哼哼自己喜欢的歌曲，双眼轻轻地闭上，手指有节奏地敲打桌面，这样能有效缓解你的负面情绪。因为手的十根手指的指肚都有穴位，叫十宣，最能开窍醒神，一直被历代大医当作高热昏厥时急救的要穴。而十指的指甲旁各有井穴，《黄帝内经》上说：“病在脏者，取之井。”古人以失神昏聩为“病在脏”，所以刺激井穴最能调节情志，安神健脑。

另外，我们可以转移注意力。当你情绪激动时，为了使它不至于爆发和难以控制，可以把注意力从引起不良情绪反应的刺激情境转移到其他事物或活动上去。可以做一些自己平时感兴趣的事，做一些自己感兴趣的活动，如玩游戏、打球、下棋、听音乐、看电影、读报纸等。也可以到室外走一走，到风景优美的环境中玩一玩，会使人精神振奋，烦恼皆无。

吃点儿好吃的食物也可以打败坏情绪。吃东西不仅能够解除饥饿感、补充营养，还能对人的情绪起到一定的影响。肉吃得多，体内的肾上腺素水平升高就会使人冲动、脾气暴躁。常年吃素的人则容易抑郁、情绪不稳定。缺乏维生素 C 的人就会经常冷漠、情感抑郁、性格孤僻和少言寡语。

另外，有不良情绪的时候，可以跑到旷野、海边、山上无拘无束地喊叫，或者拼命地击打树木，或者狂奔。也可以在适当的场合哭一场、痛快地喊一回、向亲朋好友倾诉等，都是不错的方法。

**⊙养精小贴士**

对于多囊肾患者来讲，他们常因为病情缠绵难愈，或病情加重，对治疗失去信心，便会产生意志低落，悲观失望的情绪，甚至产生绝念。这些患者受病魔折磨，正气日渐耗伤，加之意志消沉，水湿不化则水肿加重。因此，多囊肾患者要调节情志不妨试试手指弹桌。

## 每天睡前热水泡脚，就是最好的养肾方

现代人竞争压力越来越大，如果能在奔波劳累了一天之后，在家里倒上一盆热水来泡泡双脚，真是一件十分幸福的事情！用热水泡脚，不仅能够减轻一身的疲乏，而且还拥有活经络、养肾气的特殊功效呢！中医学著作就有“一年四季淋足”的记载，可见泡脚对于人体健康而言多么有益处。

一般人过了40岁之后，就开始越来越怕冷，特别是到了冬天，每天都是手脚冰凉。虽然家里暖气挺热，但总感觉脚不热。其实只要每天用热水泡泡脚，人就会感觉温暖。为什么泡脚对人体如此有益呢?

中医有言，人五脏六腑的功能在脚上都有相应的穴位，脚不仅是足三阴经的起始点，还是足三阳经的终止处，这6条经脉之根分别在脚上的6个穴位中。仅脚踝以下就有33个穴位，双脚穴位达66个，它们分别对应着人体的五脏六腑，占全身穴位的10%。

经常泡脚就可刺激脚部的太冲、隐白、太溪、涌泉以及踝关节以下各穴位，从而起到滋补元气、壮腰强筋、调理脏腑、疏通经络、促进新陈代谢以及延缓衰老的功效，可以防治各脏腑功能紊乱、消化不良、便秘、脱发落发、耳鸣耳聋、头昏眼花、牙齿松动、失眠、关节麻木等症。

足部是人体经络的起止之处，而且连接着人体的五脏六腑，泡脚能够疏通经络，活跃脏腑，从而提升精气，有益健康。那么，坚持热水泡脚也有一定的讲究。每天晚上 19 ～ 21 时，这个时段是肾气最衰弱的时候，这时泡脚能够促进肾经气血循环，有滋养肾脏、强身健体的作用。

一般泡脚水水温因人而异，以脚感温热为准。水深开始以刚覆脚面为宜，先将双脚在盆中浸泡 5 ～ 10 分钟，然后用手或毛巾反复搓揉足背、足心、足趾。为强化效果，可有意识地搓揉脚底一些穴位，如位于脚底的涌泉穴等。在必要时，还可用手或毛巾上下反复搓揉小腿，直到腿上皮肤发红发热为止；为维持水温，需边搓洗边加热水，最后水可加到足踝以上；洗完后，用毛巾擦干双脚，可顺便按揉一下脚底，从而畅通经络，活跃肾气。每次以 20 ～ 30 分钟为宜，可以泡到身体微微出汗为止，泡脚完毕最好在半小时内上床睡觉，这样才有利于阳气的生发。

不管是否有肾虚的问题，多泡脚都能够促进气血流通，增强脏腑功能，还有帮助睡眠的作用，对人体具有保健作用。一天的劳累之后，泡泡脚能够松弛神经，缓解疲劳。需要注意的是，泡脚用水的温度不宜过高，一般以 40℃左右为宜。

有人说，既然泡脚的好处这么多，那一次泡得久一点儿应该对身体更好。其实不然，我们已经说过，一次泡脚的最佳时间是 30 分钟。泡脚太久会使身体的血液循环加快，心率自然也会有提高，如果时间太长，心脏的负担就会加重。尤其是对心脏有问题的人，更是增加了发病的危险。身体虚弱的人更要注意控制泡脚的时间，一次以 15 ～ 20 分钟为宜，以免引起头晕或昏厥。

有的人习惯吃过晚饭之后，边泡脚边看电视或一家人聊天，认为是很好的享受，但是这个习惯也是不好的。泡脚一定要在吃过饭后半小时到 1 小时之后再进行，如果刚吃晚饭就泡脚，就会把身体的气血集中到脚部，而不能及时供应消化器官，从而影响脾胃的消化功能，长此下去，就会造成身体营养不良。

泡脚的容器也是很重要的，最好是使用导热缓慢的木质容器，既能够保持水温，还更加贴近自然。一般只用清水泡脚就能够起到活络养肾的作用，而对于那些希望增加一些治疗作用的人来说，泡脚水中也可以加点儿“料”。例如需要祛风散寒、改善手脚冰凉的，可以在水中加入一些姜片或干辣椒，而需要清热去火，则可以放入一些菊花、金银花等，如要去除脚臭，增加脚部皮肤弹性可以加醋。

需要注意的是，如果泡完脚后，再适当做几分钟足底按摩，对身体的血液循环更好，脏腑器官也更能得到进一步的调节。泡脚后，建议不再进行其他活动，隔数分钟即入睡，补肾效果更佳。

## 不滥用药物，养肾护肾遵医嘱

很多人都知道肾脏是身体天生的“能量仓库”，可是又有多少人能够合理地利用这个“能量仓库”呢？现在许多中年男人都偏信那些所谓的“壮阳攻略”，随意地服用市面上的一些成药，生怕自己出现肾虚，影响自己的终生“性福”。这当然是一种错误的做法，要知道肾脏是人体重要的代谢和排泄器官，如果不听从医师的嘱咐随意服药，或者滥用药物，都有可能对肾脏造成不可挽回的伤害。这到底是为什么呢？

（1）肾脏血流量特别丰富，所以大量的药物可以进入肾脏。肾脏的血流量占心输出量的20% ~ 25%，按单位面积来计算，肾脏是各器官血流量最大的一个。

（2）肾内毛细血管的表面积大，服用药物后，容易发生抗原—抗体复合物的沉积，最终影响肾功能。

（3）很多药物代谢需要溶解在尿液里排出体外，肾脏也有浓缩尿液的功能，所以用药期间局部药物浓度很高。如果服药不当会增加药物浓度，使肾脏成为药物攻击的目标，增加肾脏负担。

（4）肾小管的代谢率高，在其分泌和重吸收过程中药物常集中于肾小管表面或细胞内，很容易发生药物中毒。

（5）肾脏的耗氧量大，对缺血缺氧的环境比较敏感，因此它对影响血流的药物也非常敏感。

（6）肾脏具有易感性。当患有疾病时，低蛋白血症增加了游离型药物的浓度，肾功能不全又使药物的半衰期延长，肾脏对药物损害的易感性就会增加。

如果滥用药物的情况十分严重，还会引起药物性肾损害。药物性损害是指肾脏对治疗剂量药物的不良反应和因药物过量或不合理应用而出现的毒性反应，它的临床表现主要为：急性肾衰竭、肾小管—间质疾病、肾病综合征、肾炎综合征、单纯性血尿和（或）蛋白尿、肾衰竭、梗阻性肾损害继发 HUS。

虽然说体质先天铸就，“肾库”的好坏更多取决于先天条件，但是如果不懂得严加管理，而让库门随意敞开，只存不取，即使天生一对好肾也只能是白白浪费。所以，平时给“肾库”上把锁，做好库存管理工作，才是固肾养肾的正确之道。

首先，我们应该提高警觉，重视药物对肾脏的损害。某些药物致使肾脏发生病变时缺乏特征性的临床表现，再加上肾脏具有巨大的储备代偿能力，因此很多时候，只有当肾脏出现严重的中毒症状时人们才会惊觉，才会对此表现出足够的重视。药物性肾损害的诊治因此受到延误，最后甚至发展为不可逆转的终末期肾衰竭。

其次，了解所用药物的特点，合理服用药物是护肾的最佳方法。目前，新的药品种类繁多，而且这些药物广告将这些药品的疗效吹得神乎其神。面对商家的种种诱惑，我们在购买之前一定要了解这些药物的成分和特点，充分认识药物的肾毒性及其他不良反应。擅自购买成药服用，如果使用过量或不当都可能会损害肾脏的功能。值得注意的是，一些治疗肾脏病的药物本身就有肾毒性。因此，我们在服用药物之前，一定要谨遵医嘱。

另外，如果已经出现了一定程度的药物性肾损害，还应该根据自己的具体情况进行个性化治疗。例如，高龄有血容量不足或肾脏存在慢性损害等危险因素的病人，应该减少药物剂量或延长用药间隔。个性化治疗可以更好地帮助患者恢复健康。

---

**⊙养精小贴士**

一般来说，抗生素及磺胺类药物容易导致药物性肾损害的发生，应当尽量减少服用或不服用。较为常见的主要有青霉素类、氨基糖苷类、头孢霉素类、四环素族。

---

## 了解唾液中的补肾之道

中医认为，人体之所以会呈现出生、长、壮、老、死等不同生理状态，是由于肾中精气的盛衰变化而造成的。一般情况下，幼年时期是一个人肾精逐渐充盛的时期，到了青壮年时肾精会进一步充盛，甚至达到极点。这个时期人体的筋骨会变得非常壮实、强健，这样的最佳状态将持续到老年时期。当人们逐渐出现衰老的症状，其肾精也会自然衰退，全身筋骨的运动也变得不灵活了。因此对于老年人来说，补肾填精延缓衰老是治疗老年性疾病的重要手段。肾的主要生理机能是主藏精，主水，主纳气，乃人体的生命本源。从古到今，世间流传着众多的补肾方法，可是人们对于唾液中的补肾之道却知之甚少。

唾液是人体“五液”之一。所谓的“五液”就是五脏所化生的津液，指泪、汗、涎、涕、唾五种液体。其中，泪为肝之液，汗为心之液，涎为脾之液，涕为肺之液，唾为肾之液。在人体中因为肾为水脏，主一身的津液，所以五液的源头都在肾脏，唾液正是肾的精气所化。

从中医的角度上看，唾液充盈的人心肾相交的功能也一定很强，因为肾水往上走的功能比较好。肾水上不来的人会老是感到口干舌燥、老上火。肾水上来的人头脑才不会发热，唾液正常的人心火才下得去，脚底才不会冰凉。

唾液缺乏的人容易生病，因为肾的精气不足。老人中多会感到口干舌燥，这就是所谓的“干燥症”，口唇干燥，十分难受，严重起来说话也不舒服。一般医生可能会认为唾液是津液，既然没有唾液，那就是体内缺水、缺津液了，于是就开始滋阴、补水，然而有时有效，有时却不见效，甚至越滋阴越口干。其实，人的唾液不仅需要体内津液充足，还需要肾阳的气化功能良好。口腔在人体高处，唾液分泌需要借助肾阳来气化、蒸腾，这样才能够把肾水带上来。反之，气化功能不好，肾阳不足，肾水也上不来，下面水再多，也还是会口干舌燥。因此遇到干燥症患者，有时也需要辨证论治，从肾阳上下点儿功夫。一般人如果容易口干，表现轻微的可以在每天晨起和晚睡前，嚼服枸杞 10 克左右，或者用 10 ~ 30 克新鲜枸杞用水煎服。

枸杞子性平，味甘。补精气，坚筋骨，滋肝肾，止消渴，明目，抗衰老。有降血脂，降血压，降血糖，防止动脉硬化，保护肝脏，抑制脂肪肝，促进肝细胞再生，以及提高机体免疫功能，抗恶性肿瘤的作用。这就是枸杞子能降火清肝的作用。对眼病有良好的补益作用，对肝肾不足所致的视力下降，见风流泪，眼花目暗，夜盲雀目，两眼干涩，玻璃体混浊，白内障等，有很大益处。对血虚眩晕，血虚头涨，贫血，心血不足引起的心悸，失眠，健忘，以及促性肝炎，高血压病，遗精阳痿，夜间多尿，体虚早衰者，均有防治作用。

此外，日常的唾液不要随意吐出口腔外，而要吞咽下去。在平时要珍惜唾液可以养颜养精气，而不珍惜唾液，容易引起肺病，皮肤也不好。我们每天清晨洗漱后，可以用舌尖微顶上腭，让津液从下颚慢慢涌出，待充满口腔后用舌搅拌，分几次缓缓咽下，这样就可以养肾精、补肺气。

其实，唾液少的肾虚型糖尿病患者，只要经常吞咽唾沫对病情也具有一定防治作用。另外，反复吞咽唾液也可以缓解胃痛和肚子疼的情况。

## 睡眠是最好的补肾良药

睡眠是每个人必不可少的“精神活动”，有人经过测算，人的一生中大概有 1/3 的时候都是在睡眠中度过的。睡眠可以使身体和大脑得到休息、休整，从而帮助人体恢复精力投入到日常工作和学习中去。民间有这样一句谚语:“药补不如食补，食补不如觉补。”也就是说，如果人们能够科学地提高睡眠质量，对人体特别是肾脏，十分有益处。

在日常的劳动、工作和学习中，人们往往会在休息的时候大吃一顿，来补充消耗掉的大量能量。其实，人们除了靠饮食来补偿外，还需要靠睡眠来补偿自身的能量。安安稳稳地睡个好觉有时候胜过服用大量的补药。

充足的睡眠是恢复精气神的重要保障，工作再紧张，家里的烦心事再多，到了该睡觉的时候也要按时休息。很多人都会有这样的体会，当睡眠不足时，第二天就显得疲惫不堪，无精打采，头昏脑涨，工作效率低，但若经过一次良好的睡眠之后，这些情况会随之消失。曾有人形象地说睡眠好比给电池充电，是储备能量。确实，经过睡眠可以重新积聚起能量，把一天活动所消耗的能量补偿回来，为次日活动储备新的能量。在极度疲劳时，哪怕只是 10 分钟的小睡，也能让你像加满油的汽车一样动力十足。

一个人若睡眠不足，或睡眠质量不好，往往会精神萎靡不振、注意力涣散、头痛、眩晕、肌肉酸痛，甚感疲劳。一个人如果长期缺乏睡眠，处于过度劳倦的状态中，机体就会产生耗气伤血的病理变化，损及五脏。心劳则血损，肝劳则神损，脾劳则食损，肺劳则气损，肾劳则精损，进而为许多疾病埋下祸根。

现实生活中，尽管很少有人会主动经久不眠，但相当多的人在自觉不自觉间，日复一日地加班加点，或上网、玩游戏、看电视、看书，或忙于人际应酬，剥夺了正常的睡眠时间，导致睡眠不足。我们要知道，长期睡眠不足与经久不眠，对健康的损害只是程度不同罢了。因此，我们一定要用好睡眠这剂“补药”，善待身体，善待生命。

在睡眠时，要注意睡眠时间、睡眠方向、睡眠姿势、睡眠时间这五个细节。人们在四季的睡眠时间都不同，春夏应晚卧早起，秋季应早卧早起，冬季应早卧晚起。最好应在日出前起床，不宜太晚。正常人睡眠时间一般在每天 8 小时左右，体弱多病者应适当增加睡眠时间。

因为工作和学习等各种因素，每个人的睡眠时间长短都不是一样的。有些是夜猫子，还有些是早睡晚起，不管是哪种类型都应该找准自己的生物钟，提高睡眠休息的质量。中医认为，子（夜间 11 时到凌晨 1 时）、午（白天 11 时到下午 1 时）两个时辰是每天温差变化最大的时间，这一段时间人体需要适当休息。

每个人的睡觉姿势都不同，摆出最好的睡眠姿势才有利于保障睡眠的质量。身睡如弓效果好，向右侧卧负担轻。由于人体的心脏在身体左侧，向右侧卧可以减轻心脏承受的压力，同时避免双手放在心脏附近，以免因噩梦而惊醒。

睡眠方向也要讲究。睡觉要头北脚南。人体随时随地都受到地球磁场的影响，睡眠的过程中大脑同样受到磁场的干扰。人睡觉时采取头北脚南的姿势，使磁力线平稳地穿过人体，最大限度地减少地球磁场的干扰。

---

**⊙养精小贴士**

“高枕无忧”其实不然，睡觉时枕头过高对人体并不好，枕头过高，会影响呼吸道畅通，易打呼噜，而且长期高枕，易导致颈部不适或驼背。因此，枕头以 8 ~ 12 厘米为宜。

---

## 顺应四时谨慎起居，养好肾气添福增寿

传统中医学有这样一种观点：肾是人体内气的发源地，身体内的所有阳气都是由肾产生的。如果一个人的肾脏受到损害，那么他的身体就会比较虚弱，也容易罹患各种疾病。通常情况下，肾阴不足的人容易出现口干舌燥、头晕耳鸣等症状；肾阳不足的人容易发生腰膝冷痛、易感风寒、夜尿频多、阳痿遗精等疾病。所以说，只有养好肾气，才能够添福增寿、百病全消。

唐代诗人卢照龄曾拜“药王”孙思邈为师，向他请教养生和治病救人之道。孙思邈当时回答他道：“对天道变化了如指掌的人，必然可以参政于人事；对人体疾病了解透彻的人也必须根源于天道变化的规律。天候有四季，有五行，相互更替，犹似轮转。这是天道规律，人也相对应于四肢五脏，昼行夜寝，呼吸精气，吐故纳新。阴阳之道，天人相应，人身的阴阳与自然界并没什么差别。”由此可见，不管是养肾还是养生，都要注意与天时节气相互照应、相互协调。只有在春、夏、秋、冬四季把肾阳养好了，才能到达延年益寿的最佳效果。根据四季气候的不同，养肾的侧重点也各不相同。

春季万物复苏、大地回暖，人体的肝火旺盛，阳气不断向外宣发，因此春季养肾的重点是养情志。同时，春季是肾病患者调理和养肾的最佳季节。在春节，可以多吃一些动物肝脏、胡萝卜、柑橘、柿子、瘦肉、冬瓜、干果等，这些食物都具有养肾利尿的作用，富含蛋白质、维生素、各种微量元素，能够有效提高人体的免疫力。还要注意饮食的酸碱性，多食用一些偏碱性的食物，如土豆、南瓜、苹果等。每日要饮用足够的水分，保证尿量不少于1500毫升。另外，春季养阳还要注意其他几方面，比如俗话说的“春捂秋冻”，在穿衣方面尽量选择保暖、宽松的衣服，这样有助于人体内的气机生发。早睡早起，经常呼吸新鲜空气，多做运动。春季人容易犯困，但如果总是睡觉就会阻碍气机的生发。在春季可以服用一些

养肾的药膳，如用白木耳、枸杞、莲子等制成“固肾汤”，经常饮用。

夏季气温较高、天气炎热，体内的阳气都到外面去了，就容易造成肾阳不足，出现胸闷气短、多汗头晕等症状。夏季养阳要注意养心，不可以因为贪凉而伤害到体内的阳气。因为夏季气血都在外面，体内的能量不足，所以在饮食方面要注意以清淡为主，切记大鱼大肉，过于油腻的食物。夏季温度高，早晨早点儿起床，中午睡会儿午觉，晚上晚点儿睡。多晒太阳，多出汗，这样才能充分地接受阳气，保持气血通畅，更好地达到养肾的目的。

俗话说“一夏无病三分虚”，秋季气温开始降低，气候偏于干燥，自然界的阳气由疏泄趋向收敛、闭藏，人容易乏力、疲倦、纳呆等，所以秋季养肾要注意防燥。在饮食方面应该以平淡为主，每天的饮水量不得少于2000毫升。除了白开水，可以多喝些绿豆汤、绿茶、菊花茶等清热解毒的饮品，这样能够有效地防止肾结石的发生。此外，肉类、巧克力、牛奶等要适量地限制。每天要合理地安排休息时间，早睡早起，缓和秋季精神外散，使气定神闲。秋季可以多吃些梨，梨的金气最重，有利于降低气血，使人们的气血由外向内行走。

冬季天气寒冷，人易患风寒感冒，因新陈代谢失调而引发各种疾病，因此冬季养肾的重点在于防寒。冬季自然界中的阴气逐渐消退，阳气回升，根据个人体质、年龄的不同，冬季养肾食补也有禁忌。如果是肾阴不足的人，食补应以鸭肉、鹅肉为主；如果是肾阳亏虚的人，在饮食上应以温补肾阳为宜，选食性温热的食物，如羊肉、狗肉等；肾功能逐渐衰退的中老年人，食补可以加入枸杞、山药、龟鳖、木耳等护阴的食物。另外，冬季饮食不宜过咸，否则会使肾水更寒，折伤元阳。冬季补肾可以多喝些性温热的粥，可加入黑米、黑芝麻、黑豆等黑色食品，还有核桃、板栗、桂圆等，既能够有效地驱寒，又可以补养身体。中医有“肾主骨，骨为肾之余”的说法，在冬季虽然天寒地冻，但仍然要坚持运动锻炼身体，以达到养筋健肾、畅通气脉、舒筋活络的功效，更好地达到强肾健体的目的。

---

**⊙养精小贴士**

归芪羊肉汤，不仅美味可口，还能够温肾、补肾。具体做法是：准备当归 10 克，黄芪 8 克，鲜肋条羊肉 500 克，绍酒 15 克，葱、姜各 6 克，盐 5 克，胡椒粉 3 克。先将姜切成片，葱切成段，然后与当归、黄芪一起用纱布包好。羊肉用冷水漂 1 小时洗净，再放入沸水锅中氽去血水捞出。把砂锅中放入 1500 克清水用旺火烧开，加入羊肉、胡椒粉和盛配料的纱布包，倒入绍酒，再次烧沸后改用小火慢炖，等羊肉五成熟时捞出切成条，再放入砂锅中炖 1 小时，取出纱布包，放入盐调味即可。

---

## 金鸡独立健身法，老人肾虚立竿见影

每个人都会经历生老病死，这是谁也无法改变的自然规律，只是生命从出生到死亡的过程，都与人体各脏腑的功能强弱有着千丝万缕的联系。人体内各个脏腑的功能，会随着年龄的增长而衰退，特别是对于上了些年纪的男性来说，由于各脏腑功能之间的合作紊乱，最终使得气血阴阳失调，导致各种疾病发生。

根据中老年男性的身体状况不适宜做剧烈的活动，我们推荐一种简单易行的方法：金鸡独立健身法，方便调节身体的阴阳平衡。

金鸡独立相信很多人都不以为然，怀疑这么简单的动作不能达到健身的效果。这种方法能够集中人的意念，把人体的气血引向足底，改变足寒的症状，因此可以提高人体的免疫力，对于治疗腰颈椎病、高血压、糖尿病等都有良好的疗效。对于小脑萎缩、痛风、美尼尔等病症具有一定的防治作用。

金鸡独立健身法虽然简单，但必须注意动作规范。首先要将双眼微闭，两手自然地垂放在身体两侧。然后再任意抬起一只脚，试试能站立多长时间。注意在做的时候不要将眼睛睁开，因为闭上眼睛后，人体就不是通过双眼和参照物之间的协调来调节自己了，而是靠大脑神经对身体各个器官的平衡进行调节。人的脚上有六条重要的经络通过。金鸡独立时，通过脚的调节，虚弱的经络会感到酸痛，从而达到锻炼的效果，使虚弱的经络所对应的脏腑及其循环的部位得到调节。

生命在于运动，对男性而言，运动是最好的保健良方。肾虚的老人可以经常做金鸡独立，逐渐延长单脚站立的时间，这对头重脚轻的现象可以得到明显的改善，对于提高睡眠质量也有一定的帮助。

---

**⊙养精小贴士**

运动健身虽是好的保健方式，但也要注意适时适度。以金鸡独立为例，男子养精用此法，每日所立的时间长短，动作的完成度都应按照各自身体状况而异，不统一标准。

---

## 随时随地抬脚跟，何需人参加鹿茸

可能很多人还不知道，肾脏经脉起源于足部，因此我们在日常生活中只要抬抬脚跟，就可以很好地刺激肾经，保精固肾了。特别是在下午5点钟的时候，肾经的气血最为旺盛，这个时候抬抬脚跟，提提肾气，能够起到十分好的养生效果。

为什么抬抬脚跟就可以刺激到肾经呢？

在人体足底穴位，位于足前部凹陷处第2、3趾趾缝纹头端与足跟连线的前1/3处，就是涌泉穴。它是全身腧穴的最下部，也是肾经的首穴。我们抬抬脚跟不但能按摩到这个穴位，还能拉伸脚底的肾经，起到刺激肾经的效果。

《黄帝内经》中说："肾出于涌泉，涌泉者足心也。"正是说肾经之气就像源泉之水，来源于足下，然后沿着经络滋养全身四肢各处。因此，涌泉穴在人体养生、防病、治病、保健等各个方面显示出它的重要作用。脚跟一上一下，这个动作可以激发腿上的所有经络。腿部肌肉一松一紧，还可以加速全身的血液循环，减轻心脏的负担。特别是对于久坐不动者而言，是一个迅速恢复元气的好方法。不仅可以帮助头脑清醒，而且精神状态也会比平时不做这项运动的人要好。对于年纪大点儿的人来说，这能够预防心脑血管疾病、高血压、腰腿痛、消化不良、失眠、头晕头痛等疾病。年纪甚大的老人家老是睡不醒，即使睡得再多还是感觉自己精神不好，稍微动一动就会搞到心慌、心跳得厉害。如果老年人也坚持每天练几次提提脚跟也就能把肾气提起来了，可以调节精神，提高睡眠质量。

推搓涌泉穴是我国流传已久的自我养生保健按摩疗法之一，它能防治各种疾病，俗称"搓脚心"。人类的足底部含有丰富的末梢神经网，以及毛细血管、毛细淋巴管等器官，它与人体各个系统、组织、器官有着密切的联系。通过对涌泉穴的推搓可以加强它们之间的相互联系，有效地改善局部毛细血管、毛细淋巴管的通透性，和有节律的运动性，从而促进血液、淋巴液在体内的循环，调整人体的代谢过程。通过推搓涌泉穴，可以达到对肾、肾经及全身由下到上的整体性调节和整体性治疗的目的。另外，推搓出现的热感，就是一种良性的刺激，而且在推搓过程中本身就是一种自我的形体导引运动和身心的修养过程。

我们可以利用刺激涌泉穴来养生、保健、防病治病。也可以用热盐水浸泡双侧涌泉穴。热水以自己能适应为度，加少许食盐，每日临睡觉前浸泡 15 ~ 30 分钟。最简便的方法是用按摩手法推搓、拍打涌泉穴。做法是：在床上取坐位，双脚自然向上分开，或取盘腿坐位。然后用双拇指从足跟向足尖方向涌泉穴处，做前后反复的推搓。或者是用双手掌自然轻缓的拍打涌泉穴，最好以足底部有热感为适宜。自己也可以取自然体位、仰卧位或俯卧位，用自己双脚做相互交替的对搓动作，可也用脚心蹬搓床头或其他器械。

为了身体健康，很多人会想到要多吃补品，其实我们的身体需要的不是狂风暴雨式的“大补”。也不需要大幅度的剧烈运动来养生，只要每天坚持推搓涌泉穴就可以有很好的养生效果。据统计，推搓涌泉穴疗法可以防治老年性的腰腿酸软无力、失眠多梦、头痛、哮喘、高血压、神经衰弱、头晕、耳聋等50余种疾病。

---

**⊙养精小贴士**

这里介绍一种敷贴温阳补肾的方法。将巴戟天、补骨脂、仙茅各10克一起研细末，加入适量食醋调成稀糊状，分成2份成药膏贴敷于双足的涌泉穴上，外以纱布覆盖，胶布固定。每天换药一次，连续用药5～7天。这样可以温阳补肾，适用于肾阳虚所致的阳痿。

---

## 常慢跑，提高性生活质量有奇功

在每一个明媚的清晨，或者日落的黄昏，我们都可以看见许多正在进行慢跑运动的人。慢跑的确是一项很受人喜爱的运动，参加慢跑的人有体力旺盛的青年，也有白发苍苍的老人。他们排成长长的队伍，给这个城市增添了无限的生机和魅力。那么，慢跑运动为什么会受这么多人的青睐呢?

现在都市中的人们，每天都处于压力和烦躁之中，紧张的工作、生活中的烦恼、环境的影响，使得人们身心都已经很疲惫。人们都渴望找到一种放松的方式，但是很难找到真正适合自己的减压办法。

医学专家表明，慢跑不仅能使人的形体健美，有助于减肥，最重要的是还能使男性的睾丸激素分泌增加，增强性欲，起到补肾生阳的作用，对于提高性生活的质量很有帮助。

每天保持一定时间的慢跑，对心脏和血液循环系统有很大的好处，能够增强心肺功能，还能锻炼腿部肌肉。因此，不管是出于提高性生活质量的需求，还是出于增强身体抵抗力的目的，现代人都非常有必要参加一下慢跑运动。

性学专家研究发现，从事有氧运动的男性，有 83% 的人一周至少有 3 次性生活。与运动方案开始施行前比较，40% 的人经体育锻炼后更易产生性欲，31% 性行为更为频繁，20% 的人感到性欲高潮更容易发展到顶点。在慢跑期间，人体内可释放一种令人心情振奋的内啡肽物质，这种物质恰恰是机体自然发生的内分泌物，可以使人产生愉悦感，这对增加性欲大有好处。

此外，慢跑还能使人体血清高密度脂蛋白胆固醇水平增高，这类对身体有益的胆固醇能“加班加点”的清除动脉中的填塞物。每周只要进行 3 次，每次 1 小时的“适度慢跑”，就可大大改善性生活。

慢跑时，全身肌肉要放松，呼吸要深长，缓缓而有节奏，可两步一呼、两步一吸，亦可三步一呼、三步一吸，宜用腹部深呼吸，吸气时鼓腹，呼气时收腹。慢跑时步伐要轻快，双臂自然摆动。慢跑的运动量以每天跑 20 ~ 30 分钟为宜，但必须长期坚持方能奏效。跑步的时候学会放松自己，进行全方位的放松，从身体到心灵都要彻底放松，有助于减缓疲劳，减轻压力。

慢跑运动可分为原地跑、自由跑和定量跑等。原地跑即在原地不动地进行慢跑，开始每次可跑 15 分钟，循序渐进，逐渐增多，持续 4 ~ 6 个月之后，每次可增加至 60 分钟。自由跑是根据自己的情况随时改变跑的速度，不限距离和时间。定量跑有时间和距离限制，即在一定时间内跑完一定的距离，从多到少，逐步增加。

在慢跑之前，应该做好准备活动。可在跑步前用两三分钟时间活动一下肢体和踝、膝关节，使全身肌肉放松，使心跳和呼吸适应一下室外环境和运动需要，然后再起跑。慢跑时，动作要自然放松，呼吸应深长而有节奏，不要憋气。跑的速度应适中，不要快跑或冲刺。还应注意，跑步的时候不要说话，不然容易疲劳，也不利于心肺的健康。

慢跑之前还应注意一些事项，不要穿皮鞋或塑料底鞋。慢跑时，应选择平坦的路面，如果在柏油或水泥路面上，最好穿厚底胶鞋。跑步之后可多吃些蔬菜、水果及猪骨汤、动物肝脏、猪血等食物以补充维生素和矿物质的消耗。

---

**⊙养精小贴士**

运动可以提升性欲，主要是基于两点，一是脚部的神经很多，锻炼时可以帮助刺激神经，增强性爱的感受力。二是脚部运动会增加下肢的血液循环速度，使血液循环通畅，从而增加骨盆部位和性器官的血流量。

---

# 下篇

# 女人养生要先养血

# 第一章
# 女人养血：找到女人健康的根本

## 气血足，女人就有好身体

老一辈的人常说："女人少了什么都不能少了好气色，气色就是女人的精气神。"其实，这句老辈人的叮嘱中蕴含了气血对女性健康的重要意义。如果您家里有略懂中医的人，应该都知道"妇女以血为本，以血为用"的道理。这是古代妇女医学领域中，经过实践总结出的珍贵理论，也是现代女性健康的准则之一。不少行医多年的妇科医生，对此话的理解更深刻。简单地说，女人身上的气血状态是衡量女性健康的重要标准。

现实生活中的女性病例，也说明了气血对于女人一生有着举足轻重的作用。

那么，为什么这样说呢？这与女性自身的生理特点密切相关。

女性一生中会周期性失血。无论是每个月必经的月经，还是怀孕、生产、哺乳等，都是耗血的，所以女性的机体就容易气血不足，气血不足疾病就找上身。即使疾病没有很快地找上，但人体系统中各个部位、机制的运行和协作都要依仗充足的气血，长期慢性地亏损气血，无疑会对身体健康造成损害。相对应的，气血充足，人体不但能轻易获得健康，即使出现疾病，往往也能轻松治愈。所以，女性把气血保养好，身体自然也会好起来。而且，对于爱美的女性而言，气血足才能有好气色，而不用再用化妆品去弥补白而不红的遗憾了。

那么，怎样保养气血呢？最重要的一条就是要把脾胃养好。

气血和脾胃乍听起来关系不大。其实不然，脾胃是我们身体里生产气血的“能源站”，用中医的说法就叫“气血生化之源”。脾胃保养好了，气血生化充足，人的精气神就足，身体就好，反之就容易生病。

“脾胃不足，皆为血病”“内伤脾胃，百病由生”。举个例子：如果有一位20来岁的女性，因为节食减肥身体变得瘦骨嶙峋，头发干枯，舌淡苔薄，月经出现了闭经现象，这说明她的脾胃已经严重受伤。脾胃虚弱，气血生化不足，血海空虚，无血可下，经水怎么能来呢？《黄帝内经》中对此早有定论：“妇人脾胃久虚，或形羸气血俱衰，而致经水断绝不行。”若不及时把脾胃养好，别说经水不会重来，连身体都会垮掉。

中医讲究“治本”，治本之法首先是断出其症之源。像上面减肥的女性就是因为过度减肥引发的病患，使得自己的身体虚损。这多是年轻女性易犯的错误，而对于中老年女性朋友而言，抗衰是主要功课。

人衰老了之后，容颜会失去光华，皮肤失去弹性，这主要是因为体内滋养不够。女人以血为天，女性提前衰老，大多为阴液不足，是体内的“质”出了问题。一般人一说到气血，都觉得是很玄乎的东西。中医认为，一个人健康的标准就是气血充足，它是每个人维持生命的源泉，是女人保持美丽和健康的根本。

《黄帝内经·素问·调经论》曰：“人之所有者，血与气耳。”人体的气血如果运行不畅，或气血不足，便会直接导致人的体温下降。因此，保证气血的充足和顺畅是我们提高体温的关键所在。

“气”在中医学上是个非常重要的概念，因为它被视为人体的生长发育、脏腑运转和体内物质运输、传递、排泄的基本推动能源。气的生理功能主要是促进生长发育、推动机体的新陈代谢、推动脏腑运动以及推动物质运输等。除了这些推动作用，“气”还具有温煦作用、防御作用和固摄作用。当这些运动发生变化或者失常时，也就是“气”不好好工作的时候，此时身体就会生病。“气滞”“气郁”“气逆”“气陷”指的就是“气”的运动失常的四种情况。这四种情况中的任意一种都会给人体造成疾病。

所以说，女人要想健健康康的生活，就要关心自己的“气”与“血”，做到顺气养血，保持身体的气血平衡，这样才能使机体各功能正常运转，提升身体的免疫力。总之，气血足女人才有好身体。

---

**⊙养血小贴士**

从食补的角度来说，没有什么比人参对血虚的补养更到位了。这里为血虚严重的女性朋友特别推荐的是人参红枣汤。此方可营养机体，令全身阴生阳长，精充血旺，促经调经。随着血虚症状逐渐恢复，可以尝试食用补血药膳。如做粥时，放些花生之类的补血之品。

---

## 女人的一生安康离不开气血调补

随着生活压力的增大，越来越多的职业女性感到力不从心。她们可以在职场上像男人一样去拼搏，但生理上的因素让女人的一生都离不开气血二字的支配。女人的一生有三次改变自己体质的机会，分别是月经来潮之前的少女时期，月经、妊娠、生产、哺乳的青壮年时期和绝经后的更年期，而不管是哪个时期都与气血息息相关。

在月经尚未来潮之前，女性的身体状况大多比较健康，除正常的饮食之外不需要特别进补，也不易发生营养缺乏的情况。然而，由于其他原因也可产生营养不足，造成发育迟缓和体弱多病，这样就需要考虑适当地进补。而这个时期的进补，应主要侧重于食补，多吃一些含有丰富的蛋白质、糖类、纤维素、维生素、钙、磷、锌等多种营养成分的食物，以满足身体生长发育的需要。现代科学研究表明，锌对青少年的生长发育及性功能的活跃，起着非常重要的作用，体内摄入丰富的锌，可使女子体态丰满、皮肤细腻。反之，将会阻碍少女的生长发育。因此，少女应多吃一些猪、牛、羊肉、蛋、芝麻、花生、核桃仁等含锌丰富的食品。当然，对于先天体质特别虚弱的少女，就要选择食补与药补相结合的方法，适当选用桂圆、枸杞子、熟地、当归等来调补体质，然后再进行食补，以防“补而不受”。但不管是哪一种补，都要掌握适当的度。

从十几岁的少女时期到二三十岁的少妇，这段时间内，女性的新陈代谢旺盛，生理变化明显，大部分的女性都会经历月经来潮、妊娠、生产等阶段，因此需要消耗的营养物质比较多。虽然时期不同，但都容易造成气虚、血虚甚至气血两虚的状况。

下面我们就来具体分析一下。

气虚，女性就很容易脾虚，失去统血功能。最常见的症状是月经淋漓不尽，经期延长。

血虚，可引起月经不准，可能会提前，也可能会推后，但不管是哪一种经血的血量都比较少。而且常常会伴有消化不良、腰酸腿软、头晕眼等现象。

气血两虚，这种类型相比前两者更让人忧虑。气血两虚可引起妇女痛经、闭经和产后乳汁不足，以致精神萎靡、面色苍白、头晕目眩等。

对于处于妊娠期的妇女的气血两虚状态，随着胎儿的长大，母体需要的营养相应增多，除了在饮食上供给丰富的营养，如多食含蛋白质、磷、钙的食物，还可适当地进行调补，进补时也应着重于气血两方面。因为此时最易造成气血不足，加上气随血走，血虚也就易引起气虚，因此孕妇产前宜用甘淡清凉之品，不宜用辛温大热之补剂，这样有利于安胎保胎，此时可以多吃一些水果。而产后宜采用温补之法，可选用动物性补品，如鸡、鸭肉等，这些滋养品有利于产妇体力的恢复，当然也可以选用十全大补丸等中成药。

## 以血为用，留住流转的芳华

当人的身体生长发育到一定程度后，自我修复能力和抗病能力就会逐渐减退，健康状况随之下降，这时患病及死亡的可能性增加，人们称这种状况为“衰老”。对于衰老的表现，女性普遍比男性更明显，这也是诸多女性想尽一切办法抗衰的根源所在。

自古以来，很多人都希望自己能够健康长寿，为此曾做过各种寻找灵丹妙药的试探，但结果却是徒劳无益。历史发展到今天，人类高度发展的文明表明，要使人类寿命普遍延长，延缓人类衰老的进程，这是可能的。而在延长寿命的同时，驻颜有术的人也不在少数。这些人大多得益于充盈的气血。

现代社会中，不少女性一过 30 岁就开始抱怨自己皮肤开始变粗糙了、肌肉松弛了、脸上的斑点越来越明显了、脱发也越来越严重，其实，抱怨是没有任何实际作用的。这些都是体内脏腑内气血失衡引起的。如果出现了气虚血瘀，血不能濡养肌肤，就会导致皮肤粗糙、松弛老化，面部长斑；发为血之余，没有了血的滋养，头发自然就会脱落。

中医认为，气血功能正常发挥需要两个基本条件：一是充盈，二是畅通。也就是说，气血的量应该是在正常的范围，并且是流动的，而不是停滞的。从血液的属性上来说，血属阴，气属阳，阴阳之间形成了一个协调平衡的状态，这样就保证了血气的正常运行，女性的健康才有基本保障。

因为女性本身有经期、生产期、哺乳期等特殊生理过程，再加上日常生活中又肩负工作、家庭的双重压力，往往比其他人群更易受到外邪的侵害，造成自身气机失调和气血的损耗，随之而来的便是面容憔悴、头晕眼花、心悸失眠、手足发麻、脉细无力等，还会使疾病乘虚而入，威胁到自身健康。因此，女性朋友们要想拥有美丽无瑕的容颜，只靠外在的化妆品保养是不够的，要学会从根本上调经理血，只有这样才能常葆青春。

那么，怎样调理经血呢？有没有什么规律可循呢？

答案是，有的。人的五脏六腑、阴阳气血的运行必须与四时相适应。女性朋友们如果懂得在不同的季节里，依照不同的条件涵养气血就能基本保证四季健康，减少疾病的发生了。

春天人的气血从内脏向四肢调动；夏天，所有的气血都发散到体外去；秋冬代谢的多余物随汗液由毛孔排出，直到秋风一起，随着肺的肃降，气血向体内收，为冬天收藏做准备；冬天收藏，来年的春天才会有精神。气血运行与四时的关系不可反其道而行，只有遵循传统养生法则，让气血能跟着季节调整，因时制宜调节自己的生活行动，才能有助于健体防病，达到留住芳华、长寿延年的目的。

---

**⊙养血小贴士**

女人容颜易老，与长寿相比抗衰是女人一生的功课。对于爱美的女性而言，桑葚的养血功效可以帮助抗衰老，滋养皮肤，让脸色红润，在适当的季节多吃些桑葚对身体极有益处。

---

## 养血补阴，女人抗衰第一课

谁都不想很快就变老，女人更是抗衰大军中的主力。生活在繁忙的现代生活中，来自四面八方的压力，已经让越来越多的女性付出健康代价。苍白的面容，急剧下降的视力，免疫力变差……不少女性原本肤色红润、明眸皓齿，但步入中年还没多久，身上就发生了诸多变化：头发失去光泽、干枯分叉，头昏眼花，还伴有腰酸腿痛、月经不调，等等。这些变化让女性朋友们痛苦不已，于是很多人开始花费大量的金钱，选择更好更贵的护肤品、补养品，和衰老做最后的抗争，结果是治标不治本。其实，上述不适症状很大程度是由于阴虚。女性特殊的几个生理时期，有一个共同的特点，那就是都会耗损女性体内的血液，很容易遭遇到阴虚的袭击。说起阴虚，多数女性了解得不多，其实就是人体的阴阳失去了平衡。

一般说来，我们把支撑身体的机能物质称为阳，而把体内的液体，包括血液、唾液、泪水、精液、内分泌及油脂分泌等称为阴。阴虚就说明人体内的精血或津液少了，所以会相应地影响到脏腑的健康，引发相应脏腑器官的虚弱、疾病。

具体说来，肺阴虚的主要表现是干咳、少痰、口干咽燥；胃阴虚的主要表现是咽干口渴、大便干燥；肝阴虚的症状包括眩晕、头疼、两眼干涩昏花；肾阴虚的主要表现则是腰膝酸痛、手足心热、心烦失眠、头昏耳鸣以及潮热盗汗。此外，阴虚体质者大多脾气急躁，情绪波动大，动不动就冲身边的人发脾气。

虽然一般的阴虚状况不会明显影响日常的生活和工作，但是如果放任不管，懒得花心思调补，久而久之，造成身体的健康债务就越积越多，造成身体阴阳失衡从而生病。

那么，当出现初期的不适时，女性应当怎样调理自己的身体呢？

中医学认为，熬夜最伤阴，对女人来说，晚上的睡眠最重要。不管你是公司的管理精英还是行程满满当当的名人，保证足够的睡眠时间是保障健康的基础。

此外，养血补阴还可以通过调节情志、安排动静适宜的生活节拍来实现。我们通常说一个女人气色好，可以让人感受到生命的无穷活力。用中医的话说，就是“气血充盈”这四个字，也就是说气血不但要充足，还要能流动起来，流动的气血便能产生活力和美。

中医认为：“所以得全性命者，气与血也。血气者，乃人身之根本乎！”就是说，气血是人的根本。又有“气为血之帅，血为气之母”之说，意思是指气能生血、气能行血和气能摄血。气旺则血充，气虚则血少；气行则血行，气滞则血瘀。仅有血而无气的推动，则血凝不行，而成瘀血；仅有气而无血的运载，气就无所依靠，就会涣散不收。所以，气血既要充盈，更要流动起来。

《黄帝内经》认为动以养形，静以养神，动静结合才能“形与神俱，而尽终其天年”。因此，心神动用适当合理，能强神健脑。若心动太过，也能引起病患。心神宜静，不是不动而是不妄动。

人体的精神情志会影响到人体气血的运行。比如，生气的时候气血会上冲到大脑和脸部，出现满脸通红的现象。精神对气血的流动和运行非常重要，所以应保持平静的心态，避免情绪的激烈变化，不要出现大怒、大喜、大悲的现象；保持乐观的情绪，事情都要向好的方向看，适时排除不良情绪。

运动能使气血通畅，血液流通。因此，运动是使气血流动起来的最好途径，散步、健身、游泳等都是运动的好方法。这里推荐一种快走健身法，方法简单，健身效果良好：选择一处圆形的场地，先朝前快步走 3 圈，再倒退着走 3 圈，体力好的人可多走几圈。

---

**⊙养血小贴士**

气血关系女人的一生健康，很多延缓衰老的方法归根结底在于善养血。比如经络方按摩，经常做头部、面部、脚部按摩的女性，身体瘀血，气血不均衡的概率相对较低。如果能坚持艾灸关元、气海、足三里等重要穴位，对延缓衰老，养血补阴更为有益。

---

## 多少女人病的到来，都是因为气血失调

让女人最心烦的事是什么？从健康的角度说就是女人病，也就是我们常说的妇科病。为什么女人易得女人病呢？归根结底是因为气血。

由于女人先天的生理结构，决定了气血是影响女人健康的本源。女人身上的气血达到一种平衡、谐调、通畅、有序的平衡状态时，就能保持精力充沛，身心舒畅，体魄强健，益寿延年。

在中医学上，“气”是个非常重要的概念，它被视为人体生长发育、脏腑运转、体内物质运输、传递和排泄的基本推动能源，而“血”所携带的营养成分和氧气是人体各组织器官进行生命活动的物质基础。血对女人来说太重要了，因为血是将气的效能传递到全身各脏器的最好载体，所以中医上又称“血为气之母”，认为“血能载气”。血充足，则人面色红润，肌肤饱满丰盈，毛发润滑有光泽。

对于女人而言，如果“血”亏损或者运行失常就会导致各种不适，比如失眠、健忘、烦躁、惊悸、面色无华、月经紊乱，等等，长此以往必将导致更严重的疾病。所以说，气血的调养对女性来说特别重要，由于女性的生理特点，月经时血液会有一定量的消耗和流失，加之经期情绪、心理变化，身体中的雌性激素分泌降低，月经失调紊乱也就时常发生，随之而来的肌肤变化可想而知。肤色暗淡，眼圈发黑，还有满脸的痘痘，花容失色，令人苦恼。因此在经期调节内分泌，提高激素水平，补气养血，是拥有娇美容颜的养颜之本。

气血畅通、充足与否，成为一个女人能否百病不生，健康长寿的关键。如果一个人长期超负荷工作、过度劳累、生活不规律等，就必然会气血不足，供给五脏六腑的动力和能量也会不够。脏腑为了维持正常的生命活动，必须超负荷运转。一天两天没有问题，时间久了，就会造成经络不通，脏腑功能衰弱，身体内部环境一片混乱。那时我们的身体既没有力量及时清理内部的毒素，又缺乏能力抵御外来致病因子的侵袭，因而生病也就成了意料之中的事情。

女性的健康要靠科学的养护，更要有自我保护的意识。如果说女人 30 岁前的健康靠天赋的话，30 岁后就要靠保养，这里的保养指的是调理气血。如果身体气血失调，即使用再昂贵的化妆品也不会使女人有健康的气色。更何况，化妆品中含有的化学物质还会对皮肤有很大的腐蚀作用。经络系统能使全身气血运行顺畅，有内养脏腑和抗御外来疾病的功能，维持各组织器官的功能，保持机体内外相互协调和平衡，使人体与外界环境相适应。当经络阻滞，血流不畅时，人体相关的表面部位就会出现疼痛、肿胀的现象，如眼袋、水肿、肥胖；皮肤出现干燥、粗糙、皱纹、黑眼圈、暗疮等现象。所以，改善肌肤问题，就要先疏通经络，使气血正常运行。

由此可见，女人气血失和，是百病之源。一些女人才20来岁就显得很老，而有些四五十岁的女人依旧光彩照人，不仅身材没有走形，就连最易老的皮肤也是白皙而柔美的，这就归功于她们懂得补养气血。

总之，"气血"对女人来说，是影响自身健康、抵抗疾病的帮手。善用气血，保护好自己的气血，疾病自然远离。

## 胖补气，瘦补血，好身材靠的是调理

人胖了气就虚，人太瘦血就亏。

如果一个身形较胖的女人站在你的面前，你如何知道她肥胖的原因呢？其实，引发肥胖的根源无非两种情形：一个是阳虚，一个是痰湿。阳虚，指人的阳气虚弱，从而引起气化功能变弱，古人称这类胖子为"肥人"。痰湿，指人体内的气本来不虚，可是由于身体内有痰和湿，这两样东西一结合，阻碍了身体内气的运行，引起了身体气虚。古人称这类胖子为"膏人"。

对于女性而言，身形走样是很苦恼的事。这常常会让女人丧失自信，因为当今社会是个以瘦为美的时代。其实，健康的体型不是简单以胖瘦来区分的，均衡的身材，通畅的气血，这才是最重要的健康保障。不同原因造成的气虚，有不同的调理方法；不同的胖子，有不同的养生之道，这就是中医的辨证施治。

家住天津的王女士在大学时代常被同学嘲笑是"大胖子"，70千克的体重并没有给她带来结实和底气，反而使她身体虚弱，小毛病不断，如经常胸闷气短、头晕健忘。后来，她找到一位很有经验的中医，开始了对身体的调理。医生诊断她为气虚，向她推荐了一式三招补气法，即清心、喝粥、艾灸。许多胖子气虚的原因是心虚，心虚的原因则是想得太多，整天忧心忡忡、患得患失。胖女人养生先应清心。清心有很多方法，比如最为常见的站桩法。站桩法就是每天什么都不想，静静地在一个地方站上半小时。刚开始做的时候，王女士觉得很不自在，感觉自己怎么也静不下来，站过几次后，她便尝到了甜头，每次入静之后，她都会感觉到内心很舒适，好像身体内有一股气慢慢地由丹田而出，缓缓地流遍全身。

在站桩的基础上，王女士还接受了粥疗和艾灸，三管齐下，气虚好了很多。王女士饮用的粥是荷蒂粥，荷蒂就是荷叶的蒂，它包括荷叶的基部连同叶柄周围的部分叶片。荷蒂在荷的中间部分，它既有上面莲子心清心火的作用，又有下面莲藕补脾胃之气的作用，更能生发元气，用它来煮粥最适合气虚的胖子。

王女士所使用的艾灸方法是，每天用艾条熏灸脾俞穴、足三里、气海穴和膻中穴。这四个穴位都是补气的大穴，每天熏灸能起到补气的作用。

三个月后，王女士不仅身体好起来了，没有发生过胸闷气短现象，而且人也瘦了一圈，比以前精神多了。当然，适合王女士的方法未必适合所有气虚患者。所以，胖人养生，首先要弄清自己的体质特征。

相对应的，身体太瘦的人，尤其是女人，也是身体不健康的表现。瘦本来是别人都羡慕的，可是人人见了都说瘦，心里也就有点儿不是滋味了。在别人都在关注减肥信息的时候，这些女人在关注如何补血增重。

一般来说，人瘦是因为血虚，但血虚也是由不同原因所致，可能是阴虚，也可能血瘀或者气郁，又或者湿热。要分清自己到底是哪种类型的瘦，可以从性格、体态、寒热、大小便状况、舌头以及饮食等方面进行自我分析。而最终的判断还是要由专业的医生做出，不要自己擅自做主。

这里为瘦美人们推荐一种最简单的补血法——晚上泡脚。很早之前，民间就有这样的养生顺口溜了：要补气早拍手，想补血晚泡脚。这不是没有道理的。从科学的角度讲，脚是阴血的大本营，3条阴经都汇集于此：足少阴肾经、足太阴脾经、足太阴肝经。肾生血、肝藏血、脾统血，所以晚上泡脚有利于补血。

**⊙养血小贴士**

女性受到血虚、血瘀等症的困扰之后，就难免会出现手脚冰凉、舌质黯淡、脸上生斑、胸闷喘不上气等现象，这种时候，晚上泡脚可在热水中放红花，有活血化瘀的作用，坚持使用，可以有效疏通肾、肝、脾3条阴经，进而达到活血补血的目的。

## 女人养血遵循女七男八的节律规律

无论是青葱时代的少女，还是年过中旬的妇女，女性对美的追求都是一样的。保持身材，滋阴养血是女人的最佳选择。气血调养是女人一生的功课。恰到好处的食补可使女性身心健康，气血调和，皮肤光泽细嫩。

健康人的内脏变化会在面部有所体现，如额头皱纹增加，反映肝脏负担过重；眼圈发黑，说明睡眠不足，肾脏负担重；脸颊颜色灰暗，表明机体缺氧，肺功能不佳；鼻子发红，显示心脏功能负担重。所以，这里给女性的提示是：女人身体的美丽是建立在脏腑经络功能正常、气血津液充足基础上的。女性中年以前，要注重益气养阴，有了健康的内脏，才有健美的形体。中年以后，要注意帮助机体清除多余的积垢，包括利湿、祛痰、化瘀等。女性阴气旺盛，外表方能雍容华美。在补益气血方面，历代中医都推崇阿胶，阿胶性甘平，归肺、肝、肾经，有滋阴养血的功效。

平衡膳食是保持健康美丽的第一步。食物不存在绝对的“好”与“不好”，关键是搭配得当。“蔬菜水果能美容”的原因是促进了膳食平衡，机体代谢顺畅，继而使人容光焕发。

最重要的是，女性要益气养血必须遵从女七男八的生理规律。详细说来，女性每七年气血状态都会发生变化。

女子7岁时，肾气盛，换牙并且头发生长迅速。“肾主骨，其华在发”，肾气充沛了，牙齿才能生长、替换，头发才能浓密、油亮。有些小孩到了七八岁还不换牙，或者掉了乳牙长不出新牙，这都是肾气不足的表现，需要补足肾气。此时要养护身体，保持睡眠充足，合理膳食，多做运动。另外，不要吃那些含有激素的食物或保健品，比如蜂王浆、胎盘，否则会影响女童的身体健康。

14岁的时候，天癸至，任脉通，太冲脉盛。对女孩来说，天癸表现为月经。女孩到了14岁，月经来潮，具有了生育能力。古代女子在15岁左右行“笄礼”，也就是成人礼，举行笄礼的时候，女子将长发梳成一个美丽的发髻，用一支簪子郑重别好，从此表示她告别少女时代，可以嫁人了。中国的女孩几千年来都是14岁左右来月经，但是如今，十一二岁来月经的女孩越来越多。“天癸早至”并不是好事，很多妇科疾患都与月经来得过早有关系。这个时期的女孩要注意保暖，不能贪凉饮冷，否则会引发痛经、功能性子宫出血等疾病，给身体健康带来隐患。

女子21岁之后，肾气平均，身体发育成熟，长出智齿。智齿是人一生当中最后长出的牙齿。中医认为牙齿的生长由肾气主管，如果肾气不足，则可能一辈子也长不出智齿来，或者智齿长到一半就停止生长了，比正常牙齿矮一截。临床观察发现，很多肾虚的人要么没有智齿，要么智齿仅仅萌生出一点点就停止生长了。

女子21岁之后到了适合生育的年龄段，此时要注意养护身体，合理膳食，适量运动。要远离烟草和烈性酒，减少接触含有有害化学成分的化妆品。

“四七筋骨坚，发长极，身体盛壮。”21岁到28岁是女子身体状况最佳的年龄段，特别是28岁前后，肾气达到极盛，最适合生育。妇产科学的临床观察也发现，26岁到30岁受孕的概率最大。这个年龄段是女性生育的高峰年龄段，此时女性要注意养护身体，补充营养，保持旺盛的精力和良好的身体状况。此外，这个年龄段也是女性处在工作和生育双重压力下的时间段，女性朋友要注意调整生活节奏，避免过劳所致的阴阳失衡。

“五七阳明脉衰，面始焦，发始堕。”从35岁开始，女人的身体开始走下坡路，足阳明胃经的气血不再旺盛，而足阳明胃经循行于面部，途经嘴角，向上直达眼睛下方，所以阳明脉衰首先表现为出现眼袋，嘴边肌肉松弛。因此女人过了35岁，就要好好保养，努力抓住青春的尾巴了。同时，35岁之后生育，发生难产和出生缺陷婴儿的机会大大升高。这个年龄段的女性要注意调整阴阳平衡，气血和顺，注意身心健康，从而达到养生、防病、养颜、健美的目的。

“六七三阳脉衰于上，面皆焦，发始白。”40岁是女人一生的分水岭，从这时开始，女人要经历从青年到中年的转变。从42岁开始，三条经过面部的阳经经脉全都气虚血弱，因此容颜渐衰。除了上面提到的足阳明胃经以外，还有经过颧部和两腮的手太阳小肠经以及经过内眼角、眉头和额头的足太阳膀胱经，这两条经脉气血虚弱，会导致颧部、腮部肌肉下垂，眼角、眉头出现皱纹。42岁之后再生育，母亲和胎儿都会面临很大风险，此时更要注意保养。对于有些女性朋友来说，42岁更年期已经开始了。此时要注意食补、睡补，更要注意精神调摄。

“七七任脉虚，太冲脉衰少，天癸竭，地道不通，故形坏而无子也。”49岁前后，女性月经停止，更年期到来。掌管女性35年左右生育期的“天癸”完成使命。这个时候，女性生育能力消失。所以说，更年期前后是女性的“多事之秋”，很多潜藏多年的疾患容易在此时“冒头”，因此要密切关注身体健康，不要讳疾忌医。

---

**⊙养血小贴士**

规律养血要以规律的生活为基础来实现。不管是什么年龄阶段的女性，规律的作息时间都是保障气血畅通的有效方式。具体做法是：每晚保障 7 小时睡眠，在相对固定的时间休息，养成午间小憩的习惯，不熬夜不贪嘴。

---

## 健康女性必学的五大养血法

不少成年女性朋友因为生理周期性耗血，又不善于养血，身体常常出状况。最为常见的有面色萎黄、指甲泛白、头发干枯、头晕目眩、浑身乏力等血虚常见症状。

如果严重贫血，还极易过早出现皱纹、白发、脱牙、步履蹒跚等早衰症状。气血是女性健康的根本，血足，皮肤才能红润有光泽，就像古书上描写的美女那般“面若桃花红”。所以说，女性要想有姣好的容颜外形，就必须重视养血。想养好血首先要注意以下几个方面：

### 1. 精神调养

心情愉快的人不仅能获得精神上的愉悦，还可以增进机体的免疫力，有利于身心健康。具体说来，心情好会促进身体骨骼里的骨髓造血功能旺盛起来，使皮肤红润，面有光泽。所以，女人应该经常保持乐观的情绪，多笑一笑。

### 2. 睡着养生

古人健身讲究起居规律、劳逸结合，这其中很重要的部分是确保充足的睡眠。睡够了，女人体内的经血更加顺畅，这能有效抵抗衰老。

3. 运动养生

有积极锻炼习惯的女性相对男性来说少很多。尤其是长时间坐办公室的女性，每天坐在办公长达 8 小时甚至更多，此时，经常参加一些力所能及的体育锻炼和户外活动对维护身心健康至关重要。不少女性懒得做运动都是因为怕累，事实上，女性完全可以选择适合自己的运动量并不吓人的锻炼方式，比如散步、慢跑、游泳、打球、跳舞、健美操等。这些项目非但不会使身体过于疲累，还可以使体质增强，抗病能力增加，同时还会增强人的造血功能。特别是刚生育过的妇女，这些运动有利于其尽快恢复健美的体形，防止早衰。

4. 食物养生

脾胃为后天之本，为气血生化之源，所以女性要养血，必须重视调养脾胃。注意保持脾胃的健康和旺盛的食欲，就要求我们既要饮食有节，又要重视脾胃的调养。可以依据个人口味，在适当的时候，适量多吃富含“造血原料”的食品，特别是富含优质蛋白质、必需微量铁元素、叶酸和维生素 $B_{12}$ 的营养性食品，包含这些物质的物品，较为常见的有：豆制品、动物肝肾脏、鱼、虾、鸡肉、蛋类、大枣、红糖、黑木耳、桑葚、黑芝麻、胡桃仁等。

5. 药物调养

女性血虚的常见表现是月经不调以及其他慢性消耗。除了以上四种我们提及的调养方式外，女性平时还应重视药补。常用于补养气血的药物主要有黄芪、人参、党参、当归、白芍、熟地、丹参、首乌、鸡血藤、枸杞子、阿胶、大枣、龙眼肉、乌鸡等。也可利用人参、党参、当归、枸杞子、黄芪、大枣等药食两用品配制成各种药膳。

当然，以上五种调养方式并不能完全解决女性血虚问题。任何时候，减少血液的消耗都是女性保证身体健康的一项重要条件。

## 体内寒湿重，阳气虚亏女人老得快

生活中，我们常常会遇到这样的情况，在自己身边的同龄朋友中，总有几个人容颜娇美、面色润泽，也总有几个人面露菜色、黯淡无光。这是为什么呢？其实，之所以会出现这样的差别，与体内阳气是否充足有很大关系。

“气”有正邪之分，其中阳气属于正气，受到父母气息的影响，以及自身脾胃运化而来的水谷之气结合而成，具有温养身心及脏腑功能的作用。我们常说的“阳气不足”指的是阳虚，阳虚一旦出现，人的生理活动就会受到不良影响，出现生理活动减弱和衰退。而这种不良的现象，女性的发生率远远高于男性。

阳气不足的外部表象中，色斑是较为常见的。这也可以解释“为什么女人到了一定的年纪后脸上的色斑会越来越明显”的问题。

我们脸部最主要的经脉是胃经，如果脾胃的阳气不足，不能把身体内的食物和水代谢出去，它们就会变成垃圾存于体内，并且随着经脉巡行到面部，色斑由此而生。由此可见，因为阳气虚亏，女人老得快不是没有道理的。

此外，还有一种情况，也是阳气虚亏的常见表现，那就是感冒。中医认为，感冒是在人体阳气不足的情况下，由风、寒、湿、燥、火（温、热）或疫毒之邪引起，其中主要是风邪，所以又叫“伤风”。邪气之所以侵入人体而致病，是由于人体的正气不足，不足以抗邪，故邪气就显得强盛。当然，阳虚是一个整体概念，包括肾阳虚、脾阳虚、心阳虚等。当“生命之火”不够旺盛时，人体阳气不足，会影响五脏六腑的功能，进而导致更多的疾病产生，最常见的就是咳嗽、哮喘、泄泻、痛经等疾病。所以女人养生不能单滋阴，在适当的时候养阳才是养生的根本。

当然，阳气受损不仅仅是女性自身爱护不周的原因，也与生活环境密切相关。

现在人们生活紧张，工作忙碌，很少进行户外活动，尤其是女性，她们静多动少，缺乏足够的锻炼，为了不晒黑皮肤，还采取了种种隔离天然补充阳气的机会，两者相加会伤害人体的阳气，导致身体呈现病理性的阳虚状态。当然，阳气的耗损不光是因为少晒太阳、少运动那样简单。现在很多人每天习惯熬夜、晚睡，是典型的“夜猫族”，白天为了补充睡眠，一睡就是一天。这种生活习惯很容易损伤阳气，因为夜间是阳气潜藏的时候，本应该安静地睡觉，而多数人偏偏与之作对，唱反调，在夜间欢蹦乱跳，长此以往，各种大小病症必然会找上门来。所以说，女性朋友们要想身体坚固不倒，身心健康，青春长驻，首先要守住阳气。

---

**⊙养血小贴士**

针对湿寒本源做相应的改善能收到事半功倍的效果。具体说来，体内湿寒的女性应当养成清淡饮食的习惯，并为自身制订合理的健身计划。这样才能改善体内循环，让四肢不再沉重无力。

---

## 女人养血必须掌握的诀窍

身为女人，肌肤就好比是自己的第二生命。也正是因此让不少女性朋友都过于注重“表面”功夫，而忽略了身体内在的需求。事实上，肌肤只是“表”，气血才是“里”。没有好气血，就不会有好气色，亲和力自然就少了许多。从这个角度讲，气血不仅影响了女性的健康也影响着她们的工作和社交。

既然气血对女性这么重要，那么，女性养血有没有切实可行的诀窍呢？答案是肯定的。下面介绍几种有效补气血的方法。

### 1. 喝水而不是喝咖啡

咖啡的提神功效获得不少职场女性青睐，但现代人普遍存在咖啡因摄入过多的问题。人一天中，如果频繁摄入咖啡、茶饮、碳酸饮品都是不健康的，这些饮品中都或多或少含有咖啡因。咖啡因摄入过多会导致焦虑、心跳加速和失眠等问题，也间接地影响到气血、气色。专家建议我们每天可以通过喝开水、吃水果、喝粥等方式进行补水，以减少咖啡因的摄入量。

2. 跳舞跳出好脸色

当下，懒女人比比皆是，懒得下厨，懒得运动，似乎已经成为都市女性的普遍生活状态，而这些因为懒而引发的健康问题也层出不穷。生命在于运动，女性健康也同样离不开运动。如果实在懒得每天按部就班的锻炼，不妨选择跳舞。跳舞可以让我们血液沸腾，快乐地出汗，感受体内热量的燃烧，好脸色自然也随之而来。几乎所有的健康管理专家都不忘强调运动对健康的好处。而舞蹈更快乐，更轻松，更适合女人在室内运动。

3. 饮黄酒适量改善肤色

中医研究发现，将近一半的中年女性都有脾虚现象，最明显的症状就是嘴唇发白，没有血色。以至于不少女性都用化妆技术来遮盖面色的不足，但卸妆之后嘴唇依旧是暗淡无光。拥有红润的脸色，从拥有红润的唇色开始。而想拥有自然红润的唇色，则需要注意补脾。生活中，有不少对脾有益的食物，比如山药、黄酒等，这些是最传统的补脾良方，对于改善肤色有帮助。

4. 晨起一杯水巧妙排毒

食物经过消化后会产生废物和毒素，这些东西应该及时排出体外，以免影响身体健康。简单地说，这些毒素是否及时排出体外对于面色很重要。食物进入人体后先经胃部消化，然后由小肠吸收，但是如果有便秘的情况出现，停留在小肠的毒素会经血液流遍全身，让肌肤发黄粗糙，就会影响到脸色。解决方法是每天晨起喝一杯温开水，可以帮助唤醒沉睡的肠道，让我们的一天从轻盈开始。

5. 自然 SPA 让全身血液动起来

经常洗热水澡不仅能确保个人卫生，也是温暖身体的最迅速最有效的方法。在这个过程中，还能促进全身血液循环，对女孩子来说，在约会前一天晚上睡前泡个热水澡，第二天气色会格外好。享受 SPA 是制造好脸色最有效的懒人运动，如果再加上植物精油和浴盐，这场放松行动将会是享受的体验。

## 女人自身的气血运行时刻表

不少爱美女性因为不懂养血之法，所以总是花很多的钱来弥补自己气色和精神上的不足。以为这样就可以掩耳盗铃，至少让人看上去舒服一些。事实上，治标不治本的做法不是长久之计。女性健康应从切实有效的措施入手才能有立竿见影的功效。其实，女性的身体中气血运行是有规律可循的，如果能够掌握气血运行的时刻表，那么美容目的是很容易达到的。

具体说来，就是用中医里说的子午流注来进行经络美容。

子午流注学说研究的是人体气血运行的时刻表。“子午”，具有时辰、阴阳和方位等含义。从时辰看，一天 24 个小时，2 个小时为 1 个时辰，就是 12 个时辰；从阴阳变化来看，子时阴盛，午时阳盛；从方位来看，子午为经，卯酉为纬。“流注”，是形容自然界水的流动转注，它涉及宇宙万物的变化。

据《黄帝内经》记载，经络可以“决生死，处百病”，可见其作用之巨大。中医美容就遵循了经络的原理，通过按摩、针灸等方法来刺激穴位，疏通经络，让人体达到一种平衡的美。

当无数女性感叹现代发达的美容技术时，怎能忽略经络美容呢？当我们在比较哪家美容院价格便宜时，怎么就忘记了免费的经络美容呢？经络美容的功效绝对值得信任。不管身在何方，只要掌握了经络美容的精髓，你就能成为耀眼夺目的美女。

要想使经络美容取到应有的效果，首先要遵守身体时钟。子时就睡觉，这样才能没有黑眼圈，拥有好气色。这是因为子时（23–1

点）胆经当令。《黄帝内经》里说“凡十一脏，取决于胆也”。意思是说，人体内的11个脏器都取决于胆的生发，胆气生发得好，人体状况就会好。俗语说，胆汁有多清，脑就有多清。可见胆的重要性。要想早晨醒后头脑清醒、气色红润，没有黑眼圈，那么子时就要好好睡觉。因为这个时候胆经最旺，胆汁需要新陈代谢，人好好睡觉胆汁才能推陈出新。有些女性朋友喜欢夜生活，总是娱乐熬夜，这很容易导致头昏脑涨、面色苍白。

子时过后是丑时（凌晨1–3点），许多女性到这个时候还不睡觉，脸上就容易长斑。因为这个时候肝经最旺盛，肝脏需要完成新陈代谢。如果人不睡觉，肝就得输出能量支持人的思维和行动，废旧的血液无法淘汰，新鲜的血液也没有产生，因此就会面色青灰，情志怠惰而躁动，脸色晦暗长斑。反过来，对于脸上已经长斑的女性来讲，可以用丑时的安睡来改善面部斑点情况。

接下来就是巳时。巳时（9–11点）脾经当令，脾经旺，是造血的最佳时辰。《黄帝内经》中说，“脾主运化，脾统血”，意思是说脾是消化、吸收、排泄的总调度，又是人体血液的统领。“脾开窍于口，其华在唇”，脾的功能好，消化吸收好，血的质量好，就会使嘴唇看起来红润。如果血气不足，嘴唇就会发白，如果唇暗、唇紫，则说明寒入脾经。

此外，良好的生活习惯一样有助于养血。午睡对女性健康而言至关重要，午时小憩一会儿，可以安神养气，因为午时（11–13点）心经当令。具体说来，午休可以美容养颜的道理在于，中午小睡可以养心，心脏养得好，才能保证下午和晚上精力充沛。

到了未时，人体内火气上升，此时段宜多饮水降火。未时（13–15点）小肠经当令。《黄帝内经》认为，小肠具有分清浊的功能，把水液归于膀胱，糟粕送入大肠，精华输送进脾。有些女孩子感觉自己肚子上的肉越来越多，却又找不出原因，这很可能是小肠辨清浊的功能出了问题。

申时津液足，养阴最当时。申时（15–17点）膀胱经当令，《黄帝内经》认为，膀胱贮藏水液和津液，水液排出体外，津液循环在体内。申时人体温较热，阴虚的人尤为突出，适当地活动有助于体内津液循环，阴虚的人最好在这个时候喝泻火的茶水。

酉时肾藏精。男人要养肾女人一样要养肾。酉时（17–19点）肾经当令。《黄帝内经》认为，肾藏生殖之精和五脏六腑之精。肾为先天之根，经过申时人体泻火排毒，肾在酉时进入贮藏精华的时辰。此时养颜不宜喝大量的水，也不要剧烈运动。

戌时适合减压，使心情舒畅，减轻心脏负担。因为戌时（19–21点）心包经当令。《黄帝内经》认为，心包是心的保护组织，又是气血通道。心包戌时兴旺可清除心脏周围外邪，使心脏处于完好状态。此时养颜就要保持心情舒畅，看书、听音乐，总之就是要放松心情，释放压力。

亥时是女性养身养容的最佳时刻，因为亥时（21–23点）三焦经当令。《黄帝内经》认为，三焦有主持诸气、疏通水道的作用。亥时三焦通百脉，人如果在亥时睡眠，百脉可休养生息。百岁老人有个共同特点，即在亥时睡觉，现代人如不想此时睡觉，可听舒缓的音乐、看书、看电视、练瑜伽，但睡觉时间最好不要超过亥时，也就是晚上11点。

---

**⊙养血小贴士**

每个人的体质情况不同，气血状态各异。不要盲目听从别人的养生建议，照搬照套用在自己的身上，因为不见得合适。

---

## 女性调血补气要对号入座

了解了气血运行的基本原理规则后，还要对自身的气血需求有清晰的认识。诸多女性在调理补血的过程中，尝试了诸多方法但却收效甚微。究其原因，多是调补方法与自身气血虚亏的原因对不上号。

治病讲求“对症而治”，养血也是一样的。血虚与现代医学的贫血症相似，女性血虚者可表现为面色萎黄、头晕眼花、月经不调、失眠多梦等。阿胶和当归是治疗血虚的代表性食物。其中，阿胶更被称为“补血圣药”，具有补血止血、滋阴润肺等功能。中年女性往往患有缺铁性贫血，主要是因为食物中铁元素含量比较少，致使体内造血原料不够，而处于更年期的女性每月又会因月经失血，因此更容易发生贫血。

对于血虚的女性来说，补铁最为重要。含铁丰富的食物有瘦肉、大枣、枸杞、蜂王浆、动物肝脏等，女性可以多吃一些。木耳、海带、核桃仁等含蛋白质和铁造血原料丰富的食物也要多吃。如果条件许可，最好多吃一些海参、鲍鱼等。女性更年期如果患有月经不调、经量过多，可在日常生活中多吃鱼虾、红枣、猕猴桃、葡萄、桂圆、芝麻等食物，也可适当选用乌鸡白凤丸、阿胶补血浆等中成药。

说完血虚再来看气虚。气虚女性应该如何调补气血呢?

气虚的女性，尤其是更年期女性，在秋冬寒冷季节应多吃大枣、萝卜、排骨汤等补气食物。此外，历代医家认为，羊肉、牛肉、狗肉、鸡肉、大蒜、生姜、香菜、洋葱、栗子、桂圆等食物，有助于温热散寒，可以适当选用。久坐或久立工作的女性，多做一些手、脚和腰部运动，也有利于预防或减轻冷感。

---

**⊙养血小贴士**

女性养血都要吃哪些食物对身体好呢？胡萝卜是首选。胡萝卜皮中含有的胡萝卜素即维生素 A 原，可促进血红素增加，提高血液浓度及血液质量，对治疗贫血有很大作用。对于本身体质较差或有轻微贫血症状的女性尤为适宜。

---

# 第二章
# 察“颜”观色读女人血气盈亏

## 头发干枯韧性差，气血不足的表现

很多女性都知道养血的重要性，也能从家人、朋友和书籍中找到较为有效的补血方。但却不清楚自己的情况是否属于气血不足，对身体虚弱的原因更是不清楚。只是从自我感觉上，从别人的描述中感觉自己是“贫血”“气色不好”，等等。

其实气血表现完全可以通过人体毛发的情况做出判断。

中医认为“气血同源”“气能生血”“血为气之母”，气血对肌肤、毛发具有润泽的作用。明代医学家王肯堂在其书《证治准绳》中说：“血盛则荣于发，则须发美；若气血虚弱，经脉虚竭，不能荣发，故须发脱落。”《医学入门》中有：“血盛则发润，血衰则发衰，血热则发黄，血败则发白矣。”

以上都说明，人体毛发的枯荣是由气血盛衰决定的：头发属于少阴、阳明；耳前的鬓毛属于手、足少阳；眼上的眉毛属于手、足阳明；唇上的胡子属于阳明；下颌的胡子属于足少阳、阳明；两颊上的髯须属于少阳。如果气血盛，则毛发长得又快又好；如果气多血少，则虽然黑但长得慢；如果气少血多，则长得又少又差；如果气和血都少，则毛发不生；如果气和血都过盛，毛发就会黄而赤；如果气血皆衰，头发就会发白并脱落。可见，要使自己的秀发又黑又亮，就要使自己的气血充实起来，这是保持秀发魅力的根本办法。

中国人自古以来就以乌发为美，拥有一头乌黑发亮的头发不仅看上去非常漂亮，而且也是健康的重要标志。女人要想拥有一头乌黑秀美的头发就要关注自己的气血。平时适当吃些益肾、养血、生发的食物，如芝麻、核桃仁、桂圆肉、花生、大枣等，对防治脱发大有裨益。另外，每天必须摄入一定量的主食和水果蔬菜。因为主食摄入不足，容易导致气血亏虚、肾气不足，直接导致头发稀疏。

中医认为，头发就是血之余气产生的，血充盈了，头发才会好。“气为血之帅”，血的运行必须在气地推动下，上注于肺，运行于血脉之中，才能分布于全身。气血和毛发的关系非常密切，人体血气旺盛，毛发也就旺盛，血气一旦虚亏，毛发就会出现枯萎、稀少或脱落等现象。气血发生病变时，会出现脱发、白发等疾病。

肾其华在发，肺其华在毛，肝藏血，脾统血，心主血脉。人体的五脏都与气血有密切的关系。想要拥有乌黑光泽的头发，就要补养气血，而要补养气血，就要补人体的五脏。

其实，补养气血、乌发黑发的方法很多，中药、膳食都是很好的选择，女性朋友们应该多加利用。下面，就向大家介绍几种常见的中药。

大麦：富含蛋白质、脂肪、糖类、钙、磷、铁、维生素$B_1$、维生素$B_2$等，有清热消渴，益气宽中，壮血脉，养颜乌发等作用。大麦营养丰富，易于消化，有很好的健美作用。《食疗本草》中说：“大麦久食之头发不白。”

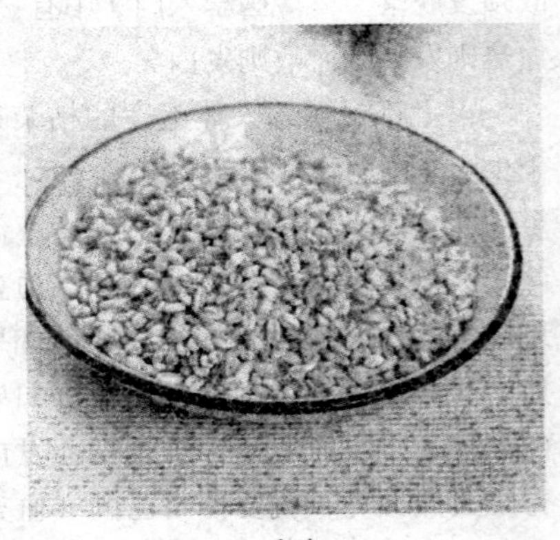

大麦

当归：可以行血、补血、润肤，有抗维生素E缺乏的作用，还能扩张头皮的毛细血管、促进血液循环。当归制成的中成药能滋润皮肤毛发，防止脱发，可使头发乌黑发亮，还能预防头发变黄和变白。

枸杞：含有各种微量元素钙、磷、铁等，还有美容必需的维生素，特别是维生素A和维生素C含量很高。用枸杞子的提取物进行养发，能使头发乌黑发亮，防止脱发，对人体因维生素及微量元素缺乏而引起的白发、面色苍白、皮肤干燥等都有显著疗效。此外，枸杞治疗斑秃也有很好的疗效。

芡实：富含维生素C、B族维生素、铁、钙、蛋白质、淀粉、脂肪等，可益肾固精、健脾理胃、美颜美发。《滇南本草》中说芡实能："益肾脏而固精，久服黑发明目。"

莲须：含有异槲皮苷、木樨草素、槲皮素及多种维生素，有清心通肾、乌发固精等功效。《本草纲目》说它有"清心通肾，固精气，乌须发"之功效。

看过中药，再来看看日常饮食中有哪些食物适宜美发乌发。

何首乌：有补肝益气、养血祛风、健美延年的功效。何首乌可入药，做粥，常吃有使人面色红润、头发乌黑的作用。何首乌中含有丰富的卵磷脂，是构成神经组织、细胞膜的主要成分，能促进毛发生长，因而有乌发美髯、延年益寿的功效。《开宝本草》中称其能"益血气，黑须发，悦颜色，久服长筋骨，益精髓，延年不老"。

黑豆：富含优质植物蛋白、脂肪酸、糖类、胡萝卜素、B族维生素、叶酸、黄酮类等物质，具有补肾益精、活血泽肤、美发护发的功效。其中含有的黄酮类物质是乌发美发的好东西，经常食用可使头发富有光泽和弹性。

核桃仁：富含蛋白质、脂肪、糖类、B族维生素、维生素C、维生素E、锌、铁、钙、镁等，其中锌的含量很高。有补气益血，滋肾固精，养颜乌发等功效。

海藻：自古以来，海藻类就是保养头发的佳品。从营养学的观点来看，海藻类食物含有丰富的碘，而碘又是毛发不可缺少的营养成分。

黑芝麻：富含蛋白质、脂肪、钙、磷、铁，还含有维生素A、维生素D、维生素E、卵磷脂等，这些都是头发健美所必需的成分。黑芝麻还兼具填补精髓、养血益气的功效，是一种非常好的保健食品。

## 强化呼吸亦能调气血

在人体的各种生理活动中，呼吸是我们唯一可以用意识干预的。但是呼吸方式也不尽相同，有有利于健康的呼吸，也有不利于健康的呼吸，在人生数十年的光阴里面，呼吸效率的高低，对我们健康及寿命的影响是很大的。一般人的呼吸粗而短，不能细而长；急而浅，不能缓而深，这就不是良好的呼吸。而且，呼吸的深浅对人体气血状况是有影响的。生理实验证明，一个人在练习呼吸养生时，呼气时，中枢兴奋扩展到全身的副交感神经；吸气时，中枢兴奋扩展到全身的交感神经。呼吸能够协调交感神经与副交感神经的平衡，因此良好的呼吸方式对我们的健康有益。从调节气血的角度讲，呼吸状况对女性健康具有积极意义。相对应的，呼吸状况越不好，气血状况越差。从这个角度来说，呼吸也是养血的主要内容之一。

我们总说“气血”，而呼吸之“气”是气息，虽不能作为“气血”中的“气”来作等同解释，但也颇有些关系。我们来了解下气息。

人的气息主要有两种，真气与谷气。《黄帝内经·刺节真邪》说：“真气者，所受于天，与谷气并而充身也。”“谷气”是我们从食物中得来的，《黄帝内经》中“谷气”的“气”可以认定为生物能量。而来自天的“真气”，既然能与谷气混合成为充身之物，那么据此推理，真气与谷气必然是同类或相近之物，否则无法合流。

至于真气为什么与谷气成分相似？只有一种解释合乎逻辑：我们所吃的食物，不论是动物或植物，其中所含的谷气及能量，都是来自“所受于天”的真气。换句话说，动物、植物吸收了天地之真气，然后转化为谷气，我们吃进食物吸收谷气，等于间接地摄取了天地的真气。我们可以大胆假设，透过人体的某种机制，真气可以转化成为生物能量，用来滋养我们的身体。“辟谷”的人不需要饮食就可以维持生命，大概就是因为摄取真气即可维持生命的运作。

《黄帝内经》既然指出真气与谷气都可以用来“充身”，表示两者也都会消耗，必须随时补充。谷气与真气各自透过什么渠道进入身体呢？谷气来自食物毫无疑义，人一天不吃饭就浑身乏力即可证明。但是“真气所受于天”的补充渠道是什么呢？除呼吸以外别无他法。总之，《黄帝内经》这段话透露出一个讯息：人类摄取能量赖以生存的渠道有二：一为饮食，一为呼吸。

《黄帝内经·素问·上古天真论》一篇中说：“上古有真人者，提挈天地，把握阴阳，呼吸精气，独立守神，肌肉若一，故能寿蔽天地，无有终时。”《黄帝内经》既说“真气所受于天”可以用来充身，又说“呼吸精气”可以寿蔽天地，可见真气等同于精气，而呼吸则是摄取真气、精气的途径之一。

目前，饮食健康的信息大行其道，许多医生及营养专家纷纷著书、演讲，或受邀到电台、电视的节目中现身说法，指导民众通过正确的饮食增进健康。在追求健康之际，正确的饮食固然重要，但是人体摄能的另一渠道——呼吸，却较少有医学家对其重要性进行深入研究。殊不知，善用呼吸强化气血，是增进健康的治标治本之道。

强化呼吸的养血之道，往往需要专业的医师指导。不少女性因为不了解其中缘由而盲目食用补气食物，非但不能起到养血健身的作用，更可能引发新的健康问题，所以，切记谨慎。

## 白天瞌睡连连，多是气血亏

打瞌睡，看起来是稀松平常的事。但女性朋友要注意，白天瞌睡连连往往是气血不足的表现。气血不足的结果会导致脏腑功能的减退，引起早衰的病变。气血不足分两种情况，一个是气虚，一个是血虚。

气虚，从病理上讲，即脏腑功能衰退，抗病能力差。气虚的女性常常会出现畏寒肢冷、自汗、头晕耳鸣、精神萎靡、疲倦无力、心悸气短、发育迟缓。

血虚的女性表现为，面色无华萎黄、皮肤干燥、毛发枯萎、指甲干裂、视物昏花、手足麻木、失眠多梦、健忘心悸、精神恍惚。

另外，还有一些女性在经期会出现嗜睡的现象。中医学认为，经行嗜睡多由脾虚湿困、气血不足、肾精亏损所致。

在经期内经常犯困的女性朋友，需要特别注意自己的身体锻炼了。这种经行困倦嗜睡的现象对身体十分有害。最好能选择一种慢性的、循序渐进的锻炼方式，长期坚持下去，逐步提高身体素质。在饮食上也要尽量避免摄入过多的高热量、高脂肪的食品。最好能配合四季的饮食规律搭配食物。比如说，夏天可适量多吃一点儿西瓜，冬天可多吃一点儿甜萝卜，平时也可用赤小豆、薏米煮粥喝。食疗调补身心一向是较为安全有效的养生方式，对身体质素较弱的女性更为适宜。一般说来，有经行嗜睡的女性，只要在生活上注意，并按时在医生的指导下服用药物，都可以取得满意的治疗效果。

---

**⊙养血小贴士**

熬夜伤阴，晚上的睡眠对女人很重要。晚上是人体积蓄阴液的最佳时间，所以晚上要保证足够的睡眠。疲劳性失眠可以用花卉助眠，放一束新鲜的薰衣草在床边能起到一定的助眠效果。

---

## 双目呆滞、晦暗无光是气血衰竭的表现

很多女性在清晨起床后照镜子，都会发现一个无精打采的自己：双目呆滞、眼睑水肿（有时候波及下肢）、眼底出现难看的

黑眼圈、面色无光，这些都是人体气血亏耗，脏腑衰败。这时就有必要检查一下自己是否出了气血“故障”，是否因此影响了脏腑健康。

判断气血是否亏虚，最为直接的方法就是观察双目。双目呆滞、晦暗无光的女性很可能是气血不足，而且肝脏亏虚。这是因为，根据中医学理论，眼睛为心灵之窗，是人体最重要的感觉器官之一。眼睛的神气是观察脏腑气血充足或衰败的关键。正所谓，“肝开窍于目”，肝血不足眼睛就酸涩，视物不清；肝火太旺，眼睛就胀痛发红，这是春天双眼容易干涩的主要原因。所以春季特别要养肝，才能确保拥有澄清明亮动人的双眸。

若眼睛清澈明亮、神采奕奕，说明气血充足；若两目呆滞、晦暗无光，是气血衰竭的表现；眼睛干涩、眼皮沉重，也代表气血不足；眼白的颜色混浊、发黄，表明肝脏气血不足；眼白与肺和大肠的关系密切，如果眼白有血丝，多为肺部和大肠有热；眼袋很大则说明脾虚。不管是出现上述哪种状况，女性都该注意多进补有益气血的食物。

那么，女人养肝补血应该多吃哪些食物呢？下面就给女性朋友们推荐几种有补血养肝功效的食物。

首先是发菜。发菜色黑似头发，质地较发粗而滑，含铁元素所以能补血，常吃还能使头发乌黑，可用发菜煮汤做菜，作为补血之用。

其次是菠菜。菠菜是补血蔬菜中最重要的一种。常吃菠菜能维持女性良好的气色和精神面貌。

此外，龙眼肉、大枣、红糖水、猪肝等都是补血的好东西。

## 双唇红润，女人气血充盈的特有标志

女人的嘴也是一个性感迷人的地方。樱桃小嘴，是很多女人梦寐以求的。我国古典文学中对美女的红唇赞颂有加，苏轼在《蝶恋花·佳人》中用“一颗樱桃樊素口”来形容佳人口唇之美。唇间绽放的美丽，也是现代女士所追求的。

什么样的嘴唇才是美丽的？当然是色泽自然、像红日一样的丹唇。唇部的皮肤很柔嫩，没有汗腺和油脂分泌，只能靠毛细血管和少量发育不全的皮脂腺提供养分。可是，总有些女人的双唇不尽如人意，甚至不少女人的嘴唇经常干裂出血，唇色呈现偏紫色或者发白，这些都不是健康的表现。这样的女性，她们的手脚总是冰凉的，如果天气状况较差，温度较低的时候，甚至会出现暗紫色的嘴唇，乍看起来有几分恐怖。

上述情况多是由于气血失衡引起的。气血一旦失衡，嘴唇很快就会受到影响，这个时候嘴唇就会呈现出不同的颜色来提醒你要注意调整体内的气血了。

看嘴唇的颜色就可以知道一个人的气血是否协调顺畅，体内气血平衡、脏腑功能协调的唇色是正常的粉红色。当嘴唇的颜色出现青紫、苍白、发黑、赤红或者上下唇色不一样时，就是气血不正常的反映。在中医看来，红润的唇色不仅是美丽的象征，更是健康和气血充盈的标志，特别是能体现脾胃的工作状态。下面，我们就来看几种较为常见的不健康唇色，以供广大女性朋友检查自己的身体状况。

1. 唇色青紫说明肺气血不足导致气血失衡

血液中氧的数量降低，携氧血红蛋白就会减少。血的运行出现障碍，皮肤就会呈现青紫的现象，在皮肤较薄、毛细血管网较丰富的双唇部就会首先体现出来。中医认为“肺朝百脉”，肺除了主气、司呼吸的基础功能外，还有助心行血的生理作用。全身的血液通过血脉而流经、汇集于肺。肺气血充盈，吸入清气调节全身的气机，辅佐心脏主持血液的运行。所以当肺气血虚衰，血液中的含氧量不足时，心主血脉的功能也会受到影响，嘴唇就会呈青紫色。

### 2. 唇色乌黑说明胃部气血过旺

《望诊遵经》言："唇色赤黑者，胃中热也。"足阳明胃经沿鼻子的外侧进入牙齿上槽中的巨髎穴，回至嘴角的地仓穴，再环绕口唇到人中穴，向下交会于下巴的承浆穴。胃气血失衡，胃里有热，嘴唇就会发黑，消退胃热以后，唇色自然会恢复原状。

### 3. 唇色发青说明脾气血虚寒

脾开窍于口，脾气血健旺，则口唇红润光泽；脾气血虚寒，口唇就会呈青色。而两片"若点樱"的丹唇来自日常生活中对脾的护理和保养。

### 4. 唇色过红说明心里气血过盛

唇红是心热的表现。心气血过盛则全身气血运行加速，不仅面红唇赤，而且心情也很容易烦躁不安。可用百合、莲子和枣仁煮粥喝，也可用竹叶、莲子心泡茶饮用。白果、枇杷、扁豆、红豆、蚕豆、薏米、紫菜等也是去心火的食物。也可取黄连5克，用水煎煮，取汁加入红糖服用，一日2次。

嘴唇的颜色是一个人气血状况最直接、最忠实的反映。气血充足的人，嘴唇应该是红润、饱满、干湿适度、边界清晰的。气血不足的人，唇色会出现相应地变化。如果出现唇色淡白，多属于脾胃虚弱，气血不足；嘴唇淡红多属血虚或气血两虚，多见于体质虚弱而无疾患之人；唇色火红如赤，多见于发热、肺心病伴心力衰竭者；唇色泛青代表气滞血瘀，多是血液不流畅，易罹患急性病，特别是血管性病变，如血管栓塞风等急暴之症；若唇色暗黑而浊，多为消化系统有病，且伴有便秘、腹泻、下腹胀痛、头痛、失眠、食欲不振等症。

现在有很多女性的体质天生偏寒，所以手脚容易发凉，再加上现在流行露脐装、低腰裤和超短裙，使女性的身体更加寒凉。中医学讲，寒主凝滞，体内太寒，血液流动太慢，就会形成血瘀，血行变慢，新鲜的血液不能及时补充，所以受寒女性的唇色会发紫和发暗。

---

⊙**养血小贴士**

要想双唇红润可采用暖脾法，如炒菜时适当加些生姜，多喝一些红茶，睡眠时加强腹部的保暖，按摩脐周，选择散步和慢跑运动都有调和脾胃的作用。脾胃好了，气血足了，双唇自然红润。

---

## 牙龈肿痛，常塞牙预示气血不足

生活中，你是否会经常出现这样的现象：稍有心事就牙痛，牙龈部分肿起来老高，牙缝较稀，吃东西常常塞牙……这些往往都表示身体气血不足。

我们日常生活所说的气血不足是中医的概念，大部分气血不足的患者主要以女性居多。气和血都是生命的载体，共同滋润身体，使身体正常协调地运作。而女性由于经期、体质等方面的原因，容易出现气血不足的情况。如果把人体比作植物的话，气就是阳光，血就是雨露，二者共同作用于人体，使其茁壮成长。

气和血的状况可以通过身体状况表发现出来，只要分辨出这些小细节，就能认清各个脏腑气血的运行状态，有助于预知疾病、保持健康。

牙齿与肾的关系最为密切，如成人牙齿稀疏、牙齿松动、齿根外露等问题，多为肾气亏乏。牙龈与胃肠相关，如出现单纯的牙龈红肿，多是胃火上扬所致，也可能与胃炎有关。牙齿松动脱落，主要是由于牙槽骨不坚固，而牙槽骨的不坚固多由骨质疏松导致。牙龈萎缩代表气血不足，牙龈失去濡养，兼以虚邪客于齿间而致。另外，还有头昏目花，失眠多梦，脉细舌淡等一系列虚弱症状。当你发现牙齿的缝隙变大了，越来越容易塞牙，就要留意身体的状况。

女人气血不足应该及时调理。如果没有典型病理症状，可以首先选择喝鸡汤补气，或者用党参或黄芪15克，煎水补气。除饮食外，还要减缓生活压力。当出现以上典型症状时，应该及时去看医生。

---

**⊙养血小贴士**

坚固的牙齿保健要从生活中做起，经常喝点儿红茶，保护牙龈，减少牙龈萎缩的机会，也是间接对气血的一种保护。

---

## 呵气如兰，健康女人气血充盈的“显示器”

女人最迷人的魅力不只在容貌姿态，还在于蕴藏在其口中清新的口气。这种口香是令人愉快的气息，是无形的气场。古书中所指的“颜如玉，气如兰”，是说女人要有像兰花那样香的气息才算是真正的佳人。

古人有云：“美人在时花满堂，至今三载闻余香。”意思是说，美人虽已不在眼前，可美人之香仍有余味。如果说上几句话就让人有避而远之的念头，多半是因为口气不佳。而人的口气状态也是气血的“显示器”。

人的气息是由口鼻发出的，当脏腑气血充盈，自然呵气如兰。如果体内气机不畅，血虚无力，则发出的气息会令人生厌。有时候不仅发出难闻的气味，还会引起面部长暗疮，嘴、唇生疮等，使容颜大打折扣。因此口、鼻有异味呼出是五脏六腑气衰血虚的体现，而神清气爽、口舌生香则是人体气血充盈的外在表现。

呵气如兰、口气清新是非常受人欢迎的。口香糖、口气清新剂、高浓度薄荷糖等能迅速令口腔恢复清新，但效果只有半小时。刷牙、漱口能够保持口腔的清洁，但也只能抑制住一时的口气。而要从根本上祛除口臭恶疾，就需要针对病因，调节脏腑，保持身体内的气血充盈，这样才可以清除体内的恶浊气息，便通体生香。

对于职场女性而言，繁忙的工作常常会使饮食毫无规律，时常感觉肠胃不适，口腔异味很重。虽然口腔异味不是什么大病，但他人的反应还是会让人感觉尴尬，并且也对健康无益。

中医学理论认为，口出恶气，多由肺、肝、胃积热或虚火郁结所致，特别是肝脏有火，就会促使胃肠功能减弱，使食物在肠内得不到正常的消化，大量废物无法及时排出体外，愈积愈多，形成毒素进入肠壁血液，从而伤害脏腑引发各种疾病。而沉积在肠内的食物糟粕时间一长就会积滞生热，产生臭气，向上蒸发，通过口腔及鼻咽部位形成口臭。此外，贪食辛辣食物或暴饮暴食，或患某些口腔疾病、消化系统疾病都可以引起口气不清爽。

---

**⊙养血小贴士**

要想做个呵气如兰的美女，可以在舌下含上几片茉莉花茶，或是桂花乌龙茶，茉莉花香或桂花香混合着茶香，会让人觉得心神宁静，口气清爽。此外，一些口香糖有中药配方，如芦荟、枸杞子、罗汉果、枇杷，都有独特而怡人的香味，能让人的口气瞬间清爽。

---

## 玉指枯黄血气亏，手漂亮的人多健康

你也许想象不到，手的状态也可以从一定程度上反映血气的盈亏。古代大家闺秀的手是“双手白嫩如春荑”，现代女性也追求“春葱玉指如兰花”的双手。我们用“玉指”来形容女性双手的美丽。这样的手往往是柔软而细滑的，颜色自然，握着这样的手，亲切感就会自然而然产生。相对应的，如果握到的是一只粗糙生硬、颜色枯黄的手，第一印象就会大打折扣。

日常生活中许多事情都需要“动手”解决，同时手与人体气血盛衰有着密切的关联，因为这双手是人体内气血是否充盈的“明信片”。人体内的12条经脉中有6条经脉是以手指为起止点的。而自古以来中医就选取手腕处的脉搏，通过切脉来诊断疾病，因此许多人通过中医手诊了解身体健康状况，及时地把病情遏制住。所以，观察双手就能够了解一个人体内的脏腑气血状况。

《黄帝内经·素问·六节藏象论》中说：“肝主筋，其华在爪。”人能运动，依赖于筋能连络骨节肌肉。而筋是由肝气血所濡养，所以肝气血的盛衰可影响到爪甲的荣枯变化。中医认为，肝属木，“木曰曲直”，曲直是指能伸能屈。肝气血充盈，整个手就会柔韧、润泽、手握有力。肝气血不足，筋膜缺少濡养，手就会屈伸无力。下面是气血不足时手部多见的两种状态：

（1）手苍白无色说明肺气血不足。《类经》中说：“经脉瀛动，必由于气，气主于肺，故为百脉之朝会。”意思是人体内血液、营养的输送需要肺来推动。所以手能活动自如，除了依赖于血液的濡养外，还要通过肺气的推动完成。肺朝百脉，血液的运行有赖于肺气血的疏导和调节。肺气血亏虚的话，手部就会苍白无血色。

（2）手部粗糙而硬，说明脾气血不足。《黄帝内经·素问·痿论》中说：“脾主身之肌肉。”全身肌肉都依赖于脾胃所运化的水谷精微的濡养，才能丰满、柔韧、有弹性。脾气血不足，肌肉萎缩，手部的肌肉和皮肤就会干瘪、粗糙，甚至生茧。

中医认为，整个手是人体的一个缩影，它的色泽和形态反映着人体气血的状况。根据人体内外相应的原理，观察机体外在的变化，就能推断内在脏腑气血的运行和变化状况。

不仅手型能反映身体状况，手掌的情况也是如此。手掌厚而有力，富有弹性，一般为气血充沛，体质强壮；如果手掌厚而无力，弹性差，多为精力欠佳，疲劳乏力；手掌软细薄而无力，多精力衰退，体弱多病。如果读懂了手部密码，就能第一时间把握身体的气血动态。

既然手部与身体的健康息息相关，因此在养生保健的过程中就不能忽略自己的双手。每天只要花十几分钟动动手指，如搓手、转球、旋转拇指等，都能达到手部保健的目的。

## 指甲无“月亮”，说明气血不足寒气重

我们检查完手的外形之后，再来看手的温度和指甲。气血充足则手总是温暖的，而如果手心偏热或者出汗或者手冰冷，则都是气血不足。如果手指指腹扁平、薄弱或指尖细细的，都代表气血不足，而手指指腹饱满，肉多有弹性，则说明气血充足。人的手指甲上都有个半月形的印迹。如果手指上没有半月形或只有大拇指上有半月形，说明人体内寒气重、气血不足。

不少女性在气血亏损的情况下，都会在指甲上发现白斑。在现代医学里，指甲因为位于人体末端，有丰富的微细血管和神经末梢，可以从中观察出很多疾病的前兆。

在中医学里肾代表了人体能量的内存，而肝则代表着能量的输出。中医认为肝的精华在爪，而“肝肾同源”，指的就是只有丰富的储备才会有源源不断的后备供给。

指甲上发现一些白斑则可能意味着，气血不足，不能维持正常的末梢微循环，内脏本身也从其表面的微循环开始“缺气少血”了，而这就可以认为是肾虚的表现，因为气血的供给减少了。

女性朋友尤其要关注手足小指指甲的情况。因为小指对应着肾，小指指甲如果色泽苍白，有白斑，甚至干枯就提示肾气亏虚。而这是人们常忽视的，大多数人以为出虚汗，性欲低才算肾虚，而那时候已经严重了。

---

**⊙养血小贴士**

爱美的女性要养成良好的生活习惯，美甲次数不宜过于频繁。注意饮食防治肾气亏虚，这些都是由指甲揭示的养血小窍门。

---

## 舌质淡白的女性，气血两虚

正常人的舌质应该是淡红色，如果舌质淡白，往往说明此人血虚或体内有寒。有的女性气血不足，舌质就会变成惨白色，这说明身体需要补血了。

有的女性朋友，还没到50岁就闭经了，看病吃药也都无济于事。为什么吃药不管用了呢？因为，不少中药虽然也具备通经的效果，却大多治标不治本。这个时候不妨看看舌头，如果舌苔淡白，非常薄，这说明是气血两虚。

为什么有的医生用通经的方法不见效呢？就是因为病人此时气血两虚，已经无经可通了。这就像河里面已经没有水了，你还挖河道疏通，那肯定没有用，应该把气血养足了才能再疏通。有这种状况的女性朋友千万不要着急，要慢慢养，等气血足了情况自然会慢慢改善。

总之，淡白舌就是舌质的颜色比正常人浅淡，又叫作舌淡主要是红色的色度值下降，这在中医里面，多主虚寒证或气血两虚。传统的中医认为，阳虚证的舌质是淡白的，且舌体较正常肥大，舌面湿润多津液，舌质有种娇嫩的特点，舌边有齿痕。

中医认为脾胃是气血生化之源，可以用白术为主药适当加些养血的药物，配合规律的作息时间调节好生物钟。对于女性而言，夜间的睡眠至关重要，这是滋养阴血的时期。如此调养一段时间以后，月经就会有所改善。

其实，生活中有不少女性还会遇到闭经的现象。但可能根源不同，有的是因为瘀血，有的就是因为气血不足。

值得注意的是，很多女性闭经是由减肥引起的，她们服用的某些药物导致脾胃虚弱，脾胃虚弱进而导致气血不足，结果就出现了闭经。

## 全身都有赘肉，说明气血不平衡

每个女孩子都不喜欢自己身上有赘肉，这不但影响自己的外在形象，还会让整个人看上去没有精气神。

人体要气血平衡，才会精神抖擞，百病不侵，健康不健康最重要的就是看气血是否平衡。爱美之心每个人都有，尤其是女人。古人描写的“肩若削成，腰如约素。延颈秀项，皓质呈露”的身材不可多得，不能强求。

减肥不是女人的必修课，有必要减肥才是正确的，这种必要就是指对自身健康造成威胁的时候。很多人认为肥胖是因为摄入的营养过多，身体储藏的脂肪超标引起的。可为什么体重、身高一样的两个人一个看起来胖些，另一个却显得瘦一圈呢？

许多女性从未停止或者放弃过对苗条身材的追求，为了减肥试了很多方法：节食、吃减肥药、用瘦身仪器等，但总不见瘦下来。这些伤身体的方式，不但瘦身未成，反而身体先垮了，结果只会更胖。

江婷这一年来每天都吃得很少，而且很多时候是以水果和蔬菜作为主食。周末定期去健身，偶尔吃点儿减肥药，该用的方法基本上都用了，可体重一点儿也没少，看起来还是很“丰满”。尤其是肚子和胳膊，这两个地方的肉松松垮垮的，让人很郁闷。为了使身材不至于变得更胖，江婷每天的食量很小，有时候只吃一点儿零食，结果人整天昏昏沉沉，无精打采的。

生活中，很多女性都有江婷这样的经历，明明吃得不多，有良好的生活作息时间，运动也足够，可身上的赘肉就是没见少。这究竟是什么原因呢？中医认为造成肥胖的基本原因是气血不平衡。由于脏腑气血失衡，使体内膏脂堆积过多，体重异常增加，形成肥胖。因此减肥首先要调理气血。

中医认为，体内气血不平衡更容易导致脂肪堆积。因为苗条匀称的身材是以体内气血的充盈和平衡为基础的。气血平衡的人，身体内气的运动充分，进餐之后，该吸收的营养物质吸收了，该排泄的排泄了，该气化的气化掉了，人的身体就会不胖不瘦。气虚之人，身体内气的运动不充分，进餐之后，该吸收的营养物质没吸收，该排泄的没排泄，该气化的没气化，结果这些没有被气化掉的物质就被转化成脂肪，堆积起来。

脂肪是什么？脂肪就是体内没有被气化掉的垃圾。所以要去除多余的赘肉，需要使体内气血平衡，由里及表地减少脂肪，才能达到塑身美体的最佳效果。

## 黑痣和小红点，经络堵塞的信号灯

瘀血内阻同样可以导致血虚，身体内的血本来是足够的，但因为气滞血瘀，正常的血液运行受阻，于是供给脏腑器官的血就不够用了。血行不畅，身体得不到滋养，人自然就消瘦了下来。

血瘀型瘦子比较明显的特征是皮肤容易长斑。为什么血瘀的人容易长斑呢？因为血瘀之人，血液循环速度缓慢，通过肺部获取新鲜氧气的速度也比较慢，血液里缺少氧气，血色就会慢慢变黑变紫，于是皮肤就会晦暗。与此同时，血瘀不畅，色素沉淀，皮肤上面就容易出现斑点，这种现象在女性身上表现得更为明显，严重影响一个人的容貌。最为常见的表现就是长黑痣和小红点。黑痣是人体气血的凝滞，表示黑痣所在的部位气血衰弱，流通不畅，容易阻滞。同理，小红点也是人体气血的精聚。

当然，这种斑点不光会长在面部，身上的其他部位也会有。而且，这类人还有一个特点，别人被磕碰了一下后，身上只是红一小块，她们被磕碰了之后，身上会出现又黑又紫的一大片。

女性朋友自己看是不是血瘀，最简单的方法就是看经血的颜色。一般来说，血瘀女性月经的颜色不新鲜，而且还呈块状。血瘀会导致女性月经不调、痛经和乳房胀痛。女性血瘀，身体内的血液就会发黑发紫，那么经血自然不会是正常的鲜红色，而且血液长期淤积不散，流出体外时，就会表现为块状。《黄帝内经》说“素有恶血在内”，恶血指的就是瘀血。另外，《叶天士女科证治秘方》说：“妇女形体消瘦，每多热多郁，血少气虚，多热则血稠而行滞，气郁则血凝成瘀，瘀血阻滞胞脉，则经闭不行。症见形体消瘦，月水不通，胸闷不舒等。”

最后，女性看自己是不是血瘀，还应看她的性情。当人的气血不顺时，人的脾气自然也不会好到哪里去，气血瘀的人性情往往会形成内郁，这类人的主要表现是烦躁易怒，特别容易发脾气。

那么，有没有什么好方法可以缓解这种经络堵塞的情况呢？与药物相比，饮食疗法更为安全有效。

这里首先推荐的就是山楂。众所周知，山楂有开胃健脾、消食除胀的功能，但很少有人知道，山楂更有活血化瘀的作用。一些高血脂的人经常喝山楂水，血脂就会慢慢降下来。山楂虽然普通，却是妇科良药。一些妇女经期月经下不来，乳房胀痛，被折磨得死去活来，用山楂和红糖熬水，喝下之后，月经立刻就下来了。

《医宗金鉴》中说：“山楂不唯消食健脾，功能破瘀。”但千万要注意，孕妇不能喝山楂水，因为可能会导致流产。

三七也是一味活血化瘀的良药，其药性比山楂大，用量应小一些。人参补气第一，三七补血第一。三七善化瘀血，一些人身体内的血本来不虚，可是因为气滞血瘀，血不能畅通，所以血就虚了，这时用三七来化掉瘀血，身体里的血就多了。

看一个女人是不是血瘀，还要看她是不是怕冷。这是因为，人体本来是靠调节血液循环来调节体温的，因为血瘀滞受阻，身体调节体温的能力就会下降，因此这类人最怕受风邪和寒邪的侵扰。

### 眉毛脱落稀疏，气血流失

古语有云“懒起画蛾眉，花面相交映”，由此不难看出，眉毛对容颜的影响。其实，不光对于容貌，对于健康而言，眉毛也有着重要的意义。

中医认为，眉毛能反映五脏六腑的盛衰。中医典籍《黄帝内经》

中有这样的记载:“美眉者,足太阳之脉,气血多;恶眉者,血气少;其肥而泽者,血气有余;肥而不泽者,气有余,血不足;瘦而无泽者,气血俱不足。”这就是说,眉毛属于足太阳膀胱经,其盛衰依靠足太阳经的血气。眉毛长粗、浓密、润泽,反映了足太阳经血气旺盛;眉毛稀短、细淡、脱落,则是足太阳经血气不足的象征。

眉又与肾对应,为“肾之外候”,眉毛浓密,则说明肾气充沛,身强力壮;眉毛稀淡恶少,则说明肾气虚亏,体弱多病。

我们经常会看到一些老年人的眉毛非常稀疏甚至几乎没有,这就是气血不足、肾气虚弱的表现,也有的老人眉毛比较浓密,这样的老人一般身体也比较硬朗。如果年轻人眉毛过早脱落,就说明气血早衰,是很多病症的反应,其中最为严重的要算麻风病了。瘤型麻风病的先兆就是眉毛脱落,开始是双眉呈对称型稀疏,最后全部脱落。

所以说眉毛是健康与否的象征,一点儿也不为过。“眉毛无华彩而枯瘁”指的就是如果一个人气血亏虚,眉毛就会无光泽,脱落、稀少等,所以眉毛不仅关系着美貌,更体现着脏腑气血是否充盈,身体是否健康。

一般说来,女性的眉毛数量可达1000多根,稀疏者也有数百根,这都是正常现象。可是,如果眉毛稀稀落落只有几十根或脱落半数以上,这就是异常现象了,常常是脏腑气血不足或某些疾病的信号。

此时,女性朋友通常会发现自己不仅是毛发脱落稀疏了,而且气血的亏损也较为明显。或者说,因为人体是一个有机整体,眉毛周围神经血管比较丰富,眉毛脱落是机体内部的问题了。

眉毛脱落有一定的原因,双眉严重脱落并不是外部原因,而是肾气血不足所导致的。中医认为,眉毛的生长与五脏六腑的气血和身体的健康状况密切相关。找到根本原因才能促使眉毛生长旺盛。如果毛脱落得很厉害,多半是肾气血严重亏虚才会出现的情况。要改善身体状况,治疗眉毛脱落的现象,首先必须补肾。

肾藏精,精生髓,精髓是化生血液的基本物质。而眉毛是由人体的骨髓和血液中的精华凝聚而成的，为“肾之外候”，所以眉毛是肾气血是否充盈的晴雨表。浓密美长的眉毛是肾气血充沛的象征，眉毛稀疏、脱落则显示着肾气血流失过甚。因此通过补肾来益髓、生血，更能增现“天生丽质”般眉黛铅华的风采。

**⊙养血小贴士**

眉毛稀少、不够滋润的人，除了日常生活中多食用一些补肾气血的食物以外，可服用一些具有补益功能的药粥和补品，如海参粥、鹿角胶粥，每天饮用一杯50～80克葡萄人参补酒等。

## 眼睛发黄，气血渐虚

如果女性眼睛的眼白部分发黄，眼神有些游离，那多半是体内气血虚亏。众所周知，乌黑明亮的眼睛才是美丽的，这样的眼睛不仅是健康的，更是灵动的。《黄帝内经·灵枢·大惑论》中说：“五脏六腑之精气，皆上注于目而为之精。”意思是指眼睛可以反映出人体各个脏腑精气的盛衰。

平常我们形容人年龄大的时候，会说“人老珠黄”，这个“珠”指的是人的眼睛。人一旦衰老了，气血渐渐亏虚，五脏六腑的功能也开始衰退，才会“珠黄”，所以要想有一双晶莹剔透的美眸，先要改善气血不足的状况。

眼睛不仅是心灵的窗户，更是身体健康状况的反映，从一个人的眼睛中，可以看出这个人的五脏六腑整体气血的变化。

有些女性在发现自己眼白发黄之后都会去医院做检查。人们依照以往的经验，都以为眼睛发黄可能是肝功能异常，所以主要检查肝功能，结果往往是各项指标都正常，这让不少女性百思不得其解。

其实，看过中医就会知道，原来是体内气血亏虚导致眼睛成了黄色。具体的道理是这样的：眼睛发黄是脏腑机能衰退、气血渐虚的象征。小孩的眼睛都是很黑很亮、特别干净清澈的，而老年人的眼睛一般都是干涩、昏黄的。为什么小孩和老年人的眼睛会有这么大的区别呢？这是因为小孩体内的气血充足，五脏六腑生机盎然，所以瞳孔又黑又亮，炯炯有神。

而老年人随着年龄的增长，身体各方面机能都在衰老，气血耗损得更快，表现在眼睛上就是“珠黄”。如果年纪轻轻眼睛就出现“珠黄”现象，则代表着体内的气血已经处于亏虚较重的状态，身体的机能当然也会降低。

《黄帝内经·灵枢·大惑论》有云：“精之窠为眼，骨之精为瞳子，筋之精为黑眼，血之精为络，其窠气之精为白眼。”整个眼睛体现了人的精气血。肾藏精，所以肾的精华表现在瞳孔中。肾气血亏虚，肾精不足，眼睛缺少营养的濡润，自然就会衰老，以致发黄，于是黑白分明、神采奕奕的眼睛就会离我们越来越远。

《黄帝内经》中说：“肝受血而能视。”意思是只有肝气血充足了，眼睛才看得清楚，有光泽。肝藏血，肝气不足，肝这个“血库”里的血液越来越少，当眼睛得不到肝血的滋养，就会变黄，视物混浊，而且没有神采。

所以，女性朋友们要想改变眼睛的颜色，拥有一双乌溜溜的眼睛就要从补充脏腑气血开始。

---

**⊙养血小贴士**

女性可以通过食补的方式对眼睛进行养护。与肉类、海产品相比，蔬菜和水果对此方面的补养更有益处，常见的有胡萝卜、葡萄等。

---

## 失眠多梦，气血不调的结果

失眠症已成为困扰现代女性最普遍的睡眠问题，根据国际睡眠组织的调查，现代女性在一周的工作期间平均每天睡眠时间只有 6 小时 41 分钟。

女性独特的生理特性，如经期、怀孕期和更年期均可以影响睡眠的质量，各种压力、疾病、饮食、生活方式和睡眠环境都是影响女性睡眠的因素，也就是说女人在大量消耗气的同时，也在透支着“精”。当人体处于血虚精亏的状态，睡眠就不会正常。失眠出现，意味着体质下降，只不过这种警告信号，多数人没有意识到。人们用安眠药来对抗失眠，目的就是为了睡着，安眠药的用量不断增加，能对付一晚是一晚，很少有时间去思考失眠的真正原因，更不要说如何去调理。

既然失眠是透支“血”和“精”造成的，就要想方设法补充能量，扭转失眠局面。

（1）打通经络，运用中速走和拍胆精的方法，能收到良好的效果。中医专家建议一周拍打胆经 2 次，这种方法对于治疗失眠更为直接有效，也是中医独有的方法。胆经通畅，人体的吸收效果才好。胆经是一条很长的经络，如果你的太阳穴附近长有斑点，或者大腿外侧比较胖，就说明你的胆经不够通畅，身体吸收功能不好，体力也不算充沛。

拍胆经的操作方法是：用手掌沿着外侧裤线拍打 腿的外侧，自上而下，从大腿的“环跳穴”一直拍到脚踝。从上到下拍 10 下为一遍，两腿各拍 20 遍。力度适中，以感觉触及坚实的腿部肌肉为度。这是胆经通过的位置，上面有很多的穴位，读者朋友们不必记住这些复杂的穴位，只要一路拍过去就可以，简单易行。

（2）食用补血的食物。这是依靠食物进补，但进补也要讲究方法，不要一听说进补，就是山珍海味，大鱼大肉。虽然这些食物都是很好的补品，但补的是“气”，而不是血，盲目吃这些食物只能给疲惫的脾胃带来更大的压力，出现消化不良、上火、牙痛、头痛、牙龈出血等现象，甚至有人因此发热。我们知道“气有余便是火”，这些补气的高营养食物吃得太多，当然会产生过剩的能量，这样能量不仅补不到身体里去，还会扰乱人体环境。

**⊙养血小贴士**

保证良好的睡眠是确保气血平衡的一个前提。对于有习惯性失眠的女性朋友来说，学习掌握治疗失眠的小窍门很有必要。比如：睡前喝一杯牛奶、泡脚，都是有效的安眠方式。

## 心悸，用充盈的气血找回失散的心神

你是否有过心悸的经历？几秒或者十几秒内感觉心跳加速，有些惶惶的恐惧感。其实，“心悸”的问题在于“心”。“心”藏魂魄，主神明，由气血所养护。如果气血充盈，心神就不会轻易受到外界滋扰、刺激，即便泰山崩于前，也可以做到不动心。

首先，我们要搞清楚“心悸”是一种什么样的病。《说文解字》认为，悸是心动的意思；《辞海》的释义为，“悸”乃“心跳”，指不因惊吓，自己感觉心中跳动不安的一种症状。心悸作为一种疾病出现在医学典籍中，是从张仲景的《伤寒论》开始的。张仲景第一个把“心悸”纳入医典，告诉我们心悸是指心跳——一种不正常的心跳，不因惊吓而自己无法控制的心神不宁的心跳。西医把这种情形称之为“早搏”。

心悸的发生除了病理原因外，还与不良的饮食习惯密切相关，比较常见的情形是咖啡饮用过量，这种情形下很可能会发生不自觉地发抖，嘴唇苍白，说话的声音也变得虚弱短促的情况。有时候还会出现脸一下子涨得通红，矢口否认自己不舒服的情形。

中医学上称这种时作时停、不发作时如常人的心悸为“惊悸”。但如果气血不足，心失所养，那么碰到劳累、心情恶劣、饮食刺激等情况时，就可能扰动心神，出现悸动。

打一个通俗的比喻，心和气血的关系就好比鱼和水的关系，要想让“鱼儿”活得欢腾，就必须有足够的气血。俗话说，气血旺，心气壮，所以汉语中有“血气方刚”“血脉贲张”的词汇。与此相反，我们在歌厅唱歌，老人唱着唱着声音就短了，那就是“气短”或“中气不足”。

心悸是临床的常见病，如果心悸恶化到一定程度，出现了自己感觉心跳突然停顿等心跳不规律、心律不齐的毛病，就不仅仅是心悸，而是中医学上所说的“怔忡”。

对于已经出现怔忡的病人，在调理其情志的同时，还要通过食疗来辅助安定心神。在这里我们推荐一种食疗方——茯苓饼。茯苓饼的主要原料就是茯苓。茯苓是寄生在松树根上的一种菌类植物，它性味甘淡，可以利水渗湿、健脾和胃、宁心安神，对心悸、气短、神衰、失眠有很好的作用。

其实，在条件允许的情况下，也可以自己动手制作。把买来的茯苓细粉、精白面粉、白糖，按2∶2∶1的比例搭配，加入适量的水，调成糊状，然后用微火在平锅里摊成薄饼即可。

此外，还可以采用按摩穴位的方法缓解心悸。方法很简单，发生心悸时，用右手拇指稍稍用力按压左手臂上的郄门穴，然后左手腕向内转动45度再返回，一分钟重复30次，做完后，症状就能有所缓解。郄门穴是手厥阴心包经上的郄穴，具有宁心、理气、活血的功效。在针灸学上，被称为郄穴的穴位一般都是对付急症的高手，能够快速缓解疾病急性发作时的症状。所以，心悸时我们只要稍按压一会儿郄门穴，症状就会缓解。

其实，在平常身体没有不舒服的时候也可以按一按郄门穴，对于预防心悸很有帮助。要提醒女性朋友的是，郄门穴虽然两个手臂上都有，但消除心悸有效的是左前臂上的穴位。

## 面色无华是气血不充盈的表现

观察面部皮肤健康状况主要看光泽、弹性和皱纹。皮肤与肺的关系密切，皮肤白里透着粉红，有光泽、弹性、无皱纹、无斑，代表肺的气血充足。反之，皮肤粗糙，没光泽，发暗、发黄、发白、发青、发红、长斑都代表身体状况不佳、气血不足。

有的女性皮肤的先天条件较好，天生皮肤细腻，面色一直是白里透红。但是，这种健康的状态需要用心呵护。当女性朋友们发现自己哪天脸也苍白了，皮肤也失去了光彩，精神也变差了，人很容易感觉疲倦的时候，这就是典型的气血不足。

中医认为，人体内脏腑气血的不足，必然要表现在外在的皮肤、颜面之上。气虚了，就会面色无华，精神差，疲乏无力；血虚了就会皮肤枯燥，面色苍白或萎黄，指甲不光滑。所以女性面白无华、皮肤差很多都是由于气血不足的原因导致的。

血与气是人体生命活动的物质基础。气旺血充，人的精神思维活动才会正常；血气充盛，人体才会有充沛的精力、活跃的思维、矫健的身躯、良好的记忆力和敏捷的应变力，才能够光彩照人。少女时“血气未盛”，中年时“血气方刚”。血气的水平与人体的身体健康、精神状态有着非常密切的关系。

中医认为“血为气母，气为血帅”。气血是人体五脏六腑、四肢重要的营养成分，也是人的精神状态的基础，血运行在脉中，营养人体内外。在中医学中，气属阳，主动，有推动、温煦、营养、固摄、调节的作用。血液的运行被认为是心气的作用，也可以说是心阳的作用。血属阴，主静，性凉，血的运行是靠气的推动和温煦作用，同时为了保持血液按一定的脉道运行，不至于逸出脉外，这又需要气的固摄作用。气的来源又需要血的营养。血属阴，气属阳，血的宁静与气的推动、固摄之间形成了一个阴阳的协调平衡，这样就保证了血气的正常运行。

所以说血离不开气，气离不开血，只有气血充盈的容颜才能如水般滋润而美丽。

下面为女性朋友介绍一款补气血的食疗方。

蜜汁花生枣

**具体做法是：**准备红枣100克，花生仁100克，温水泡后放锅中加水适量，小火煮到熟软，再加蜂蜜200克，至汁液黏稠停火，也可用高压锅煮30分钟左右，蜂蜜可待花生仁、红枣熟后入锅。红枣补气，花生衣补血，花生肉滋润，蜂蜜补气。

---

**⊙养血小贴士**

女性要想面色正常就要时刻补充亏虚的气血。而补充气血除了食疗之外，还可以通过增加肺气的方法来实现。比如经常运动，也可以经常做做泡澡、足浴等事情，这样都可以让体温上升，改善气血的供应。再结合脸部的按摩，完全可以恢复面部的红润气色。

---

## 经常受喷嚏、鼻炎困扰多是血气亏

留心观察一下你的身边，女性朋友们每到秋、冬时节，因为天气逐渐转冷，过敏性鼻炎时有发生，女性的发生率远远高于男性。

西医认为，过敏性鼻炎主要包括鼻痒、打喷嚏、流清涕、鼻塞四种常见症状，通常是采取药物治疗的方法。而在中医的理论里，是没有过敏性鼻炎这一说法的，中医认为它其实只是身体在排除寒气时所产生的症状。

当寒气这种阴邪入侵身体时，只要女性的体内维持着阴阳平衡，血气充足，就能激发身体里的潜能，她就有力量排除寒气，于是会出现打喷嚏、鼻塞等症状。不过，通常这时我们却采用药物治疗来压制身体这种排寒气的能力。虽然看起来症状消失了，事实上寒气没有消失，依旧残存在机体内。身体只有等待血气能量更高时，再发起新一波的排除攻势，但是多数时候患者又用药将之压了下去，就这么周而复始地进行着，很可能反反复复多次所对付的都是同一个寒气。如果这种反复的频率很高，间隔的时间也很短，就成了过敏性鼻炎。

所以，我们在治疗过敏性鼻炎时，首先要调理体内阴阳，使血气能量快速提升。在血气能量提升至足够驱除寒气的水平时，人体自然会开始进行这项工作。这时候最重要的是不应该再用抗过敏的药或感冒药，单纯地将症状消除，使寒气仍留在身体里，而应该让人体集中能量将寒气排出体外。

## 头屑过多，气血虚亏

头发是女性在美容时不能不考虑的一个要素，也是衡量人体健康与否的重要标准。拥有一头飘逸的秀发是每位爱美女士所向往的，但可恶的头皮屑总会使青春的美丽潇洒大打折扣。

一头乌黑亮丽的秀发上浮现出零星的头皮屑，这可真是一种破坏美景的罪过。不要小看头皮屑的破坏力，想想看，在不经意回眸一顾的时候，却发现满头、满肩的头皮屑，这实在是对容貌的极大损害，更是对自信心的极大打击。当满头的“雪花”一片一片地飘落时，真的是连心都变凉了。所以，头皮屑带给人们的困扰不仅在外表，更在于内心和精神的折磨。

一般而言，角质层代谢产生的头皮屑是再正常不过的事情，但是跟“雪花”似的，缠绵不绝的情况，估计就是身体发给我们的警告了。在中医看来，造成头皮屑的病因病机有很多种，其中的血虚风燥、皮毛失养就是很重要的原因。

中医素有“发乃血之余，血旺发有养，血亏发失荣”的说法。女性如果长期月经不调，气血不足，头发不但会变得干枯发黄，头皮屑也会明显增加。若再加上“风燥”，那可更是雪上加霜了。如果一个人本身气血不足，抵抗力减弱，血虚生风，风盛则又燥，身体内的津液蒸发会更快，久而久之，血无法上荣于头部，加上津液不足，肌肤干燥，头皮屑也就会变得越来越多。

头皮屑既然是头发的问题，那我们就可以从“头”开始。适当按摩头皮能够疏通气血，祛风除湿，对去头屑有很大的作用。下面为大家介绍种梳头方法。

想要解决头屑烦恼，可以使用梳头疗法。作为一种生活习惯，梳头早已经成为人们日常生活中必不可少的。至于梳头被用来防治疾病，也具有很悠久的历史了。据传宋代文学家苏东坡，经常在每天早晨用手指梳头两三百次，借以提神醒脑、益寿延年。清代吴尚先的《理瀹骈文》中也有关于梳头防病的记载“梳发，疏风散火也”。

在进行梳头治疗的时候，最好选用桃木梳子，而不要使用塑料或是金属制品。一般情况下，梳头的时间以每天清晨起床后、午休后和晚上睡觉前为好。具体的梳理方法为：从前额经头顶到枕部。开始梳的时候，每分钟梳理 20 ~ 30 次，以后便可以逐渐加快速度。注意，在梳头的时候用力要均匀、适当，不要刮破头皮。具体的梳头频率为每天梳头 1 次，每次 3 ~ 5 分钟即可。

梳头疗法见效会比较慢，患者不可操之过急，要持之以恒。凡治疗头面部以下的疾病，都不适合使用这个疗法。如果头面部有疮疖肿痛溃破，更要停止使用这个疗法，等到病愈后再进行治疗。

梳头疗法是一种很容易为人们所接受的方法，只要掌握了正确的梳头方法，长期坚持下去，不仅可以去除头屑，还可以预防疾病、醒脑提神，是一种有效的养生保健方法。长期从事脑力劳动的人，如能坚持每天应用本疗法，对于解除疲劳和缓解大脑皮层的紧张状态，都大有好处。

## 女子鼾声连连，损容颜伤气血

现如今，打鼾并非男人的专利，越来越多的女性加入到了打呼噜队列中。女人美丽要靠好的气血，好的气血是养出来的、补出来的。失眠、鼾声连连，眼圈变黑，面容憔悴是每个女性都不愿意看到的。

打鼾是一种普遍存在的睡眠现象，目前大多数人认为这是司空见惯的，而不以为然，还有人把打呼噜看成睡得香的表现。其实打呼噜是健康的大敌，由于打呼噜使睡眠呼吸反复暂停，造成大脑、血液严重缺氧，形成低氧血症，而诱发高血压、脑心病、

女性打鼾对身体的影响主要表现在以下几个方面。

（1）女性因长期打鼾易造成气血不畅，面部皮肤松弛、粗糙、口臭口苦等症状，甚至导致提前进入更年期，而这样的症状用什么化妆品都无济于事。

（2）对于女性来说，打鼾不仅仅危害健康，打鼾的女性会使人产生厌恶反感情绪，造成情侣、朋友的疏远。

（3）打鼾的女性从自身心理状况来说，在社会交往中一般心理压力较重，特别是睡觉时精神高度紧张，最终导致神经衰弱、高血压、冠心病等心脑血管性疾病，同时还会形成自卑等人际关系不融洽的性格障碍。因此，为了避免打鼾给生活、工作和社会交际带来许多麻烦，及时预防和治疗是女性朋友的明智之举。

另外，需要注意的是鼾症病人多有血氧含量下降，故常伴有高血压、心律失常、血液黏稠度增高，心脏负担加重症状，容易导致心脑血管疾病的发生，所以要重视血压的监测，按时服用降压药物。

# 第三章
# 肝藏血，肝血不足，女人烦恼不断

## 女人以肝为天，脏腑养气血肝当先

女性在护卫自己健康的时候，往往会比男性多出很多的顾虑。在养气血的方面，肝脏健康尤为重要。这是因为平均每十个女性中至少有六个人的肝脏有问题，而自古以来，养肝补血就是传统养生领域中很重要的组成部分。在著名医学著作《本草纲目》里就记载了大量的养肝食材，如动物肝脏、蛋类、瘦肉、鱼类、豆制品、牛奶等，所以女性朋友们要利用好这些食材，保养好自己的肝。

在五脏中，肝主藏血，主疏泄，性喜条达。若肝之疏泄失职，气机不调，血行不畅，血液瘀滞于面部，则面色青，或出现黄褐斑。肝血不足，面部皮肤缺少血液滋养，则面色无华，暗淡无光，双目干涩，视物不清。如果长期处于肝郁状态，还会引起乳腺增生等乳腺疾病。所以，女人一定要养护好自己的肝，这样才能让自己时刻保持美丽的容颜、优雅的姿态、健康的身心。

如何能够使肝气畅通，让人体气机生发起来呢?

方法就是配合肝经的工作。肝经起于大脚趾内侧的指甲缘，向上到脚踝，然后沿着腿的内侧向上，在肾经和脾经中间，绕过生殖器，最后到达肋骨边缘止。肝经在凌晨 1 点到 3 点的时候当值，此时肝经的气血最旺。这个时候人体的阴气下降，阳气上升，所以应该安静地休息，以顺应自然。另外，我们可以在 19 点到 21 点的时候按摩心包经，因为心包经和肝经属于同名经，此时按摩心包经也能起到刺激肝经的作用。

了解了肝经工作的规律，就可以据此在适当的时候进行食疗调养。在休息时熬上一碗养肝粥，既可以享受休闲时光，又可以补血养肝。

下面两款粥就是养肝的不错选择。

1. 决明子粥

决明子具有明目安神、清热醒脑、清肝益肾、降压通便、降脂瘦身的功效。

具体做法是：准备炒决明子 10 克（中药店有售），大米 60 克，冰糖少量。先将决明子加水煎煮取汁适量。然后用其汁和大米同煮，成粥后加入冰糖即成。该粥可清肝、明目、通便。

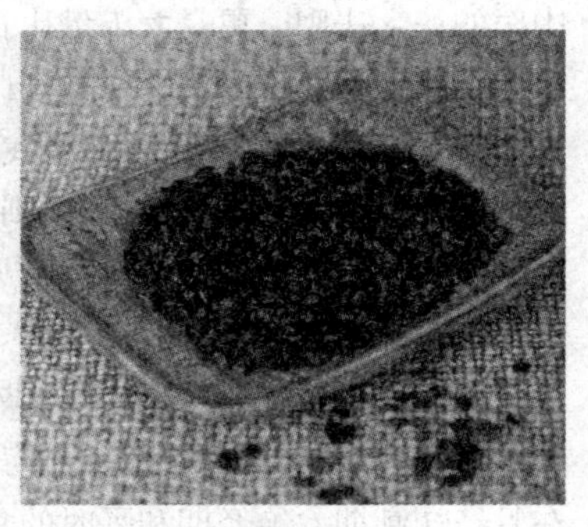

决明子

2. 桑葚粥

**具体做法是：**准备桑葚 30 克（鲜桑葚用 60 克），糯米 60 克，冰糖适量。先将桑葚洗干净，与糯米同煮，待煮熟后加入冰糖。该粥可以滋补肝阴、养血明目。

桑葚既可入食，又可入药，能“安魂镇神，令人聪明”。

---

⊙**养血小贴士**

这里给女性朋友推荐一个调养肝脏的小方法：即饭后平躺。这种方法可以增加送往肝脏的血流量，以促进肝脏的代谢功能。如果将仰卧姿势的血流量设为 100，直立姿势时则为 70，步行时则减少为 50。如果利用坐垫等抬高腿部，效果会更好。

---

## 肝是女人的先天，肝好女人才好

身为女人，一生中不曾受到过妇科病困扰的，恐怕为数甚少。不但如此，很多妇科病还很难治愈，往往反复发作，难以取得好的疗效。如何才能使女人少生病，甚至不生病呢？

答案就是：呵护女人的先后二天。扶正先天，培补后天，是中医的一大法则，更是女人健康长寿的真谛。

呵护女人的先天就要养好肝脏。许多人有疑问：我们身体的先天不是肾吗？没错，肾脏是我们身体的原动力，离开它我们一天都活不了。但有经验的医生则知道，治疗妇科病时从脏腑辨证都是以肝为首位的，比如最为常见的月经失调，就多有肝病见症。其原因就在于"肝为藏血之脏"。肝脏好像人体的"血库"，人体各部化生之血，除了对周身供给营养之外，大部分都要贮藏在肝脏，另一部分下注冲脉（血海），产生月经。所以，一个女人在月经初潮期、绝经期和平时的月经量，除与肾气的盛衰有关外，与肝血的盈亏关系最大。

肝脏还是个不错的"外交官"，"人脉"特别广泛，不仅与脾、肾相连，还与冲任二脉、子宫、乳房这些"重要部门"关系密切，影响非常大。所以许多中医前辈都把肝脏看作"女子的先天"，肝血充盈，女人就能少生病。下面就是一个真实的例子。

王艳丽是一个 17 岁女孩的母亲，家住重庆。最近她发现自己的女儿迷上了动漫，即使晚上熬夜也要看。看女儿晚上睡不好，就在她耳根旁不停地唠叨："快睡觉！再不睡觉，等熬成'黄脸婆'，看哪个小伙还敢娶你！"唠叨多了，女儿就开始烦了："妈，您烦不烦啊？没看人家正忙着嘛，您快睡去吧。"没过几天，女儿撑不住了。一天早上，妈妈还没起床，她就瞪着一双"熊猫眼"来找妈妈了。王艳丽心疼女儿，就为女儿买了一副牛肝，回来后再加些枸杞子，做了顿"牛肝枸杞汤"，帮她治"熊猫眼"。

牛肝、枸杞子都能补肝、养血、明目，非常适用于治疗肝血虚引起的头晕眼花、视力减退、黑眼圈等症。王女士女儿吃了几回牛肝枸杞汤后，黑眼圈就逐渐消退了。当然，从这以后，不用王艳丽劝，女儿也知道要好好睡觉了。因为要想肝血不虚，最重要的就是要睡好觉养好气神。

“人卧则血归肝”，人躺下时，各个脏腑的血液都经过肝。而肝经在夜里 23 点到凌晨 3 点最兴盛，此时正是肝胆对血液解毒的时候。这时一定要躺下入睡，否则肝血不足，血液就不能完全解毒。很多熬夜的人都有便秘、眩晕、眼睛干涩、月经量少的毛病，这都是肝血虚引起的。所以，睡眠其实就是养肝血的第一补药。

另外，平时也要多吃些黑米、高粱、红枣、桂圆等养肝血的食物，尤其是谷物类的食物，这样就足以保证肝血充足了。

**⊙养血小贴士**

很多女性都因为肝功能低下有便秘的困扰，这也会阻碍体内气血的运行。这些无法被彻底解毒的氨可能循环到身体各部，甚至引发大脑疾病。平时应注意保证饮食中有较多的食物纤维，并增加运动量，以解决便秘等问题。

## 伤肝伤面子，女人要美丽，养肝是王道

女人不能生气，易怒会伤肝，更会影响美丽容颜，让皱纹早生。从健康的角度讲，生气时，人体会分泌一种叫“儿茶酚胺”的物质，作用于中枢神经系统，使血糖升高，脂肪酸分解加强，进而使血液和肝细胞内的毒素增加，对肝脏健康造成损害。所以说，女人要美丽要健康，养肝是王道。

女人养肝主要靠调理，如何调理呢？就是把气血调理好，让全身的气血平衡，而治病则是要把病控制住。调理的方法是疏导；治病的方法是对抗。疏导是顺应身体需要的，而对抗在祛除病痛

的同时也会给身体带来新的冲击和损伤。女性身体质素本就不能与男人相比，比较脆弱，所以温和的养生方法更为适宜。通过饮食养肝就是最佳选择之一，如应注意合理膳食、均衡营养，选择一些对肝脏有益的食物，如菌类食品、豆制品、新鲜的瓜果蔬菜等，在饮食上有所选择与注意，以及时补充机体营养所需，对肝脏的滋养与修复、机体免疫力的提高都是很有利的。

女性朋友使用养生方法调理肝脏，先要看看自己的体质是什么属性的。是阴盛呢，还是阳盛；是寒证呢，还是热证；是表证呢，还是里证；是虚证呢，还是实证。然后，虚则补之，实则泻之；热则寒之，寒则热之，经过一番疏导调理之后，人的气血慢慢平衡了，疾病自然就好了。肝脏调养好了，女性的气血自然好。

此外，很多女性因为过度减肥，造成身体不适，精力不济、食欲不振、疲劳无力、头昏目眩、月经不调、失眠多梦等症状的出现，这种情况多是由于减肥造成了气血亏失。此时，补血养肝往往是治疗的根本。

**⊙养血小贴士**

女性要想保持红润的容颜，还要注意少吃一些辛辣、燥热的食品，如尖辣椒、胡椒、葱、姜，等等，应当多吃一些蔬菜、瓜果，如冬瓜、萝卜、西葫芦、茄子、绿叶菜、苹果、香蕉等。

## 春季养肝以防百病发作

春天气候温和，阳气上升，万物萌发，此时女人的血脉开始充盈，气血趋向于向体表涌动。在这样的季节里，女人养血应当以养肝为主，这样才能让美丽的容颜长驻不衰。中医在这方面也有很多的讲究，比如吃些助春补气润肤的食物，让体内的气机顺畅，促使皮肤新陈代谢、生理机能活跃，以适应自然界的变化。

女性养颜一年之计在于春。春天，肝气当令，女人易激动，因此养颜要注意克服焦虑、忧伤、愤怒的情绪，不使皮肤的细胞疲劳，让皮肤老化的速度减慢。夜晚可以迟睡但不要熬夜，不要辜负了春天的大好时光。只要自己对皮肤重视保养，就能使皮肤像春天的阳光一样灿烂。

《红楼梦》中的林黛玉每至春分时节，就屡发咳嗽、痰血之疾，大家都知道她肺不好，却不知道她的毛病也与肝有关系。肝脏在五行中对应"木"，而春季为草木繁荣的季节，是生发的季节。在这种生发的季节，自幼多愁善感的林妹妹很容易造成肝气郁结，而横逆犯肺，就会引起痰血，所以每到春季林黛玉的病情就会加重。所以，春天一定要注意养好肝。那么，该怎么养呢？

在饮食保养方面，宜多吃一些温补阳气的食物。比如葱、蒜、韭菜等都是益肝养阳的佳品，菠菜疏肝养血，宜常吃。此外，还有大枣。大枣性平味甘，养肝健脾，春天可常吃多吃。春季除保肝外，还要注意补充微量元素硒，多吃富含硒的动、植物，如海鱼、海虾、牛肉、鹌鹑蛋、芝麻、杏仁、枸杞子、豇豆、黄花菜等，以提高人体的免疫力，有利于保健养生。另外，春天多吃一点儿荠菜，也能够养肝。古代名医孙思邈说过"春日宜省酸增甘，以养脾气"，意思是说，春季宜少吃酸的，多吃甜的。中医认为春季为肝气旺盛之时，多食酸味食品会使肝气过盛而损害脾胃，所以应少食酸味的食品。这里所说的甘味，不仅指食物的口感有点儿甜，更重要的是要有补益脾胃的作用。同时，常吃些辛温之品，发散冬季的寒气。

许多女性一进入春天，大都因阳气阻滞，血脉不得通利，面色发黄缺乏光泽。这里向女性朋友推荐一款菜品——姜丝肉，其有"春天第一品"的美誉，可美容去黄气。原料取辛温的生姜，切成细丝，开水泡 10 分钟后，挤干水分备用。再取酱甜丝瓜，也切成丝，里脊肉切成一寸半长的肉丝，三味用色拉油炒拌。此菜既微辣甘甜可口，又开胃醒脾疏肝。生姜能驱散冬季的寒气，丝瓜畅通肌肤血脉，瘦肉补脾，三种食材同食让女人娇嫩的肌肤变得更加红润光滑。

除了饮食上的保养，春季养肝还应注重精神调摄。肝主升发阳气，如果你精神上长期抑郁的话，体内会郁结怨气不得抒发。而要想肝气畅通，首先必须重视精神调养，注意心理卫生。如果思虑过度，日夜忧愁不解，则会影响肝脏的疏泄功能，进而影响其他脏腑的生理功能，导致疾病滋生。这也是春季精神病的发病率明显高于其他季节的原因，而且肝病及高血压的患者在春季病情也会加重或复发，所以春季尤应重视精神调摄，切忌恼怒。按照中医理论，怒伤肝，故春季养生必须戒怒。

春天里，人们常会出现“春困”，表现为精神不振、困乏嗜睡，可以通过运动消除，因为中医认为“久卧伤气”，久睡会造成新陈代谢迟缓，气血循环不畅，造成血液吸收与运载氧的功能下降，毒素不能及时排出体外，遂致体质虚弱，病患滋生。所以在春天的时候，要多运动。

**⊙养血小贴士**

女性在春天里可以有意识地加强体育锻炼，以舒展筋骨，畅通气血，增强免疫力与抗病能力。树林、河水边的空气中负氧离子较多，对人体很有利，可以作为运动的优选场地。

## 肝气顺了，女人之美才能形神兼备

春天是肝气最活跃的季节，此时养好肝气，也就操控了身体重新出发的时机。养肝重在睡眠，现在很多人有熬夜习惯，这种习惯容易使肝火上升，是最伤肝的。中医认为“人卧血归于肝”。西医也证实，睡眠时进入肝脏的血流量是站立时候的 7 倍。春天是天地之气萌发的季节，睡觉应该晚睡早起，一般晚上 11 点入睡，早上7点起床，这样才有利于调养肝气。

在补血养肝方面，枸杞是不错的选择，古诗中有“晨斋枸杞一杯羹”的诗句。枸杞有中药“红宝石”之称，具有补肾益精，养肝明目，润肺止咳的功效。将枸杞放在粥里面人体容易消化吸收，更适合发挥养肝的作用呢。

春天是属于肝的季节，肝气容易亢奋，食物五味中酸味可以助肝气，多吃会造成肝气过旺，身体不适，而且会损伤脾胃，使吃下的食物不容易消化，所以这个时候要少吃酸味的话梅。应该多吃甘味的红枣，甘味是健脾的，脾脏旺盛了可以助肝，这样养出来的肝气才强壮。平时也可将红枣、枸杞子、当归放入锅中，用适量清水煎煮10分钟当茶饮。经常饮用能补血调经，美容养颜，增强免疫力。

《黄帝内经·素问·五脏生成篇》记载:“肝主血海。”即肝藏血，具有贮藏血液、调节血量和防止出血的功能。正常情况下人的大部分血液是运行不息的，但还有一定量的血液由肝来贮藏。肝脏根据机体组织器官活动量的变化来调节循环的血量，保证生理活动的需要。正常情况下，人体各部分的血量是相对稳定的，但是随着机体活动量的增减，如体育运动、情绪的起伏、外界气候的变化等，人体各部分的血量会随之改变。当人剧烈运动、情绪激动的时候，人体各组织器官对血液的需求量就会增加，肝就会将贮藏的血液向组织器官输送，以供应人体所需。

当肝气血充沛，肝气升发柔和、通畅，则全身气血畅通、面

---

**⊙养血小贴士**

科学的睡眠对女人调养气血具有重要作用。当人体在安静休息或睡眠的时候，全身活动量小，组织器官对血液的需求量就小。这时候，肝就会将部分血液贮藏起来以备不时之需。

---

色红润光泽、眼睛水灵、指甲柔韧明亮。如果肝气血亏虚，藏血不足，则肝气升发不足，就会使血液瘀滞于面部，面色发青。且由于面部皮肤缺少气血的滋养，面色暗淡无光，出现黄褐斑，额头发际处易生痘痘，眼睛发黄且干涩，指甲枯软，没有色泽。

## 肝气足，女人气血足皮肤好

女人要想气血足皮肤好就要重视肝脏健康。《黄帝内经》中记载："肝藏血，为罢极之本……充筋华爪，开窍于目。"意思是肝脏内蓄积的血液，是皮肤的养分之源，既可充盈人体的指甲发肤，也能开六窍明双目。"肝藏血"，意味着肝脏调控着人体内的血液，女人每个月的月经能否按时正常报到很大程度是受它影响。女性想要健康光泽的皮肤，血的濡养不可或缺，因而必须善待肝，保证肝的疏泄功能正常和肝血充足，皮肤才能获得源源不断的养分。

中医认为，肝属木，"肝与春气相应"，意思是肝与自然界春季生长之气相应。春季最适合养肝，应多吃保肝护肝的食物。

肝不好，皮肤也会比较差。原因是如果肝不好，会阻碍血液循环、代谢的功能，造成肌肤出现包括无弹性、肤色黯淡、面色蜡黄，甚至有黑眼圈、黑斑等问题。通常肝脏代谢机能失调，气血不顺的人，属于中医说的"肝郁气滞"，脸色和气色都会较差。所以说，女性如果发现自己皮肤状况很糟糕，要多留一个心眼，想想是不是肝出了问题，导致了气血不足。

中医调理上，内服可用疏肝理气的中药，如小茴香、薄荷、玫瑰花、木香等，可以帮助皮肤促进新陈代谢，改善斑点、毛细孔粗大等问题。

此外，加味逍遥散，有疏肝解郁，清热养血作用。主治肝郁血虚、化火生热、烦躁易怒、头痛目涩、颊赤口干等问题。另外，疏肝解郁汤也有助疏肝理气，活血调经作用，能改善肝郁气滞，胸胁胀满问题。

**⊙养血小贴士**

女性不宜抽烟，这不仅对肝脏不好，对身体气血也无益。香烟中含有的尼古丁和焦油是由肝脏解毒的有害物质。这不仅会增加肝脏的工作量，还会导致末梢血管收缩从而使送往肝脏的血液流量减少。

## 掌控情绪，女人养肝注意特殊时期

中医认为，人的情绪和内脏健康关系密切，不良情绪会或直接或间接引起肝脏损伤，而肝脏损伤又会在一定程度上加重不良情绪，形成恶性循环。因而，日常生活中要注意自我情绪调节，用一颗平常心去对待周围的人和事，积极地面对不良情绪，合理地宣泄胸中的郁闷。

每每立春之后，很多女性常会出现精神不振、疲倦乏力、不愿与他人交流、心情烦躁等情况，这多是由于工作繁忙，得不到良好的休息，暗耗阴血，造成肝血不足引起的。

对于上述情况可以以养血柔肝，理气解郁的方法进行治疗，同时配合一个茶饮方效果会更好，主要原料有：西洋参、玫瑰花、素馨花、小麦、莲子肉、甘草、大枣，上药开水冲泡，或水煎放于暖瓶中，当茶饮用。

其实，坏心情与肝胆疾病的关系最为密切，这在中医学中早有记载。而在情志因素影响气机的许多病证中，以肝气失调最为突出。因为肝主疏泄，其主要作用是疏畅气血，调节情志，促进胆汁的分泌和排泄，协助脾胃消化。肝之疏泄功能往往由于受到坏心情的影响而表现为疏泄不及和疏泄太过两个方面。

坏心情是导致各种肝胆病的重要原因或诱因，如慢性胆囊炎、急慢性肝炎、肝硬化和肝癌。慢性胆囊炎病人往往由于生气和恼怒而导致急性阻滞，致使急性肝炎发展成为慢性肝炎，甚至肝硬化腹水或肝癌，这些都是屡见不鲜的。

女性肝火旺盛，喜欢发脾气，就应该在日常生活中注意自我调理，或者咨询中医吃一点儿平肝降逆的中药，将对身体健康十分有好处。

---

**⊙养血小贴士**

女性朋友在身心愉悦的情况下，身体里的副交感神经会占据优势，这样流入肝脏的血流量会上升，气血想不充足都难。所以，建议压力过大的职场女性可以尝试利用瑜伽、泡澡、芳香精油或喝药草茶等方法以舒缓减压，调养气血。

---

## 壮“胆”，启动健康美丽的“枢纽”

我们通常形容一个人的勇气都会用“胆量”这个词。有胆量的人，看起来也让人感到气血旺盛，而且做事果断，容易成功。而没有胆量的人，给人的感觉是虚弱不堪。胆怯、胆壮，从面色上就可以分别。胆功能不正常的人，会出现黄疸、皮疹、皮肤粗糙等问题。所以，胆对女性的气血和健康至关重要，养好胆是女性健康的一个不容忽视的环节。

所谓肝胆表里关系，是通过足少阳胆经与足厥阴肝经互为络属而形成的。胆贮藏和排泄胆汁，附着于肝内。所以肝的疏泄太厉害，胆气也跟着旺盛，人就会容易“恶向胆边生”“胆大包天”，容易莫名其妙大光其火。胆汁的排泄依赖于肝的疏泄功能，而胆汁排泄的通畅与否，也会影响肝的疏泄。因为肝的余气会布散成为胆汁，如果肝血虚弱，血不能养肝，就会造成胆汁不流畅，“肝气虚则恐”，这就告诉女性，由于肝气疏泄的不足，胆汁失去肝气的滋养，胆气从而虚怯，表现在性格上就是内向，使人容易产生恐惧，时而无缘无故地郁闷消沉。

下面就让我们通过一个事例来体会这一点。

王乐乐是个活泼开朗的女孩子，上初中二年级以前每学期的成绩总是排在前三名。可近来一学期，她觉得脸色没有了光泽，下眼圈发黑，注意力不集中，总是担心学习成绩落在别人后面，特别是月经前后脾气反复无常，常睡不着觉。

这类女性的典型面色总是灰滞的，精神疲惫，双目晦倦，多疑善感，行动谨小慎微。这种现象也与年龄有所关联，一般都出现在青春期少女身上。这时可以选择适当的食疗。

下面就为大家推荐一款调养粥。

利胆药粥

**具体做法是：**先准备生地黄、牡丹皮、白芍各20克，山栀10克，枳实10克，金钱草15克，糯米100克。然后将生地、丹皮、白芍、山栀子、枳实、金钱草放入砂锅中，加水煎30分钟，滤出药渣，将药汁加糯米一同煮成粥。早晚分食。

这款粥品具有疏肝利胆，化积止痛的功效。

女性平时要用各种方法加强情志调养，提高心理素质，使得胆气充足。要善于调节自己的情绪，防止惊恐的发生，化解忧愁和悲伤，也不要大喜大怒，消除不良情绪对皮肤的影响。

---

**⊙养血小贴士**

女性朋友想拥有红润气色的最有效办法之一就是在平常多吃核桃仁、桂圆肉。食用两种食品不仅效果好，而且没有任何副作用。

---

## 科学按摩肝脏，不得女人病

“女子以肝为先天。”女人一生中耗损大量阴血，最容易引起气血亏虚，所以女人更要注重保护肝肾。常按摩肝肾，能疏通经络，补益气血，保持女人美丽的根本。

随着年龄的增长和生理的变化，女性体内的毒素会积聚，不仅堵塞经络，还会损伤气血，影响容颜。只有毒素排泄正常，血液才能在经络中运行无阻。五脏中肝藏血，是重要的解毒器官，肝脏的功能之一就是把各种毒素变成无毒或低毒物质。而肾脏也是排毒的重要器官，它过滤血液中的毒素，并将毒素通过尿液排出体外。肝肾相结合，人体才能顺利排毒。如果肝肾气血亏虚，肝经肾经不通畅，体内毒素无法及时排出去，就会出现面色暗淡、长斑生痘、失眠健忘等现象。

有些女性在洗头的时候，看着一把把的秀发随着水流走，同时又有面色发红、腰膝酸软、失眠健忘等现象时，就以为是肾虚，盲目地去补肾，然而一段时间后这种现象并没有改善。中医认为："东方之木，无虚不可补，补肾即所以补肝；北方之水，无实不可泻，泻肝即所以泻肾。"肾气血不足，补肾也不会有多大的效果。所以要从根本上解决肾虚的问题，就要了解肝的状况，使肝肾气血和谐，才能达到效果。

有些女性脸色总是很苍白，眼角细纹多，而且常感到身心疲惫、头晕目眩。从中医诊断的角度而言，面色苍白，舌质淡红，舌苔薄白，脉象细数，这些都是因为肝肾气血亏虚引起的。肝和肾是相生、相互滋养的关系。故中医认为，肝肾同源。

女性养肝，按摩方法很适宜。简单地说，肝脏按摩可以有效帮助女性达到养护肝脏的目的。

具体做法如下：两手搓热。以双手三指向内，正对乳中肋骨下方缓缓插入 2 ~ 3 厘米。此点为肝经，多做按摩可以帮助养护肝脏。注意，在此操作过程中，按摩者采取一般力道即可，无须特别用力。此外，还可以进行肝脏穴道按摩，如手掌心外侧小指下缘突出的小鱼际。

为什么按摩的方法可以达到养肝作用呢？

肝主疏泄，而按摩肝脏就是以最自然、最温和的方式让肝脏能疏泄正常的一种方法。所以说，肝脏按摩是女性朋友护卫健康容颜，积极地调顺身体的重要法宝。

**⊙养血小贴士**

日常生活中调理肝脏，可以多吃一些行气的食物。如将佛手、小茴香、橙子皮、香橼皮打成粉末，加入荞麦面里，做成面条，晒干后，经常煮着吃。

## 女人要睡够，睡眠不足伤肝血

女人的情绪和容颜之间有着微妙的关系，而这两者又与肝的藏血功能有关，间接与调节体内血液、疏泄调节全身的功能有关，几者之间关系紧密相连。简单地说，女人心情舒畅时，血液流畅，皮肤的血液供应才会充足，才会使人容光焕发、神采奕奕。只有性情开朗乐观，才能容光焕发。

俗话说“女人靠睡养身”，这是很有道理的。一个长期睡眠不好的女人是无法和美丽两字联系起来的。很多女人有这样的经历，美美睡上一觉之后起床，会感觉神清气爽，脸色也十分好看，不用化妆都光彩照人。可是一旦熬夜之后，就会有很多烦恼：脸上的痘痘不断冒出来，皮肤出油，眼睛红肿，有的人还会出现黑眼圈，拼命用粉底也遮不住，甚至连脾气都烦躁很多，看什么都不顺眼，总想找碴儿发火。这其实是肝火大的表现，熬夜就像是一个无底的黑洞，会慢慢吸走女人的肝血，身体缺乏肝血的滋养，自然会出现阴虚火旺的症状。良好的睡眠对于女人的作用比那些昂贵的养生美容佳品更大。

张雨是一家时尚杂志的专栏作家，她年轻漂亮，工作时间也很自由，自己可以支配的时间也很多。她喜欢旅行，还爱交朋友，经常和一帮朋友玩到很晚，有时候甚至会去 KT 彻夜唱歌。可是每次熬夜之后，到了第二天，她都会头痛欲裂，眼睛发红，脸色也会显得憔悴许多。她无数次下决心要改掉熬夜的毛病，可是一到夜里她就格外精神，把自己的决心也丢到了一边。这样过了几个月的时间，张雨原本光洁的脸上冒出很多痘痘，又红又肿，用了很多药也不见好。爱美的张雨这下子着急了，她四处向朋友们寻问祛痘的方法，外涂的、内服的都用了个遍，效果却不尽如人意。最后还是一位学医的朋友推荐她去看一位老中医。那位医生给她诊断一番之后，认为她有些肝阴虚，因为过度熬夜，大量消耗肝血，使得阴血不足，从而出现了虚火。身体的毒素本来该在肝的代谢下排出体外，可是现在肝血不足，毒素排不出去，痘痘才会显得十分顽固。

医生告诉张雨要想解决这个“面子”问题，就要注意养肝，而最好的养肝方法就是保证充足的睡眠。良好的睡眠对于女人的健康美丽有十分重要的作用。睡眠时，血归于肝，白天辛勤工作的肝脏得到了及时的滋养，就能够促进气血的循环，从而帮助皮肤把各种毒素排泄出去，皮肤也就显得干净白皙，不会长斑或长痘痘。睡眠还能够有效清除体内的自由基，从而提高身体的免疫力，延缓衰老。有的女人皮肤十分干燥或者出油，这其实是肝疏泄失常造成的，如果保持充足的睡眠，就能够维护肝的正常疏泄功能，使身体内的油脂得到及时地消化和分解，既能够维持皮肤的润泽，又不会过度出油。

长期睡眠不好的女人不但显得皮肤暗淡，还会十分显老。因为人在正常睡眠时，脏腑也得到了及时的休养生息，能够维持正常的功能。如果过度熬夜，脏腑得不到休息，长时间超负荷工作，就会提前衰老，尤其是给其他脏腑供血的肝脏，如肝火太大或肝郁气结，就会损害肺、胃、脾等其他的脏腑，让人变得火气很大，甚至出现严重的疾病。

有些女人对睡眠不太注意，总认为熬夜之后第二天大睡同样能够保证充足的睡眠时间。其实，这是违反人体自然规律的。如果总是随意地改变睡眠的时间，身体的生物钟就会被打乱，时间长了，容易出现睡眠障碍。

---

⊙**养血小贴士**

有的女性喜欢吃夜宵，如果酒足饭饱后马上睡觉，会导致睡眠中肝脏全面运转而无法休息，影响其代谢与排毒功能。如果在很晚的时间进食，应力求简单，比如喝杯热牛奶等，总之一定要注意减轻肝脏负担。

---

## 按揉三阴交，调节脾胃养肝血

青春和美丽对于女人来说，是永远的追求。可是如果肝血不足，女人就像花朵失去了水分的滋养，只能凋谢了。所有的女人都梦想着能够找到一种抗衰美颜的药物，即使这种灵药价格不菲也在所不惜。其实，我们的身体就有这样的灵药，只是常常被人们忽略罢了。三阴交穴就是这样一个能够让女人保持健康和美丽的宝贝，只要调理好三阴交穴，女人不但能够远离各种妇科疾病，还会永葆青春和魅力。

徐小姐是一位模特，长得很漂亮，而且身材苗条，终日与漂亮衣服为伴，真是人人羡慕。可是让徐小姐十分烦恼的是，她有严重的皮肤过敏症，需要在室外拍片子时，她都要特别小心，一不注意脸就发红发肿，又痛又痒。她看过不少皮肤科医生，吃过很多抗过敏药，都是短时间内能收到效果，一旦停药就又会复发。一次她到一家著名的中医馆去求诊，医生详细询问了徐小姐的作息和饮食情况，知道她喜欢在家里开派对，一玩就玩到半夜，喝酒也比较多，为了保持身材，还经常节食。再诊脉之后，当即判断她有些脾虚和肝血不足。

看着徐小姐显得很无奈的样子，医生还很耐心地提醒她，如果现在对此不在意，将来就不仅仅是为皮肤过敏烦恼了，年纪稍大些时，脸部的皮肤就会变得松弛，还会皱纹丛生。表面看来皮肤长斑、长皱纹、起痘、过敏、发炎等问题都发生在体表，可是疾病的根源却是在身体内部的脏腑上，切忌不可为了一时的痛快而置身体健康于不顾。为了帮助徐小姐更好地调理身体，医生教她用按摩三阴交穴的方式来配合中药调理。

三阴交穴是人体一个比较特殊的穴位，说它特殊是因为人体的阴经和阳经本来是各自循行的，平行分布于人体的手足部位，但三条阴经却在脚踝处有了一个交叉点，也就是三阴交穴。所以三阴交穴对于肝、肾、脾三条经脉的气血调节具有突出的作用。脾统血液，肝藏血行气，而肾藏精，虽然三阴交穴是脾经上的穴位，但因其与其他两条经脉的特殊关系，在按揉此穴时不但能够健脾胃，还可以益血、调肝、补肾、安神、助眠。

不同时间按摩三阴交穴，调理的经脉不同，起到的作用也各异。在每天中午11时，脾经当令，按揉三阴交穴20分钟左右，能够健脾祛湿、益胃养血，改善皮肤过敏的状况；每天11 ~ 13时，心经当令，按揉三阴交穴20分钟，能够调理血压，保持血压稳定；每天17 ~ 19时，肾经当令，按揉三阴交穴15分钟左右，能够保养子宫和卵巢，让女人容颜美丽，还能够改善性冷淡的情况；每天21 ~ 23时三焦经当令时，按揉三阴交穴15分钟，能够畅通三焦，改善月经不调，祛斑养颜。

---

**⊙养血小贴士**

洗澡不仅能加速肌肤的新陈代谢，对于调节肝功能正常化也有所帮助。但是，如果只是草草冲洗身体，只有皮肤表面的血液循环加快，而送往内脏的血流量却会降低，结果适得其反。所以说，对女性而言，长时间的温热水淋浴或是半身浴，都是促使血液送往肝脏的方法，对健康有益。

---

三阴交穴是个比较敏感的穴位，一般用手按摩能够很快感觉到效果。当身体有气血不通的情况时，按揉三阴交穴往往会感觉到疼痛，这时一定不要放弃，按揉的力度可小一点儿，时间稍稍延长，这样坚持一段时间，就一定能够打通经络，活跃气血。

## 规律作息养肝血，肌肤晶莹精神足

作息不规律的女性如何养好肝？这是不少职场女性关注的问题。

很多职场女性在工作的时候往往忽视了自身的健康，眼睛干涩是经常出现的症状。这究竟是怎样回事？事实上，这种外在症状是因为肝脏遭到侵犯，肝脏气血不足所致。

看看下面的例子，便能容易体会到这其中的道理。

王霞在上海一家外企从事商贸工作。刚生完小孩就去上班了，白天工作满负荷地运转，而且常常深夜自修英语到一两点多钟。时间一长，她脸色逐渐暗淡，肌肤也粗糙了，两侧颧骨生出深靛青色的蝴蝶斑，经前乳房胀痛，情绪急躁。因为这种情况客户见了也远远躲着她，许多订单就这样流失了。

王霞也纳闷了，去年肤色还好好的，现在怎么说变就变了？其实，这是因为深夜一两点钟的丑时是肝经最旺的时候。肝在五行中属木，木的特性像树枝一样喜升发条达，也就是肝气主疏泄通畅，肝的功能是储藏血液和调节血的流量，这种代谢通常在肝经最旺的丑时完成。足厥阴肝经在凌晨 3 ~ 5 时得到血液的灌溉充盈，血液滋润了面部和全身的肌肤，自然第二天的面色就红润光泽，双目炯炯有神，手指甲也会坚韧明亮。

通常熬夜的女人，由于子时不能入眠，肝血不能回归到肝，肝得不到血的滋润，还要继续支撑白天的思维和活动，肝血就耗散掉了。肝气没有了肝血的运载，很容易郁结，使人情志倦怠。忧郁时间长了，得不到疏泄进而化火，脾气变得焦急暴躁，就会出现头晕、耳鸣的现象。

肝血一虚，颜面气血失和，面色容易青灰，继而出现黄褐斑；手指甲软薄，干枯没有血色，变形脆裂；两眼混浊不清爽。所以无论如何，女人为了美丽和健康，都要在丑时睡觉。

王霞从此以后，就是天塌下来，她也在丑时入睡并服用了半年多的补气养颜方，这样她脸部的褐斑才全部褪尽，皮肤又恢复了白嫩细腻。

每天主动找时间休息，是对肝最好的保护。休息能降低体力消耗，减少糖原、蛋白质的分解及乳酸的产生，从而减轻肝脏的负担。千万不可等到劳累感袭来才想到丢下手中工作，这叫被动休息，此时体内的代谢废物、乳酸、二氧化碳等已积累较多，并已对肝脏造成了伤害。

作息养肝方法中的中午睡20分钟很重要。在中医看来，晚上九十点钟是肝脏回血、自我修复的最好时间，部分人不习惯这么早睡，但还是强烈建议一定要在11点前入睡。中午不管有多忙碌，还是要眯一会儿，就算20分钟，对于调整身体状态仍是很重要。

---

**⊙养血小贴士**

女性朋友不妨尝试一种简单的午睡疗法。临床证明，午后小睡10分钟可以消除困乏，其效果比夜间多睡两个小时好得多。白天在等候飞机、火车、轮船时，不妨小睡片刻，这可以让你显得较有精神，气血运行更平稳顺畅。

---

## 玫瑰花茶让女人肝血充足

花草茶与女性健康之间的关系一直都是较为密切的，早在我国明代的《茶谱》中就有详细记载。玫瑰花茶便是生活中较为常见的花草茶种类，它便是女性养肝补血的首选。

玫瑰花茶便是生活中较为常见的花草茶种类。

玫瑰花，性温，味甘、微苦，入肝、脾经，香气浓厚清而不浊，花及根都可入药，五行属木，有理气解郁、活血收敛的作用，入药多用紫玫瑰。玫瑰花及全株都有收敛性，可用于女性的月经过多、赤白带下等。《食物本草》谓其“食之芳香甘美，令人神爽。”长期服用玫瑰，能有效地清除自由基、色素沉着，令人焕发出青春活力，美容效果甚佳。

玫瑰花是很好的药食同源的植物，女性平时常用它来泡茶，外用可清洁皮肤。它适用于面色黯淡、皮肤粗糙、贫血、体质虚，月经期间情绪低落，腹部疼痛的女性。女性月经过多时，可用玫瑰花 9 克，牡丹皮 12 克，水煎，去渣饮服。

玫瑰花具有浓郁甜美的香气，提炼出的精油，可作为香料添加在一些食物和化妆品中。早在唐朝时期，华清池就浸泡着鲜嫩的玫瑰花，杨贵妃长年沐浴，使得肌肤柔嫩光泽。

玫瑰花的药性非常温和，能够温养人的心肝血脉，是女性最好的养生素材。因为它还可以帮助女性舒发体内郁气，起到镇静、安抚、抗抑郁的功效。

## 牡丹、白芍，养血和肝的最佳拍档

养血功课不是现代女性的创造，早在唐朝就已经兴起。古语有云：“琴医心，花医肝，香医脾，石医肾，泉医肺，剑医胆。”从唐代起，利用花卉养血养身的方剂被逐渐认可。这其中牡丹和芍药最为常见。

牡丹被喻为“国色天香”，并被赋予了国花的地位。牡丹又以洛阳的最为有名，所以有“洛阳牡丹甲天下”之称。尽管朝代更迭，而牡丹荣殊“花王”桂冠傲立诸芳群首的地位，丝毫动摇不得。牡丹不仅有极高的观赏价值，还有一定的药用价值，其含牡丹酚、牡丹酚苷、芍药苷，含挥发油及植物街醇，是一味名贵的中药材，性味辛、凉。牡丹的根皮有清除调和血液里的瘀热的作用，夜间发热，早晨又体寒，月经闭塞不通，腹部疼痛的女性，可培养种植观赏，闻其花香用来保健。

牡丹花茶养血和肝，散郁祛瘀，适用于面部黄褐斑、皮肤衰老，常饮可使气血充沛、容颜红润、精神饱满，还可减轻生理疼痛，降低血压，对改善贫血及养颜美容有益。

白芍药的花朵硕大，富丽绰约，位于牡丹之下，栽培历史超过三千多年，有花中“宰相”的美称。

白芍味苦、酸，性微寒，归肝、脾经，有濡养肝血，缓和制止腹中疼痛，消行瘀滞的肿胀血块，收敛阴分虚弱出汗的作用。有额头作痛眩晕、胸胁如针样的刺痛、胃脘饱胀、手足痉挛、血虚血瘀体质的人，可以多多地服用。生白芍为原药去杂质，润透切片，生用入药者。炒白芍称炙白芍、酒白芍，又名酒炒白芍、酒芍，为白芍片用黄酒淋洒拌匀，然后炒干，入药后活血功效增强。醋白芍又名醋炒白芍、醋芍，为白芍片用米醋喷淋，用文火微炒入药者，偏于敛肝阴止痛。白芍片用武火炒至焦黑，存性，取出用清水灭尽火星，然后晾干入药，偏于敛血止血。

如果肝血不足，则经脉失去滋养，就会影响月经正常运行，引起经期腹痛，甚至出现经量像雪崩样的漏滴不止、白带夹黄色有腥气、出汗和晚间睡后盗汗、胁肋脘腹疼痛、四肢痉挛冷痛。遇到这种情况，建议用芍药加当归、川芎、熟地煎水服用，以温养血脉调理经血。

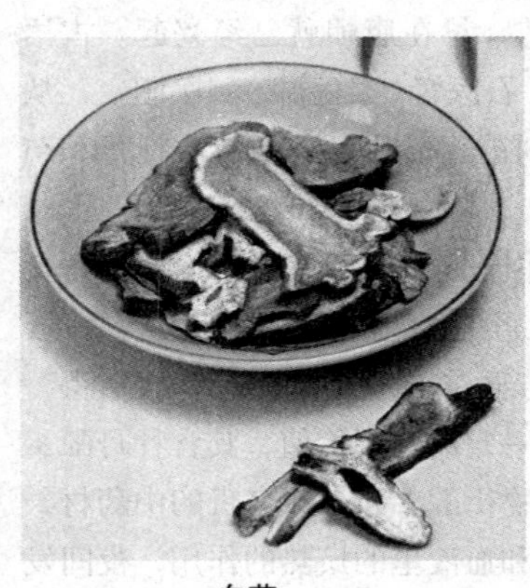

白芍

这里需要注意：花卉种类繁多，并非种种都有养肝益血之效。即使是同一种花卉，也会因为颜色、用法用量的不同而产生不同的医用效果。而且，花为自然产物，皆有灵性，同一种类花卉在不同地域生产，其效用也可能有差异，所以以花养肝务必要谨慎。

## 绿色食物是养肝佳品

因为养血所以养肝，这已经是不少女性在健康理念上的共识。那究竟什么样的饮食结构是真正对养肝有益的呢？

肝主青色，所以绿色食物对调养肝脏很有好处。有很多女人为了补铁补血，调理肝脏，会选择很多昂贵的保健品。其实，每顿饭给自己准备一盘绿色蔬菜，就能够达到养肝的效果。绿色蔬菜是营养最全面的养肝圣品，它们的养肝功效完全不输给那些贵得吓人的滋补品。而且这些蔬菜可以天天吃，又便宜又没有副作用。有些女人气色不好，往往都有血虚的毛病，有的有肝火，有的肝郁气结，虽然看上去症状不同，但都需要调养肝脏。不管是什么毛病，吃些绿色蔬菜都能够养肝补血，还能够润燥疏肝，可以说是最好的调养食物了。

既然绿色的食物是养肝的佳品，那么在四季之中，春季的绿色时令蔬菜就成为主角。而且春天肝气旺盛，从身体的收纳能力上来说也是养护的好时期。试想一下，我们可以趁着春光明媚多到户外活动一下，既能够欣赏春天的美景，还能趁机挖些新鲜的荠菜来吃，对于保健养生是很有好处的，这才是真正的健康生活。

现在我们就以菠菜为例来说明下绿色食物对女性养肝的重要意义。

中医认为，菠菜性甘凉，入肠、胃经，能养血、止血、敛阴、润燥，因而可防治便秘。在吃菠菜时尽可能地多吃一些碱性食物，如海带、蔬菜、水果等，以促进草酸盐溶解排出，防止结石的形成。对一些敏感体质的人，在食用菠菜时可先煮一下捞出再食用，这样就可以除去草酸盐；对正常人群，即便是食用生菠菜，只要不是连续每天吃 3 千克以上就不必担心。

在日常饮食中，女性朋友可以为自己做菠菜小米粥调养肝肾。《本草纲目》记载菠菜可以通血脉，开胸膈，下气调中，止渴润燥。所以，菠菜可养血滋阴，对春季里常因肝阴不足引起的高血压、头痛目眩、糖尿病和贫血等都有较好的治疗作用。小米味甘咸，有清热解渴、健胃除湿、和胃安眠等功效。“治反胃热痢，煮粥食，益丹田，补虚损，开肠胃。”现代医学研究证实，小米具有防止反胃、呕吐和滋阴养血的功能。所以说，菠菜小米粥是很好的养肝补血食谱。

除菠菜外，所有当季的绿色蔬菜都是很好的养肝食物，如荠菜、空心菜、莜麦菜等。空心菜能够凉血解毒、利尿养肝，加速体内有毒物质的排出，还有增强免疫能力的作用；莜麦菜能够降脂润燥、滋阴平肝，是很适合女性食用的低热量、高营养的蔬菜。

除了绿色蔬菜以外，其他的绿色食物也有很好的养肝作用。比如绿豆就有爱好的祛肝火的作用，肝火旺的人常喝绿豆汤能够慢慢平息肝火。有些人熬夜后容易出现眼睛红肿的情况，此时适当喝些绿豆汤就有很好的调理作用。

**⊙养血小贴士**

加工食品和方便食品当中多多少少都含有添加剂，这些也要在肝脏里被解毒，一旦肝脏功能衰退，解毒作用也会变得低下，就会导致过多毒素囤积体内，对身体健康及皮肤都是百害而无一利。因此应尽可能地避免食用含食品添加剂多的加工食品。

## 猪肝养肝，气血不再亏虚

肝脏是动物体内储存养料和解毒的重要器官，含有丰富的营养物质，具有营养保健功能，是理想的养肝佳品。这些都已经是广为人知。但对于女性而言，哪种动物的肝脏更有益呢？答案是猪肝。

猪肝含有丰富的铁、磷、蛋白质、卵磷脂和维生素，还具有较强的抑癌能力，并含有抗疲劳的特殊物质。因为有毒物质和解毒产物经肝脏代谢后可随汗排出体外，所以正常的肝脏本身是无毒的，可以放心食用。

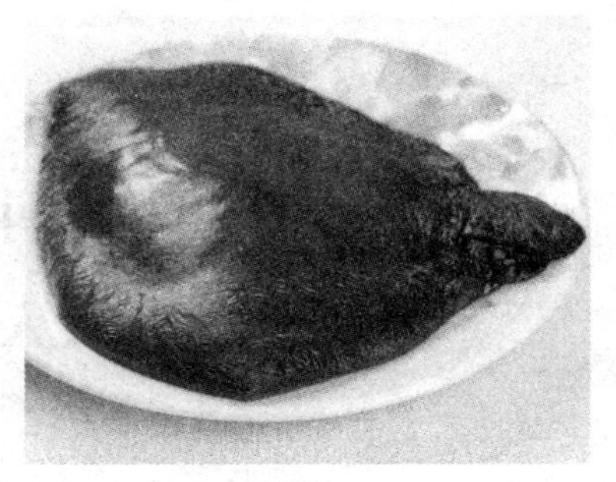

猪肝

中医认为，猪肝味甘，性平，为养肝、补血、明目的佳品，适宜气血虚弱，面色萎黄，缺铁性贫血者食用；适宜肝血不足所致的视力模糊不清，夜盲、眼干燥症、内外翳障等眼病者食用；适宜癌症患者放疗、化疗后食用；适宜贫血的人、常在电脑前工作、爱喝酒的人食用。患有高血压、冠心病、肥胖症及血脂高的人禁止食用猪肝，因为肝中胆固醇含量较高。另外，有病而变色或有结节的猪肝忌食。

猪肝中铁质丰富，是补血食品中最常用的食物，食用猪肝可调节和改善贫血病人造血系统的生理功能；因其含有丰富的维生素所以具有维持正常生长和生殖机能的作用，尤其是其含有的维生素 $B_2$，对机体排毒有重要作用；猪肝还能增强人体的免疫反应，抗氧化，防衰老，抑制肿瘤细胞，也可防治急性传染性肝炎。

# 第四章
# 通瘀血：女人补血先化瘀

## 气血瘀滞是女人衰老的主因

“气为血帅，血为气母”，这是中医的气血理论之一，气壮则可以帅血以运行，又是生血之力，血气旺则是气化之物质基础，只要气血充沛，血脉畅行，营卫调和，人体就可以“阴平阳秘”，百病可防，已病可愈。

对于女性而言，气血瘀滞就容易引发肚胀、月经不调等多种健康问题。对这种症状的治疗，应注重于疏通脏腑气血，使无壅滞之弊，则人体可恢复平和与健康。就像清代姚止庵在《素问经注节解》中所说的：“疏其壅塞，令上下无碍，血气通调，则寒热自和，阴阳调达矣。”疾病的发生和发展，是人体气机失去正常的运动状态的原因，即气机出入阻隔，升降失序。

所以说，气血瘀滞是导致人体衰老的主要原因，已引起人们广泛的关注和重视。目前社会上有不少人对补品的作用产生误解，片面追求和迷信补品能强身健体，并坚持常年服用。诚然，对于体质虚弱者来说，因人制宜地服些补品确有一定益处，无可厚非，但须慎防滋而伤胃，补而壅塞，导致人体气血阻滞，反生很多不良反应。对此，清代医家王孟英早就提出告诫，他针对当时“不知疗病，但欲补虚，举国若狂”的局面，大声疾呼“一味蛮补，愈阂气机，重者即危，轻者成锢”，极力反对滥用补剂。时至今日，也应当引起人们足够的警惕。

从某种意义上来说，这是中医病因、病机的基本观点。气血瘀滞在发病学上有着重要地位。治疗瘀证，首重调理气机。实际上，气血畅通的理论不仅在疾病的治疗上有重要指导作用，而且对于养生保健方面特别是对疾病的预防和抗老防衰有十分重要的意义。东汉张仲景秉承经旨，在《金匮要略》中进一步提出：“若五脏元贞通畅，人即安和。”所谓元贞，即五脏真元之气，也就是朱丹溪《格至余论》中所说的“人之所借以为生者，血与气也”。

气血瘀滞的主要表现是：当血瘀滞于脏腑、经络某一局部时，则发为疼痛，痛有定处，得温而不减，甚至形成肿块。此类型的人，有些明明年纪未到就已出现老人斑，有些常有身上某部位疼痛的困扰，比如：女性生理期容易痛经。

中医气血养生保健的方法十分丰富，其中的五禽戏、八段锦等，以及吐纳导引、针灸按摩、药浴足浴诸多方法，究其主要作用原理，无非是疏通脏腑经络气血，以保持机体旺盛的生命力，达到强身健体、祛病延年的目的。

**⊙养血小贴士**

血瘀体质的女性一定要让自己保持愉快的心情，才有助于改善气血运行，我们日常体验的胃痛、长痘、牙疼、头疼往往都是血瘀的表现，发作的直接原因也往往是因为遇到了不顺心的事而着急上火所致。这些都会影响气血的均衡状况。

## 女人要美丽，打通气血除毒素

对于女性养血的话题，有很多食疗书中开始就以补为主。事实上，气血不是想补就能补进身体的，道理就跟给轮胎打气一样，轮胎上有洞的时候，轮胎是永远打不满的。人体内血管里如果血瘀了很多年，瘀血已经变成很硬的血块，把血管完全堵塞的时候，气是不可能通过的，不懂得这个道理，身体不但治疗不好，反而把身体越补越糟糕。现在有很多年轻人多数是吃补气食物多理气食物少，阳多阴少造成的阴阳不平衡，反而使血管更加堵塞，时间久了就成为亚健康者，接着就是气血不通、气虚。

不少女性在寒冷日子都有手脚冰冷的情况，甚至不能入睡。有此种情况的女性不妨试试足浴。因为足浴有一定的强身效果，能促进气血循环，让你由脚底暖上心头；配合不同中药，更有助排毒、健体兼防病！

中医有云“寒主收引”，天气寒冷自然会令阳气收敛，令气血循环减弱，除了身体特别怕冷外，有时还会影响各脏腑运作。寒冷日子若想气血运行得更好，除了进补吃中药外，足浴是一个很好的选择。

足浴与浸浴效果相若，但简单方便得多。人体共有 12 条经络，手脚各 6 条，分别是足三阴、足三阳、手三阴及手三阳，并互相连接。而中医认为火热会向上升，透过温暖脚部，便能带动气血运行，通过连接的经络，从而温暖全身。脚上的足三阴分别与肝、脾和肾有关，而足三阳则与胆、膀胱和胃有关，故加强脚部气血循环，对各脏腑有保健功效，同时还能减少沉淀于脚底的毒素。

此外，温水刺激脚底下的涌泉穴，对于改善水肿、失眠和头痛更有帮助，可谓一举多得。要想加强功效，可利用不同中药配合制成足浴药液，热力更能帮助药力渗透，有助行气活血和消肿散瘀，增强防病之效。

受到寒气影响，寒证体质的女性或气血循环较差的女性怕冷的情况更为严重。除了进食温热补品如羊肉、鹿茸等补身外，不妨以一些温和活血的中药来浸足浴，例如干姜、附子和吴茱萸均是温药，具有散寒止痛和温经通脉的功效，有助打通经脉，并帮助祛散寒气，令身体温热。若同时加强气血循环，效果就相得益彰，可加入行气活血的中药如当归和党参等，令气血畅顺运行全身。

⊙**养血小贴士**

有血瘀的女性朋友需要一个能够行气活血，暖身祛寒的良方，这里为大家推荐的方子如下：

干姜50克，附子50克，党参50克，当归50克，吴茱萸2.5克。具体的做法是，先将清水8碗加材料煲45分钟，并隔渣取液，待暖，浸足20～30分钟即可。

## 摩面梳头，养气血从“头”开始更年轻

按摩是一种传统的理疗方法，在很多疾病的治疗上都有着很好的效果，同时按摩也是人们常用的一种保健方法。在春天，大多数人都很容易犯困，很想睡觉，总处在一种懒洋洋的状态当中，尤其是午后，精神也会处于一种混沌的状态，这个时候不妨用手撑按摩一会儿面部。以手摩面是我国古代养生长寿自我按摩的一种保健方法，它不但能起到提神醒脑开窍的作用，还可以通过加强面部肌肉的运动，使面部皮肤柔润并增强抵御风寒的能力。

摩面方法是：端坐，双掌竖捂面，闭上眼睛，两无名指沿鼻梁两侧泪腺沟，两掌心着力面两旁，两拇指沿两耳腮，从前额发际往下拉摩至下巴，手不离面返回上推（印堂）至发际，来回摩擦为一下，共50下。

明朝养生学家冷谦之所以长寿过百就是因为其一生注重养生，所著《修龄要旨》一书，提出“十六宜”，第一就是“发宜常梳”。明代学者焦竑也曾提出：“冬至子夜时，梳头二百次，以赞阳气，经岁五脏流通，为‘神仙梳头法’。”以上史实不得不让女性惊叹，原来梳头对一个人的健康和美丽有如此重要的影响。

现代研究表明，头是五官和中枢神经所在，经常梳头能加强对头面的摩擦，疏通血脉，改善头部血液循环，使头发得到滋养，乌黑光润，牢固发根，防止脱发；能聪耳明目，缓解头痛，预防感冒；

可促进大脑和脑神经的血液供应，有助于降低血压，预防脑出血等疾病的发生；能健脑提神，解除疲劳，防止大脑老化，延缓脑衰老。

正确的梳头方法是：由前向后，再由后向前；由左向右，再由右向左。如此循环往复，梳头数十次或数百次后，再把头发整理，梳至平整光滑为止。所用梳子宜取木质如桃木或用牛角等天然材料制成，梳齿圆滑。梳头时间一般取早晚各5分钟，其余闲暇时间亦可，切忌在饱食后梳理，以免影响脾胃的消化功能。

梳头时还可结合手指按摩，即双手十指自然分开，用指腹或指端从额前发际向后发际做环状揉动，然后再由两侧向头顶按摩，用力要均匀一致，如此反复数十次，以头皮有微热感为度。

学会梳头不仅对女性的气血有益，用手撑摩面还可以预防面部皱纹、抗衰老，对神经麻痹、牙龈炎和其他口腔疾患也有很好的预防和治疗的效果。

## 发为血之余，用经络留住一头乌黑秀发

发，即头发，古称“血余”。中医理论认为，发为肾中精气盛衰的外华，又为人体血气盈亏的标志。因此，头发的疏密、润燥、泽枯、韧脆等状态，多可反映人体脏腑精血，乃至于人体生命的功能状态。乌发飘逸，正是年轻之体气血充盈、生机勃发的象征。鹤发童颜，正是年迈之人精血尚充、老当益壮的表现。

中医学对头发生长过程的论述，首见于《黄帝内经》的《素问·上古天真论》：女子7岁、男子8岁前后因肾气盛而“齿更发长”；女子28、男子32岁前后因肾气实而“发长极”；女子35岁、男子40岁前后因气血始少而“发始堕”；女子42岁、男子48岁前后因肾气衰而“发始白”。文中阐明了头发由于人的年龄增长而出现的演变过程，指出了人体头发始长、始盛、始堕、始白的大致年龄及原因所在。

发为肾之华古代医家观察到，头发由密至疏、由黑至白多与年龄的增长密切相关，而机体生、长、壮、老的生命过程主要源于人体肾中精气的盛衰，故而从《黄帝内经》开始即强调“发为肾之华”，或云“肾者，其华在发”，意为头发是肾中精气充沛与否的外部表现、外华所在。临床观察也表明，青壮年人肾中精气充沛，多见发色光泽、发布茂盛、发质润韧；中年人肾中精气始衰，多见发色渐枯、发布渐稀、发质渐脆；老年人肾中精气衰少，多见发白、发脱、发枯。当然，头发状态作为肾之外华，多需排除局部病变，如脂溢性脱发、恶性或良性斑秃等。

中医理论又认为，发的营养来源主要是血，所谓“发由血之余气所化生”。中医藏象理论强调，脾为气血生化之源，肝为藏血调血之脏，由此而言，头发与脾的生血功能、肝的藏血功能也有密切关系。经临床验证，脾胃健旺、肝血充沛之人，头发多乌黑有神；脾胃虚弱、肝血虚少之体，头发多稀疏无力，易脱易枯。产后失血过多的人，多见头发骤脱，便是典型例子。

所以说，女性朋友们要想有一头乌黑亮丽的秀发，气血养护必不可少，而对气血的养护又离不开食物的营养。头发的主要成分是含硫氨基酸的蛋白质，因此每日应摄入适量富含蛋白质的食品，如鱼类、瘦猪肉、牛奶、乳制品及豆制品。富含维生素 A、维生素 E、B 族维生素和矿物质的食物，这些物质对于维持上皮组织的正常功能和结构的完善，促进头发的生长起到十分重要的作用。

富含维生素 A 的食物有胡萝卜、菠菜、莴笋叶、杏仁、核桃仁、杧果，以及动物肝脏、鱼虾类等。富含 B 族维生素的食物有鲜蔬果、全谷类食物，如小麦、黑米、花生、大豆、菠菜、番茄、香菇、扁豆、沙丁鱼、奶酪等。富含维生素 E 的食物有核桃仁、橄榄油、玉米、麦芽、豌豆、芝麻、葵花子等。铁、锌、铜、钙等微量元素是人体组织细胞和皮肤毛发中黑色素代谢的基本物质，黑色食品则含有较多的这类元素，如黑豆、黑米、黑木耳、黑枣、黑芝麻、乌骨鸡等。

⊙**养血小贴士**

血瘀体质女性的补血驱寒茶饮桂花红茶

具体做法是：干桂花2克，红茶3克，蜂蜜适量。将桂花、红茶用开水冲泡，盖上杯盖，晾温后调入蜂蜜即可。有暖胃祛寒，益气养血之效，适合血瘀体质女性冬季常饮。

## 按摩煲汤养就好脾气，血液再也不淤积

女性由于血瘀而生病者并不少见。怎样做才能让血液畅快运行起来而不淤积成疾呢？简单的方法就是按摩加食疗。

气血不畅、瘀滞的女性要做保健按摩，平日里所选择的健身方式也应以全身各部都能活动、助气血运行的方式为准。

血瘀体质在精神调养上，要培养乐观的情绪。心情愉快则气血和畅，营卫流通，有利血瘀体质的改善。反之，苦闷、忧郁则可加重瘀血倾向。

血瘀就是血液瘀阻在体内，比如身体某处碰到了就会山现瘀紫，这是因为血管中的血没流出来，变成了瘀血。还有的血虽然没流出血管外，但运行受到阻碍，凝滞在身体的某个部位，失去了血液本身的功能也会形成瘀血。

血瘀体质，顾名思义是体内气血不畅。此种体质的人面色晦滞，发黑发暗，口唇色暗，眼周黯黑。血瘀体质的人应多食红糖、黄酒、葡萄酒、桃仁、玫瑰花等食物，少食寒凉食物。

下面给大家介绍一种祛除瘀血的食疗方。

山楂红糖汤

**具体做法是：**先准备材料山楂10枚，红糖适量。将山楂冲洗干净，去核打碎，放入锅中，加清水煮约20分钟，调以红糖进食。

这个汤具有活血散瘀，通经止痛的效果。

在《黄帝内经》的内容中，《素问》有九篇、《灵枢》有五

篇论及按摩。由此也可以看出按摩对养生，尤其是对老年女性健康养生的重要性。

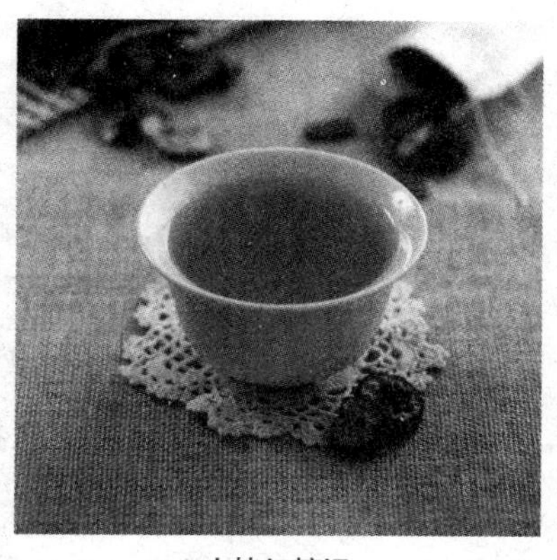

山楂红糖汤

下面介绍一套全身按摩法。此按摩法通常从开始按摩到最后结束，从整体中分出若干节来进行，既可分用，也可合用。操作顺序由下而上，即从足趾到头部，老年女性则可从上到下。

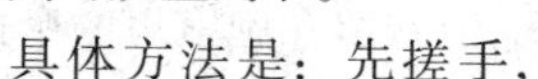

具体方法是：先搓手，用两手掌用力相对搓动，由慢而快，到搓热手心。手是三阳经和三阴经必经之处，摩擦能调和手上血液，使经路畅通，十指灵敏。再用搓热的双手梳头，十指微屈，以指尖接触头皮，从额前到枕后，从颞颥到头顶进行“梳头”20 次左右。然后揉按太阳穴，用两手示指指端分别压在双侧太阳穴上旋转运动，按时针方向顺、逆各 10 次左右。接着揉胸脯，用两手掌按在两乳上方，旋转揉动，顺逆时针各 10 次左右。最后是抓肩肌，用手掌与手指配合抓、捏、提左右肩肌，边抓边扭肩，各进行 10 次左右。

此外，还可以做腹部的按摩。以一手五指张开指端向下，从胃脘部起经脐右揉到下腹部，然后向右、向上、向左、向下，沿大肠走向擦揉。可以牵拉腹内脏器，使肠胃蠕动加大，促进胃液、胆汁、胰腺和小肠液的分泌，增加消化吸收作用。

对于长期坐姿的女性朋友可以选择揉小腿。做法是以两手掌挟紧一侧小腿腿肚，旋转揉动，左右各 20 次。

腿是担负人上体重负的骨干，是足三阳经和足三阴经的必经要路，揉腿可使膝关节灵活，腿肌增强，防止肌肉萎缩，有助于减少各种腿疾。

⊙**养血小贴士**

气血不畅的女性还可以选择每日练习站抱桩。具体做法是：站立，双脚分开与肩同宽，脚跟稍稍抬起，重心落在脚掌前 2/3 处，也就是涌泉穴上，两臂交叉在胸前环抱，全身都放松下来。站立 15~20 分钟，可通气血，祛寒湿。

## 寒邪入胞宫恶露伤，化瘀止血找蒲黄

恶露是新妈妈在完成人生重大任务之后首先要面临的困扰。此时，生产的重头戏虽然已经结束了，但残留在胞宫里的余血和浊液还会在一段时间内逐渐由体内排出。通常情况下，恶露在两周之内就能完全排净，如果持续半个月甚至一个月仍淋漓不净，就属于恶露不尽。

恶露的产生是因为恶露由脏腑之血所化，注于冲任，实际上是产后的恶血、废血。分娩后“上为乳汁，下为产露”，把恶血排出去，体内新血才能得到滋养，正常运行。如果脏腑失调，气血失养，以致冲任不同，就会发生恶露过期而不尽的事。

恶露不尽常由血热、血瘀引起，尤其是由血瘀引起的恶露不尽，在临床中最常见。有血热者，可用马齿苋水煎后服用，见效非常快。而由血瘀引起的恶露不尽，在治疗时可以选用蒲黄。

王卓敏是山西大同的一个农妇，在 2010 年的夏天，她顺产生下一个女儿，但产后恶露一直淋漓不止。期间，她曾多次服用中西药治疗，都没有效果，后来她怕服药太多影响哺乳，就停服了。但恶露不尽就像淘气的孩子一样，时时困扰着她，让她手足无措。后来，她听从亲戚的建议，到医院妇产科做了手术清宫，本以为这下就能干净了，没想到遭罪不说，恶露仍然不止，已有近两个月时间。她舌体紫暗，舌尖上有斑斑瘀点，脉弦涩而有力，是血瘀的征象。后来发现确实恶露中含有血块。她描述到，每到排除恶露时都觉得很滞涩，小腹疼得很厉害，都不敢用手按。平时也腰酸腿痛，什么都做不了。

这是很明显的寒凝成瘀引起的恶露不尽。但寒邪是怎么来的呢？后来经过医生的询问与了解才知道，王卓敏为帮丈夫减轻负担，开了一家洗衣店，怀孕时就以帮人洗衣挣钱，产后没几天又接着工作。虽然洗衣是用机器，可依然免不了要沾凉水。而其在产后体内胞脉正虚之时，凉水带来的寒气乘虚入胞，使产后的“恶血”寒凝成瘀，阻滞了冲脉，以致“恶血”不去，新血难安，所以恶露才会淋漓不尽，让人痛苦不堪。

了解了这一情况，中医师为她选择了“蒲黄止血丸”来帮她治疗。因为这个方子中只有生蒲黄和醋两味药，可以免除她服中药的担心。蒲黄止血丸的疗效极好，已被用于治疗了几十位患者，且全都获得痊愈。

有人可能会问了，为什么蒲黄会有这么好的治疗效果呢？

这是因为生蒲黄有化瘀、止血之功，尤其擅长涩敛止血，适用于各种出血病症。《本经》说它“主心腹膀胱寒热，利小便，止消瘀血”。

现在也有药理研究表明，蒲黄可加强产后子宫的收缩力，增加血小板数目，缩短凝血酶原时间。所以，用于治疗血瘀引起的产后恶露不尽最合适。

---

**⊙养血小贴士**

产后女性身体复原需要科学合理的调补方法，其中确保气血正常运行是首要。除了选对对症的中药材和食材还应适当配合适量的运动，这样才能更有效地达到化瘀的目的。

---

## 内服外用一块姜，祛瘀止痛散寒凉

“常吃生姜，不怕风霜。”生活中的姜除用作调味剂、小食品外，在美容、保健方面也显示出它独特的风味和魅力。

到了夏季，人们都喜欢凉爽的感觉，尤其是喜欢长时间地吹空调和电扇，这样是很容易引起感冒的。此时，为了避免感冒，可以立即喝一杯姜糖水，可以将身体里的寒气驱出。在中医上认为，生姜具有提神醒脑的功效，夏季天气闷热容易让人感到昏昏沉沉的，在这时只要喝一杯姜汤立马就可以恢复精神。

夏天人们喜欢吃冷制品，但若贪食过多，则易导致脾胃虚寒，出现腹痛、腹泻等症状，而生姜有温中、散寒、止痛的作用，可避免上述现象的发生。生姜的挥发油可促进血液循环，对大脑皮层、心脏、延髓的呼吸中枢和血管运动中枢均有兴奋作用。

生活中，生姜和红糖对女人来说都是保身健体的好东西。姜是中药材之一，具有发汗解表、温中止呕、散寒止咳的功效。生姜在应对女性血瘀方面有独特疗效，可以内服也可以外用。

姜的温经散寒、破血逐淤的作用甚为显著。妇女产后气血虚亏、经冷瘀血，民间常以生姜红糖汤内服。姜还可以作为艾灸疗法的药物，称隔姜灸，方法是取厚1厘米左右姜片一块，用针穿刺数孔，上置艾柱放在穴位上点燃施灸，能有效温经散寒行气止痛，并治寒性痈疽。姜还可以捣烂外敷，行气活血，驱瘀散毒。

要注意的是，生姜性辛温，对人体有许多益处，但也不宜多食。特别是肺热咳嗽和胃热呕吐者忌用。因姜辣素能刺激肾脏，过多食用会引起口干、便秘，诸般热证都不宜用。《本草纲目》载：“食姜久，积热患目。病痔人多食

姜

(姜)兼酒，立发甚速。痈疮人多食则生恶肉。”《食疗本草》载：“姜去痰下气。多食少心智，八九月食，伤神。”

这里，需要女性朋友们注意的是，生姜素成分可以刺激膀胱等泌尿系统黏膜，多食会加重泌尿系统感染的炎症反映；因姜性质辛而疏散走表，故功能性的子宫出血者、痔疮等皮肤病和高血压患者忌多食姜。

**⊙养血小贴士**

生姜不宜在夜间大量食用，其所含的姜酚会刺激肠道蠕动，白天可以增强脾胃作用，而夜晚可能成了影响睡眠伤及肠道的一大问题，故夜晚不宜大量食用。晚上的量只能食用非常少的量。

## 循环用经，行间、期门能够帮你解除肝患

在我们的印象里，脂肪肝一直是和那些大腹便便的“青蛙人”形象联系在一起的，却没有想到，这种危险的亚健康状态正在以极快的速度接近都市女性以及白领女性，那么肝脏对女人究竟有多重要?

肝脏是人体最重要的器官之一，它在人的代谢、消化、解毒、凝血、免疫调节等方面均起着非常重要的作用，是人体不可或缺的一个“化工厂”。肝脏是身体重要的排毒器官，肠胃道所吸收的有毒物质，都要在肝脏经过解毒程序变为无毒物质，再经过胆汁或尿液排出体外。如果肝脏长期超负荷工作，太多的身体毒素无法及时排解出去，反映到女人的面部就是脸色暗哑、色素沉淀。而且，肝脏的主要功能是代谢，如果因为脂肪负担而使代谢速度放慢也会影响女性的身材——吃得不多也止不住地发胖，造成恶性循环。而加班熬夜、睡眠不足、过度劳累等不仅导致黑眼圈，

更是影响肝脏工作的祸首。

而女性想缓解和解决这方面的隐患，可以借助经络的作用。中医讲究气血循环，人之气血生于脾胃，注于经脉，借胃气的推动输送到全身。经脉与络脉连成一体，构成了一个能够沟通内外，贯穿上下，把人体的脏腑、肢体、官窍及皮肉筋骨等组织联系在一起的有机整体，借以运行气血，联络脏腑肢节，调节体内各部组织。

中医认为肝属木，与春相应，主升发。因此，春季重养肝补脾，可进行穴位按摩以起到养肝护肝、健脾和胃的养生作用。

期门穴：为肝经的最上一穴，主治疾病：胸胁胀满疼痛，呕吐，呃逆，吞酸，腹胀，泄泻，饥不欲食，胸中热，喘咳，疟疾，伤寒热入血室。

行间穴：行间穴位于第 1、2 趾间，趾蹼缘的后方赤白肉际处，为肝经腧穴，亦可调理肝气，所以养肝护肝可常按摩行间穴。除此以外，具有养肝护肝作用的穴位还有内关、太溪、鱼际等。

穴位按摩只是养肝的一部分，在日常生活中还要食疗茶疗一起调理。特别对于有肝病的人来说，茶疗是最佳的养肝护肝方式，可以做到全面调理，缓解肝病的恶化。保障大便通畅也是爱护肝脏的好习惯，因为把毒性物质及时从体内排出才能减轻肝脏负担。因此尽量多吃含纤维素较多的食物。除了多吃高纤维食物，还可在晚上入睡前按摩腹部。适当的腹部按摩可以有效保肝、促进排便。具体方法是：用手掌从上腹向下腹推揉 10 次，从左右肋缘分别向左右下腹按摩 10 次。

---

**⊙养血小贴士**

爱美是女性的天性，熟悉具有美容养颜功效的穴位来保健是不少女性的选择。但需注意，不是按摩的美容穴位越多，按摩的次数越频繁，效果就越好。一切应会以自身气血状态为基础。

---

## 经络养颜，按压四白穴“就是让你白”

现在越来越多的女性希望自己拥有白皙的肤色。甚至，为了让自己变得更加完美 5 十分愿意在自己身上动刀，当然整形美容现在也确实已经十分流行了，只是在美容养颜方面，人们更信赖中医美容，而在中医美容中，按摩美容应该算得上是最简单易行的方法，那么按摩哪些穴位可以帮助女性美容养颜呢？

答案是四白穴。四白穴也叫“美白穴”，可别小看它，每天坚持用手轻轻地揉 3 分钟左右，你会发现脸上的皮肤开始变得细腻了，美白的效果非常不错。如果再加上按压“人迎”（人迎位于前喉外侧 3 厘米，能摸到脉搏处），一次按压 6 秒钟，如此重复 30 次，天天如此，经过一段时间后，脸部血液循环顺畅了，小痘痘就会消失，皮肤自然会有光泽。

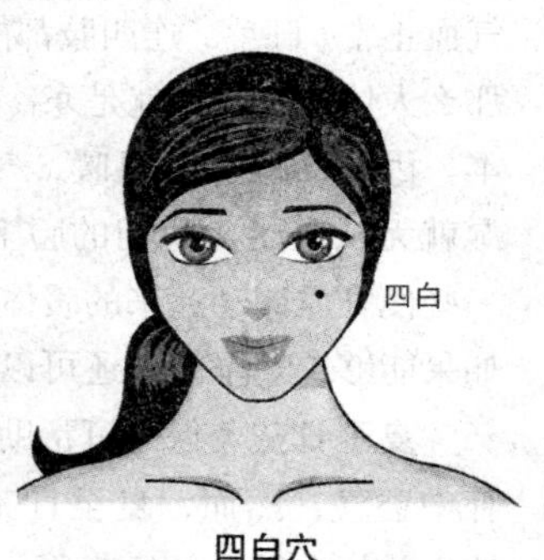

四白穴

四白穴在承泣穴的下面，在下眼眶骨下面的凹陷处，直对瞳孔。胃经上一个很重要的明目穴。“四”是四方，有周围的意思；“白”是指明亮的、光芒的。此穴有疏经活络、养颜明目的功效，可缓解眼部疲劳或眼花，还可治头痛、口眼歪斜等。下眼睑部又是胃经经过的地方，胃经又是多气多血的经脉，因此通过按摩四白穴，可以疏通气血，把废物及时运走。四白穴在眼的周围，所以坚持每天按揉还能很好地预防眼病，比如烟花、眼睛发酸发胀、青光眼、近视，还可以祛除眼部周围的皱纹。

因此，对于有黑眼圈的朋友来说，平时也可经常按按四白穴。很多女性朋友因偶尔熬夜、睡眠不足，就会产生黑眼圈。黑眼圈是因为血液中沉积太多废物的缘故，而下眼睑的皮肤比其他部位薄，最容易反映血液的颜色。这时我们可以多按摩四白穴，最好同时按摩承泣穴，两个穴位加在一起效果会更好。另外，还要保持良好的睡眠，让眼睛得到充分的休息。

## 祛寒保暖，艾灸大椎、关元“给你温暖”

中医自古就重视女性的寒证，判断自己是否体寒的方法很简单：双脚是离心脏最远的地方，双手的距离也很远，身体之末，血液循环不好的人气血很难到达这里。如果它是热的，就表示人体内气血正常、旺盛，连四肢都能到达。如果是双脚双手都是冷冰冰的，那么人体十有八九就是寒冷的。保持体内温暖和煦是美丽容颜的根本。因此体内五脏温暖，气血充足，才能保证血液循环通畅，寒湿就无从立足，我们的脸上也就不会长斑长痘。下面就来教大家一些使气血流动起来的暖体小窍门，让女性健健康康做个暖美人。如果能够长期坚持，还可以改善女性朋友的寒性体质。

夏至日艾灸保健可帮助人体温阳补气、温经通络、消瘀散结、补中益气，然而，夏至日艾灸保健也需讲求方法，因人而异。抵抗力差的人做夏至日艾灸，可增强体质，并适合于寒性体质的人，热性体质及年纪大的人、孕妇都不适合艾灸，否则可能会“火上浇油”，导致高热等症状的发生。中医认为常灸气海穴，可以补气；常灸大椎、关元、命门等穴位，可以壮阳。

人体的正常生命活动有赖于气血的作用，艾灸气行则血行，气止则血止，血气在经脉中流行，完全是由于“气”地推送。各种原因，如“寒则气收，热则气疾”等，都可影响血气的流行，变生百病。而气温则血滑，气寒则血涩，也就是说，气血的运行有遇温则散，遇寒则凝的特点。所以朱丹溪说：“血见热则行，见寒则凝。”因此，凡是一切气血凝涩，没有热象的疾病，都可用温气的方法来进行治疗。通过热灸对经络穴位的温热性刺激，可以温经散寒，加强机体气血运行，达到临床治疗目的。所以艾灸可用于血寒运行不畅，留滞凝涩引起的痹证、腹泻等疾病，效果甚为显著。

正常的机体，气血在经络中川流不息，循序运行，如果人体或局部气血凝滞，经络受阻，即可出现肿胀疼痛及肿瘤等症状和一系列功能障碍，此时，灸疗配合一定的穴位，可以起到调和气血，疏通经络，平衡机能的作用。

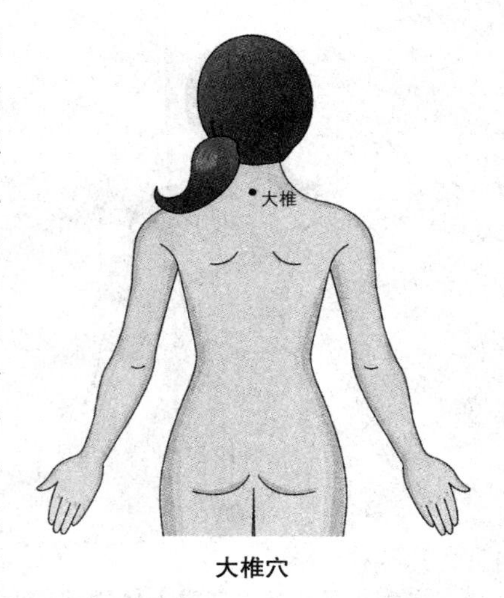

大椎穴

下面详细介绍艾灸的方法。

取大椎穴位，使用陈年环切艾条施灸，每次施灸 10 ~ 20 分钟。以自己适应为度，可以逐渐延长施灸时间。如果嫌艾条灸费事，那么可以使用能直接绑在大椎穴上的辅助器具艾灸大椎，时间可以在 20 ~ 40 分钟，热度也是以自己适应为度。如使用器具艾灸温度过高的时候，艾灸器具一定要用配套的布袋包起来施灸（温度如果还是过高，可以再垫上配套的艾绒垫），这样比较安全，免得发生烫伤。

大椎穴的取穴方法：正坐低头，该穴位于人体的颈部下端，第 7 颈椎棘突下凹陷处。若突起骨不太明显，让患者活动颈部，不动的骨节为第一颈椎，约与肩平齐。

与此同理的，关元穴的艾灸流程基本可以参照艾灸大椎穴的流程来操作。关元穴的位置：位于脐下 3 寸（四指横放即为 3 寸）处。取穴方法：仰卧取穴，在脐下 3 寸，腹中线上。

这里需要注意，女性的身体质素普遍娇弱。在选择使用传统的治疗方式之前，最好能依据自身体质的特点做出选择。比如：正在处于感冒中的女性就不易轻易刮痧。

## 心火灼烧，心俞穴、神门穴是“消防穴”

鼻子易出血，嗓子变哑了，嘴里长溃疡，排便困难，脸上容易长痘……春天来了，许多女性身上都会出现这些上火症状。中医

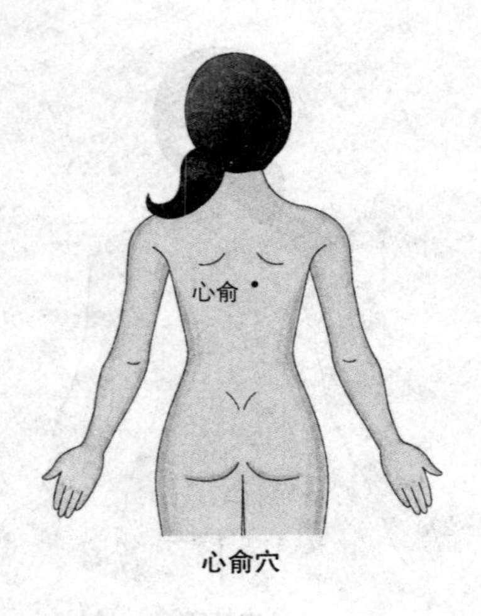


心俞穴

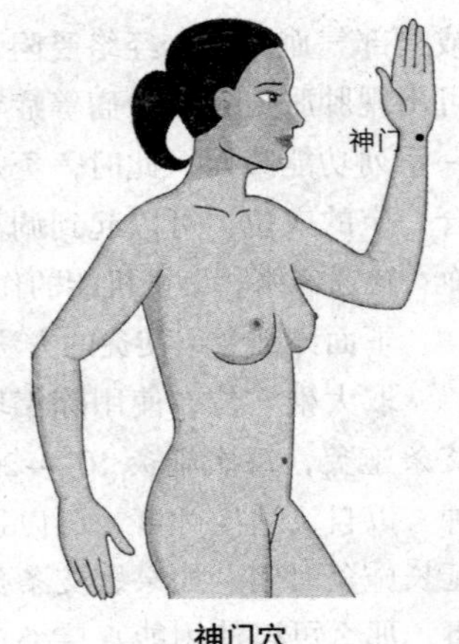


神门穴

专家提醒大家：春季人体内热较旺，如不注意饮食清淡和规律生活，极易“引火上身”。

春天自然界万物复苏，阳气上升，易扰动人体肝、胆、胃肠蓄积的内热，出现春燥；如生活地区干燥多风，人体的水分容易通过出汗、呼吸而大量丢失，而且天气变化反复无常，较难保持人体新陈代谢的平衡和稳定，易致女性生理机能失调而致“上火”症状。

中医认为，上火是人体阴阳失衡后出现的内热症，如果出现咽喉干痛、两眼红赤、鼻腔热烘、口干舌痛以及烂嘴角、流鼻血、牙痛等异常症状，就是所谓的“上火”。一些经常上火的患者，一上火就习惯吃黄连上清丸、三黄片、牛黄解毒片等去火药物。殊不知，上火的原因不同，症状各异，不能一概而论，不能滥用药物，尤其对孕妇而言更是如此。

这里需要特别注意的是：孕妇是一个特殊的群体，很容易受到春燥的侵袭而导致上火。孕妇一旦上火后千万不能自己乱服药，尤其是一些含有黄连、牛黄等成分的降火药，很容易引起流产等其他危险情况。此时，可采用按摩心俞穴、神门穴的方法降火，既安全又有效。

心俞穴位于第5胸椎棘突、旁开1.5寸。取穴时一般可以采用正坐或俯卧姿势。

神门穴是手少阴心经的穴位之一，位于腕部，腕掌侧横纹尺侧端，尺侧腕屈肌腱的桡侧凹陷处。主治心病，心烦，惊悸，怔忡，健忘，失眠，癫狂痫，胸胁痛等疾病。

---

**⊙养血小贴士**

女性朋友在春季应多喝水，多吃些滋阴润燥、生津养肺的食物和水果。比如火龙果、银耳、木耳、雪梨、冰糖、青豆、枸杞等，可清热、化痰、润肺，还可助吸烟、饮酒者排出毒素。孕妇还可以喝牛奶，通过滋阴、解热毒来发挥“去火”的功效。

---

## 疏通渠道，气血才能正常运行

关于经络的作用，《黄帝内经·灵枢·经脉篇》里说：“经脉者，所以能决生死，处百病，调虚实，不可不通。”这里的不可不通，即是强调人体之经脉必须畅通，原因是经脉“能决生死，处百病，调虚实”。为什么这样说呢？

先看“决生死”。人之所以成为一个有机的整体，就是由于经脉纵横交错，出入表里，贯通上下，内联五脏六腑，外至皮肤肌肉，将人体联络起来的。经络畅通，人体气血才能使脏腑相通，阴阳交贯，内外相通，否则，脏腑之间的联系就会发生障碍，引发疾病，严重者甚至导致死亡。

再看“处百病”。这里是说中医治病必须从经络入手。“痛则不通，通则不痛”，身体的病痛就是经络不通引起的。只有经脉畅通，才能使气血周流，疾病才能得到治疗与康复。

再谈“调虚实”，即调整虚证和实证。如胃痉挛的，针刺病人足三里穴，可使胃弛缓；对虚证要用补法，如胃弛缓的，针刺病人足三里穴，可使其收缩加强。当然，由于虚实证不同，尽管都是针刺足三里穴，但一个用泻法，而另一个用补法。

怎样才能确认身体经络是否通畅？中医认为，可以通过捏肉法和过血法来判断。用手捏着肉，有酸、痛的感觉都是经络不通的体现。如捏着肩胛和脖子有酸、胀、痛感则是此处经络不通的体现，捏背部膀胱经，酸或者痛都是经络堵塞的表现。

用一只手紧握住另一只手的手腕，约 1 分钟会发现被握住的手腕的手掌，逐渐从红色变成了白色。这个时候，突然松开手腕，会感觉到一股热流直冲到手指尖，同时手掌也会从白色变成红色。这就是过血法。如果手掌在半分钟内恢复了正常颜色，说明经络是通的。如果手掌在半分钟内不能恢复到正常的颜色，那说明经络不通畅。

俗话说：“病从口入。”造成经络不通的原因之一是垃圾食品吃得太多，像油炸食品、肥肉和动物内脏类食物、奶油制品、方便面、烧烤类食品、冷冻甜食、果脯和蜜饯类食物、罐头类食品、腌制食品、加工的肉类食品（火腿肠等）是世界卫生组织确认的十大垃圾食品。这些垃圾食品营养低，而糖、盐、脂肪含量较高，同时含有大量的添加剂。这些物质进入人体后，日积月累，会使血液内胆固醇、脂肪含量增高，使血管硬化，所以这些食品应少食或不食。多吃一些海带、海藻、空心菜、韭菜、黄花菜、萝卜、金橘、山楂、香蕉、柠檬、藕、醋等食物，也可适当地吃些辣椒、胡椒、葱、蒜等食物。这些食物能行气、活血、疏通、清理并能软化血管。另外经常运动，经络才能通畅，气血才能正常流通。尤其对于经常保持一个姿势工作的人，更要多运动，才不会使经络阻塞。

另外，人在情绪低落、心情不好的时候，气机就会郁结，从而导致经络不通。因此要保持愉快、舒畅的心情和积极的心态，这样才会保持经络的通畅。

人体五脏六腑、内分泌腺、血管等的活动，无不受自律神经的支配，自律神经遍布全身，直接反映内脏机能的活动，皮肤粗糙、雀斑、皱纹、青春痘等肌肤问题都是脏腑机能失去平衡的表现。但是，只要刺激人体的自律神经，增强其他机能的活动能力，就可使腑脏功能恢复正常。经络美容法就是根据经络控制自律神经，联系五脏六腑的理论，对相应的经络部位施以适当刺激，进而达到美容的目的。只有实现了内在的健康，才能实现外在的美，这是经络美容理论的核心。

---

**⊙养血小贴士**

由于女性对皮肤的触摸特别敏感，而且敏感的时间比较长，经络美容法不仅能美化女性肌肤的外表，还能彻底消除妨碍女性肌肤美的隐患，促进肌肤发生质的变化，使女性无须在本身秀丽的肌肤上过多化妆，就会显得自然脱俗、光彩照人。

---

## 体内有瘀血，补药多浪费

如果把人体内的血液比作流水，那么人体内的瘀血就好比是堵塞河道的淤泥。血液贵在运行，它在脉道之中循环不休，才使全身都能得到营养。血脉通畅充足，人就不易生病。这也正是中医所说的“血脉流通，病不得生”。如果血液运行不畅，或流动滞碍，或渗出脉管之外而成离经之血，那就变成了血瘀之症，如同一潭死水，不但对人体没有什么营养，还会造成生病的危险。

对于女人来说，血瘀更是个绝对不能放过的敌人，因为它是许多妇科病的祸根。女人有时在冬天甚至夏天容易出现体虚乏力、手脚冰凉、皮肤干涩、色斑增多等各类早衰症状，其主要原因是“宫寒”。子宫是最怕寒冷的，“百病起于寒”。子宫一旦受寒，血气就会凝结，容易造成月经不调、痛经加剧、月经血块及炎症反复发作等妇科疾病。中医讲，女性的瘀血有气郁血瘀和寒凝血瘀两种，气郁一般和情绪有关系，除了有瘀血症状外，来月经前还会乳房胀、心烦，容易发脾气，甚至每个月还会发作一次“神经性头疼”，可以毫不夸张地说，各种月经病、产前产后病甚至妇科主要杂症，差不多有 1/3 是由血瘀引起的。

有一位新妈妈平时身体就瘦弱，刚刚顺产生下个胖小子，一家人别提多高兴了，可正欢天喜地时，她却忽然闹毛病了。连续十天，她都觉得腹痛难忍，一按就疼得受不了。身子也冷一阵热一阵，寒热交错。最近几天，她偏又来了恶露，到现在还没干净。开始时家里人以为她只是体虚，补补就好了，但是效果不大，后来才觉得情形不对，连忙带她去就医。经过医生检查后，发现她脉弦涩，舌紫暗、有瘀点，是血瘀之象。再查问她产后护理情况，才知道产后因为关窗不严，有一天晚上她曾受过凉，所以医生判断她体内形成了瘀血。

人体 2/3 的血液是集中在腹部的，所以生活经验丰富的老年人，即便是夏天睡午觉，也要在肚子上搭条毛巾被，就是怕受凉。但是，这种养生之道很少被现在的女孩子，特别是爱美的女孩子重视。

对为了美丽着装单薄而受寒血瘀的女性来说，姜汤食疗方最为适宜。把生姜切成丝，煮沸后加红糖，每天喝两次，这种温性的药茶有润物细无声的绵长作用。其实，只要是有瘀的女性，无论做菜还是泡茶都可以尽量多用姜，姜是食物中最能通过温化寒湿去血瘀的食物，包括我们沏的红茶，也可以加几片生姜，味道是很好的。

此外，还要向血瘀的女孩子推荐一种很好的早餐，就是“醪糟鸡蛋”。醪糟是用糯米发酵制成的米酒，本身有温补的作用，有人坐月子时习惯吃它。有寒有瘀乃至血虚的女孩子，可以每天早上用三大勺醪糟煮开，再打一个鸡蛋一起炖熟，既保证了蛋白质供应，又有驱寒的作用。

女性切记：是药三分毒，补药对于女性而言永远不要成为第一选择。身体的调养，任何时候都要顺应自然，若能从自然中取材则能大大降低药物对身体的伤害。自然的食疗是相对安全有效的方式。

---

**⊙养血小贴士**

瘀血难免，通瘀的重点不在补益而在以自然无害的方式将其疏导化散。具体措施有：适度保暖，不给寒邪之气以可乘之机；调节情绪，不让郁结之气影响气血；食之有道，不过食寒凉物品。

---

## 菖蒲通血美白方，让女人更美丽

女性想拥有美丽的容颜，不仅需要外在的保护，更应该注重内在的调养。而内在调养的关键是什么呢？就在于让自己的气血旺盛地流动，这样整个人也就显得很有活力，就不容易生病，容颜自然能由内而外散发出美丽的光彩。通过这种方式对脸部进行保养，可使脸部散发出真正健康的美感，同时也能够持久地保持下去。

宋代王怀隐著《太平圣惠方》和明代医学大师李时珍著《本草纲目》原文是："菖蒲酒，主治大风十二痹，通血脉，壮阳滋阴；饮百日颜色丰足，气力倍增，耳聪目明，行及奔马，发白变黑，齿落再生，尽夜有光，延年益寿，久饮得与神通。"

菖蒲酒产生于中医药学形成时期。据《后汉书》记载，孟陀用菖蒲酒向朝廷换凉州刺史做是在公元 168 年，也就是在公元 168 年以前菖蒲酒早已成了朝廷贡品，在上层社会有很大的名气。此后历经改朝换代和历史变迁，菖蒲酒始终是朝廷贡品。

菖蒲酒具有通血脉的功效，长期服用有美容益寿的作用。如此神奇的菖蒲酒也不是立等可取的，在制作等待的时间里，让我们借着菖蒲酒这个引子，一起开始通血美白之旅吧。

菖蒲酒用高粱、大麦和豌豆等多种粮食和二十多种名贵中药酿制而成，含有人体必需的多种营养成分、丰富的矿物质和活性物质，大部分主要成分能被人体迅速吸收。两千多年来一直是宫廷养生保健佳品，而与百姓大众无缘。近半个世纪来，菖蒲酒不再为少数享用，已成为众所周知的养生药酒。大量事实证明，在日常生活中以饮用菖蒲酒为主，配合以下药膳同时食用可使人体免疫功能迅速改善和提高。

富含钙的食物：以无污染的新鲜动物脊骨和排骨炖汤为好，尤以牛羊脊骨为佳。

藻类植物：和菖蒲酒配合后用于调节人体机能平衡，促进人体新陈代替，大幅增强免疫力提高身体素质。

富含纤维素的饮食：它和菖蒲酒配合食用有活化细胞、抑制老化、预防疾病、促进患者痊愈、调节人体生理机能等效果。

---

**⊙养血小贴士**

豆类食物，如豆浆、豆腐、豆芽等含有丰富的植物蛋白质，它们和菖蒲酒一起不但能使人体内营养平衡，还能清除人体内垃圾从而增强抗病能力达到健康长寿之目的，是女性通血美白的保健食材。

---

## 简易法轻松去除血瘀斑

女性除了烦恼自己身材走形之外，就是担心斑点丛生了。从治标治本的角度来说，斑点多是由于血瘀。木从外表上来看这就是血瘀型女性的一个很明显的特征。究其原理，是因为血瘀不畅，色素沉淀，皮肤上就容易出现斑点。

中医认为，血脉运行不太通畅，不能及时排出和消散离经之血，便会使那些失去其生理功能的血液停留体内，淤积于脏腑器官组织而产生瘀和痛。所以血瘀瘦人还常会产生多种不适症状，这些不适症状与血淤积的部位有密切关系。如淤积于心，可见胸闷心痛，口唇青紫；若淤积于肺，可见胸痛咯血；淤积于肠胃，可见呕血便血；淤积于肝，可见胁痛痞块；淤积于心，可致发狂；淤积于胞宫，可见小腹疼痛，月经不调，痛经，经闭，经色紫黑有块，或见崩漏；当淤积于肢体局部时，可见局部肿痛或青紫等。另外，长斑的部位，也是气血循环最弱之处，疏通气节、活血化瘀是改善色斑不可或缺的工序。在脸上长斑的地方，稍微用力指压，会发觉痛感特别强烈，反之，用同样的手法在脸上其他正常的部位指压，就不会感到很大的痛感。

斑的产生就是气血津液不流通，未能畅行全身而郁积在上半身所致，发于脸面为色斑，发于体内则形成囊肿、炎症。根据这一原理，关于斑的防治，我们可以用蜂蜜生姜水进行调理。生姜具有发汗解表、温中止呕、温肺止咳、解毒等功效，其辛温发散的作用可促进气血的运行；蜂蜜具有补中润燥、缓急解毒的作用，通过其补益作用可促进人体气血的生化，维持气血的正常运行，二者“互补互利”。

具体做法是：取新鲜生姜片 10 克，用 200 毫升开水浸泡 8 分钟，待水温冷却至 60℃以下时，加入 10 克蜂蜜搅匀饮用。需要注意的是，加入蜂蜜时，水温不可过高；有牙龈肿痛、口腔溃疡、便秘等上火症状的朋友，不宜过多饮用。

再向大家介绍几种脸部色斑的按摩方法，早晨起床或者晚上睡觉前，不妨利用几分钟的时间，做做按摩。

（1）斑面指按法：将拇指伸直，其余四指握起，用拇指端点压斑面中心，按压方向要垂直，用力由轻到重，稳而持续，使刺激充分透达表皮与真皮之间，忌猛然发力及发力后摇动。按压点由中心向外做周围扩展，达到斑的边缘。

（2）斑面指揉法：用拇指肚在前按点位置上，画圆圈转动，用力轻柔，每分钟 50 ~ 60 圈次，动作协调有节奏，作用部位为表皮与真皮之间，在每一个前按点位置上做半分钟左右时间，目的是让按压后的色素在小范围松动。

（3）斑面指抹法：用拇指侧部和示指端部，在点按的部位，由内向外做直线移动，压力应均衡，抹动速度宜缓慢，操作时用力要轻而不浮，重而不滞，动作要协调，将揉松动的黑色素向四周扩散。

血瘀型瘦人的面部色斑一般都是因体内气血运行不畅造成的，通过不同按摩手法，直接在出现斑块的皮面上进行按摩，就可以达到促进色斑局部血液循环的作用，使此处表皮与真皮间积聚的黑色素松动，向外扩散。

如果对指法性质的按摩没有信心掌握好适当的力度。这时可以用两手掌心对擦，产生热量，将掌面放在整个斑面上，做环行而有节奏的摩动，顺、逆时针均可，频率约每分钟 60 次，将已局部扩散的色素向更广泛的范围扩散，有利于快速吸收。

## 化瘀调月经，不孕症去无踪

历代医家都注重月经和孕育的关系。凡生育年龄的女性，婚后夫妇同居两年以上，丈夫生殖功能正常，有正常性生活，未避孕而未怀孕者；或曾有孕育，又连续两年以上未怀孕者，均称为不孕。血瘀型不孕是由于长时间不受孕，或是宿有癥瘕。表现在月经后期，经行腹痛拒按，色黑暗，并带有血块，乳房胀痛，舌暗有瘀点，脉弦涩。

不管是在生活中，还是在书上、电视节目中，血瘀型不孕都会给家庭生活带来巨大困扰。有些不能生育的女性，更是饱受世人的冷嘲热讽，无辜地承受着社会上的舆论压力。

其实血瘀型不孕是可以被预防和治疗的。血瘀不孕的女性往往情绪上经常生闷气，情绪不得宣泄，久而久之血液瘀滞不通，形成血瘀，或因过于受寒、过热而产生了瘀滞不通现象。而在引发不孕之后，又会因为这个病而增加精神压力，令患者极易出现情绪不稳定和精神负担。因此，从这个角度讲，不孕症不但是一种生理疾病，更是一种心理创伤，严重地影响了患者的身心健康，因此，对于不孕症，一定要尽早进行治疗。

血瘀的产生不是一日之间的事，活血化瘀也应尽量从轻开始。对气滞而产生血瘀的病人，主要使病人看清自己得病的原因，尽快从负面情绪中自我解放出来。对郁闷的事不要念念不忘，怨天尤人。一旦放下了，你会发现自己的月事也来得比以往正常了许多，这就是身体逐步化瘀的过程表现。

---

**⊙养血小贴士**

不孕症在结婚初期一般不易被发现。已婚女性只要经常留意自己的双脚便可以发现一些征兆。一般情况下，如果脚后跟出现不明原因的长期干裂、有深纹的现象，便有可能是不孕症的表现，这时候，最好去医院进行一下妇科检查。

---

## 女性血瘀体质运动方

有不少女性上班坐在电脑旁，下班回家坐在电视旁，上下班开着私家车，严重缺乏运动，不利于体内血液循环。这两种情况就容易导致身体里面血液堵塞。怎么才能预防这种身体堵塞呢？

让我们通过下面的实例来体会这一点。

家住秦皇岛市区的李美在每个月例假来的那几天都不得不请假休息。拿她自己的话说就是“没办法，疼得厉害，根本就没心思上班。”最疼的时候，就在床上打滚，直冒冷汗。医生说这是痛经，看了几次，有一些好转，但还是没有根治。说到这里，李美一脸无奈。“做女人真苦，每个月那几天就像生病似的。疼不用说了，还不能吃冷的，像冰激凌、雪糕这些不敢碰。还要穿上长衣长裤，避免受凉。”李美还透露，平时身上很容易出现青一块紫一块的瘀斑，有时都不知道是怎么回事。反正只要一不小心碰一下，就容易出现这种情况。据中医专家介绍，像李美这种情况，是由血瘀体质引起的，当体内气血循环不畅时，就容易淤积在某些部位。

中医认为气血通则不痛，痛则不通。血瘀体质的人群，疏通体内气血是关键。日常生活中，很多人都明白疏通体内的肠道很关键，比如便秘的人容易引起毒素沉积在体内，长期还会导致色斑的出现。其实体内气血不通的危害性远远大于这些。不仅会出现女性痛经，还容易出现心脑血管疾病，比如高血压、脑血栓等。

那么，女性们要怎样才能疏通身体，不再血瘀？身体需要代谢才会健康，要代谢正常就需要体内拥有良好的循环。

疏通身体的气血很重要的一个方法就是运动。中医有种说法叫作动则生阳，阳气的充足能很好地促进气血运行。现代医学表明，运动能促进体内血液循环，代谢加快，有利于身体健康。所以像高血脂、高血压这些病人，医生都建议多做运动，还要为病人开“运动处方”。

在诸多的运动中，游泳是其中最受女性朋友欢迎的。不仅可以化瘀，顺通气血，还可以达到塑身的效果。具体的运动方是：每日坚持游泳 1000 ~ 1500 米，具体的时间和运动量要依据自身的身体素质状况而定。但需要注意的是，在每个月的经期和女性其他特殊生理期内是不宜进行的，以免受到感染，引发不必要的疾病。

由此可见，血瘀体质的人群，需要益气活血，方能疏通体内瘀滞的气血，保持健康的体魄。

## 血瘀的药膳食疗方

血瘀的女性最明显的症状就是月经迟迟不来，让一些女性心神不安，经血不但颜色暗紫，而且还有好多血块。渐渐地，皮肤也变得不那么细滑了，面色晦暗无光，常有黑眼圈出现。

中医上说“气血同源”，因此调理时会从补血、补气，以及增加身体对营养的吸收能力着手。中药材里的当归、熟地、何首乌、枸杞、龙眼肉、四物汤等，对血虚体质很有效，这类体质的人平日可以喝些具有补血功效的四物汤，加人参、黄芪，以及可补脾胃之气的四君子汤，改善消化及吸收功能、增加营养吸收、刺激骨髓造血，有促进红细胞生成的作用。

想要气血运动通畅离不开食补。简单说来，如果女性朋友能多吃具有活血化瘀通经功能的食物，就能有效预防血瘀的形成。

下面推荐一款偏方——莲藕红花炖排骨。

莲藕红花炖排骨

具体的做法是：准备排骨 500 克，鲜藕 300 克，红花 5 克，料酒 5 克，盐适量。将排骨、藕切块，放入砂锅中，加红花、料酒、盐和适量水，烧开后撇去浮沫，小火炖至肉烂即可。每周吃一次就可以，一个月下来就会有明显收效，但月经期、孕期禁吃此方。

食疗方调理如果能遵照医嘱配合中药治疗相信效果会更好。这里为女性朋友推荐常用的活血化瘀药物：柴胡、香附、郁金、当归、元胡、丹参、川芎、桃仁、红花、三七等，但经期、妊娠期和有出血倾向的人禁用。另外，还有中成药逍遥丸等。

---

**⊙养血小贴士**

血瘀的女性不宜吃寒凉食物，如冷饮、西瓜以及刚从冰箱里取出的食物。少吃肥肉、甜食、油炸食品、盐和味精，以避免血黏度增高，加重血瘀的程度。

---

## 合理穴位按摩，祛斑点通血瘀

女性的一生中，总有几个特殊的时期，更年期就是其中之一。女性更年期通常发生在 35 ~ 45 岁，此年龄内，女性的面部开始出现黄褐斑，面部色素加深，雀斑明显，面部皮肤开始松弛，肥胖等为肝胆气血瘀滞、脾虚湿盛。月经失调开始，经期不定，痛经或经前头痛，是冲、任、督脉、肝肾经脉的气血失调。若烦躁易怒、失眠多梦、心悸出汗、焦虑抑郁等，是心、肝、肾经脉气血不足，经气瘀滞。

面对如此情形，穴位按摩成为女性科学、安全通瘀的好办法。这其中足三里穴是首选。

足三里是阳明胃经的合穴，胃经是多气多血的经脉，气行血行，气足血旺，《内经》曰“五脏六腑之精华，皆上注于面”。按摩足三里，补养脾胃化精血。任脉四穴养肾精，气血和调。

穴位按摩还可以选择：合谷、太冲、丰隆，补多泻少；足三里、中极、关元、石门、气海，平补平泻。每天按摩2次，每次50下。

专家还认为，此年龄段的女人，一定要保证水果和蔬菜的摄入，西红柿是维生素C含量最高的一种，每天保证吃一个西红柿，足以满足一天所需的维生素C。每天喝一袋牛奶，从补钙角度看，女人是最容易缺钙的一个群体，而牛奶补钙效果优于任何一种食物，酸奶更是补钙佳品，更容易被脾胃吸收。

---

**⊙养血小贴士**

睡前按摩脚底中心，能提高睡眠质量；清晨按摩脚底中心，能带来一天的旺盛精力；经常按摩脚底中心，可改善过敏体质，同时对色斑、面色晦暗、面部浮肿等也有较好疗效。

---

## 瘀血一通，清除高脂血的烦恼

高脂血症指的是血液中一种或者几种脂肪含量过高所导致的病症，一般会以胆固醇和甘油三酯的含量为诊断依据。患者大多都是老年人，但是近年来，年轻患者的数量正在迅速增加。流行病学研究表明，我国患高脂血症的人口比例保守估计为7%～8%，实际发病率可能高达10%。该病是高血压、冠心病、脑血管病、糖尿病以及胆结石等疾病的重要诱因，它的危害具有隐匿性、进行性和全身性的特点，是身体健康乃至生命安全的重大隐患。

一般情况下，大多数高脂血的患者都不会有自觉症状，一些症状明显的患者主要会出现头晕、头痛、耳鸣、心烦、盗汗、遗精、面红发热、肢体麻木、口燥易干、易激动、肝脾中度肿大等症。

此外，高脂血患者还经常会出现急性腹痛的症状，尤其是在摄入高脂食物之后会频发。高脂血症严重者甚至可以从其眼皮、肘部、臀部等部位发现黄色的脂肪粒或脂肪瘤。

在日常生活当中，如果想要清除血液中多余的脂肪的话，不妨试试血浆清浊操。

这套操主要便是对特定经络、穴位进行敲打。日常生活当中，人们会摄入大量高蛋白、高脂肪的食品，而运动量又相对不足，所以便会导致血浆中脂肪大量囤积，血液流动缓慢，这是形成高脂血症的主要原因。与现代医学观点类似，中医也认为，胃火旺盛、脾气虚弱、肝肾阴虚，使大量的肥甘之物进入体内，但膏脂又输化不利而致以痰浊为本病重要的致病因素。敲打特定的经络和穴位可以调节脏腑功能，调整膏脂的传输、利用和排泄，促进血液循环，从而有效防治高脂血症。

血浆清浊操离不开以下这3个有效的穴位。

1. 中脘穴

用示指、中指对中脘穴进行50次点按，力度要适中。刺激中脘穴可以降逆利水、清热利湿、安神定志，能够有效消除头晕、耳鸣、心烦等高脂血症状。

2. 气海穴

用示指、中指对气海穴进行50次点按。刺激气海穴能够有效增强身体的免疫力，消除高脂血症状。

3. 丰隆穴

用拇指对丰隆穴进行50次点揉。刺激丰隆穴可以调和脾胃，加强人体内的气血流通，促进水液代谢，对因痰浊瘀滞经络而导致的高脂血症具有显著的疗效。

在按揉完这3个穴位之后，再用拇指点按头顶百会穴30秒；双手拇指点按两侧风池穴1分钟；用经络锤自上而下对督脉进行敲打，从大椎穴一直敲至阳穴；示指和中指并拢对任脉进行点按，从膻中穴直至关元穴。

根据个人的身体状况，在条件允许且确有需要的情况下，可以适当延长对中脘、气海穴的点按，这样适用于瘀血较轻的女性。

# 第五章

# 补血虚：阴阳平衡，做健康女人

## 女人肾虚会影响宝宝成长

健康的血液是人的健康之本，尤其对于女人来说，其一生，无论是月经来潮、生儿哺乳或是其他阶段，都离不开血，可以说女人的一生是与“血”持久战斗的一生。而血的充盈与否又与人体的肾脏有密切的关系。

中国的传统医学认为：血之源头在于肾。也就是说，人体气血或充盛或亏盈，都与肾功能息息相关。中医学上有谓：肝属木，主藏血；肾属水，主藏精，主骨生髓。而这里所说的肝肾在中医上被认为是同源的，而且人体的精血之间是可以相互滋生转化的。现代人常说骨髓造血，这其实与中医中所说的“精能化血”是同一个意思。《景岳全书·血证》讲到的“血即精之类也”，即是在强调人体的肾脏对于血液的重要性。如果人体的肾精呈现充足的状态，那么人体内的血液自然也会相当充沛；反过来说，如果人体肾虚精亏，血液便会随之呈不足之状，这在五行叫作水不能生木。

血液对人体的重要性自不用说，经过现代临床研究证明，人们还发现血液的重要性不仅体现在女性自身，还会延续到下一代。女性身体血液量的充盈与否，对她们下一代的身体素质、抵抗力、身体发育等都会产生极大的影响。比如说，当女性血液不足时，就会影响到孩子的身高。当然，身高等方面与遗传因素也有关系，一般来说，如果父母个子矮，孩子的个子也不会太高。但有的父母双方都是身形修长的，而他们的孩子却比别的孩子矮半个头，这就不是遗传因素能说得通的了。作为母亲，在碰到这种情况时，很少有人会意识到问题是出在了自己身上。但科学研究证明：女人如果肾虚血少，的确有可能导致孩子长不高。

此外，如果母亲肾虚血少，很容易就会把这种体质遗传给孩子。孩子如果先天就从母体那继承了肾虚的体质会对后天成长造成什么影响呢？中医说：肾主骨。当人体肾虚精亏的时候，精起不到养骨的作用，就会出现骨质疏松的症状，孩子个子便长不高。很多家长在遇到这种情况的时候没少给孩子补钙，可孩子的个子就是不见长，身体也很瘦弱。这就是因为单纯的补钙是无法补上先天肾气的亏损的。不仅如此，孩子先天禀赋不足，还会表现在很多方面。比如，一些孩子在上课时难以集中注意力，听课容易走神，这是精亏血虚，血不养神的表现之一。而肾藏志，也就是说肾气的强弱能够决定一个人的定力的大小，当孩子体质呈先天肾虚型的时候，会表现在学习和生活上定力不足。还有一些小孩从长牙起大人就很注意教导孩子保持口腔卫生，可长大后却仍然容易得蛀牙。这是因为人体的齿为骨之余，当人体为先天肾气不足之症时，就会导致个人抗龋齿能力差。上述的这些症状都是母亲肾虚血少给孩子造成的影响。

---

**⊙养血小贴士**

阿胶海参粥对女性补肾养血很有用处。具体做法是：准备阿胶10克，海参干品50克，粟米100克，红糖1大匙，葱花、姜末、盐、味精、黄酒等调料适量。将海参泡发，洗净后切成小丁；阿胶洗净煮沸，完全化开后保温待用；粟米淘洗干净，入砂锅加水，大火煮开后改小火煮软，然后在粥内调入阿胶搅匀，加入海参和红糖，10分钟后加入其余调料，滴入2滴黄酒去腥，继续煮至黏稠，即可。

---

因此，女性养肾补血很重要。如果女性属于肾虚血亏体质，在日常饮食中应多吃些补肾、益精、生血的食物为宜。如黑芝麻、黑木耳、栗子、黑豆、山药、枸杞子、驴肉、海参等。

青春活力的身体，健康活泼的小孩可以说是每一位女性都想拥有的，但离开健康的肾脏，这一切都不可能实现。因此，女性要非常注意养肾补血，才能让自身与自己的下一代都能健健康康。

## 健康危机：胸小小心气血亏

现代女性大多都知道，丰满的胸部是女性成熟魅力的象征，几乎每一位女性都以拥有傲人的双峰而骄傲。但大家所不知道的是，丰满的胸部同时也是女性身体健康的表现。

虽然很少人知道胸部与女性身体健康的关系，但事实上，女人的胸部是与自身的健康乃至生活质量都密切相关的。要解释清楚这个问题，就要先弄明白女性乳房是如何开始发育的。

按照传统医学巨著《黄帝内经》的理论，女子“二七，天癸至，任脉通，太冲脉盛”。也就是说，人体的天癸乃是肾中精气化生而来，当女性成长到14岁，体内的生机开始发动，天癸到来，任冲两脉通盛。而任脉是“阴脉之海”，它沿着腹部的正中线行走，其气上布于膻中。膻中正好处于两乳头连线的中点位置，在中医上，它有一个专门的称呼，叫“上气海”。冲脉则为“十二经脉之海”，它沿着任脉的两侧往上行走，行走的路线和十二正经中的肾经差不多，向上散布于胸中。冲任两脉有一个共同的特点，就是同由胞宫发起，也就是我们现在所讲的“子宫”，并且都经过乳房。任冲两脉共同作用，向上掌管着乳房的发育、生长及衰萎，向下则掌控月经的按时来潮。所以，这两脉气血充足与否，大大影响着乳房的丰满程度。反过理解，也就知道为什么女性乳房的丰满指示着女性身体机能的健康。

此外，乳房可以算得上是女性身体的一道极为重要的关隘，这个部位循行着多条经络。像肾经在乳房的内侧，而胃经穿过乳头，冲任两脉亦与乳房有关。这也说明了乳房与人体健康息息相关。而且胸部可以说是人体存储气血的仓库，当女人胸部丰满时，就说明体内气血充足；反之就说明是气血亏虚不足之症。因此，胸小的女人不仅女性魅力顿失，对健康也是极为不利的。

同时，女性胸部的外观和健康状况与控制女性激素的子宫、卵巢也有着密切的联系。当女性气血不足难以到达胸部，或者子宫、卵巢分泌的雌激素不足，造成体内激素水平低下，再加上经络被阻，胸部气血供应不足时，乳房就会出现外扩、松弛、下垂之状。这些隐患变化通常不明显，令人不易发觉，因此更要非常注意。

既然乳房这么重要，那么我们如何来保护它呢？最重要的是要保持体内气血充足。引起女性血虚的原因有几种：像失血过多。因外伤失血过多，月经过多，或其他慢性失血皆可造成血虚证。或者饮食不节，暴饮暴食，饥饱不调，嗜食偏食，营养不良等原因，均可导致脾胃损伤，不能化生水谷精微，气血来源不足，而导致血虚。再者慢性消耗。劳作过度、大病、久病，消耗精气，或大汗、呕吐、下利等耗伤阳气阴液，劳力过度易耗伤气血，久之则气虚血亏；劳心太过，易使阴血消耗、心血亏虚等，均可导致血虚。因此，平时就要做到饮食上好好调节，按时吃饭，养好脾胃，不要随便跟风减肥。胸部与人体健康不可分，所以女性朋友们应该在青春期就注意保养好乳房，既能让自己拥有傲人的身材，又可以为健康买份保险。

---

**⊙养血小贴士**

气血亏虚的女性尤其要注意坐立姿势，比如很多人喜欢跷二郎腿，或是经常弯着腰坐，这些坐姿都会使胸部得不到充分的舒展，容易导致气血瘀滞。另外，平时还可以多做引体向上和俯卧撑，每次做的时间不用太长，15分钟就有很好舒展胸腔，帮助气血运行的功效。

---

## 用四物汤来补补亏虚的血

四物汤因其有效的补血调血功能，被中医称为“补血第一方”。中医里有句老话：是药三分毒。这里的毒指的是副作用，只有正确合理的进补才能促进人的身体健康。因此，想要通过食用四物汤达到补血养血、美容养颜的朋友要注意了，要根据您的体质、身体状况合理进补才能如愿以偿。

四物汤具有温燥性质，因此，如果体内上火或者热性体质的人要谨慎服用，如果药方搭配不当则可能口干舌燥，虚火上升，滋生痘痘；怀孕或哺乳期的女性最好不要食用，一旦进补不当可能导致其他副作用；另外，肠胃不好的人要注意药物可能对肠胃造成的刺激，影响肠胃功能，加重肠胃症状。

四物汤主要是由熟地15克，当归15克，白芍10克，川芎8克组成。有补血和血的功效，是中医补气养血的古方。主治营血虚滞证。心悸失眠，头晕目眩，面色无华，妇人月经不调，经量少或闭经，表现为舌淡，脉细弦或细涩。现代常用于治疗月经不调、胎产疾病，荨麻疹、骨伤科疾病、过敏性紫癜、神经性头痛等属营血虚滞者。

本方之所以能发挥补气养血的功效，是因熟地滋阴养血填精，白芍补血敛阴和营；当归补血活血调经，川芎活血行气开郁。四物相配，补中有通，滋阴不腻，温而不燥，阴阳调和，使营血恢复。

那么，如何合理服用四物汤呢？

首先，在使用药方前，最好先去咨询医生确认您的体质，根据您的体质决定四味药物的配量；其次，服用四物汤经常会出现口干舌燥的现象，这种情况下可以添加玄参等凉性药材来帮助改善症状；最后，女性如果想要达到长期气血充足、面色红润的效果，最好从年轻时就养成服用四物汤的习惯，长期服用可以与鸡、鱼等混合炖煮，既达到滋补气血，又达到享受美味的双重效果。

虽然四物汤有强大的补血美容功效，但不可天天食用，如果食用过多，则可能起到副作用，不仅起不到滋补作用，反而使身体更加虚弱。

## 气血不足的食补，应多吃水产品

女性因自身生理与身体特征，容易气血不足。而气血不足不但会让女性显得面色暗黄，皮肤粗糙，容颜受损，更严重的是，气血不足会慢慢地吞噬女性的健康，对女性身体机能造成长远的损害。

对于气血不足的治疗，一些人也许会选择药物治疗，而选择食补的人通常也是选择市面上常见的阿胶等补血之物。事实上，血虚的人应多用阴性、禀含阴气的药食。这样的食物，多为水里生的和地下长的。这种补方的道理很明显，这是利用了中医“同气相求”的原理。水里生的阴气足，地下长的地气足，地气也属于阴，此为以阴补阴。

下面就介绍下对女性气血不足有良好治疗功效的食物。

水里的补气养血之物有牡蛎。牡蛎也叫海蛎子，属生活在浅海泥沙里的贝壳类软体动物。牡蛎味咸，性微寒，一般海鲜类都具有海的咸腥味，咸味入肾，可益精生血，适用于阴血不足证。而在众多的入肾食物之中，牡蛎因为它秉承的阴气足而尤为特别。牡蛎具有良好的滋阴效果，它的微寒之性能够滋补肾水，从而达到补阴的效果。通常人们见到的血虚之症者都有一个明显特征，就是神思恍惚，几个人聊天别人都很活跃，就她很沉默，目光发直发楞，还时常走神。这是因为心主血，藏神。当体内血气不足的时候，人就会出现没有神采，注意力不集中的状况。而且阴血不足，容易化火，虚火漂浮不定，人就心神不安，惊悸失眠。这时候就说明人体需要益精生血，滋阴养血，只有这样才能把神定住，而血足神自安。牡蛎具有补血滋阴的良好功效，是非常好的养血安神之品。

此外，牡蛎有养肝之功效，而肝主藏血，血虚的人肝阴易受损。

当人体的肝出现阴血不足之症时，就容易出现肝风内动，这个“风”指内风，它顺着肝气的坐发往上走，加上风具有摇摆不定的特征，便导致肝阴受损者经常出现头晕目眩、头脑发胀、步履不稳的症状。风游窜于筋络，又会导致皮肤瘙痒、筋脉抽搐拘挛。对于这些问题，都可以食用牡蛎这样的水产品来起到防护之功效。并且牡蛎除了入肾经，还入肝、胆经，本身就具有平肝养阴的功效。另外，通过牡蛎的生存环境，大家也能知道牡蛎不惧风。牡蛎在浅海泥沙中生长，而海上经常风起潮涌，海滩上潮起潮落，牡蛎却能安然成长，说明它不惧怕风。

在五脏中，肝最易生风，因此水中物种大多能益肝脏，加上它们本身具有的阴性，补血滋阴效果非常好。平时注意补充滋阴补血的水产品是非常有益的。

除了食用对女性补气养血大有益处的水产品外，血虚的人在平时的起居饮食中也要注意调节，要谨防“久视伤血”，不可劳心过度。在饮食方面，应该多食用补血养血的食物，如桑葚、黑木耳、桂圆、胡萝卜、菠菜、牛肝、乌鸡、甲鱼、海参等食物。一些中药像当归、熟地、川芎、白芍、阿胶等也是常见的补血之物，用这些中药和补血的食物一起做成可口的药膳，如当归羊肉汤、四物鸡汤、十全排骨汤等，均有很好的补血效果。总的来说，补血养气就是一个注意不过度损耗，并获取身体所需的过程，因此，对于血虚的人，就应该从平时的生活方式着手，戒掉那些影响身体健康的不良习惯。并且注重饮食调节，从细节做起，才能让气血充足，脸色红润的效果如期而至。

**⊙养血小贴士**

掌握一些补血的菜谱，对女性而言也是很有用的。例如，凉拌菠菜含有较多对补血有益的铁质，牛奶含有对补血有益的钙质，动物肝脏的铁质含量也很多，对于补血是很有帮助的。

## 带脉穴：专治肾虚血亏、赤白带下

由于生理因素，女性在青春期后，阴道会在激素的刺激下分泌白带以滋润，正常的情况下，人体分泌的白带应该呈透明、色微白且无异味的状态，女性身体在分泌白带的时候也不会产生任何不舒服的感觉。而且就时间上讲，白带分泌的集中期一般是在月经结束后。但是，当阴道分泌物明显增多，而且颜色、质地、气味都出现异常的时候，就有可能是患上了带下病。带下病这一名词的由来也很有趣，因为人们在治疗时发现妇科病通常都发生在带脉以下，所以又叫“带下病”。很多女性对带下病不重视，总是拖延治疗，殊不知，带下病是女性身体健康的指示灯，如不及时加以治疗，恐会导致多种妇科炎症发生，包括常见的妇科疾病像盆腔炎、宫颈炎、附件炎、子宫内膜炎等。

传统医学认为，带下病多是由于日常饮食不节，劳累过度，或忧思气结，损伤脾气，或房事不节，年老久病，脾肾不能运化水湿，损伤肾气，带脉失约，以及恣食厚味酿生湿热，或情志不畅，肝郁脾虚，湿热下注，或感受湿毒、寒湿等引起。对于带下病的治疗，中医主张穴位治疗法，即根据不同的病症表现选取不同的组穴，通过按压组穴达到健脾益肾、清热利湿的效果。当然，不管是何病因引起了带下病的发生，在运用穴位治疗法时都离不开带脉和足太阴经穴。

带脉是人体奇经八脉之一，也是人体上唯一呈横向走的，它跟腰带一样，围腰一周，约束其余纵行的经脉，故称为带脉。下面就来和大家一起探讨如何针对不同的发病原因及病症来运用穴位治疗法治疗女性气血亏虚，赤白带下之症。

1. 湿热下注引起的带下病

由这类病因导致的带下病通常的症状是：带下量多，色黄绿如脓，时而掺杂红色血丝，或是质地混浊如米泔，味臭；同时伴有阴中瘙痒，口苦咽干，小便短赤；舌红苔黄，脉滑数等症状。

治疗湿热下注引起的带下病应选取中极、阴陵泉、下髎三穴位。

2. 肾阳亏虚引起的带下病

这类原因导致的带下病症状多是带下清冷，量多，色白，且质稀薄，终日淋漓不断；小腹发冷，大便溏薄，小便清长，夜间尤甚；舌淡苔白，脉沉迟，尺脉尤甚。

治疗时宜选取肾俞、关元、命门、次髎四穴位加以按压治疗。

3. 脾虚湿困引起的带下病

患上因脾虚湿困引起的带下病时，患者通常会出现带下量多，色白或淡黄，质黏稠，无臭味，绵绵不绝等症状；同时患者面色萎黄，纳少便溏，精神疲倦，四肢倦怠；舌淡苔白腻，脉缓弱。

治疗时，通常选取穴位：气海、脾俞、阴陵泉、足三里。

4. 阴虚挟湿引起的带下病

患上此类带下病时，会发现患者带下量不甚多，但色黄或赤白相兼，质黏稠或有臭气；阴部干涩不适，或灼热感，五心烦热，腰膝酸软，头晕耳鸣，失眠多梦；舌红，苔少或黄腻，脉细数。

治疗该类带下病的穴位为：肾俞、太溪、次髎、阴陵泉。

对带下病等女性疾病，及时治疗固然很重要，但重点还是在于预防。女性应该有良好的自我保健意识，生活作风上要注意洁身自爱、调畅情志、避免不洁性行为，养成定期进行妇科检查的良好习惯。同时，注意个人卫生，养成良好的卫生和生活习惯很重要。经期的女性应该远离游泳池或公用浴池，防止病菌上行感染；在自身清洁上，要注意与他人分开使用浴具；有脚气者，洗脚用的毛巾应与洗会阴的毛巾分开；提倡淋浴。

保护带脉不是经期内才有的任务，女性平时还要积极参加体育锻炼，增强体质，提高自身免疫能力。尤其还要注意下腹部保暖，防止风冷之邪入侵。

## 血虚经少，地机、血海解忧愁

很多女性都有血虚经少的症状，要治疗该症状，中医会告诉你，地机穴和血海穴必不可少。这两个穴位都是用来专治血症的大穴，同属于足太阴脾经，而且自古就被人们认识到其在治疗女性血虚经少上的绝佳功效。像《百症赋》中就有讲道："妇人经事常改，自有地机、血海。"就是告诉人们，当女性患上了月经不调之症时，只要找地机穴、血海穴加以治疗就能保证病除。现在中医上多将这两个穴位用于治疗血虚引起的月经过少之症。

为什么中医如此强调地机、血海两穴位的作用呢?

这是因为在女性体内血虚时，脾胃生成的气血不足，经期到来时冲脉不能按时满溢，就会导致月经过少。而地机、血海两穴位能和脾理血，正是因为如此，中医才敢对它们寄予厚望。因此，如果不是症状非常严重的患者，通常都可以通过这两个穴位来治疗。

为了加强大家对地机、血海两穴位在治疗血虚经少上的认知，下面就用一个事例来加以说明。

王大爷家的孙女去年考上了大学，现在已经到了北方某城市去读书。小姑娘从小到大都在父母的宠爱中度过的，万事都由父母包办，突然离开父母去那么远的地方，真是一点儿经验都没有，一想到要自己洗脏了的衣服，独自一人在人身地不熟的地方睡觉，便整天都觉得心情烦闷。更让小姑娘难以适应的还是饮食，总觉得北方的饮食过于粗糙，没有南方的饮食可口，一来二去，她的饭量大减，甚至有了轻微的厌食症状。到学期末回家过寒假时，大家都对她的变化大吃一惊，小姑娘已从以前白白嫩嫩的孩子变成了现在瘦了一大圈儿，眼窝深陷的样子了。而且，她的月经也不像以前那样按时到来，经期总会延后几天，且经水来得特别少，颜色也淡，两三天后就完全没有了。小姑娘的父母看到这样特别担心，便带着她去了一个老中医那看病。老中医在看到她面色萎黄，明显缺少年轻人该有的光彩，皮肤、唇舌、指甲都很苍白，既显得粗糙，又看不到多少血色时，马上就断定小姑娘有血虚的症状。之后，老中医给了一个治疗方法，就是让小姑娘每天两遍按摩地机、血海穴。在按照老中医的治疗方法按摩了一段时间，再加上妈妈的饮食滋补，小姑娘的身体渐渐好了起来。脸色一天天红润了，身子也变得丰盈了，周身上下都洋溢着青春少女特有的魅力。

从上述例子上大家应该能深刻地体会到了地机、血海穴的显著功效。通常有血虚经少之症的患者舌质舌苔多呈淡红薄白色；把脉时会感觉患者的手很凉，脉非常细弱，并伴随有头晕眼花、心悸耳鸣、气短无力等症状；月经来潮时，常会觉得小腹绵绵作痛；即使平常饮食规律，也没吃什么油腻的东西，也常易腹泻。而且由于体内血虚，五脏六腑、胞脉、肢体全都缺乏营养，使得全身都不舒服。为补养气血，食疗固然是很重要，但对于现代生活节奏加快的工作女性来说，每天做精致又极有食补之效的饮食是非常不现实的，这时候地机、血海穴就能大显身手了，按摩这两个穴位可比吃饭更加简单，每天按两遍地机穴、血海穴，就能起到很好的治疗功效。下面就来具体讲一下按摩方法。

人体的地机穴在胫骨以上，与小腿肚上最高点正相对的地方。地机穴的“地”指土，“地机”的意思就是天地充满勃勃生机。在中医五行里，脾脏是属土的，土属大地，而且脾胃又是人体的后天之本、气血生化之源，所以常揉地机穴能够起到增强脾胃的运化功能，调和脾脏的气血之效果。患者在找到地机穴的大概位置后，应用拇指以适当的力度连续按压该穴位，或者把拇指放在穴位上面，做环状按揉，直到地机穴位置的皮肤发热，且有酸胀感时为止。

而人体血海穴也很容易就能被找到。一个简单的方法就是，坐在椅子上，让膝盖弯曲，沿大腿内侧、髌骨内侧上 2 寸之处，找到股四头肌内侧的隆起，就是血海穴。该穴位的作用主要在于补血养血、活血化瘀、引血归经，从而达到补养、调配和疏散人体血液的作用，因此血海穴自古就被看作强身健体的治本大穴。按摩血海穴与按摩地机穴方法相同，至该处酸痛、发胀时止。患者通常在按压两穴位的时候会感到酸痛不已，这时候不要因为酸痛就不按了，相反中医讲究“以痛为腧”，就是说哪里最疼，病症就发生在哪里，多按这些地方，才能起到治病的效果。

大多数人都认为治疗血虚经少的关键在于良药名方。岂知“大道至简”，只要找对穴位，坚持按摩一段时间便能治病除痛，是非常适合现代女性的治疗方法。

在利用穴位按摩的方法养血的时候，务必在专业医师的指导下进行。尤其是对于气血不足身上有慢性病症的女性。

## 当归生姜羊肉汤，调补血虚帮大忙

古时就有“气血”之说，现在人们也常说“补血养气”，似乎从古至今“气”“血”便是不分家的。这是因为，“气”“血”本就是相互依存，互相作用的关系。古人说：“气为血帅，血为气母”，就是说气性血行，气滞血滞，但无血，气又不能发挥作用的相互关系。因此，人们在补血虚的时候，不能单纯地补血，同时也应该补气。

气血双补是很重要且缺一不可的。曾经有贫血症状的人去医院检查，结果发现自身的血红细胞数量正常，查不出贫血。但事实上，任何精密的仪器测出来的都只是一些指标，而人体是非常复杂的，任何单一的数字指标都无法衡量身体的健康状态。人体的红细胞数量正常说明血足，但这些足够的血没有运出去，停留在一个部位变成了“死血”，中医管这种现象叫“气虚”，也就是说气不够用。这时就算血红细胞一个都不少，人还是会出现贫血的症状的。所以一名合格的中医师在给气血虚的病人开方子时，从来都不会单单只开那些补血的药，因为单纯补血的“硫酸亚铁”等药物只能解决血的问题，这就好像万里长征走到了一半。只有使血动起来，才算是真正的补血，只知补血而不能行血，血只会成为“死血”。

要达到行血的效果，这时候就缺不了气了。中医认为“气能行血”，血属阴主静，它自己不能动，要靠气来推动，才能在经络中流通，以濡养全身，这就是为什么补血同时要补气。

知道了同补气血的原理后，“如何补”又成为一个新的问题。有个词叫“盲区”，是指在人的视力范围内，由于障碍物的遮挡，视线不能直接到达的区域。其实“盲区”发生在生活的方方面面，在养生中也同样，而且其形成多半是由于人们的惯性思维所致。而要实现补气血的效果，最重要的就是扫除这些养生盲区。

下面给大家介绍一款补气养血的食疗方子：当归生姜羊肉汤。该汤的做法如其名，简单但却很有功效，其中最重要的一位材料便是当归。关于当归的名称的由来，李时珍在《本草纲目》中写道：“古人娶妻为嗣续也，当归调血，为女人要药，有思夫之意，故有‘当归’之名。”当归甘温质润，是补血的良药，主治血虚引起的头昏、眼花、心慌、疲倦、面少血色、脉细无力等症。著名的当归补血汤，就由当归和黄芪制成的。如果再加入党参、红枣，更能增加该汤补养气血的功效。此外当归还能活血，因此又常用于治疗妇女月经不调之症。此外当归还能用来缓解疼痛病症。这是因为当归具有温通经脉、活血止痛的功效。

女性补血当养气，气血双足方能保持面色红润，身体健康。而当归，便是补气养血的最佳之物，女性常服食当归，更能保证气血充足的身体状态。

**⊙养血小贴士**

在暖身补气方面食材的选择也要考虑自身体质的因素。有的女性本身就容易上火，那么就不宜用羊肉之类等热性、有发性的饮食。

## 顺应月经周期，阴阳消长调经补血

血对于女性来说非常重要，无论是想保持青春永驻的容貌，还是想拥有健康的身体，都离不开血。中医更是将血看作女性健康之本，因而有女性“以血为本”一说。旨在强调只有气血充盈，才能使女性容光焕发，皮肤细腻，神采奕奕。而且口唇及面部是统帅诸阴经、主生殖的“任脉”循行之处，因而任脉的气血盛衰更直接关系到了面色的荣枯。所以女子养颜重在养血，而养血的关键之处则在于调经。

从生理角度讲，女子自从进入青春期开始，还要经历怀孕、分娩、哺乳等过程，这些都使女性与“血”的关系更为密切。从科学统计上看，即使身体健康的正常女性，其血液中的红细胞、血红蛋白亦较男性偏低，大概只到男性的 4/5 左右，因而养血对于女性来说极为重要。而且女性若不能善于养血，容易出现面色萎黄、唇甲苍白、指甲松脆变形、肤涩发枯、头晕眼花、心悸失眠等血虚表现。所以，想要花容月貌的女性，养血更是首要的任务。

女性要想保持体内气血充足，实现养血之效，重中之重又在于调经，说得直白一些就是顺应月经周期补血养身。在经期快要来临之前和之中、之后的饮食、作息上都应当多加注意。特别是平时月经量过多的女性，周期不规律的女性，最好及时去医院就诊，在医生的指导下尽早治疗。在补血上也不要简单仿照他人。

而在平时的生活中，女性养血调经也尤为重要，千万不能等到月经不调严重时再去医院就诊治疗，平时就应该保证规律的生活状态。女性尤其要注意劳逸适度，保持睡眠充足，不要让自己劳累过度；而且保持乐观的情绪，避免多愁善感也是很重要的；此外还应该注意保暖，切不可贪凉，尤其是在月经期间，要注意小腹的保温。当然不吸烟、少饮酒及浓茶，积极锻炼身体，多参加户外活动等健康生活习惯都是养血健身的有益措施。

对于想要做好养血调经的女性来说，饮食调理也是必不可少的。特别是对于爱美的女性，切不可为追求体形美而盲目节食，从而使得身体因得不到充足而全面的营养供应而影响健康。女性在经期到来之前就始终要注意保持合理的饮食习惯，全面摄取营养物质，平时应多吃富含蛋白质和维生素C的食物，适当补充铁元素。常食西红柿及含有维生素C的山楂、橘子、鲜枣等，可抑制面部黑色素的形成，并能使沉着的色素减退或消失。有条件的时候，最好为自己准备一道美味可口的药膳，如阿胶红糖糯米粥、桑葚菠菜粳米粥、莲子桂圆汤、猪肝粥、当归羊肉汤、杞子红枣煲鸡蛋等，更能加强食疗补血养血之功效，让健康与美丽常伴身边。

---

**⊙养血小贴士**

除了日常生活的调理外，有几种中成药，对于女性养血调经也很有疗效，像女金丹、人参养荣丸、八珍益母丸、乌鸡白凤丸等，选择这些药物时，要由医生指导服用。

---

## 产后避免骨节响，养血柔筋是关键

女性的生产是对身体一个大改造的过程，而产后，身体则处于一个全面恢复的状态。由于女性生产时气血耗费过度，因此通常会有气血不足、肝肾阴亏的后遗症。而中医认为肝主筋，肾主骨，肝肾阴亏时最容易使人体患上筋骨病症。

人体的骨骼之间是由筋来连接的，因此女性生产后的关节问题就尤为突出。这也就是为什么很女性生产后都会有关节疼痛、关节屈伸不利并“咔咔”作响之症，究其原因就是血不养筋，关节的润滑剂匮乏所致。因此，生产后的女性，要非常注意养血以达到柔筋强骨之效。

女人产后有一段自身恢复的期间，中国通常称为“坐月子”，月子是女人身体最虚弱的一个时期，同时也是女性自我调节恢复的时期，这个时期如果不能好好保养身体，很容易患产后风，也就是俗称的“月子病”。产后风的特点就在这个“风”字。女性在生产后会气血虚亏，而且全身筋骨腠理全开，无形无声又具有流动性，并且通常会夹着寒湿之气，很容易侵入产后女性的身体，使人出现怕风、出虚汗、浑身冷痛、骨节疼痛的症状，特别是遇风遇冷，疼痛感明显加重，只有穿着厚厚的衣服才会舒服些，甚至在夏天也得披上件厚衣服。而且在所有产后风的症状中，筋骨问题是折磨女性时间最长、最痛苦的了，如果产后调理不佳，严重的还会一生摆脱不了筋骨问题的纠缠。

传统医学对筋骨也有很深的认知，如在《黄帝内经·素问·五脏生成论》中就有论述道：“诸筋者，皆属于节。”节者，骨之接合处也，这个“节”就是指关节部位。“筋者，肉之力也”，筋肉都紧附于骨骼，而筋又富有力量，所以筋的一个重要作用就是连属骨节。中医上常说久行伤筋，就是因为“诸筋皆属于节”的缘故。人在行走过久的时候，会导致筋缺乏力气来连接骨头，便会让人产生“散架”的感觉。

由于女性产后正处于一个血脉亏空的状态，所以很容易产生筋骨问题，如活动时关节“咔咔”响。有些女性可能会忽视关节响的症状，认为不痛就是没问题，但事实上，关节响就已经是血虚的表现了，正在提醒您筋骨营养不足。这时候还不及时调理，以后很可能出现骨质疏松，并引起疼痛，将来老了腿脚会不灵活。还有些产妇生产后会觉得手发麻，这是因为“肝在体合筋，其华在爪”，也就是说，筋骨失去血的给养，空乏无力，有麻木感，尤其表现在产后女性的手、脚部位。

因此，产后女性一定要注意肝肾的调养，尤其要重视补血养血，使筋骨得到足够的血气滋润。这里给大家推荐一款防风汤。防风汤是沿用已久的一款养血祛风止痛的方子，为历代医家所推崇，并且经过历代的研究使用，针对不同的主攻症状，药方的配伍也不尽相同。下面的方子摘自《医略六书》，主治产后血虚受风，气血亏虚引起的项背疼痛、关节痛、关节转动不利。

材料：防风4克（砂糖炒），独活4克（盐水炒），白芍4克（酒炒），川芎3克，人参4克，当归9克，甘草4克（炙）。

做法：以水煎后，去渣温服即可。

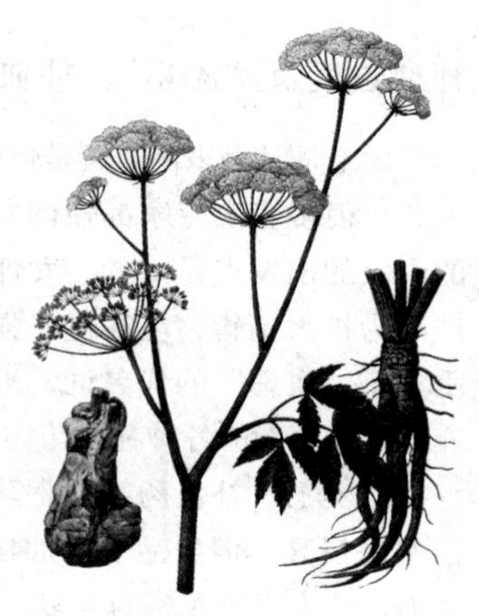

当归

该防风汤具有极佳的祛风除湿、补血养血之功效，能使风邪外解，筋脉得养，从而达到柔筋养骨、强身健体的作用。因产后肝肾阴亏而引发的中风、头背僵硬、筋脉屈伸不利等症状，都能使用该方加以治疗。

其实，补血以养骨柔筋不仅适用于正常生产的产妇，而且对于流产、小产的女性来说也同样重要，因为这些女性同样有气血亏虚之症，如果不注重调理，筋骨问题也会纠缠不休。

大部分女性都享受孕育孩子的过程，但要想产后也能健康抚育孩子长大，就一定要注重产后的补血养血工作。

**⊙养血小贴士**

产后补血与日常补血需要注意的内容大不相同，而且由于每个人体质的差异，产后恢复状态也有差异，所以补前先调，调前先诊十分重要。先弄清楚自己的身体状态再做生活中的综合调理，最后按需补血。

## 补血过度反“添堵”，补血药勿滥用

无论是月经来潮，还是怀孕生子，都会使女性身体气血流失，因此，很多养生专家都强调女性要尤其注意补血。本来这些养生的专家的出发点是好的，女性也确实应该注重补血养生，但很多产品为扩大销售，往往过于强调女性补血的重要性，使得女人似乎成了“血虚”的代名词，不分时间和场合的需要补血了。尤其充斥于市面上的各种补血药物，使得很多女性盲目使用补血药物。

事实上，补血药终究是药，是不能随便用的。而且现代人生活水平提高，但生活节奏加快，多吃少动的人越来越多，因而真正血虚的人少，血瘀的人多。因此对于有贫血之症者，重在“通”而不是“补”，这时候补只能越“补”越“堵”。

反观于市面上大量的补血药，像阿胶、四物汤、固元膏等供不应求，品质也有好有坏。不清楚药性与品质的人如果盲目进补，反而是在“自找麻烦”。要想真正收到补血的效果，就应该认识药性并对症下药。如市面上常见的固元膏，其主要成分就是阿胶。阿胶是用驴皮熬制而来的。

大家都知道阿胶是用来补血的，其实它止血的功效比补血要强。由于它能止血，血流不出去，从而也就实现了“补”的效果。可见，它是走的“曲线补血”路线。所以如果是出现崩漏、大出血等疾病时，宜选用阿胶来补血。但如果体内气血本就瘀滞，这时再用大量阿胶，不但不能实现补血的效果，反而会造成体内的血越“堵”越结实，给本身血瘀的身体“雪上加霜”，病症也就越来越严重。另外，对于那些患有血瘀型痛经症的人，平时经血中常有血块，这时服用阿胶只会使经血中的血块越来越多，导致痛经加剧、腹部发胀，甚至出现口舌干燥、流鼻血等上火症状。因为阿胶的药性，因此不适合高血压病、血液黏稠患者使用。

但是随着现代各类媒体的迅速发展，人们很容易受宣传的误导，只看到阿胶是补血“圣药”的一面，以为只要血气不足就可以靠吃阿胶来补充，其结果是越吃越病。那么阿胶该怎么用呢？

从阿胶的属性来说，其属于滋腻之品，不容易消化，所以只有那些胃口特别好的人才能吃。而对于那些整日没有食欲，稍食即腹胀的女人来说，阿胶并不是她们能消受得起的滋腻之物。

对于那些适合服用阿胶的人来说，如果在服用阿胶时能配合一些活血化瘀的药物，能大大提高补血的效果，这类药物有川芎、当归等。所以说，补血之药虽多，但不能乱吃。对于现代人来说，除了用外物辅助自身增加血气外，平时加强运动，从自身调理，更为有利。

**⊙养血小贴士**

中医名方“温经汤”是用吴茱萸、桂枝来温经散寒，用当归、川芎、牡丹皮等祛瘀通经，用阿胶来补血止血。这个药方能在“补”之前先“通”，正如医家所言，“气血流通方为补”，而且“通”了之后甚至不用大补，就能让人体的气血满足自身的使用。

## 常食五谷，女人气血充足

有诗云：“人间最是留不住，朱颜辞镜花辞树。”自古至今，女性都在为转瞬即逝的青春，随之凋谢的容颜而扼腕叹息。虽然花开花谢，生老病死，容颜衰枯是自然规律使然，但聪明的女性却懂得通过掌握青春的密码让美丽的容颜长时间停留，而这青春的密码便是气血。充足的气血，才能让女性长时间保有美丽。

气血对于女性如此重要，但由于生理结构的特殊性，女性自身损耗气血的情况较多，很多女性都有气血亏虚的毛病，这就需要及时进补。

通常人们提到“补”，印入头脑的第一件事大概就是“吃”。

其实，补既非吃药也非吃补品，而是一种概念，就是固摄。其意思是，通过一些方法将自身的精血固摄，使它不容易损耗，这就等于补，等于养。而“补”如果仅仅只靠吃补品或吃药，是不可能收到好的效果的，而且补益不当还会适得其反。

“固摄”对于女性朋友来说尤其重要，很多气血亏虚的女性，都可以通过气血固摄的方式，守住体内的能量，避免无意义的损耗，以达到补血的效果。那么如何才能固摄住气血呢？要弄清这个问题，就应该先弄清楚气血是如何生成的。

人们通常对气血的生成有一个常识性的错误认识，认为血是从血管中来的。其实，血管只是运输气血的一个通道而已，却不是气血的源头。而真正的气血源头则是人的脾胃。在《诸病源候论·脾胃诸病候》中有说道：“脾者脏也，胃者腑也，脾胃二气相为表里，胃受谷而脾磨之，二气平调则谷化而能食。”人们通常认为胃承担着消化人体所摄入的食物的任务，其实事实并非如此。“胃司受纳”，从胃的形状上看，就像一个吊着的囊袋，它的任务就是接受从食道传来的食物并储存在胃里，然后分泌消化液，对食物进行初步分解。因此古人给它起了个非常形象的名字，叫“仓廪之官”。

什么是仓廪呢？仓廪是人体专门用来储藏米谷的器官，也就相当于现在的仓库。食物在此处进行初步消化后，还要经过一道工序，就是“研磨”，使其转化成为更细的精微物质，食物消化过程中的“研磨”则是由脾来完成的。精微物质研磨变细后，再经过气化作用，从而转化成为红色的血液，输布全身，供养脏腑。这个过程也是由脾来完成的，所以脾又有“谏议之官”之称。在古代，谏议之官的作用就是指出皇帝的错误，帮助皇帝做一个勤政爱民的君王，脾的作用也是如此。而且脾负责全身气血的输布，所以必须对身体方方面面的问题都清楚，只有这样才能进行公正、公平的调度。

由此可见，人体血液由食物作为原材料生成，但其加工者是脾胃。知道了血产生的原理，便该知道按时吃饭，吃好饭的重要性了。没有足够的五谷为原材料，光有脾胃这个加工者，也只能是巧妇难为无米之炊。

五谷补血，因此吃饭很重要，平时的饮食健康是保证人体机能良好的关键。但人体处在不同的情况下，补血也是很有讲究的。人体在经历一场大手术大出血后，或者产后身体极度虚弱时，这时光靠五谷进补见效慢，效果也不显著，这时可以吃补品补药，使身体迅速得到营养补给。

女性都希望自己拥有红润的面色，气血充足的身体，为此大量服用补品，殊不知大道至简，每日正常健康的饮食，便是保持气血充足的最佳方法。

## 红枣补气血，一日三个不怕老

女性气血亏虚的时候常食用红枣、红枣煮鸡蛋、红枣茶等都是女性常食用的补益食方。确实，大枣是女人一生的益友。史书中就有记载：红枣味甘性温、归脾胃经，有补中益气、养血安神的功能。而现代的药理学经研究也证明，红枣含有蛋白质、脂肪、糖类、有机酸、维生素A、维生素C、钙等丰富的营养成分。对于气血亏虚的女性有很好的补益效果，甚至身体健康的女性，常食用大枣，也能起到滋润养身的功效。

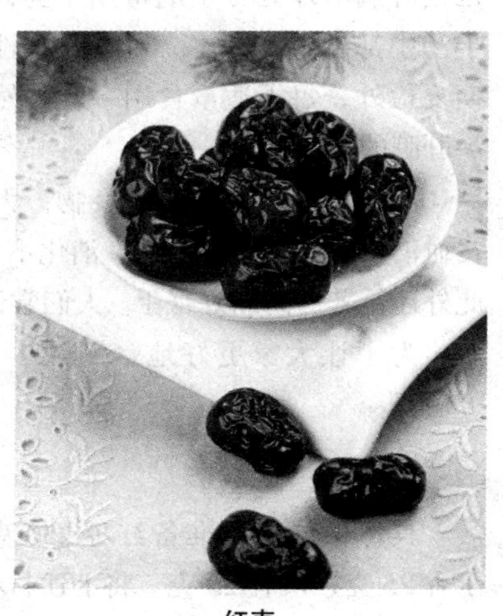

红枣

那么红枣对于女性具体有哪些补益之效呢？这还要从三个方面讲起。

首先，红枣对女性补养气血有奇效，是常见的补气血的良物。红枣中富含钙和铁，它们对防治骨质疏松、缺铁性贫血有疗效。因此，无论是正处于更年期前后的经常出现骨质疏松症的中老年女性，还是容易贫血的正在生长发育高峰的青少年，红枣皆有十分理想的食疗作用，其效果通常是药物所不能达到的。因此，红枣老少皆宜。

其次，常吃红枣可以有效地预防结石病。红枣中含维生素 C，经常食用鲜枣的女性很少有胆结石症的。这是因为鲜枣中含有的维生素 C 能使人体内多余的胆固醇转变为胆汁酸，这样一来，便能起到降低人体胆固醇的功效。人体的胆固醇一变少，患上结石的概率也就随之减少了。

再次，红枣含有大量人体不可缺少的营养元素。营养学家研究证实，红枣含有三萜类化合物和二磷酸腺苷。其中三萜类化合物通常对癌细胞具有良好的抑制功能，所以常吃红枣的女性很少患上息痛。此外，红枣还具有促进白细胞的生成，降低血清胆固醇，提高人血白蛋白，保护肝脏的作用。因此，可以毫不夸张地说，红枣是保证人体健康的一名福将。

最后，红枣还有养肝的作用。红枣不仅自身营养丰富，同时也是肝病治疗处方中的常用中药，传统的中药方剂小柴胡汤、桂子汤中都离不开红枣。对一些慢性肝病患者而言，除了去医院定期复检外，每天适量食用一些天然的红枣可以起到比较有效的保护肝脏的效果。

可见，红枣作为补益良物，无论对于身体虚弱、神经衰弱、贫血消瘦，还是脾胃不和、消化不良的人，都有很好的防护功效，此外还是养肝防癌好帮手。人们常说“一日吃三枣，红颜不显老”。

为了让大家更好地食用红枣，在此特介绍红枣的几种食疗方法。

方法一：抗皱法

**具体做法是：**准备红枣 250 克，生姜 500 克，甘草 150 克，丁香 25 克，沉香 25 克。将上述材料购齐，均捣成粗末和匀备用。

每次准备 15 ~ 25 克，用清水煎服或泡茶饮用，每天按自己的量饮用数次即可。

方法二：益气法

**具体做法是：**准备红枣 30 个，元参 30 克，乌梅 6 个，枸杞 15 克。将上述材料放入砂锅，往里加入 4 碗水煮至沸腾，保持锅沸 20 分钟后再加入适量冰糖煮至微稠即可。服用时一般每次 2 汤匙，每日 2 次。

方法三：补虚法

**具体做法是：**准备红枣 10 个，黑木耳 15 克，冰糖适量。先将黑木耳、红枣冲洗干净，并将红枣的核去掉，然后将红枣、黑木耳放入容器内，加入适量清水至淹没食材，上笼蒸 1 小时即成。每日早、晚餐后各服用 1 次，就可以取得良好的补虚养血的效果。

红枣是女性一生的好朋友，爱美的女性一定不要忘记常食用红枣。

---

**⊙养血小贴士**

在食疗补血的过程中，可以在保健食材的范围内适当依据自身口味的偏好做出选择。但不管是变着花样食用也好，变着做法食用也好，都要注意食用量的科学性。

---

## 阿胶，血虚女人补养圣药

女人常常面临的一大健康问题就是血虚，对于很多女性来说，一生都在与“补血”打交道。确实，血虚对人体健康的危害很大，而且通常是缠绵人体很久都难以治愈。

说道血虚的危害性，不仅常常会使人体感到体乏无力、胸闷气短、腰膝酸软、食欲不振，而且还容易手足发麻、头晕眼花、心悸失眠。《黄帝内经》说：“心主血，肝藏血。”所以，当女性血虚的时候，问题常常出现在心和肝上。当血液不足，不能养心的时候，人就会出现惊悸怔忡，失眠多梦的症状。此外，对于爱美的女性来说，血虚是阻挡其在美丽道路上前进的一道障碍。尤其是现代女性，由于工作繁忙、生活压力和特有的生理特点，很容易导致气血不足的问题发生。这些问题直接就会反映到女性的皮肤上，使皮肤出现粗糙、松弛、色斑淤积、皱纹增多等现象。所以，很多专家都说，女性养颜美容的关键在于养气血。只有气血充足才能使五脏六腑正常运行，精神饱满，最终才能使女性获得红润的肤色、靓丽的容颜。

血虚对女性的影响既然如此之大，那么如何预防和改善血虚的症状呢？这就要为大家介绍一种中国传统医学里的妇科“圣药”——阿胶。对于该药，大家应该都不陌生，很多著名的方剂里都有它的身影。阿胶因其良好的补益气血、改善睡眠、增加抗病力的效果而常被人所称道。

中医古籍中有记载：阿胶性甘平，归肺、肝、肾经，具有滋阴、养血、润燥之效果，入肺则润燥，入肝则补血，入肾则滋阴填精。因此能有效地治疗吐血、便血、崩漏、阴虚咳嗽、虚烦不眠、阴虚发热等症。时至今日，发达的药理学进一步证明了阿胶含有丰富的胶原蛋白，该物质具有促进红细胞与血红蛋白生成的作用，从而使其具备了显著的抗贫血、止血的作用。此外阿胶还富含钙、硫等 20 多种矿物质，这些矿物成分都是人体生长发育所不可缺少的营养物质和生命元素。这也就是为什么阿胶自古便作为女性养生养颜的佳品而备受称颂。

我国对阿胶的使用由来已久，纵观史书，便会知道中国古代四大美女之一的杨贵妃就是阿胶养颜的忠实的拥戴者。对此，古人诗句有生动的描述：“暗服阿胶不肯道，却说生来为君容。”可见阿胶实在是女人一生滋阴养血的最好选择。此外，还有一些良方，能使女性在用阿胶补血的同时，享受一场味蕾的盛宴。

下面就来为大家介绍一个阿胶养颜秘方。

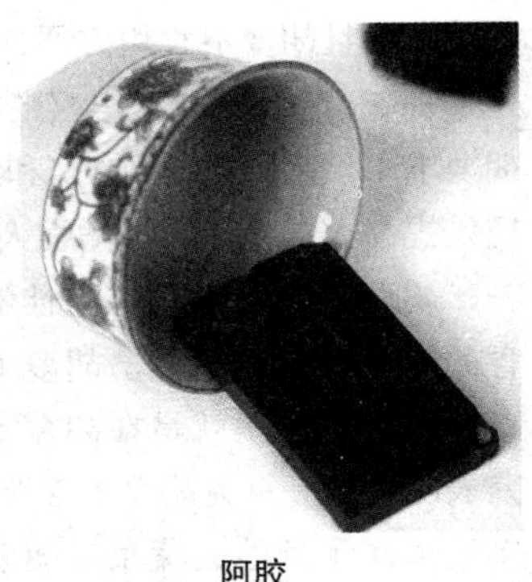
阿胶

阿胶牛奶

**具体做法是：**准备阿胶原粉15克，绿芦笋汁100毫升，鲜牛奶200毫升。首先将新鲜的绿芦笋削去表皮，用冷开水洗净，切碎，然后放入榨汁机榨取鲜汁100毫升备用。再将阿胶粉放入砂锅，加入适量清水，用小火炖化，接着兑入煮沸的牛奶后关火，再加入绿芦笋汁，拌和均匀即成。

该道秘方的阿胶养气补血的功用自不用说，除此之外，芦笋富含维生素，有良好的抗癌效果，而牛奶能够美白养颜，三种材料组合起来自然能够益气补血，滋阴养颜了。

对于如何用阿胶补血，可以根据不同的年龄阶段，视其情况适当的服用阿胶，这样就能简单的实现滋阴养血的效果，并能保持女性容颜及身心健康。因为不同年龄的女性，不同身体质素所应当服用的阿胶数量和方式都可能会不同。

从来只有懒女人，没有丑女人，只要一些小小的阿胶，便能让你变成气色红润的美女人了。

## 胡萝卜，补养气血的美容小人参

胡萝卜是最常见的蔬菜之一，也是中国人所钟爱的日常食物。

大家都知道胡萝卜对人体是非常有益的，尤其是其含有的胡萝卜素，更是为人们所称道。而对于女性来说，胡萝卜的可爱之处还在于其绝佳的补气养血的功效，因此胡萝卜又有补养气血的小人参之称。

很多人对胡萝卜情有独钟，其独特的甜味能有效地刺激人的味蕾，而且胡萝卜食用方便，既能当水果生吃，也可以蒸煮炒炸，是一种味美、营养非常丰富的家常蔬菜。从它多种的保健功效来说，胡萝卜不仅是补益气血，安和脾胃，保护肠胃黏膜组织的补益食品，还是提高人的抵抗力，增强人的体质的良物。

胡萝卜之所以具有绝佳的补益功效，当然离不开其自身所富含的有益的营养成分。胡萝卜中最负盛名的营养成分便是胡萝卜素，因为该色素就是在胡萝卜中发现的，因而得此名字。现代研究表明：每一百克胡萝卜含有 1.35 ~ 17.25 毫克的胡萝卜素，该比例远远高于其他的蔬菜。胡萝卜素对人体健康非常有益，当人体摄入该类物质后，可以在体内将其转化成维生素 A，因此人们又常将胡萝卜素称为维生素 A 原。

维生素 A 对人体非常重要，它可以大大地提高人体的免疫能力，增强抗癌防病的能力。当人体缺乏维生素 A 的时候，不仅会影响视力、皮肤，而且人体的抵抗力也会大打折扣，容易患上呼吸系统和泌尿系统疾病。此外，维生素 A 还有助于美容、健身。因为它能维持人体上皮组织的正常机能，促使其分泌出糖蛋白，该物质可以保持肌肤润滑细嫩，因而常食用胡萝卜的女性，较容易获得光彩照人的美丽容貌。除了维生素 A，胡萝卜中含有的芥子油和淀粉酶，有促进脂肪新陈代谢的功效，因而能防止脂肪过多堆积，这对于女性保持窈窕的身形也是大有益处的。因为胡萝卜在美容养颜方面具有功效，一些国家又将它看作美容菜。此外，胡萝卜还含有大量的木质素，该元素也能帮助人体提高免疫能力，从而减少和防止癌症的发生。

胡萝卜更为可贵的一点是，无论是煮蒸，其最佳营养成分胡萝卜素都很少流失。对于营养不良的人来说，应该长期食用胡萝卜，以达到补益气血，强身健体的功效。

为了让大家更形象的了解胡萝卜的功效，下面举个例子说明。

小蕊现在是某海城大学大三学生，因为有体育特长，便报了校运会的长跑项目。现在校运会再过一周就开始了，但小蕊突发腹泻，虽然吃了药，可还是会一天往厕所去个五六次，导致她浑身乏力。为此，小蕊找到辅导员，向他说明情况并告知自己不能参加比赛了。辅导员便告诉不用太担心，并让她之后都到自己家里来吃饭。吃饭之前，辅导员都会细心地让小蕊喝一杯胡萝卜鲜榨汁，果然一周之后，小蕊便觉得全身充满活力，运动会上还顺利地跑进了前三名。

事实上，对于女性来说，靠补药补血的方法昂贵还不见得有效，而胡萝卜就完全可以弥补补药的不足。对于体质较弱，气血容易亏虚的女性来说，长期食用胡萝卜做的菜，则可以补益气血，滋养身体。

下面介绍一道民间食谱。

萝卜炖羊肉

**具体做法是：**准备胡萝卜 300 克，羊肉 180 克。首先将胡萝卜与羊肉洗净沥干切块备用，然后将羊肉放入开水氽烫后沥干。将羊肉放入油中用旺火炒至颜色变白，再加入 1200 毫升水，放入胡萝卜和适量葱姜蒜末、料酒、盐等。用旺火煮沸后，用文火煮 1 小时。关火后加入适量香油即可食用。注意烹调胡萝卜时不能放粉丝和酸味食物，因为会破坏其原有的功效。

该道菜肴具有良好的滋补养身、补益气血的功效，还能帮助消化吸收，对于改善手脚冰冷有奇效。

---

**⊙养血小贴士**

在食疗补血的过程中，有的食材功效是繁多的。但却不是人人都适合。在选择食用食材上要注意饮食宜忌，以及女性在特殊时期的饮食禁忌。

---

## 南瓜盅，女人的补血私房菜

去菜市场买菜时，人们经常可以见到各种各样的南瓜。有大而金黄的老南瓜，有青色南瓜。而且南瓜的颜色也各自不同，有墨绿、黄红、橙红及绿皮上散生黄红斑点等不同颜色，看上去非常诱人。其实，南瓜不仅长得好看，而且其营养价值也相当高，尤其对于容易体虚血亏的女性来说，南瓜更是不可多得的补益食物。

南瓜又名麦瓜、番瓜、倭瓜、金冬瓜，为葫芦科植物。原产于亚洲南部，现已在我国各地都有栽种。嫩瓜用来当作蔬菜味道甘甜适口，是夏秋季节的瓜菜之一；老瓜则还可用作饲料或杂粮，故不少地方又将老南瓜称之为“饭瓜”。

古今中外自古就认识到南瓜具有丰富的营养价值。清代名医陈修园曾说：“南瓜为补血之妙品。”而现代营养学家经研究也证实：南瓜是一类含有营养成分较全，营养价值较高的蔬果。其不仅含有丰富的糖类和淀粉，更含有丰富的维生素，如胡萝卜素、维生素 $B_1$、维生素 $B_2$、维生素 C、矿物质，以及人体必需的 8 种氨基酸和组氨酸，可溶性纤维，叶黄素和铁、锌等微量元素，这些营养物质不仅能够帮助维护机体的生理功能，使其良好有序地运转，其中所含有的较丰富的铁、钴，还能起到较强的补血作用。

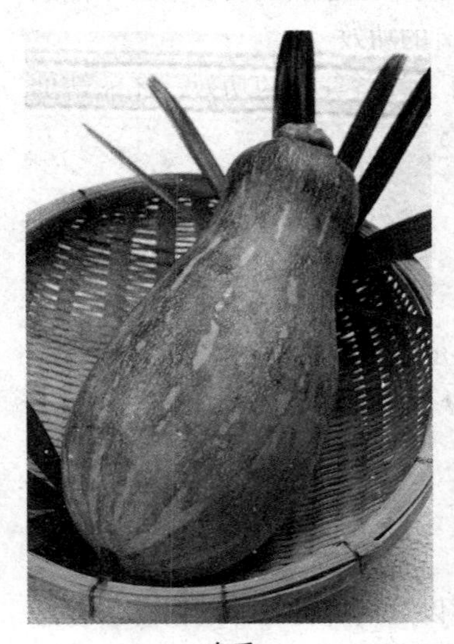
南瓜

由于南瓜其生产阶段不同，所含的营养元素偏重也不一样，像嫩南瓜维生素含量丰富，尤其是维生素 C 及葡萄糖含量，比老南瓜丰富的多。而老南瓜糖类及微量元素含量较高，像钙、铁、胡萝卜素含量较高，这些元素对于防治哮喘病较为有利。

随着医学的进步，国内外营养学专家对南瓜的进一步研究发现，南瓜不仅营养丰富，而且人们长期食用还能起到保健和防病治病的功能。

中国传统医学上提到：南瓜

味甘，性温，具有补中益气、消痰止咳的功能，可治气虚乏力、肋间神经痛、痢疾等症，还可驱虫、治烫伤。

而根据有关资料记载：南瓜自身含有的大量的亚麻仁油酸、软脂酸、硬脂酸等甘油酸，均为优质油脂，可以预防血管硬化，一些特殊的营养成分还可以增强机体免疫力，具有防癌、美容和减肥作用。因而，在国际上，南瓜已被视为特效保健蔬菜，可有效防治高血压、糖尿病及肝脏病变。

医学巨著《本草纲目》中有称："南瓜有补中（脾胃）益气之效"。可见，女性要补血，一定不能错过美味而又独具滋补功效的南瓜了。

所以说，南瓜不仅是餐桌上的食物，预防疾病的食品，更是女性朋友们美容养颜的滋补之物。常吃南瓜，可使大便通畅，肌肤丰美，有很好的美容之效。

这里需要注意：南瓜不同的部位所含的营养元素及作用也有差别，像南瓜嫩茎叶和花含有丰富的维生素和纤维素，用来做菜别有风味，效果也会好于其他部位。

## 桑葚滋阴补血，美味女人很健康

桑葚其貌不扬但却颇受女性喜爱。成熟了的桑葚，通体呈紫红泛黑色。人多食之，连舌头和嘴唇都会被染成紫红色。在很早以前，桑葚还被当作一种野果对待，但随着人们认识能力的提升，现代人已经知道桑葚的营养价值。因此，桑葚被用于越来越多的食物里。而且桑葚非常适合女性食用，因为其具有很好的滋阴补血的功效。

此外，从营养价值的角度考虑，桑葚也是不可多得的好东西。其所含的蛋白质大概占 0.3%，有机酸约 1.5%，还含有多种维生素以及钙、铁、锌、磷、铜等矿物质，胡萝卜素、纤维素等，并含有果胶、无机盐类和紫红色色素等。除此以外，桑葚还含有活性多糖、黄酮类物质和芦丁等药理成分。因而可以说食用桑葚是对人非常有益的，能够起到防病治病和延缓衰老等功效，也因此桑葚在食品和药品上的应用越来越广泛。

桑葚的营养功效不能小觑，具体体现在以下两个方面。

首先，桑葚能够增强人体的免疫力。其含有丰富的 β－胡萝卜素、硒、黄酮等，其含有的多种活性成分都有一个共同点，那就是都具有调整机体免疫功能，促进造血细胞生长，降脂、降血压、护肝的作用。因而，常食用桑葚可以有效地增强体质、防止疾病。

其次，桑葚能够助消化。桑葚含胡萝卜素维生素 $B_1$、维生素 $B_2$、维生素 C，糖类，鞣质，等等，还有苹果酸及多种有机酸，这些营养元素不仅可以保护人的视力，同时能加快胃液的分泌，促进人体胃肠蠕动，从而起到改善消化不良及习惯性便秘的良好效果。

桑葚虽然营养价值丰富，对人体健康及女性滋阴养颜有良好的功效，但并不是人人都适合食用桑葚的。例如儿童，就不宜多食桑葚，因为桑葚含有一种胰蛋白酶抑制物，该类物质对于肠胃功能还未发育健全的儿童会产生抑制消化酶的活性的效果，从而阻碍儿童对蛋白质的消化吸收。严重的时候，会导致出血性肠炎，出现腹痛、腹泻、脱水等症状，更有甚者出现休克，直接危及生命安全，因此儿童应该严格控制桑葚食用量。

此外，糖尿病病人也最好不要多吃，因为桑葚含有丰富的糖类，多食便会引起血糖升高。再就是脾虚者不适合多吃，这是因为桑葚本身属性寒果实，脾胃虚寒者食用后容易引起腹泻。

桑葚更是适合于女性食用的养颜佳品。桑葚中含有丰富的天然抗氧化成分维生素 C。爱美的朋友一定对维生素 C 的作用不陌生，当人体摄入果蔬中天然的维生素 C 后，可通过改善免疫机能而起到抗氧化、延缓衰老及润肤美容的功效，所以想保持年轻貌美的女性，一定不要错过美味的桑葚。

## 女人补血养血莫忘党参

对于人参大家一定都很熟悉，在中国医药史上人参一直享有着补益圣品的大名。通常大家形容一样药物对人体很有益，就会给它冠上“参”的称号。但有一种药，虽然也属于“参”类，但却与人参不是同一个家族，那就是党参。人参属于五加科，而党参属桔梗科。虽然如此，党参对于女人来说可是非常不可多得的补益良品，特别是对于气血亏虚的女性来说，党参更是非常适合她们适用的滋补佳品。

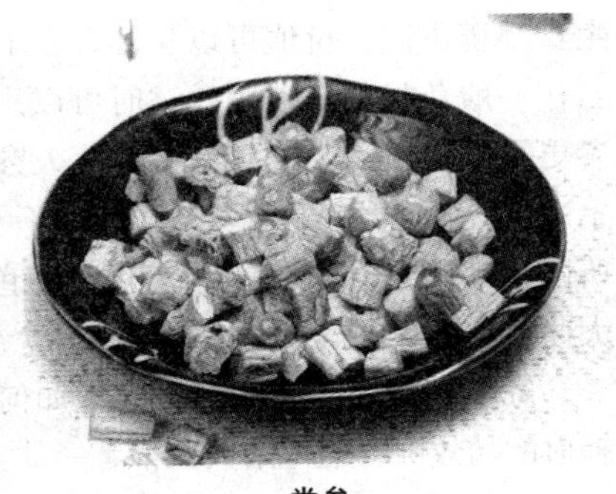

党参

现在，党参越来越多地用于食疗之中，但大家知道“党参”之名是如何得来的吗？其实，关于“党参”名字的来历，还有一个传说。

据说秦朝时，有一个叫上党郡的地方，在现在的山西省境内。上党郡住着一户人家，在这户人家里发生了一件奇怪的事，就是每到深夜都能听到屋后有人发出呼叫声，待寻声找去时，又总是见不着人。后来，这家人发现自家附近有一株不同于常类的植物，于是便把它挖了出来。据说挖出的这棵植物的根有五尺多长，其形似人，模模糊糊的，似乎能看出四肢。说来奇怪，自从这户人家将这株植物挖出来后，就再也没有听到呼叫声。人们便认为这株植物是得“地之精灵”的“神草”，又因为发现神草的这个地方叫上党，于是便给该神草起名为“党参”。后来，上党又改名为潞州，党参因而又被叫过“潞党参”。直到现在，党参仍以此地产的为最好。

虽然党参的命名带了点儿神话的色彩，但党参本身的绝佳补益功效，也实在不愧于“参”字的称号。关于党参的功效，《本草正义》曾有过一段论述:“党参……本与人参不甚相远。其尤可贵者，则健脾运而不燥，滋胃阴而不湿，润肺而不犯寒凉，养血而不偏滋腻。”但相对于人参来说，党参又有一个显而易见的好处。众所周知，人参是一味非常昂贵的药材，特别是随着人参的生长年限、生长环境不同，价值可以从几百至上千至万不等。普通人家很难当作一般药材长期使用，这时可以用党参来代替。比起人参，党参更平民化，因为党参的价格比人参要便宜得多。而且从其效果上来说，虽然党参的补气效果稍稍不及人参，却增加了养血功效。所以平时有气短心悸、疲倦乏力、面色苍白、头昏眼花、胃口不好、大便稀软等症的气血两虚患者，用党参来治疗更经济实惠又有效。

好药当然还需要会用，那么如何使用党参，以发挥出其养身补血的功效呢？这里给大家推荐一款党参膏。

具体做法是：准备党参500克，蜂蜜适量。先将党参用清水洗净，并在清水中浸泡1小时，然后放在砂锅内用文火煎，半小时后，将煎取的汁液倒出。然后再加入适量清水煎，半小时后滤取汁液，按此方法煎取4次。然后再把这四次煎取的药液合在一起，加热浓缩。等药汁变稠时，往里加入与党参等量的蜂蜜，并加以搅拌，直至砂锅内的药物成为膏状，即可将其装瓶保存。对于气血虚的女性来说，可以每天早晚一匙，用开水冲服，服用方便且非常有效。

其实，关于党参的食用方法还有很多，对味道很挑剔的女性还可以自己研制出更多的党参食谱，在满足味蕾的同时，享受食补带来的红润气色一定是件非常舒心的事。

**⊙养血小贴士**

对于既爱美又爱美食的女性来说，一款名叫“党参煲猪手”的药膳也是非常适合这类女性食用的，具体做法是：准备猪手2只，芸豆100克，党参5根，姜片、盐、胡椒粉、米酒适量。芸豆需提前泡一天，泡到豆子膨胀松软为宜。然后将除调味料以外的材料倒入砂锅内煲至猪手烂熟，再加入上述调味料即可出锅食用。

# 第六章

# 护气血：远离妇科病，无病一身轻

## 月经不调——祛病调养，三招两式全搞定

大家都说月经是女性的好朋友，但这位好朋友每月并不是都那么按时的拜访自己，早几天晚几天的都很常见。而对于有些人来说，月经每次来的时间不规律，这时候就有可能是患上了月经不调的病症。

曾经有一名32岁的职业女性，大家都叫她李姐。不知道什么时候开始，月经就不怎么准时，一般是45～55天为1次，经期持续的长短也从3～7天不同，这种情况一直持续到李姐在37岁生完孩子后才结束。但孩子长至两岁的时候，她的经期又出现了新毛病。每次来月经的时候，李姐都十分的痛苦，不仅手脚酸胀无力，就连肚子也胀痛不已。去医院看了中医后，医生给开了一个调补的药方，吃了一个半月后，情况似乎有所好转，但再过一个月，痛经的情况又再度发生。

显然，李姐的情况属于典型的月经不调。在医学上，月经不调通常是指女性月经总出现错后、提前，或经量过多、过少等异常，且伴有脸色晦暗、心慌气短、疲乏无力、小腹胀痛、白带增多、腰酸腿软等症状。通常采取中药治疗月经不调的方剂是大家都熟知的乌鸡白凤丸，该药丸由鳖甲、牡蛎、鹿角胶、黄芪、人参、香附、当归、白芍、生地、熟地、川芎、丹参、山药、甘草等二十余种中药制作而成。其中的主药则是乌鸡，在中医上，乌鸡具有养阴、

补血、健脾的功能，能有效地治疗月经不调、身体虚弱、腰膝酸软、崩漏带下等妇科急症。此外，还可以将制作乌鸡白凤丸的药材自制调经粥，做法是先煎诸药，去渣取汁，再将红花、当归各 10 克，丹参 15 克，糯米 100 克混合起来做成粥。服用时每日 2 次，空腹食有很好的活血调经功效，特别适用于月经不调有血虚、血瘀者。除了药膳治疗月经不调外，还有很多其他的方法对于月经不调的女性来说，也有很好的治疗效果。

经络疗法，即是通过按摩经络达到调经的效果。做的时候应保持双目微闭，平卧床上，将呼吸调匀，左手掌重叠于右手背上，将右手掌心轻轻放在下腹部，静卧 10 分钟。然后将左手掌心放在下腹部，右手掌心叠放在左手背上，适当用力按顺时针、逆时针方向做环形摩动 15 分钟，以皮肤发热为佳，这种按摩方式可以交通心肾，有益气壮阳之效；再将右手掌心放在肚脐下，左手掌叠放在右手背上，适当用力以顺时针方向绕脐轻揉腹部 15 分钟，直到腹部发热为佳，这样按摩可以帮助调理人体气血，有温经散寒的功效；最后将右手拇指伸直，半握拳，将拇指指腹放在关元穴，适当用力揉按 10 分钟。坚持上述按摩方法一段时间后，月经不调的症状可以明显得到改善。

还有一种疗法叫运动疗法。即是要在经期到来的前三天，根据自己的情况适当作一些较为轻柔、舒缓、放松、拉伸的运动，像冥想型瑜伽、初级的形体操，或只是在家做一些简单的伸展动作。到了经期的第五天，逐渐停经，这时候就可以选择进行慢走、慢跑等有氧运动。通过上述运动搭配进行，可以调节人体血液流通，能够明显增强自身抵抗力，缓解月经不调带来的不适。但运动时，一定要注意避免对腹腔施压，避免将腿抬得过高。在感到疲劳或发现月经量突增或暴减的情况，应该立即停止运动。

月经不调的女性不妨按上述方法试试，说不定可以得到意想不到的效果。

⊙**养血小贴士**

月经量少的女性应补充足够的铁质，以免发生缺铁性贫血。多吃乌骨鸡、羊肉、鱼子、青虾、猪羊肾脏、淡菜、黑豆、海参、胡桃仁等滋补性的食物，对辅助药物治疗月经量少很有帮助。

## 白带过多——神奇艾灸使阳气旺盛起来

白带是阴道所排出的分泌物，自从女性们进入了青春期之后，就开始排出分泌物以润泽阴道。充当阴道滋养与润滑剂的白带，其健康是非常重要的，从医学角度讲，白带发生病理原变化除了是因为生理因素之外，更多的则是由于病理所造成的。

现实生活中，正常女性的阴道，都会排出少量白色无臭的分泌物，主要用来润滑阴道壁黏膜。特别是在生理期前后、排卵期及妊娠期分泌物会比较多，此时若无其他病症伴随，就属于“生理性白带”，是人体正常的生理现象；但此时若出现阴道滴虫、阴道或子宫发炎、房事不洁或不节制等情况，就有可能出现白带过多的情况。此外，因为工作压力过大引起的内分泌失调也有可能增加人体白带的分泌。

中医学注重阴阳之分，而对于人体内的液体属性，则通常将之视为“阴”，白带便属于这些阴属性的液体中的一种，它在体内的作用主要是润泽阴道。所以，当人体内阳气不足，或是痰湿过剩，也就是体内垃圾过多，都有可能增加人体此类分泌物排放。要治疗白带过多的病症，中医上常用传统的艾灸疗法以温补阳气，化掉痰湿，可以起到非常明显的调理效果。

利用艾灸疗法之所以能够起到明显的调理白带分泌的效果，主要是因为：艾是自然界阳气盛足的植物，而灸是补充阳气最直接有效的方法，从“灸”的字面上来看，上面是“久”下面是“火”，即长时间用火烤的意思。灸既能起到提神回阳的作用，又能达到祛邪除湿的效果，还可以去除家里的异味和人体的异味。在传统的道家养生里，灸是一种特殊的养生方法，也是升腾阳气最快的方法。通过艾灸的药性和热源波频，可以调节人体内阳气不足，痰湿过盛，从而起到温阳补气、温经通络、消瘀散结、补中益气的作用，人体内一旦阴阳平衡，也就解决了白带分泌过多的问题。

在进行艾灸疗法治疗白带分泌过多的时候，主要应该以中极穴为重点，《玉龙歌》中讲："妇人赤白带下难，只因虚败不能安。中极补多宜泻少，艾灸还须着意看。"人体的中极穴位于下腹部正中线上，当脐中下 4 寸处，乃任脉与足三阴经的交会处。

除了用上述方法调节人体白带分泌外，在日常生活中，女性尤其要注意养成健康卫生的生活习惯以及合理的饮食习惯。在饮食上，针对脾虚和肾虚导致的白带质稀、量多，可选用扁豆、白果、蚕豆、绿豆、豇豆、黑木耳、胡桃肉、淡菜、龟肉、芹菜、芡实、荠菜、乌鸡、石榴皮、乌贼骨、鸡冠花、马齿苋、石榴、鲑鱼、赤小豆等进行食疗。同时，还应该尽量避免食用辛辣和油腻生冷之品，而是应该多吃一些益脾补肾和清热利湿的食品，这类食物像莲子、大枣、山药、薏苡仁、冬瓜仁等。而在日常生活中，女性尤其要注意养成良好的卫生习惯。因为白带过多的原因之一就是阴部不洁，因此注意私处卫生是非常重要的，可以防止多种女性急症的发生。在平时洗澡时要尽量使用淋浴，避免使用公共浴盆和公共坐便，以防引起交叉感染。此外，适当地参加运动，提高身体素质，增强人体免疫力对预防疾病是非常有意义的。经常的运动能起到促进骨盆腔的血液循环，有利于维护生殖系统的正常功能，维持阴部干燥。女性在运动健身时，应尽量选择棉质的贴身衣物，不要穿紧身衣或尼龙质料等透气性差的内衣裤。

白带过多应及早发现及早治疗，试试艾灸疗法，让白带过多的烦恼一去不复返。

⊙**养血小贴士**

用传统医学方法护养气血时，尤其是年轻女性，千万不要依据自身仅有的经验来操作。不管是艾灸、刮痧还是拔罐都需要通晓其中基本的原理，做到对症对人，才能达到意料中的良好效果。

## 经前综合征——中药加按揉，调理出好心情

女性每个月都有不舒服的那么几天，这几天正是月经来潮的时候。一些女性在月经即将来潮的时候，会有很明显的心理与生理反应，如心情郁闷，情绪起伏大，全身乏力等，这些其实都是经前综合征的症状。

其实，这时候脾气不好的女性往往自己也没意识到，自己的坏情绪正给别人带来困扰，因为她自己也不是真心想闹，而是无法控制这样的坏情绪。而这就是经前综合征的显著表现。

虽然一些女性常受经前期综合征困扰，但总认为情绪问题是无法靠药物调节的。事实上，对于经前期综合征，可以通过改变生活习惯、运动方式等，来改善并缓解很大一部分症状。特别是对于那些有经前焦虑、睡眠障碍等问题的女性，很多妇科专家都认为可以通过适当的运动消除焦虑，促进睡眠。像散步、游泳之类的运动就有很好的活动身体，舒畅心情的作用，从而使人获得香甜的睡眠。此外，睡前半身浴，或改善一下卧室环境，也能从一定程度上减轻精神症状。但要调节经前期的身体与情绪状态，最重要的还是调整饮食和睡眠。对于那些习惯不吃早餐、晚上饱食的女性来说，这种饮食习惯是必须绝对杜绝的，因为它会降低身体抵抗力，加重经前综合征的症状。

除了上述常用的简便方法外，中医学的不少医书中都有对此症的治疗方案。总体而言，中医认为经前期综合征主要是由肝肾机

能失调，进而引起了肝气郁结导致的。在临床医疗上，经前期综合征多见于肝郁气滞型和肾阴虚型。对于肝郁气滞型的患者可以选择用柴胡、当归、川芎、白芍、香附、茯苓、甘草、生姜、红枣，用水煎服。而肾阴虚型则应该选用女贞子、枸杞子、旱莲草、百合、熟地、红枣、白芍、知母，用水煎服。并且，还应该根据患者体质的寒热虚实的不同而相应地增减药量。

缓解经前期综合征的症状，还可以用指压穴位的方法来实现。用指压穴位时不要连续使劲地按压，应该用让自己感觉最舒服的力度按压为宜。按压的穴位是关键，根据不同的症状应选择不同的穴位按压，以达到缓解症状的作用。如头痛，这时就应该选取百会穴，该穴位位于头顶正中，很容易找，按的时候稍微有点儿凹陷。此外风池、太阳也是对症的穴位。风池穴位于脑后发迹处，按压时双手抱头，用拇指按压。而太阳穴位于外眼角和眉梢延长线连接处的凹陷。用示指指腹旋转按揉为宜。而要改善焦虑的情绪时，宜选择膻中穴与神门穴。前者位于左右乳头连接点线的正中。按压时可以用中指指腹旋转按揉。寻找神门穴时，应用小指指尖向手腕下滑，滑过手腕处得凹陷后继续向下有一块突起的骨头，这块骨头上方 5 毫米左右的内侧即为“神门”。在这个穴位上旋转按揉即可。

很多夫妻、恋人之间因为不了解经前期综合征，因此常有争吵，因此，认识该症，并努力调节，才能保持相互理解与支持的关系。

## 痛经——试试中药泡脚，少吃“止痛药”

很多女性都有痛经的问题，因此每当月经来潮的时候，这些女性的日子都非常不好过。为治疗痛经，很多女性都下了大功夫，吃了很多治疗的药物，而一些女性实在忍受不了的时候，干脆直接吃止痛药。其实，吃止痛药只能起到暂时镇痛的作用，要让痛经不复发，中医上有一个好方法，即是中药泡脚。

女性之所以会有痛经的症状发生，通常是由于胞宫的气血运行不畅，冲脉、任脉失于濡养，气滞、寒凝、湿热导致的血瘀。而原发性痛经，则是女性在月经期间，子宫内膜痉挛性收缩，导致缺血而引发的痛经。还有的女性在月经期，子宫内膜呈片状脱落，在脱落排出体外前，子宫会发生强烈的收缩而引起疼痛，直到排出后症状才获减轻，这种痛经称为膜性痛经。原发性痛经通常在女性生育后会得到缓解。而继发性的痛经，其发生人群大多数是生育后及中年妇女，是由于盆腔炎症及子宫内膜组织生长于子宫肌层、卵巢或盆腔内的子宫内膜异位症引起，同样伴随着周期性改变及出血。而且月经期间因为体内血瘀阻滞不能及时地排出体外而引起的疼痛，常会与周围相近的组织器官粘连，这时候会让痛感加剧。

要治疗痛经，中药泡脚有奇效。在传统医学的保健理论中，向来认为，足部是足三经、足三阳经的起止点，与全身一切经络均有密切关系。因此用热水泡脚，可以起到调解脏腑功能、增强体质的作用。

在医学迅速发展的现代，科研研究证实，人的双脚上存在着与身体各脏腑器官对应的反射区，当对这些反射区进行刺激的时候，能够有效地促进人体血液循环，调理排泄功能，使人体器官的功能获得加强，从而取得防病治病的自我保健效果。

老人常常说："热水洗脚，胜吃补药。"痛经的女性只要天天泡脚 15 分钟，就能发挥很好的保健作用了。

采用泡脚的方法治疗痛经也很有讲究，一般宜在睡前进行。俗话说的是："晨起皮包水，睡前水包皮，健康又长命，百岁不称奇。"而该句话中的"皮包水"是指晨起喝水，"水包皮"则是指睡前洗脚，早晨喝水和睡前洗脚都是很好的养生保健习惯。此外，泡脚时间也应该掌握好，一般以 15 ~ 20 分钟为宜。当天气逐渐变冷的时候，很多人都会想在睡前用热水泡脚。如果把双脚浸到 40℃左右的热水中，一般在 15 ~ 20 分钟后就会感到头痛等症状明显的缓解。这是因为双脚受热血管发生扩张，血液重新流向脚部，从而也就减少了脑部充血，达到缓解头痛的作用。

总而言之，经常用热水泡脚的治疗范围很广，无论是风湿病、脾胃病、失眠、头痛、伤风等全身疾病，还是截瘫脑外伤、中风、腰椎间盘突出症、肾病、糖尿病等大病，甚至重病后的恢复治疗等都能起到有益的治疗效果。

在用热水或中药泡脚的时候，如果能够同时连续的用手推拿涌泉穴并按压大脚趾后方外侧，还能起到降低血压的作用。养血、降压一种保健两种效果，不妨一试。

## 经期头痛——补充气血，周全保护不头痛

很多女性在经期或多或少的都会出现一些身体的异状、不舒服。其中经期头痛就是经期不舒服的症状之一。经期头痛发生在女性月经来潮前后或行经期间。此类头痛的特点是痛感从颞部一侧开始，很快波及头部两侧，能感觉到明显的刺痛或胀痛，并伴随有恶心欲吐的感受。头痛发作的时候每次持续半小时到两小时不等，情绪不好时头痛加重。有的患者头痛时，还伴有经行不畅，量少、色深、有瘀块，小腹及两胁、乳房胀痛，暖气等。

通常经期头痛是因为人体气血亏虚、血瘀、肝火偏旺引起的，而在所有的这些致病因素中，主要起作用的则是气血亏虚。在女性行经期间，因为经血大量流失会导致气血亏损，就会引起人体内的血气运行不畅，血瘀则不通，不通则痛。而且有些女性本身体质就偏虚，经期或者经后气血会更虚，导致头脑不能获得足够的营养，所以头痛，但这种痛感绝不是头痛欲裂，而是隐隐作痛，慢慢煎熬。对于经期头痛，如果不能及时治疗，就会由普通的经期头痛转化为周期性或是其他类型的较为严重的头痛。

经期头痛应该及时治疗，而且根据其主要的致病因素来看，要从根本上治愈经期头痛最主要的就是补气血。

可以采用艾灸疗法补气血。人的足三里，乃是后天之本，而且人体的前额和眉棱骨属于阳明经，而足三里是阳明胃经的合穴，

因此每天按揉或者艾灸，能够帮助缓解头痛，并起到很好的人体保健作用，帮助人体各功能正常运行。而针对前额痛的症状，则可以采用分推法。即是用大拇指分别抵住头两侧的太阳穴，其余四指则从额头正中方向向两旁分推，再逐渐往上移动到发根的地方，完后这一系列按揉推移动作后，在用手指在太阳穴和印堂上用力点按。采用分推法，使用上述两种方法治疗经期头痛，宜选择在每天早上七八点胃经经气最旺盛的时候，按揉或者艾灸两侧足三里穴 3 分钟，并在月经前一周开始进行。

在安排日常饮食时，患有经期头痛的女性应注意避免食用冰淇淋、腌制肉、含硝酸盐和亚硝酸盐的食品，还有像咖啡、巧克力等刺激性食物，这些食物都能诱发经期头痛，要尽量远离，不要图一时嘴上痛快而忍受病痛之害。

适合经期的食物主要应该是清淡、新鲜的食物。在平时的生活中，要学会控制自己的情绪，保证每天都能让身体获得足够的休息，防止过劳，这些对于预防头痛发作以及治疗经期头痛都有重要意义。

很多女性治病喜欢速战速决，经常简单的选择止痛药物，如西药、一般的治头痛中成药以及调经类药物，但这些药中的大部分都只能起到暂时缓解头痛的作用，等到下次月经来时，头痛又会再次发作。因此不妨试试上述方法，并从日常生活习惯着手，说不定下一次经期，你就不用再为头痛而苦恼了。

## 崩漏——大伤元气之症，防治需辨证施治

很多女性的月经来潮时间每个月都不同，但通常来说或早或晚个一两天都是正常情况，但有些女性的经期老是提前一个星期左右的时间，且在行经的第 2 ~ 3 天量比较多，之后的两天量相对来说会少一点儿，再过两天又变得很多，而且在上卫生间的时候会感到下体血流淋漓不尽，并伴随有黏稠的血块排出体外。这种情况大概能持续 10 天。这就是人们通常所说的崩漏。

传统医学认为崩漏是以经期无规律性的出血为特征的一种疾病，也被叫作崩中漏下。其中，“崩”是指来势急、出血量多；而“漏”则是说经期出血来势缓、量少或淋漓不净，二者合称就叫作崩漏。在发病过程中，崩与漏通常会相互转化，如崩血变少的时候，可以转化成漏；而漏也同样可以发展成为崩。而且二者不易分开，临床上就将其概称为崩漏。历代医家都认为崩漏与气虚、阳虚、血热皆有关系，但也有一部分崩漏的发生是因为体内的血液瘀滞不畅导致。但是，无论是哪种原因引起的崩漏，由于崩漏会造成人体失血耗气，时间一长便可转化为气血俱虚或气阴两虚，或阴阳俱虚。即使是由某一单一病因所致，但在发病的时候也多为气血同病，使得人体多脏受累，因果相干，致使病情反复。要治疗崩漏不能一概而论，应根据病情的缓急轻重、出血的久暂辨证治疗，采用“急则治其标，缓则治其本”的原则，灵活运用塞流、澄源、复旧三法加以治疗调养。

中医上称的塞流之法，即是止血。因为崩漏主要症状就是人体失血过多，因此止血便成为治疗本病的当务之急。在运用止血方法时，具体还要根据崩与漏的不同点加以调节。治崩应该固摄升提，不宜辛温行血，避免因失血过多引起阴竭阳脱；治漏则应该养血行气，不可偏于固涩，避免血止成瘀。塞流之药可酌用十灰散、云南白药等。

而澄源则是指求因治本。引起崩漏的原因本来就是多种多样的，治疗时尤其要注意找到致病原因，针对病因采用补肾、健脾、清热、理气、化瘀等法才能起到好的治疗效果，使崩漏得到根本上的治疗。塞流、澄源两法一般是同时进行的。

至于复旧，则是指调理善后。历代医药学家都认为崩漏应该调理脾胃，化生气血，才能得到康复。近代医学研究也指出，补益肾气，重建月经周期，才能最终治愈崩漏。“经水出诸肾”，肾气盛，才能月事以时下，而且补肾调经对于青春期、育龄期的虚证患者尤其重要。当然在复旧的同时也需兼顾澄源。

总之，女性发生崩漏之症时，宜采用塞流、澄源、复旧三法结合治疗，并根据具体病情灵活运用。

---

**⊙养血小贴士**

千万别以为崩漏在血止之后，便得到了彻底的治愈。止血只是崩漏得到治疗的一种表现，而不代表治愈了。此时不仅不应该放缓治疗的脚步还应该用科学的方式加以巩固。

---

## 乳腺增生——自我按摩，疏通经络防病变

美丽是女人的资本，而诱人的双峰更是为女性的美丽加分不少。每个爱美女性都不可能忽视这个重要部位的保养。但无论女性多么重视这个部位，近几年来，乳房疾病的发病率仍有大幅上升的趋势。特别是乳腺增生，统计显示女性中的80%都有不同程度的乳腺增生。乳腺增生具体表现为乳房的不同部位单发或多发地生长一些肿块，这些肿块质地柔软，边界不清，可活动，并伴有不同程度的痛感。尤其在女性月经前、身体劳累过度后或是情绪波动较大时，乳房内的肿块会增大，疼痛也随之加重，而在月经后肿块又会发生明显的缩小变化，疼痛随之减轻。

以前很多人会认为乳房内出现肿块是某种疾病，但经过现代医学研究表明，乳腺增生既不是炎症，也非肿瘤，而是乳腺导管和小叶在结构上的退行性和进行性变化，这种变化常见于30～50岁的妇女，至于其发病原因，通常是和人体内的激素调节发生障碍有关。在中医经络学说上，女性的乳房属足厥阴肝经，通过冲、任、督三脉与子宫相联系。因此，当人体内的肝经出现问题，比如有肝郁气滞的情况时，就会表现为烦躁、抑郁、两胁胀满等，郁久化热就会导致心烦急躁、口干、头疼等。如果肝经的气郁长

久不能得到舒展顺通，就容易使足厥阴肝经所过的部位发生病理改变，导致乳腺增生的产生。对于乳腺增生，应当及时加以治疗，否则日后就很可能演变为妇科肿瘤等严重的妇科疾病，到那时再治疗就难上加难，更甚者是为时已晚了。

要治疗乳腺增生，当然有一些药物可以选择，但也有更加简便、无副作用而有效的方法，即是中医上的按摩之法。按摩可以疏通人体经络，防治乳腺增生。但按摩很有讲究，要注意方位、力度、顺序、次数等。下面就给大家介绍几种乳腺增生的按摩法。

按摩法之一：推抚法。用该法按摩时，患者应以坐姿或者侧卧姿，充分暴露胸部的姿势进行。先要在患侧乳房上撒些滑石粉或涂上少许按摩油，然后双手全掌由乳房四周沿乳腺管轻轻向乳头方向推抚。

按摩法之二：揉压法。按摩时要用手掌上的小鱼际或大鱼际着力于患部，并以合适力道轻揉，在有硬块的地方反复揉压数次，直到把肿块柔软为止。

按摩法之三：振荡法。该法是用右手小鱼际部着力，从乳房肿结处，沿乳根向乳头方向做高速振荡推抚，反复进行5遍。以该法按摩时，振荡至乳房局部出现微热感的时候，效果最佳。

按摩法之四：揉、捏、拿法。该法有三个按摩手法，先要用右手五指着力，抓起患侧乳房部，施以揉捏手法，并且要一抓一松，反复进行10余次。然后左手轻轻将乳头揪动数次，帮助乳头部位的输乳管扩张。

乳腺增生重在预防，因此即使还未有乳腺增生，也不妨多用上述方法按摩乳房，可以帮助你远离乳腺增生，获得健康美丽的乳房。

乳房的健康状态与气血息息相关，在乳房按摩的过程中要使用正确的方法。为确保手法的专业和准确，最好在专业人士的指导下进行。

## 宫颈糜烂——防治保健，食物是很好的医药

宫颈糜烂听起来有几分吓人，实际上是比较常见的妇科疾病之一。因为该病对女性的身体健康影响很大，而且治疗费时又费力，还不一定能够彻底治愈，因此，患上宫颈糜烂的女性都叫苦不迭。对于此类疾病，防治结合是重点。

下面，我们先来了解下，宫颈糜烂是怎么形成的？它对于女性气血健康又有哪些影响？

当患者受到体内炎症分泌物的刺激时，颈管外口黏膜的鳞状上皮细胞发生脱落，然后被增生的柱状上皮所覆盖，使得表面颜色鲜红，或光滑或高低不平，这种病理改变叫作“子宫颈糜烂”。如果患者只是轻度的宫颈糜烂，就应该及时加以有效治疗，否则极易转化为中度宫颈糜烂。

宫颈糜烂与气血又是怎样的关系呢？宫颈糜烂是由于气血亏虚，湿热下注引起，一般药物很难根治。宫颈糜烂的治疗主要是药物结合物理疗法。药物治疗适宜于轻度的宫颈糜烂者。

那么，在治疗宫颈糜烂上有什么简单有效的方法来帮助女性解除病痛呢？

食疗当仁不让的是首选治疗方法。宫颈糜烂不是一朝一夕就能治愈的疾病，相对应的，食疗也需要持久的坚持。此种方法不仅对宫颈糜烂有防治作用，也能对女性自身的气血保养起到一定的维护作用。

下面给大家介绍几个主要的食疗方法。

1. 乌鸡茯苓汤

**具体做法是：**选取乌骨鸡、海螵蛸、茯苓适量。制作时先将海螵蛸打碎，与茯苓一起用纱布包好，再将乌骨鸡切成块状与药包一起放到砂锅里炖熟，然后加入调料，每天取食肉汤 2 次食用，以 7 日为一个疗程。

2. 白果莲子乌鸡汤

**具体做法是：**选取白果，莲子肉、江米。先将乌骨鸡去毛，去掉内脏并用清水清洗干净，再将莲子肉、白果研为细末，放入鸡腹内，然后加江米和适量水用文火煮熟，食肉喝粥。每日喝 1 ~ 2 次不等，以 7 日为一个疗程。

此两种食疗方已经经过多位女性患者的印证，确实在一定程度上能有效地缓解宫颈糜烂的症状，但只适用于轻度的宫颈糜烂患者。因此宫颈糜烂病情严重者，还是应该及时到正规医院去加以治疗，切莫耽误病情。

---

**⊙养血小贴士**

药膳补身补血的前提是适合。每个人自身体质不同，不同体质的女性选择药膳补身，这个不是自己想当然的选择，是需要经过诊断和辨别的。

---

## 尿路感染——追根溯源，清热利湿为根本

生活中，不少女性遇到尿频、尿急、尿痛等症状的时候，第一反应是认为肾出了毛病，实际上，如果是尿路感染，也会出现上述症状。而很多女性不知道，尿路感染和气血也有着密切的联系。尿路感染的人往往同时气血亏虚。这时候，不少人就会自行吃补气血的东西，补气血的时候上了火，反而会加重尿路感染的病情。那么尿路感染究竟要怎样应对呢？下面，我们先看个例子体会一下。

家住天津的刘女士，由于工作需要经常出差，有时候旅途太长，刘女士会为了图省事，不到忍无可忍的时候绝对不上厕所。一次长达一个月的出差竟然给刘女士增加了难以启齿的麻烦，就是在小便的时候总是感到很难受，欲出未尽，一尿就疼，小便的气味

也是非常刺鼻，而且刘女士还会感到头疼脑热、腰发酸。刘女士一开始还以为自己是出差劳累过度了。

事实上，刘女士的这些症状和劳累过度并没有太多联系，而是尿路感染。尿路感染是常见的女性疾病和多发病，患上该病的人常常表现出尿频、尿急、尿痛等症状。在成人中，女性患尿路感染的数量明显多于男性。究其原因是因为女性的身体结构比较特殊。女性的尿道口分布在会阴部的附近，尿道括约肌作用较弱而且尿道较男性短而宽，总长度为 3 ~ 5 厘米，因此细菌很容易沿着尿道口感染至膀胱并引发炎症。同时，女性尿道周围的局部刺激、妇科疾病以及性激素变化等均有可能导致阴道、尿道黏膜改变从而给病菌的入侵大开了方便之门。

从发病的季节上看，女性在夏季更易患尿路感染之症。一方面是因为夏季气温较高，空气湿度大，有利于细菌的生长繁殖，从而为尿路感染的发生创造了条件；而另一方面是因为，正常人的尿道末端都有细菌寄生，但因为尿道上皮细胞有很强的抵抗力。加上每次排尿可以通过尿液将细菌冲洗掉，因而不易发生感染。但夏日酷暑难耐，会影响人们的睡眠与食欲，从而使得人体整个抵抗力相对下降。加上夏天人体出汗较多，如果不注意及时补充流失的水分，会使尿液浓缩、排尿减少，对细菌的冲洗作用降低，这也是引起夏天尿路感染发病率高的一大原因。

而传统医学认为尿路感染发生的原因在于两个方面：一是膀胱湿热。这是因为患者平时不讲究下阴卫生，使得秽浊之邪从下往上侵犯膀胱，酿生湿热所导致，因膀胱湿热导致尿路感染的患者平时要少食肥甘酒热之品，还要多喝水多排尿；是肝胆湿热，这通常是因为情志失和、恼怒伤肝、肝气郁结等导致，这样的患者平时要注意控制自己的情绪，尽量少生气，并用药辅助以疏导肝气。对于上文的刘女士，她之所以会有尿道感染，应该就是她时常憋尿，使得尿液冲洗细菌的效果下降，细菌入侵，导致膀胱湿热引起的。而且憋尿的时候膀胱满盈，会引起尿液逆流，就会顺便将细菌带至输尿管，引起发炎。患上尿道感染必须及时彻底治疗，否则很容易就会转为慢性肾炎。

要想治疗尿路感染，从中医角度看，就应该讲求“三分治，七分养”，在“养”和“治”的过程中同时强调标本兼治。除使用常见的头孢类、喹诺酮类、大环内酯类等常用抗菌消炎药外，还应该配合着服用清热解毒、利尿消炎的中药，才能让该病尽快得到控制。而谈到“养”，建议患者试试用莲子、甘草等草药配制的清心莲子汤，这款汤水可以起到清热利湿、补益脾肾的作用。同时要注意多休息、多饮水、多排尿，防止尿道细菌侵入人体。

阴部健康卫生对女性尤其重要，很多妇科疾病都是细菌侵入阴道引起，因此女性患上尿道感染的时候，一定要及时加以治疗。

## 经期发热——喝点儿当归补血汤

很多女性在经期或多或少的会有一些身体不适的状况发生，比如不知道哪一天开始，中饭过后的时候体内会突然的潮热难当，同时内心也会烦躁不安，难得清静，这些就是经行发热的典型表现。这种发热与感冒发热不同，它是因为血虚而致，在女性中比较普遍。血虚发热一般都发生在经期结束之时。

白女士是个彻底的“素食主义者”，而且由于长期吃素食，又不注意搭配，喜挑食的原因，身体偏瘦弱。身体一瘦弱，体内的气血就虚，所以白女士小感冒不断，还患过月经过少的毛病。很多朋友劝她改掉偏食的坏毛病，可她就是“本性难移”。就在半年前，白女士的身体又出了新毛病。据白女士讲，她在经期结束的前后一段时间里觉得身子热得难受，浑身冒汗，口干舌燥，无论怎么都觉得身体不舒服，手脚更是一点儿劲都使不上。起初，白女士怀疑是重感冒。但去医院，医生给她拿体温计量过后，发现白女士的体温确实比正常的体温稍高一点儿，但她舌色淡白，舌苔也白润，脉虚缓，血虚的征象非常明显，不是感冒。医生询问她以前是否有出现过经期结束后身体发热的情况，她说前三个月经水干净后也有过两回，后来不知不觉间就不热了，所以也没当回事。不过，留下来一个毛病就是经水的量很大。

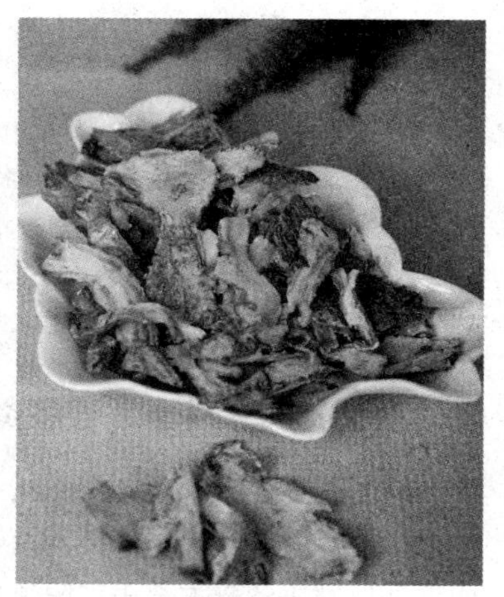

当归

白女士的这些症状是典型的血虚引起的经行发热，中医上说："血实则身凉，血虚则身热。"如果是身体壮实的人，就不会感觉到热，体表也是凉的，而身体越弱的人越容易冒"虚汗"。当一个人身体长期处于血虚的状况之下，气血会严重失调，经行之时，气就难以摄住血，气血随着经水大量流失，进一步加重了身体血虚的状况。长期下来，便是一个恶性循环，使得体内的气血阴阳失去平衡，身体自然就会发热了。

后来，白女士治好了经行发热的急症，还是多亏了一剂方药，叫当归补血汤。

具体做法是：准备材料黄芪 30 克，当归 6 克。将上诉材料用水一同煎服，每日一剂，在空腹时用温水送下。

大家可不要小看这当归补血汤，它却是女人经后、产后血虚发热的首选治疗方剂，其中的材料之一黄芪是补气的名药，当归是补血的名药，两个"高手"一合作，还有什么问题解决不了呢！往往只需要喝上一两剂，就能退热。

从医学角度讲，要解决经行发热最主要是要益气固表、养血合营，把体内失去的气血再重新补充回来，让气血重新达到阴阳平衡，病也不治而愈了。

⊙**养血小贴士**

不少女性笃信中医疗法，但是却对其中药材不甚了解，只是听人介绍或者遵循传统买药用药，其实这样是不科学的。了解主要药材的基本属性对身体的调补大有益处，闲暇时间不妨补充下相关知识。

## 真菌性阴道炎——土方连服炎症消

阴道是女性特有的敏感部位，也是一个容易感染病菌的部位。生活中，很多女性都受到过真菌性阴道炎的折磨。阴道炎症成为阴道部位健康的一大杀手。阴道炎发病原因是因为体外病菌感染或者由于自身抵抗力下降导致阴道内部细菌繁殖异常，从而造成阴道损害的炎症疾病。有的女性发现是炎症就觉得消炎是首要。其实不然，消炎是必经过程，但气血因素也不容忽视。

在中医学看来，女性阴道炎症最常见的病机就是下焦湿热证、脾肾不足证和气血瘀滞证。导致下焦湿热证的最多原因是嗜食辛辣刺激或肥甘厚味的食物；而脾肾不足证则是虚实夹杂较多，出现了脾肾运化不好的问题，即“交通”不便利，堆积的“垃圾”不能及时清理出去，这样就会产生湿热，从而出现炎症。气血瘀滞证的根本原因在于肝郁，中医认为肝与人的情志变化有着很大关系，肝郁而气滞，气滞便导致血瘀。

黄小姐今年才20岁，刚达到法定结婚年龄，现在连男朋友还没有，却在近段时间感觉到阴部异常瘙痒难忍，而且阴道还伴随有灼热感，白带也随之增多。黄小姐觉得很不对劲，于是去医院就诊。医生给她做完检查，发现她得了霉菌性阴道炎。黄小姐很是诧异，在她从小受的教育中，会得阴道炎的通常都是已婚的有过性行为的女性才可能染上，而她自己连男朋友都还没有过，怎么也会感染上这种疾病呢？

事实上，不止黄小姐，很多女性朋友对于阴道炎都有一个误解，认为只有有过性行为的女性才可能得这种病。而阴道炎确实可以因为不恰当的性行为引起，但是没有性生活的未婚女性也同样会有感染阴道炎的危险。那些长期使用广谱抗生素的女性很容易会导致阴道内细菌生长异常；喜欢穿过紧过密的内裤以及不注意经期阴部卫生的女性也容易让阴道受到外来病菌的入侵，这些均可能导致女性患上阴道炎。因此，未婚女性朋友们也不能完全忽视该病，应该养成好的卫生习惯，注意阴部保健。

下面给大家介绍两个食疗土方，对于保养阴道均有奇效。

土方一

**具体做法是：**取 10 克山茱萸肉，山药、薏仁各 5 克，与适量清水一同煮粥食用，每日食用两次，连续服用 2 周。有很好的补肾、健脾、燥湿的作用。

土方二

**具体做法是：**准备淡菜 60 克，韭菜 120 克，黄酒适量。将炒锅放到武火上，倒入生油烧热，再倒入洗净的淡菜快炒片刻，然后往里倒入 2 碗清水煮沸，最后倒入洗净切好的韭菜和黄酒，煮至锅内水翻滚过两次即可起锅。每日服用1剂，服用时一次性服完，并以一周为一个疗程，能够起到很好的补肾止带的效果。

除了上述两个土方保养阴道外，要杜绝阴道炎，平时在饮食上也要注意合理健康的饮食，建议多食用清淡的食物，像冬瓜、西瓜、赤小豆等清淡且有利于本病康复的食物。要忌食辛辣刺激的食物，如辣椒、花椒、咖啡等。而且对于健康的饮食与生活习惯来说，不饮酒，不抽烟也是非常重要的。此外还要注意营养均衡，保证身体能获得活动所需的足够营养，平时也尽量少吃甜腻的食品。但可以适当地吃一些酸性的食物，像含有活性乳酸杆菌的酸奶，可以帮助预防阴道炎。

女性要想彻底摆脱阴道炎的困扰，就要从现在做起，莫到病发时才治疗，耗时又费力。

## 外阴瘙痒症——按压穴位阴部清爽舒服

很多女性对身材的要求非常苛刻，而身上的赘肉总是让渴望拥有玲珑有致身材的女性大为苦恼，为了隐藏其身上的赘肉，这些女性必须靠塑身内衣硬“绑”出“前凸后翘中间细”的身段。但是，长期穿塑身衣的女性极容易发现内裤上出现白豆腐渣似的分泌物，下身还时不时瘙痒难耐，很痛苦的情况。这其实就是外阴出现了瘙痒症。

在医学上，外阴瘙痒症是指女性外阴部或阴道内没有原发性的皮肤损害，而出现的瘙痒症状，瘙痒严重时还会出现痒痛难忍的情况，属于中医上的“阴痒”“阴门瘙痒”等范畴。该症的主要表现就是阴部瘙痒，严重者还会波及会阴、肛门甚则大腿内侧，外阴瘙痒的患者同时还有可能伴有精神疲惫、憔悴、情绪急躁、高度神经质等情况发生。如果是外阴白斑所致者更是奇痒难忍，还会同时发生皮肤及黏膜变白、变粗或萎缩，很容易引起癌变。

现代医学研究证实，外阴瘙痒与外阴营养不良、阴道炎、外阴周围受寄生虫感染、阴部不注意清洁，或有不洁性交、局部湿疹、皮炎、药物过敏，以及糖尿病、维生素A和B族维生素缺乏等均有关系。而且一旦瘙痒加重，患者无论坐着还是卧着都感到不舒服，以致严重地影响了生活和工作。而传统医学的理论则认为，外阴瘙痒是由于脾虚生湿，湿盛下注，或肝经湿热下注，或肝肾不足、精血亏虚、生风化燥导致的。

张女士曾经就有一段时间经常阴部瘙痒得厉害，就像无数的小虫在上面作祟，使得张女士上班时也不能安心工作。在瘙痒时又不能随便用手抓，怕细菌感染，即使张女士坚持用清水洗也不管用。去医院拿了药，吃了几天效果也不好，把张女士急坏了。后来，经一位老中医的指点，才将瘙痒症治好了。

中医中确实有很多治疗外阴瘙痒的好方法，一般可以宜选取有清热燥湿、祛风杀虫效果的苦参、雄黄、龙胆草等中药，熏蒸坐浴进行治疗。此外，还有一个更为方便有效的方法是按压穴位，这对治疗外阴瘙痒也有显著的疗效。

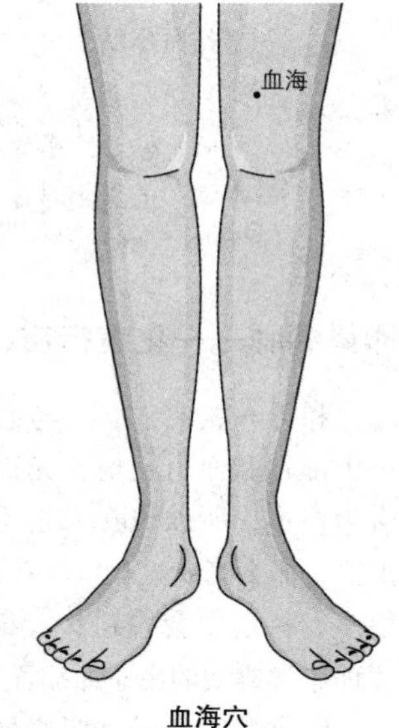

血海穴

在采用按压穴位的方法治疗外阴瘙痒的时候，应该针对具体病因选取合适的按压穴位。通常来说，外阴瘙痒主要是因为肝、肾、脾功能失常。不同的器官时常引起的外阴瘙痒具体症状也有不同，因此根据病症选取组穴很重要。

要治疗肝经湿热的阴部瘙痒，要注意其病症主要表现为：胸闷不舒，口苦咽干，带下量多，色黄稠，烦躁失眠，小便黄赤，舌红苔黄腻，脉弦数。此时应选取任脉、足太阴脾经、足厥阴肝经穴，以及选用穴位：中极、蠡沟、曲泉、曲骨、阴陵泉、行间、水道加以按压治疗。

要治疗肝肾阴虚引起的外阴瘙痒，注意其主要表现出的症状是：阴部干涩奇痒，灼热疼痛，或带下量少，色黄腥臭，伴头晕耳鸣目眩、腰酸、五心烦热、口干咽燥。舌红苔少，脉细无力。此时就要选取任脉、足少阴肾经、足太阴脾经穴进行治疗。并选用穴位：中极、下髎、血海、阴陵泉、三阴交、太溪、冲门。奇痒者加神门、止痒穴。

对于那些受到外阴瘙痒折磨的女性来说，按压穴位的方法固然有十分显著的疗效，但平时若不注意外阴部的清洁卫生，也只会导致久治不愈，因此好的生活习惯与饮食习惯是非常重要的。

⊙**养血小贴士**

不同类别的妇科病症在饮食上，生活宜忌上的侧重点不同。脾湿过盛的不宜吃热性饮食，炎症患者不宜吃发物，等等。要做到对症调养才可能达到理想效果。

## 卵巢囊肿——化痰行瘀，健运肝脾是关键

和男人相比，女人与血的关系显然更为密切。可以说女人的一生都在和血打交道，无论是经期、孕期还是产期，无一不是以血为根本，所以说女人是受气血滋养而成的。既然血对女人如此重要，那么当女人赖以生存的血出现了问题，瘀在了身体里面时，很多妇科病便会找到女人身上。其中，卵巢囊肿和子宫肌瘤便是两种非常典型的由于血瘀而引发的肿瘤病症。

卵巢囊肿和子宫肌瘤虽然发病原因相同，但其病症并不同。其中子宫肌瘤的瘤体生长较为缓慢，一般情况下，都是从下腹部的一侧向上呈增大趋势的，形成的肿块一般是球形，有些则可能会是巨大的肿块状，上界边缘通常清晰可触。还有一些病人在患有子宫肌瘤时会同时有月经失调的症状。子宫肌瘤早期，身体并不会出现什么明显的症状，但病发展都中后期的时候，瘤体过大者才有可能会出现消瘦等全身症状。

至于卵巢囊肿，其在临床上更为突出，患有该病的患者多有小腹疼痛，小腹不适，白带增多、色黄、异味，月经失常等症状，而且患者的小腹内常会出现一个坚实而又不会引发痛感的肿块，只有在性交的时候常会发生疼痛。而且当囊肿影响到人体激素分泌的时候，可能会引发诸如阴道不规则出血或体毛增多等症状。如果体内囊肿体积过大，还会造成膀胱附近受到压迫，从而引起尿频和排尿困难。卵巢囊肿和子宫肌瘤一样，在早期都没有什么特别明显的临床表现，患者往往是在因为其他疾病就医检查时才

发现该症，但随着肿瘤的生长，当患者能够明显地感觉到的时候，已经错过了最佳的治疗时机。

无论是卵巢囊肿还是子宫肌瘤，在早期都不易为人体所感知，因此，要想及时对该病症加以治疗，女性朋友就一定要养成定期去正规医院进行妇科检查的习惯，以防患于未然。如果实在因为工作学习太忙，没有时间和条件来定期进行体检的话，那么还有一个相对简单点儿的方法，就是在日常生活当中多注意自己掌纹中的生命线。在身体健康的情况下，掌纹中的生命线会呈现出比较顺滑的走势，不会有分叉的情况出现。但如果身体不健康的话，手掌中的生命线就会出现末端分叉的情况，这极有可能就象征着子宫肌瘤或者卵巢囊肿。因此，看到生命线出现分叉时，一定要及时去正规医院进行妇科检查。

要治疗该病症就必须知道发病原因，中医理论认为卵巢囊肿是因为情志不舒、肝郁气滞、瘀血内停、饮食不节或劳累耗气、脾不健运、内生痰浊、痰瘀互阻、结聚不化而导致的。在治疗时，主要强调的是化痰行瘀，散结消癥。

而现代医学研究显示，卵巢囊肿可能与内分泌机能失调、促黄体素分泌不足、排卵机能受到破坏有关。在正常情况下，人的卵巢是具有实质的组织，女性在有排卵周期的时候，每个月卵子在成长的过程中会伴随着少量液体的聚集，形成所谓的滤泡，到了排卵期的时候，滤泡会达到最大的状态。所以当去医院用 B 超检查身体时，如果发现卵巢内有过多的、异常的液体形成时，便是医学上讲的卵巢囊肿了。

防治卵巢囊肿，女性应该特别注意在月经期、产期内保持个人清洁，避免房事，保持外阴及阴道的卫生，同时让自己拥有一个舒畅稳定的心情，尽量不要让生活中的各种竞争压力影响到自己，学会自我调节。

## 更年期综合征——妙用豆浆改善症状

大家一提起更年期，多是些不好的说法，甚至还将更年期当作了辱骂别人的用语。确实，处在更年期阶段的女性，就如处在青春期阶段的人一般，无论是生理还是心理上都会发生较大的改变，一旦不能好好地处理，就容易让身边的人受到波及。

更年期一般是指妇女在 45 ~ 50 岁开始停经的期间以及停经前后的一段时间。进入更年期，相当于是老年期的开始。妇女在进入更年期后，卵巢功能持续下降，雌性激素分泌也随之减少，其结果是导致人体内分泌系统和自主神经功能失调而出现一系列临床症状，也就是人们熟悉的更年期综合征。

处在更年期阶段的女性，其主要的生理变化便表现为卵巢的萎缩。这一阶段，女性卵巢的功能正在逐渐地减退，直至完全丧失其原有的功能，由此会导致女性身体内各个器官、内分泌系统以及心理和生理均发生重大地改变。而且这些改变在每个女性身上所表现出来的症状又有种类和程度的不同。

由于女性体内一系列的平衡失调，最终会导致女性身体的适应性下降，容易使女性出现明显的情绪波动，进而引发多种疾病。患有该症的女性会同时表现出颜面阵发性潮红、出汗、发热、失眠、心烦、乏力、眩晕、耳鸣、情绪波动大、乳房胀痛、四肢麻木、外阴及阴道有瘙痒感等症状。要治疗更年期综合征，就不得不说到对女性身体健康极有益处的豆浆了。

人们都知道豆浆是非常适合东方人饮用的食物。豆浆营养丰富，除了大豆异黄酮这个特殊的成分之外，大豆中含有非常丰富的植物蛋白质。而且大豆中除了蛋氨酸，其他必需的氨基酸的比例和动物蛋白很类似，所以有人更是形象地称“大豆好比田中肉”。常喝豆浆能够有效地预防老年痴呆症，同时增强人体的抗病能力，起到防癌抗癌的效果；而中老年女性饮用，则可以帮助调节人体内分泌，改善更年期综合征；青年女性朋友饮用，还可以起到美白润泽皮肤，调节气色的功效。

经过现代临床医学实验证明，多吃大豆制品或服用大豆提取物，都可以对女性产生重大有益的影响。通过一组实验观察发现，终生以大豆为食物的女性更年期发生潮热的机会更少。而对于那些曾经不爱吃大豆制品的女性来说，即使年过五十再吃大豆也为时不晚，其仍有补益身体的作用。

不过无论什么食物，食用时都应该有所节制。大豆也一样，它不宜过多食用，会引起消化不良，出现腹胀、腹泻等不适；同时胃寒、后胸部发闷、反胃、吐酸、脾虚、腹胀、腹泻、夜尿频等症状会发生。而且对于肾亏之人，不宜饮用豆浆；豆浆也不能同时和蜂蜜、鸡蛋一起食用；如果同时食用豆浆与橙子，会影响消化；也不能和药物同饮；而且饮用豆浆还不能往里添加红糖，加白糖也要等煮熟离火后再加。

下面给大家介绍一下如何制作美味又健康的豆浆饮品。

（1）先将生豆浆加热到 90℃的时候，豆浆中会产生大量的白色泡沫，这时候很多人便会误以为豆浆已经煮熟，而实际上这只是一种“假沸”现象，此时的温度还未至沸点，因而不可能破坏豆浆中的皂苷物质。正确的煮豆浆方法应该是，在豆浆出现“假沸”现象后再继续加热 5 分钟左右，一直到泡沫完全消失为止。

（2）还有些人担心豆浆煮不熟，为了保险起见，会反复的煮豆浆好几遍，这样做虽然可以有效地去除豆浆中的有害物质，但同时也会造成营养物质的流失。因此，煮豆浆的时候掌握时间很重要，千万不能反复加热。

（3）豆浆还能与白果一同饮用，更加美味有营养。先将白果 5 枚砸碎，放入 2 碗豆浆中，然后用小火煎煮代茶饮服。豆浆白果可减轻腰膝酸软，并能治疗少气懒言、乏力疲倦、肾气亏虚的更年期综合征。但不适合口燥心烦潮热者食用。

更年期综合征一定要及时加以治疗，千万别让病症引起的烦闷心情影响到身边关心你的家人朋友。

⊙**养血小贴士**

更年期也正是女性气血最容易发生不平衡的时期，在这个时期内除了饮食调节法之外，综合调节也很重要，比如说情绪、运动等。

情绪和运动调节能使人精神饱满，精力充沛，这对提高抗病能力，适应更年期大有裨益。

## 不孕症——妙用经穴喜做妈妈

孩子是上帝给每个女人的礼物，没有孩子的一生必定会让大部分女性感到遗憾重重。要想治疗不孕症，中医上有绝招，即穴位治疗法。

贺某，30岁的某国家机关工作人员，与丈夫结婚5年也未曾怀孕。夫妇俩很是着急，多次去医院做检查，均未见异常。而贺某经常有月经后期量少色淡，小腹冷痛，腰酸腿软，情志不佳的症状。后来，贺某认识了一位老中医，经老中医介绍，贺某使用了按压穴位的方法加以治疗。惊喜的是，仅仅半年时间，贺某便怀上了孩子。

医学上讲的不孕症是指：育龄的妇女，丈夫生殖功能完全正常，夫妇结婚后同居两年以上，有正常的性生活且未采取避孕措施而不受孕的症状，叫作“原发性不孕”，属中医“无子”的范畴。如果女性在生育或流产后，没有采取任何避孕措施但两年以上不再受孕，这种情况称为“继发性不孕”，也就是中医上的“断绪”。从原因上看，女性的卵巢功能低下或卵巢内分泌障碍，以及下丘脑、垂体、卵巢之间内分泌平衡失调是常见的引起月经异常，女性不孕症的原因。中医学上还认为女性的不孕症通常与肾功能有密切关系。肾虚不能温煦胞宫，或肾虚精血不足、肝郁气血不调，皆是胞脉失养而致不孕的原因。治疗不孕症，中医上常根据不同的病症采取按压疗法治疗。

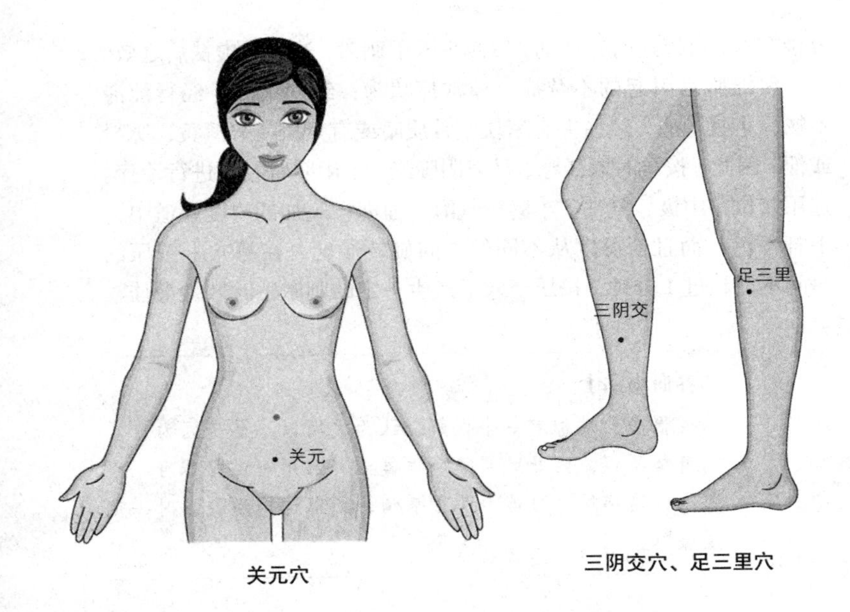


关元穴

三阴交穴、足三里穴

肾阳亏虚引起的不孕症，通常表现为：婚后不孕，月经后期经量少，色淡，腰脊酸软，形寒肢冷，小腹冷坠，头晕耳鸣，舌淡苔白，脉沉迟。因此，在采用按压穴位疗法时宜取任督脉、足少阴肾经经穴进行治疗。选用穴位：肾俞、气海、关元、命门、三阴交、曲骨、太溪、照海。按压时要求施力逐渐加大，同时要保持动作平稳和缓，抵住患处或穴位深处，每一个穴位进行按压的时间要稍长，可持续按压1分钟左右，还可以采用逆时针方式揉动，这可以减少穴下的刺激，以达补虚祛病之效。

肝郁血虚引起的不孕症，其症状表现为：婚后不孕，经行先后不定期，经血紫红有块，量少，面色萎黄，胸胁乳房胀痛，情志不畅，舌淡苔薄白，脉细弦。在治疗时，应该选择 足厥阴肝经、足太阴脾经、足阳明胃经穴进行治疗。选用穴位为：关元、气户、子宫、太冲、肝俞、中极、足三里、三阴交。按压施力逐渐加大，动作平稳和缓，抵患处或穴位深处做稍长时间的停留，可持续一分钟左右，可以逆时针揉动，以减少穴下刺激，达到补虚祛病之效。

瘀滞胞宫引起的不孕症，通常症状为：经期错后，经行涩滞不畅，小腹隐痛，经血夹有紫块。舌质暗或有紫斑，苔薄黄，脉滑或涩。因此，按压时取任脉、足太阴脾经、足阳明胃经穴进行治疗。选用穴位：中极、气冲、丰隆、气海、血海。施加的力度要适中，平补平泻，而且还可以从不同的方向旋转揉动，在每穴上按压的时间不宜超过1分钟，按压至穴下产生一定的刺激感时效果最佳。

---

**⊙养血小贴士**

很多女性都有一个误解，认为之所以不孕是因为自己的身体不好，因此就买很多保健滋补品用来滋补养身。事实上，这样反而可能会加重病情，所以选择滋补品时一定要谨慎。

---

# 第七章
# 子宫：调经补血，月月舒畅

## 子宫是女人的宝地，保养护理正当时

子宫是女性重要的性器官，是宝宝最初的摇篮，也是美丽后花园的一角，决定着女人如花似玉的容颜。然而，挥之不去的子宫疾病使得女人不再如花般的鲜艳，不再似水般的温柔，往日娇艳的容颜也不复存在。所以，女性要想留住这似水年华，美丽容颜，就一定要保养好子宫。

其实，只要体内的雌性激素正常，没有其他病变，子宫自身就可以保持健康。但是孕期的女性，由于体内胎儿的压坠，支撑子宫的韧带不断被拉长。分娩后，要想保证子宫和韧带都收缩到原来的水平和位置，就需要女性细心地自我调理了。

下面是四大威胁子宫健康的因素。

第一因素，性生活紊乱。在性生活上不讲究卫生或者过早地开始性生活，性生活放纵都会对女性的身心健康造成不良影响。很多宫颈糜烂和子宫颈癌都是这样产生的。

第二因素，不注重产前检查。定期进行产前检查是母子平安的重要保障，否则可能导致难产甚至子宫破裂等严重后果。

第三因素，多次妊娠。每增加一次妊娠，子宫就多担一分风险。怀孕 3 次以上，子宫患病及发生病变的可能性会明显增加。

第四因素，反复人工流产。年轻女性反复人工流产，每次流产刮宫都会使子宫内膜变薄，还会引发盆腔炎、输卵管堵塞等，严重时还会导致不孕。而短时期内重复人工流产对子宫的损害更大。私自堕胎也极易导致子宫破损和继发感染。

子宫对于女性是至关重要的，主要作用是孕育下一代、维持内分泌稳定、提高免疫力等。然而反复人流、私自堕胎、不洁性生活等，都会对子宫造成严重危害。女性的一个错误的决定，就可以让它成为一颗“定时炸弹”，随时威胁女人的健康。

---

**⊙养血小贴士**

日常中保养子宫的方法有很多，如饮食可以帮助子宫保暖，多吃补气暖身的食物，比如核桃、枣、花生；注意保暖脚部，睡觉前泡泡脚，少穿露脐装、低腰裤；平时可以揉一揉小腹，能平衡气血。

---

## 女人养血的关键在于养宫调经

有人把女人的月经比作是月亮，阴晴圆缺，阴阳消长的变化不谋而合。而月经的规律与女性气血的保养有着直接的关系。一般说来，月经干净以后，体内阴血不足，此时为阴长期，需要滋阴养血；之后是排卵期，是“受孕的真机”，适宜交合；月经期阳气达到顶峰，夹瘀血下行，应当避寒养阳，助阴血疏泄为顺。

很多女性从青春期开始，都会听到长辈们的谆谆告诫，月经期有什么事情是不能做的，要如何保暖之类……但如果反问他们：为什么不行？很少有人回答得出来个所以然。

事实上，月经里的养生法则远远不止这些。月经是女性最亲密的“老朋友”，它将陪伴女性走过大半辈子，如果不了解月经周期的阴阳消长关系，并顺应其发展规律而调理月经，就无法养出好的气血。

中医认为，男子属阳，以精为主，女子为阴，以血为主。而女子“血”的代表性特征——月经，与宇宙之阴气是相通的，它上应天空之阴——月亮，下应大地之阴——海潮。由于月有盈亏，潮有潮汐，表现在女性，一般在14岁前后开始一月一行，其周期恰与月球环绕地球1个月之数相符，所以称为月经，古人也叫“月水”“月信”。关于月经的周期，古人观察到，绝大多数人一般1月1次。如果提前或者延后，就是月经失调。然而也有2月1行的月经，叫作“并月”；有3月1行的月经，叫作“居经”，俗称四季经；也有1年1行的月经，叫作“避年”。了解了月经周期中女性体内的气血变化，就不难得出这样的结论，女人养血的关键在于调经。

经期养血，尤其对于生育过的女性而言，积极参加一些适当的体育锻炼和户外活动很重要，如适度健美操、跑步、散步、跳舞等，不仅可以呼吸新鲜空气，减缓经期胀痛，还能增强体力和造血功能。

## 气血失和，月经易失调

70%的女性每个月那几天总会有种“痛不欲生”的感觉：食不下咽，面部生痘，皮肤粗糙，腰腹又胀又痛，浑身疲软无力，这些现象被称为“经期症候群”。其实这些现象都显示着女性正常的生理过程发生了故障。女性一旦气血失衡，就会出现月经不调以及“经期症候群”一系列症状。

女性从十几岁时，每隔一个月左右，子宫内膜自主增厚，血管增生，腺体生长分泌，这时候子宫内膜会崩溃脱落并伴随出血。这种子宫出血和排血现象就是月经。月经是一种有规律的、周期性的子宫出血，也是女性特有的一种生理周期性变化。但生活中，许多女性的月经并不是遵从这个周期规律变化的，其身体还会出现各种“病症”。

郁芸是上海某公司的业务员，由于公司处在发展扩大的关键时期，业务非常繁忙，一年中有2/3的时间郁芸都是在旅途中度过的，饮食、休息更是没有规律。繁重的工作和精神压力使郁芸的

---

⊙**养血小贴士**

月经状况能直接反映女性的气血状态，有时由于特殊的需要女性要人为延后或提前经期，这些举措虽然可以方便生活，但是却违背了气血的自然规律，不宜经常使用。

---

体质下降了许多。很明显的一点是，每个月来月经那几天，郁芸都会痛苦不堪，腹部疼痛不说，整个人像大病初愈，身体疲乏无力、手脚冰凉、脸色苍白，只能躺在床上。不仅睡眠不好，月经量增多了，出血时间也延长了，由原来的 4 天延至 8 天，颜色有些发黑，这让郁芸很担心。

显然郁芸是由于劳累过度导致气血亏虚而引起的月经不调。女性月经周期发生改变，经量不稳定、色泽异常以及出现腹痛等都是月经不调的体现。而月经不调一向青睐气血失衡的女性。

气血一旦失衡，经期就变得无规律可循了。月经周期就是指从月经来潮的第一天算起，到下次月经来为止，一般是 28 ~ 30 天为一个周期。周期提前 3 ~ 5 天，同时没有其他不适感觉，属于正常范围。如果月经周期提前 7 天以上或是 1 个月有两次月经来潮的人，就是月经先期了。中医认为，这主要是血热、气虚所致。应少吃一些辛辣、香料和补品。如果月经周期延后八九天，甚至 10 天以上，就是叫月经后期。主要是营养不足或血虚、虚寒引起气血运行不畅造成的。这时宜少吃冷食，多食用补血的温性食物。

此外，气血失衡还很有可能导致经量时多时少，不稳定。由于每个人的体质、年龄以及生活地区气候和条件的不同，经量有时略有增减，均属正常生理范畴。女子月经量的多少因人而异，一般是 20 ~ 100 毫升，正常的是 60 毫升左右。通过平时卫生巾的使用量可以了解，即每个周期不超过两包。如果三包卫生巾都不够，而且每片卫生巾都是湿透的，就是经量过多；相反，一包都用不完，则属经量过少。

月经量少是指月经来潮时经量少于正常人，多是血虚、气血滞瘀、脾虚、肾虚等原因所致。平时应多吃瘦肉和木耳菜、菠菜等绿色蔬菜，多吃富含铁元素的水果，如苹果、葡萄等，能够补气养血。造成月经量多的主要原因是血热、气虚血瘀。血热引起的经量多要少吃一些辛辣煎炸的食物，气虚血瘀、脾虚、肾虚引起的经量少，要多吃补脾肾和通络补血的食物，如鸡肉、羊肉、牛肉、香菇、红豆、花生、桂圆和黑色食物。

## 冲脉调气血，涓涓经水来

女性气血的调节应当善于利用身上的经穴。除了带脉之外，冲脉也是女性养生保健的关键经脉。《针灸甲乙经》中这样记载："冲脉任脉者，皆起于胞中，上循脊里，为经络之海。其浮而外者，循腹上行，会于咽喉，别而络口唇。"

冲脉起于胞中，下出会阴，并在此分为三支：一支沿腹腔前壁，挟脐上行，与足少阴经相并，散布于胸中，再向上行，经咽喉，环绕口唇；一支沿腹腔后壁，上行于脊柱内；一支出会阴，分别沿股内侧下行到足大趾间。

冲脉走到胸口，散布于胸中，所以冲脉跟女人的月经以及乳腺第二性征的发育有直接的关系。现在，丰乳隆胸的广告漫天飞，也有很多人去做了这种手术。其实，如果女性的冲脉气血足，是不用担心第二性征问题的。除了散布到胸中外，冲脉还往上走。它在任脉的两边，但它不是沿着口唇上下走，而是环绕口唇，在口唇的周围走。

---

**⊙养血小贴士**

经络养血，经络通则不瘀，通则不亏。通经络的好方法运动是其一。女性来了月经不要不运动，适量的运动反而对身体有益无害。运动量的大小以微微出汗为宜。

---

另外，女人来例假前乳房胀痛，那也是因为冲脉散布于胸中而导致的。所以说，保护冲脉也是女性保护气血，维持平衡的一个重要的环节。

## 月经量过多，须防缺铁性贫血

很多女性被查出是缺铁性贫血时，就会着急进行补铁的治疗，殊不知，造成缺铁性贫血不一定是仅仅饮食上的缺少，可能是自己月经量多而造成的，所以应当从月经量多入手治疗。

在一般的情况下要是女性出现了耳鸣、心悸、气促、头昏、乏力、眼花等症状，且血常规检查血红蛋白低于 110 克 / 升的话就可以确诊是贫血了。缺铁性贫血患者还会出现缺铁的症状，例如毛发无光泽、易断，皮肤干燥、无光泽，易脱发，比较严重的话就会出现口腔炎、舌炎、口角浅表溃疡、指甲隆起、平甲或反甲或者是咽下困难。

单纯补铁治疗只能恢复血象，对原发病并无疗效，根本的方法应尽可能去除缺铁的病因。缺铁性贫血病因如下：饮食结构不合理、生长发育迅速、妊娠、月经过多、慢性失血，等等。

在食疗方面，以下食物含有有利于改善贫血症状和补充造血功能的营养成分，女性应留意选用。

（1）富含优质蛋白质的食物：如蛋类、乳类、鱼类、瘦肉类、虾及豆类等优质蛋白所含的氨基酸是人体造血的主要物质。

（2）富含维生素 C 的食物：新鲜水果和绿色蔬菜，如酸枣、杏、山楂、苦瓜、青椒、生菜、青笋等。维生素 C 有参与造血、促进铁吸收利用的功能。

（3）富含铁的食物：鸡肝、猪肝、牛羊肾脏、瘦肉、蛋黄、海带、黑芝麻、黑木耳、黄豆、蘑菇、红糖、芹菜等。

（4）富含铜的食物：如虾、牡蛎、海蜇、鱼、西红柿、豆类及果仁等，铜的生理功能是参与造血。

⊙**养血小贴士**

补铁的食疗方有很多，例如木耳红枣汤就是一个取材方便、操作简单的食疗方。具体的制作方法是：准备黑木耳30克，红枣20枚，红糖20克。共煮汤服食。于月经期间每日1次，连服5～10次。适用于气虚引起的月经量多，过期不止，色淡红，神疲乏力，心悸怔忡，气短懒言。

## 一碗阿胶糯米粥，养血调经乐悠悠

有的女性朋友每次经期都会延迟，有的两三个月才来一回，在中医里，这种现象称为“月经后期”。而引发此不良现象的原因常常是血瘀和血虚。

对于血瘀引起的月经后期，患者可以冲服益母草蜂蜜水，其活血化瘀的效果非常好。而对于血虚引起的月经后期，食疗效果也比较好。这里为大家推荐的是具有一定养血调经功效的阿胶糯米粥。

家住云南的王霞云是一名医生，2008年7月她利用假期去桂林休假，恰好她的表妹在那里当中学教师，多年不见正好聚一聚。见面后没有多久，她发现表妹好像不太舒服，脸色有点儿白，额上一直冒虚汗，看样子是身子有点儿虚。她的表妹才三十出头，正是体力好的时候，这种情况让她隐隐担忧。医生的直觉告诉她应该提醒表妹关注下身体健康了，经仔细询问，表妹终于说出了身体的“真相”。

原来，表妹从小身体就很瘦弱，自从十二三岁月经初潮后，几乎每个月都不太正常，一般要延后十多天或二十来天，严重时甚至两三个月才来一回。经期血量也不多，常常是两三天后就完全没有了，不过颜色倒不是很暗。但她那时年纪还小，一来不懂得月经正常对女人有多重要，二来也羞于启齿，就这样耽搁下来。

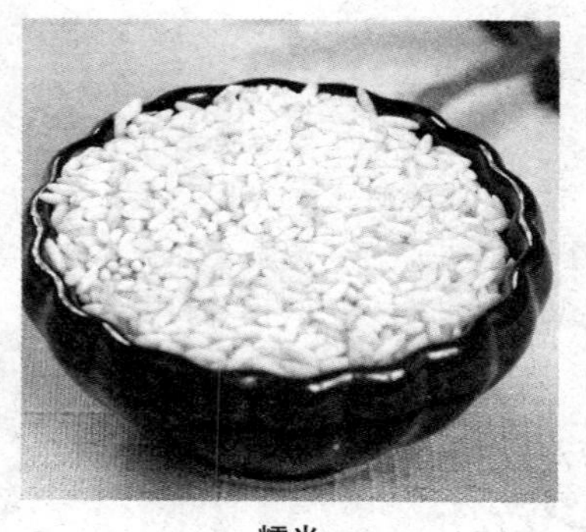

糯米

前几年她结了婚，本以为婚后月经就会正常了。没想到，经期还是每次都要延后，而且经量越发少了，颜色也成了暗紫色。有时还会感到头晕眼花，心悸失眠，或者手足无力，浑身没劲儿。总之，就是身体哪儿都不舒服，所幸并没有腹痛的感觉。她试着服过几次乌鸡白凤丸，但没见效果，于是又劝自己“也没什么大病”，干脆药也不吃了。

了解了这些情况后，王霞云带着表妹去了当地一家比较有名的中医院就医，医生发现表妹脉沉细弱，舌苔薄白，舌色暗淡，因此诊断为血虚引起的月经后期。具体说来，这是因为机体气血亏虚，以致冲任二脉长期受损，血海不能及时满溢，故而月经周期延后，经量减少。血虚的人气血中营养不足，就会经色淡红，经质清稀。血虚也使血液运行乏力，不能上荣头面和四肢，所以有时会头晕眼花、面色苍白或者手麻木。

虽然明白了病的来龙去脉，但是从小就不喜欢喝汤药的表妹还是对治疗不积极。为了帮助她，王霞云帮其找到了适当的食疗方——阿胶糯米粥。

下面详细介绍这款食疗方的制作方法。

阿胶糯米粥

**具体做法是：**阿胶 20 ~ 30 克，糯米 100 克，红糖 15 克。先将糯米洗净，入锅加清水煮制成粥，再加入捣碎的阿胶粒，边煮边搅均匀，加红糖服食。三天一个疗程。阿胶糯米粥能养血、益气、调经，对血虚引起的月经延后、月经过少疗效都非常好，既好喝又补血。

**⊙养血小贴士**

女性在选择食疗补养的方子时要注意饮食宜忌和搭配宜忌，这样才能做到真正的滋养。比如以糯米为例，在使用以糯米做基本食材的调补饮食的时候就不宜和鸡肉搭配食用，因其不易被人体消化吸收。

## 活血化瘀的益母草：关爱女人的月经

痛经的女人每个月的那几天非常痛苦。腰酸、腹痛，根本直不起腰来，症状严重的脸色煞白、冷汗直冒。这样的情形严重影响日常的生活，给女性带来了身体和心理上的双重伤害。

据统计全球大约有 80% 的女性都存在着痛经的问题，对于现代女性来说，痛经可真是一个极大的困扰，其中有一半的患者都找不到病因，从而也无法得到根治。

虽然痛经产生的原因有很多种，但最终无外乎冲、任二脉气血不通畅，使血在子宫中瘀滞。俗话说“痛则不通，通则不痛”，要想使痛经远离，就得把瘀滞在子宫里的经血化解开，使身体内的气血通畅起来，也就是中医常说的“活血化瘀”。益母草味辛苦，性凉，活血祛瘀、调经利水，用于治疗妇女月经不规律，如月经量奇多，或月经闭塞不通。

益母草，相信大家对这种药都不陌生，现在市面上有各种各样的益母草产品，比如益母草膏、益母草片、益母草冲剂、益母草软胶囊等，其主要功能就是调经活血。

益母草煮鸡蛋，是治疗痛经的法宝。如果女性朋友们能稍微用点儿心思，用益母草给自已煮几个鸡蛋吃下去，效果就会更好。

具体的制作方法是：取鸡蛋 2 个，益母草 30 克，元胡 15 克，放入砂锅里，加入适量清水同煮，鸡蛋熟后去壳再煮片刻，去药渣，吃蛋喝汤。经前 1 ~ 2 天开始服用，每日 1 剂，连服 5 ~ 7 天，即可见效。

---

**⊙养血小贴士**

女性要懂得爱护自己，有时候善于总结和整理养血小偏方也是不错的方法，比如可以从保健杂志、书籍、养生网站上摘抄一些简单易操作的内容来尝试。养得用心才能养有其效。

---

## 香附理气疏肝郁，米醋益血入肝调月经

对女人来说，月经状况可以说是身体体质的一面镜子。如果月经总是提前，而且肌肤容易长痘痘，这种情形就属于偏血热的体质；如果经血量多、脸色苍白、食欲差，就属气虚；如果月经经常迟来，平日感觉工作压力大，就容易造成肝气郁结；如果经血量少，可能就属血虚。经期表现是体质状况的反映，让月经按照“标准”来，体质也就得到了改善，所以调理经期相当于改革体质，我们正好可以把每一次月经当作调理身体的契机。

香附为莎草科植物，其根茎，含挥发油，还含生物碱、强心苷和黄酮类成分。试验证明：香附具有显著的解热、镇痛和抗炎作用，对某些致病菌和致病真菌有一定的抑制作用。

中医认为，香附性子，味辛、微苦，功能理气解郁，止痛调经，适用于肝胃不和，气郁不舒，胸腹胁肋胀痛，痰浓多，月经不调等症。《汤液本草》记载：香附子，益血中之气药也。《本草衍义补遗》中这样记载：香附子，必用童便浸，凡血气药必用之，引至气分而生血，此阳生阴长之义也。

如何利用醋来调经止痛呢？具体做法如下：取白芍片 100 克加上 15 克的白醋拌匀，以慢火炒到微黄，即可食用。它的主要成

分有芍药甘、鞣酸质。中医的解释为“苦酸微寒”，主要作用是入肝经，因此可养血敛阳、柔肝止痛，对于女性血虚萎黄、月经不顺、痛经，因心情躁闷引起的肝郁胁痛、眩晕、头痛具有相当好的疗效。

调月经除用香附和醋外，还有三项调理须知，女性须谨记。

月经不调调理须知之一：心情愉快很重要。许多月经不调患者总是在月经前后那段时间里精神紧张，这其实对病情没有丝毫的帮助，反而会加重病情。因此，不要在脑子里老想着月经不调怎么办之类的问题，尝试着放松心情，想办法忘记它，保持良好的心理状态很重要。

月经不调调理须知之二：做适度的运动有利于月经正常。古语有云，生于忧患，死于安乐。虽然并没有那么严重，但至少也说明过于安逸懒惰的生活习惯对身体是绝对没有任何好处的。

月经不调调理须知之三：创造健康的生活环境。生活环境对月经病患者也有着非常大的影响。这与第一条自我调理息息相关，一个不错的生活环境自然就能培养出愉快的心情以及良好的心理状态。

## 子宫肌瘤不难缠，桂枝茯苓丸就是一味妙药

女人的子宫是人类生命的摇篮，是孕育下一代生命的部位，注意子宫的保养和护理是非常重要而且必要的。子宫是非常脆弱的女性器官，容易发生很多疾病，但是如果我们日常多加注意保护，这些疾病都是可以预防的。子宫保健的方法有哪些？子宫保健有什么注意事项？我们大家一起来了解下。

子宫肌瘤是妇科最常见的一种肿瘤，属于中医的“癥瘕”“石瘕”范畴，多数时候都是由血瘀化热引起的。肌瘤如果较大，最好用西医手术切除，而肌瘤如果较小的话，用中药做保守治疗效果最好。这里为广大女性朋友推荐桂枝茯苓丸。此药能抑制肌瘤，让它不再长大。出自医圣张仲景的《金匮要略》，专门用于活血化瘀、缓消癥块。事实证明这的确是一味妙药，两千多年前的名方大药

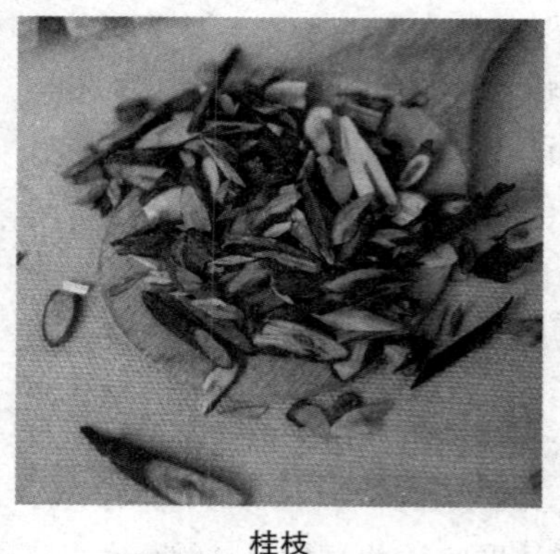
桂枝

仍能为今人解除烦恼，中医的神奇魅力真是无时不在。

当然，这个药剂只对由血瘀化热引起的子宫肌瘤有显著效果。此类型的子宫肌瘤主要是因为长期月经先期，经水量多而致气血两伤，冲任不固，导致子宫内瘀血潴留。瘀血内结的时间一长，就使阴血大量损耗，以致虚热内生，并逐渐积累为子宫肌瘤。所以，治疗时需要活血化瘀、清热软坚，同时补养气血、调补被损伤的冲任。

桂枝茯苓丸的主要药材组成是桂枝、茯苓、牡丹、桃仁、芍药各等份，再加上一些养血清热的药物。虽然此药物很好，但一定要遵照医嘱服用，切勿擅自食用。

很多得了子宫肌瘤的女性不知道自己是怎么患上子宫肌瘤的。其实，子宫肌瘤之所以成为女性全身最常见的肿瘤，还是与不良的生活方式有关系。中医认为子宫肌瘤是由七情内伤、脏腑功能失调、气滞血瘀引起的，西医认为与内分泌失调有关，不管怎样，都是缘自不健康的生活习惯。所以，要想避免患子宫肌瘤，还得从建立规律的生活做起。

**⊙养血小贴士**

调节体内的瘀血，活血化瘀不是瞬间能实现的，调理身体急不得。女性对自身的调理，如果选择药物辅助的方式就一定要遵从对症下药，循序渐进的基本原则。用药的深浅、搭配的宜忌都要认真谨慎。没有专业医师的指导时不盲目用药。

## 带脉穴，专治女性宫寒血亏

宫寒是什么？顾名思义就是子宫寒冷，但从中医角度而论，宫寒包括的不仅是子宫，还包括女性所有生殖器官，如卵巢、输卵管等组织。俗话说气血主宰身体命脉，掌握身体各个部位的健康，如果气虚血虚，气血运行不畅就会导致女性宫寒，而宫寒又导致了女性有以下的症状出现。

首先，体型发胖。气虚、血亏，会导致气血运行不畅，身体的毒素不能及时排出体外，而大多数女性都以为发胖是由于吃得多，其实并不完全是这样，有的是由于气虚，气血不能到达子宫以致子宫热量不足，为了维护自身的生理机能，脂肪就充当起"护宫使者"，子宫越冷身体就越需要囤积脂肪，从而引起肥胖，而且此种发胖并不只是上身或下身发胖，并伴有气短乏力、失眠多梦、月经过少、不排卵等症状。

其次，是痛经。痛经是由于气滞血瘀，气血运行不畅通，经血排出不畅瘀滞在体内，血瘀时间过长，便会凝结成血块。血块瘀堵在体内，便会造成疼痛，只有调和气血，让气血顺畅，没有瘀堵，才不会痛经。

最后，手脚冰凉。手脚冰凉是由于气血两虚，引起的手脚冰冷、麻木，因为气虚、血虚所造成的气推动力不足，血液运行不畅、血液量不足。血液循环差，无法使血液供应到身体末梢部位。

在治疗女性宫寒的方式上，带脉穴是不容忽视的穴位。因为它与我们身体上其他所有的经脉不同，带脉是横向的。它总束纵行之脉，固护腹腔相关器官。可惜许多人不爱惜它，肆意饮食，穿着露脐，卧具太软，进行非专业按摩，以致带脉失去平衡，引发多种疾病。

从双脚向上，有 10 条经络经过带脉，并受带脉约束，所以每晚用热水足浴，经脉会运输足够的热量到带脉，对带脉进行保养。

这里需要注意，带脉怕冷。一旦寒气侵入，在体内积累多了，就会引起带脉失调，即使穿得比较多，仍然感觉手脚冰凉，而且月月痛经。如果你最近不舒服，不妨在浴缸放满热水，坐到水中，让热水环腰超过肚脐平面，这样和热水的直接接触，可以驱逐带脉中的寒气和瘀滞，让经脉顺通。

---

**⊙养血小贴士**

女性朋友可以选择用艾灸的方式调养带脉穴，改善因带脉受寒而导致的不适。每天临睡前，切一片硬币厚度的生姜覆盖在肚脐上，再进行艾灸，效果更好。需要注意的是，带脉上禁止拔罐。

---

## 功能失调性子宫出血，按对穴位解烦忧

功能失调性子宫出血，简称功血，是指内外生殖器无明显器质性病变，由于神经内分泌系统调节紊乱而致月经周期紊乱、经量过多、经期延长，甚至不规则阴道流血，属中医学“崩漏”范畴。主要表现为月经周期紊乱，经期延长，出血量多。

中医认为其病因为虚、热、瘀。青春期女性先天不足，肾气稚弱；更年期肾气渐衰，房劳多产或不当之手术伤肾；久病及肾，肾气虚则封藏十司。其病机为冲任损伤，不能约制经血，此病可根据不同病症使用按压疗法选取组穴进行治疗。

1. 气不通血

经血量多，骤然下血，或淋漓不断，色淡质稀红；伴神疲气短，面色光白无华，舌淡白，脉沉弱。

选取组穴：取任脉、足太阴脾经穴进行治疗。

按压手法要求：力度逐渐加大，动作平稳和缓，抵患处或穴位深处，每穴按压时间要稍长，可持续按压 30 ~ 60 秒，并可逆时针揉动，穴下刺激感要小。

选用穴位：关元、隐白、脾俞、足三里、三阴交。

2. 肾阴亏虚

经乱，血时少时多，色鲜红、质稍黏稠；伴头晕耳鸣，脉象虚弱无力。

选取组穴：取任脉、足少阴肾经穴进行治疗。

按压手法要求：按压的力度由轻到重逐渐加大，动作频率要放缓，每穴按压时间要稍长，一般以 45 ~ 60 秒钟为宜，并可逆时针揉动，穴下刺激感要小，以达到防病祛病的功效。

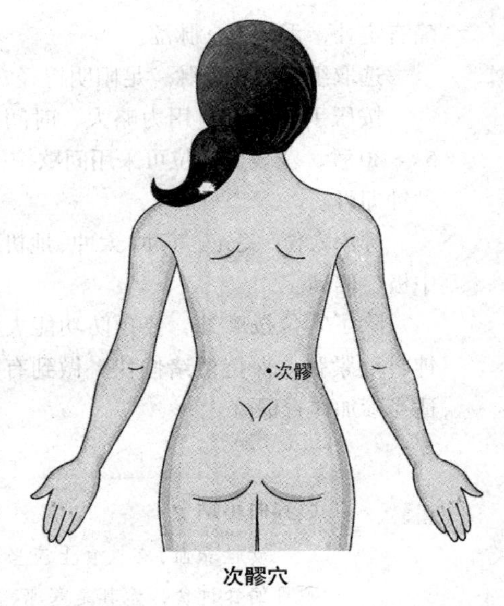

次髎穴

选用穴位：肾俞、关元、三阴交、太溪、阴谷、内关、次髎。

3. 血热内扰

经血量多，色深红或紫红，质稠；伴烦躁易怒，面赤头晕，口干喜饮，尿黄便结，舌红苔黄，脉数。

选取组穴：取任脉、足厥阴肝经穴进行治疗。

按压手法要求：用力略大，时间要稍短，每穴按压时间持续 5 ~ 30 秒。浅表处穴位可采用间歇按压法，即一压一放，各 2 ~ 3 秒钟，穴下要有较强的刺激感，可顺时针点压揉动。

选用穴位：关元、太冲、然谷、血海、水泉。血热甚者，发热恶寒，加大椎、曲池泻热。

4. 瘀滞胞宫

经血漏下淋漓，或骤然血崩、量少色暗有瘀块；伴小腹刺痛、痛有定处，舌紫暗，脉涩。

选取组穴：取任脉、足阳明胃经穴进行治疗。

按压手法要求：用力略大，时间要稍短，每穴按压时间持续5～30秒，浅表处穴位可采用间歇按压法。即一压一放，各2～3秒钟即可。

选用穴位：关元、气冲、太冲、地机、交信。腹痛拒按者，加合谷、中极、四满。

除了穴位按摩外，要预防功能失调性子宫出血，就要避免精神过度紧张，保持情绪愉快，做到有劳有逸，既不可过劳，又要适当参加体育锻炼。

---

**⊙养血小贴士**

女性养血，在饮食上应当选择富含营养、多样化的食物，不可偏食过食，尤其是寒凉、辛燥、肥甘之品。

---

## 乌鸡白凤丸，皇家御用的调理秘方

乌鸡白凤丸对于大家来说并不算陌生，可是很少有人知道它的来历。乌鸡白凤丸的历史相当悠久，早在《济阴纲目》中就有记载，算起来距今已有上百年的历史。顾名思义，乌鸡白凤丸的成分含有乌鸡，过去乌鸡很珍贵，非皇家宫廷不能用。所以才把“乌鸡”两字放在前面，凸显其药品珍贵。

明朝时期，万历皇帝身边有一位貌美如仙的郑贵妃，容貌娇好的她深得万历皇帝的宠爱。俗话说“母以子贵”，但凡生下皇子之后，贵妃们的身价都会随之倍增，但是郑贵妃在生了孩子之后却是整天犯愁。为什么呢？难道是她失去了皇帝的宠爱？原来问题出在郑贵妃自己身上，原本国色天香的郑贵妃在皇子降生之后，患上了气血两虚、腰膝酸软的病症，更令她不能容忍的是自己的脸上竟然长出了黄褐斑和皱纹，这对一个宫廷贵妇来说无疑是致命的打击，皇上怎么会喜欢这样一个黄脸婆呢？日思夜想，再加上产后身体上出现的一系列变化，使得原本性格开朗的郑贵妃患上了现代人常说的抑郁症。

万历皇帝可是把这一切看在眼里疼在心里。于是，这一年春天，皇帝就想带着郑贵妃出宫走走，陪自己的爱妃散散心，病症也许能够减轻。纵然郑贵妃因为自己的模样而不愿意出门，但是依旧驳不过皇帝的面子，只得用浓妆艳抹来遮掩自己日渐憔悴的容颜。当浩大的车队经过河北安国的时候，万历皇帝意外发现这里的医药业特别兴盛，便起了为爱妃治病的念头。

当地官员奉旨召来了当地有名的郎中邢承祖。这位郎中比皇宫里面的御医的医术高明不少，他给郑贵妃开出了一方乌鸡白凤丸。服用月余，郑贵妃脸上的黄褐斑全都消失了，甚至比产下皇子之前还要艳丽几分。万历皇帝一看，自然是喜上眉梢。于是，皇上就要重金赏赐邢承祖。谁知，邢承祖不要皇上一分一厘的赏赐，却希望当朝圣上能够从国库里面拨出一部分钱，用来修建安国城外失修多年的危桥。皇帝被邢承祖一颗赤诚之心感动了，便下令在安国城外风光旖旎的磁河上修建一座五孔石桥。其实，本方起源于明朝《普济方》，后改进处方称之为“乌鸡丸”，近代多以“乌鸡白凤丸”命名。

乌鸡白凤丸对于女性因血虚引起皮肤干涩萎黄、黄褐斑、面黄唇白、腰腿酸软、头晕眼花、睡眠不好、月经不调、经期腹痛、赤目带下、久不受孕，以及保产安胎等，都有显著的疗效。说得简单一点儿就是补气养血，调经止带。

乌鸡白凤丸具有补气养血的功效，在人流之后用来调理身体是再好不过了。即使电视广告中把人流的过程说得多么安全，可它还是会对人体造成一定程度的损害。再加上来自身体和精神两方面的压力，术后常会出现面色苍白、心慌、疲乏无力等贫血症状。在多休息的同时，服用乌鸡白凤丸可以起到帮助身体恢复的效用。

但是需要注意，乌鸡白凤丸具有活血化瘀的效果，所以应该在出血停止之后再服用，否则可能会延长出血的时间或增加出血量，如此不但起不到恢复身体的作用，还会使身体更加虚弱。

由此可见，乌鸡白凤丸是一味补气、养血、阴阳双补的中成药，适用范围涵盖了大多数的妇科病症，算得上是妇科中药里的万金油。正因为如此，女性在得了妇科病时，或者气血不佳的时候首先应该想到的就是它。

乌鸡白凤丸除了能够治疗和缓解女性更年期症状之外，还能够治疗慢性肝炎、胃下垂、神经性耳鸣、脑中风后遗留的痴呆症以及秃发等常见疾病。唯一要注意的是患了伤风感冒或者是急性病的时候应停止服用此药，在服药期间还要注意忌食生冷辛辣的食物。

---

**⊙养血小贴士**

中医养血可以有很多中药材的选择，但都离不开神养的辅助。情志不畅、肝气郁结，最易使血液暗耗，所以妇女保养气血首先要有平和的心态，心情愉快，开朗乐观，不仅可以增强机体的免疫力，还能促进造血机能更加旺盛。

---

## 马鞭草蒸猪肝，消炎症、护子宫

小林是一名光鲜亮丽的高级白领，工作好，薪水高，婚姻幸福，着实令人羡慕。但是在与人交谈的过程中，她眉宇间有淡淡的忧愁，几次欲言又止之后才对朋友开口说了自己的事情。

原来小林刚结婚时曾经做过人流，因为当时还年轻，她和老公在心理上尚未准备好做父母，两人就商量着暂时不要孩子。谁知手术后因为没有好好地护理，引起了感染，患上了急性宫颈炎。当时她只是觉得有些腰酸、下腹坠痛，而且分泌物明显增多，她和老公都以为这是做完人流后的“炎症”，是正常反应，就没有太在意。而为了省事，她也没有去医院诊治，只是到药店随便买了些消炎药吃了。

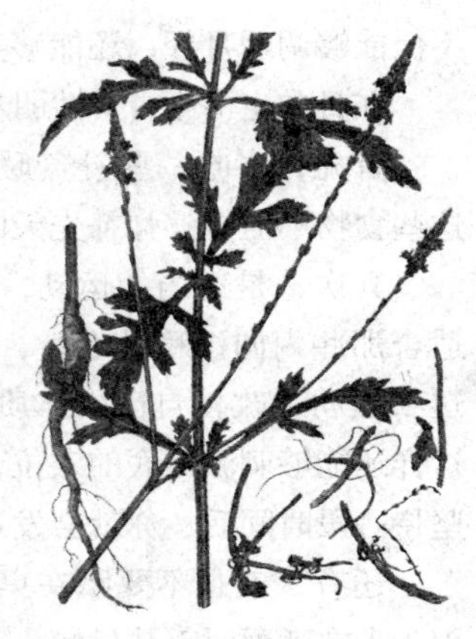

马鞭草

可是，做完手术已经快半年了，本该早好的“炎症”却迟迟不好，反而是每次性生活后，小林都会有少量的阴道流血，而月经量也明显增多，这时腰酸背痛的毛病也更厉害了。没办法，她去医院做了检查，医生说她这是中度宫颈糜烂。小林听了很吃惊，没想到自己以为的小小“炎症”竟然会发展到这个地步。医生给她开了很多药，并且让她在医院打15天点滴，这样中度的就能变成轻度。

谁知，治了半个多月，再到医院检查却还是中度。这时，小林有点儿着急了，这几年来，她尝试了各种治疗办法，却还是不见效果，小林很苦恼。

长期以来，宫颈糜烂一直困扰着很多女性的健康。很多医生一旦遇到宫颈糜烂，就会给病人开些抗菌消炎药，然而这些消炎药常常是顾此失彼，治了这种菌就治不了那种菌；或是治疗时有所缓解，一旦停止治疗又会复发，总难根治。但是，有一个方法却可以将这些细菌一网打尽，就是马鞭草蒸猪肝食疗法。其实方法很简单，就是先准备鲜马鞭草或干马鞭草30克和1具猪肝，然后将马鞭草洗净，切成小段，猪肝切片，将两者拌好后放在盘子里，上锅蒸熟，就可以食用了。每天吃一次，食用期间夫妻尽量不要同房。

马鞭草有很好的消炎止痛作用，而且这个方子不但有效，还没有任何的副作用。

对于女性来说，子宫是一生幸福的保障。子宫作为女人的第六脏器，是女性孕育生命的摇篮，如果我们能够将子宫呵护好，不但能够调理月经，还能够美容养颜。

在日常生活中，女性朋友可以通过以下几个方面来保护子宫。

首先，多吃一些补气暖身的食物，如大枣、核桃、花生等。这些食物不但能够弥补先天的不足，还不用担心上火。

其次，是适当的运动，其中健走是最适合的方式。健走比较适合那些内向沉稳的女性，尤其是那些体质寒的人，更需要通过这项运动来改善自己的体质。有条件的朋友可以在石头路上走，这样还能够刺激足底的穴位，起到调畅气血、改善血液循环的作用，坚持一段时间后，你就会发现全身都变温暖了。

还有，就是不要趴在桌上午睡。因为这样会使后腰露出来，因为人在睡眠时毛孔松懈，寒邪之气就很容易从后腰侵入。

## 腰痛小心附件炎，快用白花蛇舌草和泉疗

不少女性对于附件炎的范围有着错误的认识，以为附件是一个单独的部位。实际上，女性内生殖器官中，输卵管、卵巢被称为子宫附件。附件炎通常是指输卵管和卵巢的炎症。附件炎最直接的症状表现就是腰痛。由于腰痛是一种日常生活中很常见的症状，所以许多女性在出现腰骶疼痛的症状时，常会习惯性地以为是挫伤、坐骨神经痛、腰肌劳损或者肾出现了问题，殊不知，也很有可能是患上了妇科疾病。

看看下面刘小姐的故事是否也在你身边出现过呢？

刘小姐是山东聊城人，地产公司的售楼部工作人员。最近她总是感觉自己的腰有些酸痛，尤其是在久坐后或临睡前。由于害怕是肾脏出现了问题，她前往医院进行了肾功能检查，可是检查结果显示她的肾功能完全正常。在朋友的提醒下，她去妇科做了一次检查。这下问题显示出来了，原来刘小姐患了一种被称为附件炎的妇科疾病。

据专家介绍，一些白领工作者，像会计、办公室文员、编辑、计算机操作员等，由于长时间坐着缺少活动，会使体内血液循环

减慢，身体内静脉回流受阻，久而久之就会出现一些妇科疾病。附件炎便是其中的一种。

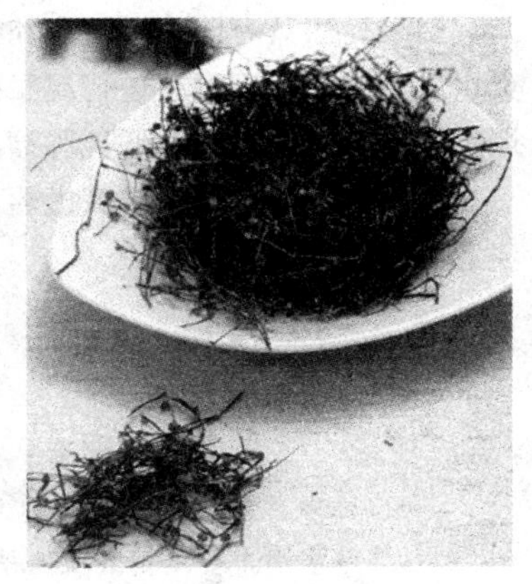
白花蛇舌草

附件炎可以分为急性附件炎和慢性附件炎两种。这两种类型的附件炎具有不同的症状：慢性期患者可能会出现白带增多、月经量增多或是经期延长、阴道不规则出血等现象，同时还会伴有腹胀、腹泻等肠道症状，或出现尿频、尿急等膀胱刺激症状。而急性附件炎的两大显著症状是腹痛和发热。腹痛多表现为下腹部双侧剧痛，有时一侧下腹较另一侧更痛；发热则可能高达 38℃以上，在这之前还会打寒战。

附件炎的危害有很多，长期炎症不仅会引起输卵管、卵巢、子宫及周围静脉炎症，还会使卵子、精子或受精卵的通行发生障碍，导致不孕。严重时甚至还会引起败血症，甚至危及生命。

白花蛇舌草是《中西医结合急腹症方药诠释》中介绍的一种可以治疗附件炎的妙药。这种药草苦寒清热解毒，甘寒清利湿热，具有非常广泛的药用功能，常被用于消炎退肿、活血利尿，对于扁桃体炎、咽喉炎、尿路感染、盆腔炎、阑尾炎、肝炎、细菌性痢疾、毒蛇咬伤等具有较强的消炎解毒作用。方子具体用量如下：用白花蛇舌草 46.87 克，配以两面针 9.37 克，或再加穿破石 9.37 克，用水煎服，每日 1 剂。

现代研究证明，两面针具有消肿止痛、抗菌等作用，能够行气止痛，活血化瘀。穿破石能够祛风利湿、活血通经，对于风湿关节疼痛、疔疮痈肿等具有不错的疗效。这个方子曾用于 77 位患者的治疗，其中，只对 4 位患者没有起到作用，其他的患者均获得了痊愈，治愈率非常高。附件炎患者可以试用一下。

温泉疗法具有防病、治病和保健的功效，可以有效缓解附件炎引发的腰痛。不过在进行温泉疗法的时候一定要注意：凡患有严重心脏病、肾衰竭、恶性肿瘤、子宫出血、急性消化道出血、严重水肿等疾病，体质极度虚弱者，以及处于妊娠期的女性都要注意禁用本疗法。

---

**⊙养血小贴士**

女性在平日生活中尽量少食用海鲜类“发物”，不仅可以预防炎症加重，也可预防上火。气血健康不仅是防治亏虚而是要维持气血的平衡，不够和过多都会引发疾病。

---

# 第八章
# 卵巢：女人美容抗衰的关键

## 卵巢保养，留住女人的青春

“卵巢保养”，这个听起来还有些许新鲜的词汇，已经逐渐成为女性养生的新名称，受到了部分女性的追捧。为什么会有这样高度的关注？因为卵巢是女性青春的策源地，没有健康的卵巢，女性就不完整，就没有女人味。而通过按摩、吃补药等办法对卵巢进行“保养”则让这一块策源地活水不断。

卵巢引发了青春的热议。在年过三十之后，青春这个词就变得有些敏感，而保养逐渐走入女性的生活。

谈到“卵巢保养”，首先一定要对卵巢有所了解。卵巢是女性重要的生殖器官，位于下腹部盆腔，内子宫的两侧，左右各一，以韧带与子宫相连，受内分泌生殖轴系（脑皮质 - 下丘脑 - 垂体）控制。通常我们直接用手是摸不到卵巢的。卵巢可以产生成熟且可受精的卵子，还能整体协调女性生殖系统，分泌多种激素（雌激素、孕激素、抑制素、雄激素等）。这些激素参与机体的生理功能调节，维持内分泌系统平衡，保持女性特征及正常生理代谢。

通常说卵巢与女性青春有关，雌激素可谓功不可没。因为雌激素促进女性附件器官的生长发育，包括输卵管、子宫、阴道、阴道腺、阴蒂等，同时又使女性保持第二性征：体态丰腴、乳房隆起、臀部浑圆、肩窄臀宽、嗓音尖细。女性皮肤光滑、亮泽，特别是青春期的少女，焕发着青春的光彩，这除了种族、遗传、水土、气候、营养等因素之外，与体内雌激素的分泌有重要关系。雌激素使皮肤表皮增厚，抵抗力增强，从而使皮肤有弹性、有光泽。雌激素同时也作用于全身各个系统，如大脑，保持人的精力旺盛，如心血管。曾有医学家注意到，50岁之前，心脑血管疾病的发病率，女性比男性低1/4 ~ 1/2。在代谢和骨骼方面，雌激素也有功劳。它不仅维持血脂、血糖的正常代谢，而且与人体钙代谢有着密切关系，有助于钙的吸收，并减少钙从肾脏的排泄。

人们常说，“女人中年以前不显老”，其实就是雌激素在起作用；而到了中、晚年，会比同龄的男人更显老，原因就是卵巢功能的衰退。卵巢功能衰退，雌激素分泌锐减，这也是女性更年期的病理生理基础。

由于雌激素的锐减，更年期后的女性渐渐失去姣好的容颜，皮肤变得干燥、粗糙、松弛，皱纹和老年斑愈来愈多，性功能也渐渐减退。同时一些疾病也接踵而来，如冠心病和骨质疏松症。更年期女性常常会有面部发红、出汗的现象，同时还会出现失眠、多梦、腰酸、乏力、烦躁不安等症状，这就是医学上说的“更年期综合征”。

从医学角度讲，卵巢功能的衰退是一个不可逆的过程，每一位女性都应该认识到这是一种必然规律。首先，卵巢的衰退与卵子的数量有关，目前医学尚无办法让卵巢分泌更长时间的卵子，也就是延长生殖功能。卵子的数量在胎儿出生时为100 ~ 200万个，此后它的数目不断减少，直到育龄期有400 ~ 500个。这些卵子发育成熟，并经排卵过程排出，雌激素正是在卵子成熟、排出的过程产生的。既然卵子的数量不能用人为手段来增加，所谓“给卵巢补充养分、修复卵巢并促进卵巢分泌雌激素”也就成了一句空话。女性体内激素水平是否均衡不是靠这种或那种的“保养”可以解决的。卵巢功能还与遗传、环境、是否与射线或化疗药物接触、是否受到病毒感染以及卵巢周围的血液供应等因素有关。

一方面，由于卵巢的特殊位置和构造，并非像在脸上抹化妆品一样或做做按摩就能保养到的。另一方面，卵巢功能衰退是“冰冻三尺,非一日之寒”,所以它的保养也是一个长期的过程。在国外，女性从 35 岁就很注意包括卵巢在内的全身保养，如注意合理的饮食结构，定期做体检，等等。如果一定要给卵巢保养开一道良方，那就是均衡的营养、适量的运动再加上好心情。

## 红润好气色，源自健康卵巢

从一定意义上说，女人的容颜保持大部分的功劳是卵巢。这话初听起来，似乎是有点儿牛头不对马嘴。容颜怎么能跟卵巢扯到了一块呢？其实不然。《黄帝内经》中记录“任脉行于腹面正中线的‘胞中’”，这与女人的怀孕有关，故有“任主胞胎”之说。冲脉能调节十二经脉的气血，故被称为血海，与妇女的月经有关。上面讲的“胞中”，指的就是子宫和卵巢。

说到卵巢就不能不提雌激素。雌激素能够促进蛋白质的合成，保持女人皮肤肌肉的弹性十足；可降低胆固醇，保护心脑血管，缓解动脉粥样硬化；增强钙的吸收，防止骨质流失，让女人的魔鬼身材更加迷人；还能促进肾小管对钠的重吸收，消除眼睑、下肢的水肿。

女人们时常照镜子，就会发现一个无奈的现象，为什么自己的皮肤三天好两天差呢？这其实是女性的生理周期在作怪，时时刻刻都在影响你的容颜。所以，想要自己美丽动人，女人就要细心护理好自己，让自己在每个周期的不同时段，都能以一副亮丽娇艳的面孔示人。假如你有一天发现黄褐斑、鱼尾纹悄然爬上了面部和眼角眉梢，你也不必紧张，做好生理周期的保养就可以了。

月经前期：雌激素、黄体生成素由低水平逐渐升高，卵泡素处于低峰，孕激素一直低下，此时心情灰暗，性情急躁、身心状况不稳定，即所谓的“经前紧张综合征”，需要静心的生活。肌肤容易出现过敏，毛孔变得粗糙，体内的水、钠排泄出去的较多，身形是一个月内最苗条的阶段，油脂分泌增多，易长暗疮。这个时期最重要的是保养，可选择佛手片行气，未熟透橘子的青皮理气破气，麦门冬润燥补水。上三味冲泡后取汁，再将鹿角胶捣成细碎块，用沸水炸化冲泡溶解，两汁和在一起拌匀饮服。起到柔和肌肤，保持水分，减少油脂分泌，稳定情绪的作用。

月经期：雌激素处于低谷、孕激素于经后逐渐上升到高峰，而黄体生成素也处于衰退的阶段，皮肤会变得极为干燥缺水，毛孔粗大。因子宫内膜脱落致使阴道出血，脸色因缺血苍白没有华彩，经期出现下腹及腰际部的坠痛，子宫的强烈收缩致使出现腹泻呕吐等反应，这时应选用保湿度高及具有收紧皮肤功能的产品，注意补水保湿。这个时期，一般女性心情易郁闷烦躁，少数的女性还有明显头痛，肢体疲倦等情况。

排卵期：雌激素呈现第一次高峰，排卵前卵泡生成素处于低峰，孕激素低下，排卵后卵泡、黄体生成素达高峰。这时的皮肤状况稳定，肌肤胶质作用活化，弹性的肌肤极富光泽，而且气色好。所以，在这段时间可用当归、山楂加入猪蹄，煮烂服食。当归养血活血，可以补充月经期间丢失的血液，猪蹄皮的胶质丰富，可以增加肌肤弹性抗皱纹。这是每月减肥的黄金时期，配合山楂除去蹄膀及体内的多余脂肪，相得益彰。

排卵后期：卵泡破裂并排出卵子后，雌激素由低谷升到第二次高峰，皮肤红润光泽、富有弹性，风情万种，女人味十足，皮脂分泌也逐渐增多，孕激素处于巅顶阶段，黄体素在分泌达高峰后减弱。此时，做事信心倍增、雷厉风行、心情愉悦、开朗外向。女性体内随着雌激素增加，性欲也明显增强，皮肤可能会长些小暗疮，肌肤状况又变得不稳定。此时应选用洁肤美白的保养方法，用黄芪、人参、蒺藜泡茶补气去湿。深秋、冬季，有些女性四肢冰冷，须服用炙黄芪、红参，有温补阳气散寒的作用，其他的季节则用生黄芪、白参清补。蒺藜有利湿祛痘，美白祛斑的效用。所以说，女性每月根据生理周期，精心的调养卵巢是有很有必要的，这可以使你成为一个赏心悦目的美人。

⊙**养血小贴士**

在日常生活中，保养卵巢最简单的方法就是多吃蔬菜瓜果，再服食人参、当归、阿胶、鹿角胶，利用动植物中含有的丰富氨基酸、蛋白质、维生素E，起到补益中气、补血活血、美白润肤、改善皮肤的弹性和光泽以达到美颜抗衰老的效果。

## 卵巢保养简单三步按摩方

很多女性并不知道气血与卵巢健康之间的关系，其实，世界卫生组织多次呼吁：贫血、卵巢早衰已经成为女性健康的“隐形杀手”。

很多女人知道自己内分泌不好，却从来不知道内分泌不好的根源在于气血和卵巢。气血和卵巢控制着女性内分泌，它不仅让女人具备生育能力，还决定着女人的青春、魅力、健康和衰老进程，是女人的“生命之源”。可源泉并非源源不断，如果长期开采，却不给以补充，气血和卵巢就会衰退、干瘪、枯萎，女人就会失去饱满和活力，出现皮肤干枯、起皱、面部黄褐斑、乳房下垂变形、体形肥胖、小肚子凸起、月经紊乱、心悸失眠多梦。

正常的卵巢重量约6克，卵巢表面光滑有弹性，分泌功能旺盛。卵巢健康的女性皮肤光滑、水嫩、有弹性、身材匀称、乳房饱满、坚挺、腰肢纤细、紧实、臀部微微翘起、全身上下充满年轻的活力。女性的卵巢保养得好，可以使面部皮肤细腻光滑，白里透红，永葆韧性和弹性，促进生殖和机体健康，调节并分泌雌性激素，提高两性生活质量。

那么女性怎样更好地保养卵巢、延缓衰老呢？在生活方式上，应注意缓解压力、劳逸结合、修身养性、保证睡眠、适度锻炼等。同时，可以采用不同的方法进行卵巢保养。下面，我们为女性朋友推荐的是按摩法。

卵巢保养按摩手法：

步骤一：沐浴清洁后取适量的卵巢保养精油，均匀涂抹于腹部，顺时按摩。

步骤二：沿腰线左右两侧向肚脐揉压。上腹部加强横膈膜区，下腹部加强子宫卵巢区。

步骤三：双手以肚脐为中心，顺时针方向深沉按下腹部，加强卵巢吸收。

此外，按摩一些保健穴位也是不错的选择。比如膝关节上的血海，踝关节上的三阴交，踝关节旁边的复溜、照海，足底的涌泉，下腹部的关元、气海、神阙等穴位，自己用示指在这些穴位上点按，每天 2 ~ 3 次，每次 20 分钟，可促进女性内分泌和生殖系统功能的改善，有益于卵巢的保养。

**⊙养血小贴士**

卵巢保养食疗处方：红皮花生米 250 克，红枣 150 克，莲子肉 250 克，猪蹄 3 ~ 4 个。先将猪蹄去毛洗净，用 1500 ~ 2000 毫升水慢火熬 3 小时后，将花生、红枣和莲子放进去，同煮 1 小时，每天早晨和临睡前空腹喝 1 小碗。

## 补血，增加你的卵巢元气

不少女性朋友在得到补血良方之后，义无反顾地尝试，坚持一段时间后却成效甚微，但又找不到原因所以很是苦恼。

如果问题的症结在卵巢上，那么就要注意了。卵巢发育的不同时期，女性补血方法也大不同。女性要做到因需而补，才可能收到立竿见影的效果。主要有以下几方面的内容。

卵泡期枸杞补血：卵泡期，是指从月经来潮的第一天延伸至排卵前（LH）高峰前一天，这段时间是 10 ~ 12 天。此时卵泡开始在卵巢内成长，同时卵巢分泌出激素帮助子宫内膜成长。要促使卵泡发育成熟，应以补血养阴为主，同时注意补肾。食补方法为：将一小块银耳，10 ~ 15 个枸杞放入锅中，加适量水，大火烧开后，改小火慢慢煮二三十分钟即可食用。

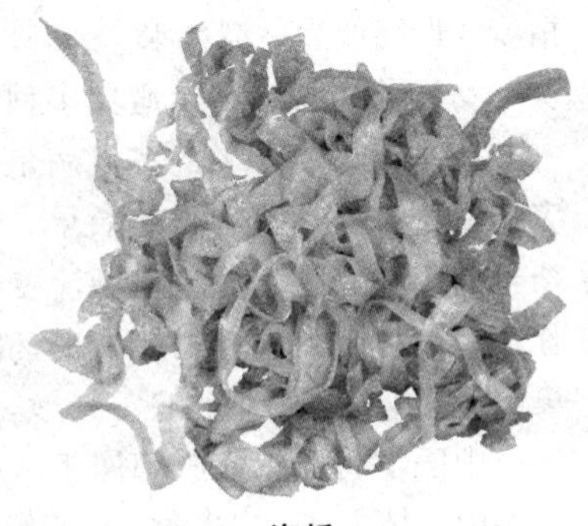

海蜇

排卵期丹参补血：要促发排卵，应在养精血的基础上加入通络、行气、活血的药物。丹参除补血之外，还能活血调经、清心除烦、止痛安神。把 15 克丹参洗净切片，再切点儿姜片、葱段，一起煲 20 分钟，再将泡好的海蜇皮切成段放入锅里，调味即可。

黄体期熟地补血：黄体是卵泡在排卵后持续生长分裂最终在卵巢中形成的一种固体物质，而黄体期是指排卵日到下一次的月经来潮时，通常在排卵后的两周也就是 14 天左右就是月经来潮日。此时应阴阳并补，而以补肾阳为主。熟地味甘、性温、质润，可入肝经、肾经，具有补血滋阴、补精益髓的功效，可将熟地和米一块熬粥吃。

经期肉桂补血：此时因势利导，应用活血调经法，以求行经通畅。肉桂是温补药材，能温中补阳、散寒止痛、活血通经、促进血液循环。

## 桂苓活血化瘀，防治卵巢囊肿

活血化瘀的治疗方法在中医治疗中用途广泛，造福了无数女性。它也是女性养血、维护身体健康的法宝。

人乃气血之人，尤其是女人，更是离不开气血的滋养，气血充足的女人像一朵盛开的鲜花，亭亭玉立，妩媚动人，光彩照人；一旦气血不足，女人就会像汩汩流淌的溪水出现断流一样，干瘪，枯萎，最终成为一潭死水。

女性养血得当可以避免多种妇科疾病，卵巢囊肿就是其中之一。关注卵巢囊肿类的多发病是很重要的。而对症卵巢囊肿的诸多药材中，桂苓具有显著效果。经现代药理学研究证明，这味中药具有镇静止痛，改善血液流变性，改善血液循环等药理作用。临床里以桂苓主要药材制成的药品广泛应用于女性子宫肌瘤、卵巢不适等病症，并取得良好疗效。

中医学将卵巢囊肿归属于“癥瘕”范畴，认为卵巢囊肿的发生多由七情损伤、房事过劳，或经期、产后六淫外侵致使气机阻滞、腑脏失和、阴阳失衡而引起。因此，在治疗时，要针对其整体病因进行全面的、综合的分析后，制订出合理的方案，才能使疾病得以真正地治愈。

从治疗医理角度上看，桂苓用以调整阴阳、祛除病因，在辨证治疗卵巢囊肿方面取得了突破性进展，从根本上使囊肿进行充分吸收、缩小，最终完全消失，从而达到彻底康复的目的。

---

**⊙养血小贴士**

卵巢囊肿患者注意事项：饮食宜清淡，富含足够的营养，纠正偏食及不正常的饮食习惯，不宜常食刺激性、海产品等。适宜的食物有：牛奶、菠菜、香菇、瘦肉、鸡蛋、鲫鱼、苹果等。禁忌食品：蟹、带鱼、青鱼、鹅肉、狗肉、辣椒、生葱、生蒜、白酒等。最后，要注意避免高度紧张及精神刺激，保证充足睡眠。

---

## 气血虚弱卵巢萎缩，木瓜银耳来帮忙

有人说，10 位女性中有 8 人都会对卵巢保养一无所知。这是由于我们平时对生理健康不够重视，甚至不知道衰老和卵巢有关。

其实很多女性知道自己内分泌紊乱，但是就是不知道这和卵巢、气血有关系。女性提前衰老的罪魁祸首就是卵巢功能的退化。

女人对于气血的敏感性远远大于男性，因此平时更应该注重气血的调养，否则必定会影响到生活质量。我们经常说一个人体虚、身子不强健，一般这种虚弱是分为两大类而言的。一种是气虚，另一种是血虚。当我们身体出现不适的时候，通常是由气血不足所致。所以想要调节身体，就要从养血气开始。

血虚之体的主要表现为：面色萎黄苍白、唇爪淡白、头晕乏力、眼花心悸、失眠多梦、大便干燥，妇女经水愆期、量少色淡、舌质淡、苔滑少津，脉细弱等。进补宜采用补血、养血、生血之法，补血的药物可选用当归、阿胶、熟地、桑葚子等。

气虚之体的主要表现为：少气懒言、全身疲倦乏力、声音低沉、动则气短、易出汗，头晕心悸、面色萎黄、食欲不振、虚热、自汗、脉弱等。此为功能减退，不一定有病，气虚者需补气，补气的药物可选用人参、黄芪、党参等。补气虚食品有牛肉、鸡肉、猪肉、糯米、大豆、白扁豆、大枣、鲫鱼、鲤鱼、鹌鹑、黄鳝、虾、蘑菇等，可经常交替选服。

气血直接关乎女性的身体健康，以及反映女性的容貌气色。血气足的人是容光焕发、美丽动人的。因此为广大爱美女性推荐以下补气血的美食：银耳、木瓜、红枣、冰糖。最具代表性的食谱是木瓜银耳糖水。

下面是木瓜银耳糖水的详细制作方法。

木瓜银耳糖水

**具体做法是：**准备木瓜半只（约200克），银耳三大朵（约20克），冰糖适量（约50克）。先将银耳用温水浸透泡发，洗净撕成小朵，木瓜削皮去子，切成小块；再将银耳、木瓜和冰糖一起放入锅里，加适量水煮开，然后转小火炖煮30 ~ 60分钟，即可食用。

木瓜含有丰富的维生素A、维生素C和纤维，当中的水溶性纤维更加有助平衡血脂水平，还能消食健胃，对消化不良具有食疗的作用。而银耳性平，味甘淡，有滋阴、润肺、养胃、生津、益气、补脑、强心之功效。不但适宜于一切妇孺、病后体虚者，且对女人具有很好的嫩肤美容功效，很适合女性补养气血食用。

---

**⊙养血小贴士**

以下特征可以帮助女性判断自己是否气血虚弱：气色虚弱、脸色苍白、神疲乏力、白带量多、月经周期不规律等。

---

## 气血不足引发的多囊卵巢食疗偏方

卵巢是女人一辈子最私密的伙伴，需要永久的关心和疼爱，是女性特有的重要生殖器官之一。它状如杏仁，位于子宫两侧，纵然给我们带来月经这样的烦恼，却行使着许多重要功能。在卵巢的健康问题中，多囊卵巢是导致女性衰老的重要原因。

现代社会竞争激烈，工作生活节奏加快，许多白领经常熬夜加班，精神经常处于紧张状态，缺乏必要的情绪疏导。女性如果长期处于紧张焦虑和恐惧不安等不良心理状态，不仅会引起自主神经功能紊乱，也会造成女性内分泌的紊乱，如与内分泌紊乱相关的多囊卵巢综合征。

多囊卵巢综合征是因月经调节机制失常所产生的一种综合征，属中医的“闭经”“不孕”等范畴，病因有先天禀赋不足和后天调养失宜（如情志失调、饮食不节、疾病、用药不当等），病位主要在肾。病性为正虚邪实，正虚多为肾虚，邪实多为痰瘀内阻。此外，也与患者的年龄、精神状况、营养状况、健康状况、体质等关系密切。

多囊患者可以尝试以下食疗偏方。

1. 白萝卜汁

**具体做法是：**先将白萝卜3根切碎，用干纱布包好，绞取汁液。每日1剂，分3次服完，宜常服。

这个饮品具有行气化痰的功效。白萝卜汁食疗偏方主治痰湿型多囊卵巢综合征。症见月经稀发，或闭经，或不孕，体形肥胖，晨起痰多，恶心欲呕，食欲不振，脘腹胀闷，口腻不爽。

2. 归参炖母鸡

**具体做法是：**准备嫩母鸡1只，取鸡肉，切块，与当归身15克，党参30克，生姜10克同入炖盅，加沸水适量、烧酒少许，炖盅加盖隔水文火炖3～4小时，调味。食鸡饮汤。

此膳食具有补气养血，调理月经的功效，主治血虚气弱型多囊卵巢综合征。

---

**⊙养血小贴士**

临床确定治疗多囊卵巢原则时，应全面考虑上述诸多因素，选用药物时，要认真参考现代中医药研究新成果，选既有抗雄激素、促排卵等作用，又有补肾调冲任、活血化痰等作用的药物。

---

## 瑜伽，卵巢保养的美容师

说起女性最喜欢的运动，瑜伽肯定榜上有名。在所有的健身运动中，瑜伽的受欢迎程度一直很高。的确，瑜伽不仅给了女性健康，还给了女性窈窕的身材，难怪那么多女性对其青睐有加。其实从中医角度来讲，瑜伽对于人体而言也是大有裨益的。

瑜伽起源于古印度，东汉末年随着佛教的传播而进入中国。印度和中国是东方两个古老的国度，所以在文化上也有一些共通之处。以瑜伽为例，它的修炼方法与佛、道所追求的“禅”一致。

瑜伽修炼时讲究“梵”，它追求的是一种身心合一的效果。这与佛、道的“入定”和“顿悟”颇为相似。

许多人在练习瑜伽的时候往往过于强调动作及呼吸，反而把冥想忽略了，其实冥想所体现的便是身与心的高度融合。瑜伽体现的是一种动静的平衡，动作及呼吸为动，冥想为静，真正的瑜伽高手在练习时会做到动中有静，静中有动。从中医角度来看，静生阴，动生阳，所以瑜伽练习的最终目的是达到阴阳平衡。从这一点，它类似于中国的气功。《黄帝内经》记载：“阴平阳秘，精神乃至；阴阳离决，精气乃绝。”平，就是平衡，是固守，不能随意发散。也就是说，阴气平顺，阳气固守而不发散时，人体就处于健康的状态。反之，如果阴阳失衡，疾病就会找上门。而瑜伽就是通过调理人体阴阳，达到健康的目的。

就人体而言，气为阳，血为阴，气血调和，则百病不生。平时做运动，多半是为了使气血通畅。气血运行的通道称之为“经络”，中医认为，人体共有十二条正经，是气血运行的主要通道。印度瑜伽虽然没有十二经之说，但却有“三脉七轮”之说，在练习瑜伽时，便要打通七轮，这样体内的气脉便可畅通无阻。这与中医所强调的只有经络通畅身体才能健康的道理是一样的。而练习瑜伽时，无意中也会刺激到体内的经络。以“双手合十”这个动作来说，拇指分布的是肺经，示指分布的是大肠经，这个动作便可同时刺激两条经络。还有一个动作，就是舌尖抵上腭。别看它简单，作用却不容小觑。在修行中，它有一个称号，叫“搭桥”。搭的哪里的桥呢？就是任督二脉。

我们知道，任脉的循行路线是从嘴唇下方的承浆穴沿着人体正中线一直向下走到胞宫，而督脉则从胞宫沿着后背走到上牙龈的龈交穴。当你把舌尖抵在上腭时，任督二脉的经气便通了。

总结起来，瑜伽对卵巢保养的好处在于：瑜伽练习者通过特殊的锻炼动作，配以特殊的呼吸方式，更重要的是精神调整相配合，可以疏通女性器官的气血循环，调整激素的分泌，特别是对月经不调，输卵管不通，产后阴道松弛，盆腔炎等有很好的效果。

---

⊙**养血小贴士**

因为身体条件的限制，瑜伽保养身心的方法并非人人都适合。卵巢气血不足的女性如果不适宜做瑜伽就不要勉强，以免伤到筋。

---

## 办公室“久坐族”要当心卵巢缺氧

女人的卵巢是女性生殖的重要器官，但是你是否注意到长期久坐小腹会不舒服呢，因为这样会造成卵巢缺氧。久坐不动易导致“卵巢缺氧”，特别是经常坐办公室的女性要注意了，缺少锻炼时造成妇科炎症病毒侵袭、营养不平衡和肥胖成了现在女性不孕的三大问题，而在育龄女性中占有10%的人患有不孕不育症。

经不完全统计，在育龄女性中职业女性的不孕率最高。其原因竟包括白领女性久坐不动导致的“卵巢缺氧”。随着网络办公越来越盛行，职场女性成为久坐族的中坚力量。久坐族们每天朝九晚五，一天有8～10个小时的时间是在办公室的椅子上度过的，虽然坐在办公室里没有风吹日晒，但是一个无形的杀手在伤害女人的身体、破坏女人的气血——那就是久坐不动的工作姿势。

久坐不动会压迫位于臀部和大腿部的膀胱经，造成膀胱经气血运行不畅，导致膀胱功能失常，而肾经与膀胱经相表里，这样就会引发肾功能异常，所谓“久坐伤肾”就是这个道理。而肾气不足慢慢就会导致气血双虚，出现皮肤瘙痒、面色苍白或黝黑、失眠多梦、心情烦躁、便秘、经血量少等。而这些问题反应在颜面上会表现为可怕的色斑。色斑的出现其实是身体在告诉我们：它的内部气血发生了瘀堵，即中医所说的气滞血瘀。因为皮肤的斑点多半是气血失衡导致血停滞在皮肤表面形成的污点。

专家指出，久坐、坐姿不佳等，也可能导致生育出现问题。比如跷二郎腿的姿势，会妨碍腿部血液循环，造成盆腔内气血循环不畅，导致女性原有的某些妇科炎症问题加重。

此外，长时间坐姿不佳，还可能引起慢性附件炎，导致病原体经阴道上行感染并扩散，继而影响整个盆腔。尤其是女性经期，久坐容易使经血逆流，造成慢性盆腔充血，刺激周围神经而造成肿胀。

现代职业女性不孕率较高的原因有三：首先，上班时间多是处于坐的状态，同时又缺乏锻炼，导致气血循环障碍。其次，痛经严重，气滞血瘀导致淋巴或血行性的栓塞，使输卵管不通。最后，因久坐及体质上的关系，形成子宫内膜异位症的概率大大提升了。

要改善这种状况，专家建议，办公室女性每天至少活动30分钟：你可以选择坐公共汽车上下班时提前两站下车步行，也可以上楼时不乘电梯，走楼梯。最好是能在工作一个小时后站起来适当活动一下。

不论冬天还是夏天，最好都要安排适当的户外活动。如果你喜欢看电视、用电脑或是打麻将，那么建议你每隔一个小时就起来活动一下，伸展一下四肢，有利于身体的排毒。

所以说，女性一定要避免久坐，久坐姿势直接影响盆腔生殖器官卵巢的血液微循环，阻碍卵巢组织的营养供给，久而久之影响卵巢正常功能。

---

**⊙养血小贴士**

想要拥有健康的卵巢，一定首先要有健康的生活习惯。那才是防治各类卵巢疾病的关键，也是女性保持好身体与美丽容颜的秘诀。预防胜于治疗，如果平时注意健康保养，那比吃更多补品都有效。对于有过敏体质或严重消化不良的女性朋友，应该在医师指导下有选择性的挑选保养品，这样才能真正科学的做到养身养血的目的。

---

## 保养卵巢的五行蝶展法

现代女性生活和工作压力都非常大，有的人会月经不调，脸颊长斑，性欲减退；有的人胸腹胀闷，总想发脾气；有的人失眠烦躁，脸上长痘痘，心慌心悸；有的人吃得很少，腹部脂肪却拼命堆积，弄得自己敏感多疑，看谁都有敌意；有的人乳房越来越干瘪，担心失去魅力，老公嫌弃自己。

中医认为，她们的这些症状都是卵巢功能衰退了，必须赶紧想办法保养卵巢。

在这里，给女性朋友们推荐道家功法中改良过的五行蝶展法。具体的操作步骤如下。

（1）每晚 9 点，三焦经当令，这是全身经脉大开的时候。操作者可以穿上宽松的睡衣，在八髎部和卵巢部（小腹部）涂上一层五行养生油，轻轻拍打至吸收。

（2）裹上保鲜膜，趴在床上。

（3）双臂往前，双腿往后，四肢分开，伸直，与肩同宽。

（4）深吸一口气，吸气的同时，腰腹部使劲贴在床上，四肢和头颈则同时往上抬，悬起来，像蝴蝶展翅飞翔一样。

展翅飞翔的动作至少要维持 1 分钟，吸进去的气也要尽量憋住。想象这股气在腰腹部运动，然后再缓缓吐气，同时，四肢和头颈放回床上。吐气时，要想象自己把衰老、烦躁、浊毒这些令人烦恼的东西都给拽出来了，仿佛自己又回到了少女时代。还有，吐气要慢慢地、细细地吐。吸气和吐气各控制在 1 分钟左右，能延长时间更好，如此反复练习 20 分钟即可。第二天起床时再把保鲜膜揭下来。

练习五行蝶展法时，配合听古琴曲《平沙落雁》《幽兰》能让你的呼吸更绵长均匀，清气在腰腹部循环氤氲。

很多朋友练习过五行蝶展法后，还把这个方法教给了她们的母亲和朋友，效果都很好。请注意：在练习蝶展法时，如果腿部的筋被抻得有点儿疼，请不要担心，那是腿部的经络在自我调理和修复。只要坚持练习，经络畅通了，疼痛也就消失了。

---

**⊙养血小贴士**

不少女性经常节食。虽然说适度的饥饿有助于身体健康，但吃撑了就禁食，这样后果很严重，容易导致女性月经紊乱甚至闭经。更为严重的，是由于气血不足而出现第二性征退化的征象。因此，过度节食，对养护气血来说是最不适宜的。

---

## 抱腿压涌泉，卵巢无囊肿

张新是一名 29 岁的女性，在单位体检时查出了“多囊性卵巢囊肿”。她害怕做手术在腹部留下一道难看的疤痕，就拿着化验单找中医治疗。

她说自己最近来月经时腹部会剧烈地疼痛，月经里有血块。中医给她把脉，为沉弦脉，舌苔薄而润，再用手指推压她的卵巢处，发现里面有可上下移动的小块。她说，因为自己比较受公司的重用，工作压力自然不小。不过还好，自己性格大度，人缘不错。

其实这位患者的疾病完全是“内伤”所致。因为她一边强调自己大度，一边唠叨当天一位同事说她面色憔悴后，她就反复照镜子。像她这样看似大度，什么都不在乎的女性，属于隐形生气者，这样的人很容易使郁气憋在身体里面，造成“气滞型”囊肿。

卵巢囊肿最爱长在她们这种号称从不生气的隐形生气者，以及好嫉妒、抑郁、敏感多疑和性格孤僻的女性身上。

老中医给她的医疗建议是：每天下午 5 点到 7 点，当肾经当令之时，练习抱腿压涌泉穴 20 分钟，最好能在萨克斯风的演奏声中进行。

抱腿压涌泉的具体做法是：坐在床上或沙发上，右腿向后屈起；用鼻子深深吸气，同时左腿往头面方向抬起，伸出双手，将双手的四指并拢压在脚底的涌泉穴上；抬起的腿一定要伸直，不能打弯；双手压住涌泉时，吸进的气要快速到达卵巢部位，并从卵巢中央向涌泉的方向冲击；坚持1分钟再吐气，吐气时猛然松开压着涌泉的双手，想象卵巢囊肿从涌泉猛然弹出。练完左腿，再练右腿。如此反复，练习20分钟为宜。

萨克斯曲会像奔流的泉水，能帮助散开囊肿，并将之冲出体外。

之所以选择肾经当令之时，是因为此时肾经里的气血最充足。练习抱腿压涌泉，涌泉的冲击，绷腿、收腿的互换动作对肾经的按摩，以及奔流的泉水音乐的冲洗，三者功效合一，效果才能最快。

两个月后，她去医院复查，囊肿块已经变得很小，几乎快没有了。

卵巢囊肿在中医里除了气滞型，还有血瘀型和痰湿型。但不管是哪种类型的卵巢囊肿，都属于胞宫的问题，胞宫归属肾的管辖范围，因此，卵巢囊肿五行属水。涌泉是肾经的井木穴，五行属木，为肾经之子穴。《黄帝内经·本输》说："肾出于涌泉，涌泉者足心也。"把肾里的卵巢囊肿块化散开来，然后从经脉排出去，涌泉正是不二人选。

经常练习抱腿压涌泉，用五行养生油搓八髎，或用补肾药酒做肾保养，并且用艾灸炉灸烤腰部和卵巢部（小腹部），都可以养护胞宫和肾，让女人无病无灾。

做此运动时，年纪比较大，平衡性较差，或者初次练习的女性，就躺在床上做好了。一条腿绷直放于床上，缓缓抬起另一条腿，伸出双手，四指合抱按压在涌泉穴上。这样就非常安全了。

## 调和气血治疗多囊卵巢综合征

多囊卵巢综合征是生育年龄妇女常见的一种复杂的内分泌及代谢异常所致的疾病，以慢性无排卵（排卵功能紊乱或丧失）和高雄激素血症（妇女体内男性激素产生过剩）为特征，主要临床表现为月经周期不规律、不孕、多毛或痤疮，是最常见的女性内分泌疾病，给很多女性造成了困扰。

大部分多囊卵巢综合征患者月经不规律，推后两个月或者三个月很常见，甚至出现闭经情况，少部分人则出现不规则出血。也有患者以前月经规律，但近两年月经不规律。遇到这种情况，在就诊时病人会诉说自己月经失调，而调经则成了首要任务，尤其以处于学习阶段或刚上班不久的年轻人居多。她们希望像其他人一样月月来经，而一些医生则会运用一些激素药物将她们的月经周期调得很正常，这看起来似乎很完美，但从实际来看意义不大，因为通过激素调节的“正常”月经，只是一种表面现象，待停药后大多又恢复到以前的状态。

中医认为维持正常月经来潮，肾气盛是最重要的条件。机体气血活动正常是来经的基本物质条件，而气血又来源于脏腑的功能活动，故肾气盛、脏腑功能活动正常是维持月经来潮的条件。若这些条件不具备，单靠激素作用于子宫、卵巢是没有基础的。每个人生理状况不同，月经情况也有所不同，非要调得月月来经，从临床上来看很困难，也无实际意义。所以我们主张调经不一定必须对月，后错一些也无妨，更不要有太大的思想负担，以免加重病情。

治疗多囊卵巢综合征引起的不孕症必须先调准月经。患多囊卵巢综合征进而导致不孕的女性呈逐渐增多的趋势，她们大多认为要想怀孕必须先把月经周期调至正常，否则就不会怀孕，不少医生也这样认为。

据中医理论“肾主生殖”“经水出诸肾”，这种患者大多有肾虚的情况，月经不调也同样由肾虚引起。故在治疗上要以补肾为主，兼以养血活血、化痰行气等方法。待肾气渐盛、冲任调和则月经来潮并出现优势卵泡发育，而不能一味猛攻，单求通经为快，月经往后错 50 天或两月余也很正常，只不过要通过一些手段来发现并捕捉到成熟卵泡，如用排卵试纸测晨尿，B 超监测，测量基础体温及观察白带有无拉丝状等情况，择期受孕。

在调经受孕的方法上，不少女性选择用补佳乐、达因 –35、妈富隆、黄体酮进行调经，再用促排卵药物进行促排卵，以达到怀孕目的。需要注意，这种方法对一部分患者有效，而对另一些患者效果则不好，如无排卵，或者卵泡发育过大而不能正常排出。

通过长期观察，补肾药如熟地、巴戟、仙茅、仙灵脾、紫河车能使子宫内膜增厚，增加子宫重量，促使卵泡发育成熟，而活血行气的药物如水蛭、香附、当归、川芎、泽兰等则能鼓动气血，促使成熟卵泡从卵巢排出。中西医结合治疗多囊卵巢综合征是一个行之有效的方法。

## 周期性进补是卵巢保养的良方

卵巢功能的启动从青春期开始，一直维持着女性的育龄期，到更年期逐渐衰退，大约有 30 年的生命周期，其主要功能是排卵和分泌性激素（雌激素、孕激素和少量雄激素），在一个正常的月经周期中，卵巢呈周期性变化，卵巢所影响的身体组织和器官也随之发生周期性变化。

时下，不少女性采用些不科学的方法盲目保养卵巢，不仅无效，甚至造成对卵巢的伤害。那么，如何正确保养卵巢?

（1）要顺应卵巢的周期性变化特点：卵巢在一个月经周期中有卵泡期、排卵期和黄体期，中医认为月经周期不同的阶段，体内阴阳气血处于不同的状态，如月经期过后的时期是阴长为主，不能过分温阳，而应静养阴血，食物上宜清淡，如豆类、块茎类食品；月经来潮前的阶段是阳长时期，可适当吃些温养的食物或药物，并增加运动以使气血流畅等。

（2）要根据自己的体质特征：中医认为，人的体质有阴、阳、寒、热、虚、实偏盛之不同，食物亦有补泻寒热之别，如体质偏热且并不虚弱，如果为保养卵巢而长期或大量服食一些鹿胶、阿胶、黑桃、芝麻等温补滋腻食物，就会使体内的火热或湿热更盛，出现月经失调和身体“上火”症状。

（3）身心健康最重要：良好的心态能维护卵巢功能，女性的生殖内分泌受大脑皮层的影响，长期劳累、精神紧张或抑郁寡欢的人，大脑皮层也受抑制，可直接影响女性内分泌功能。

选择周期性进补的方式来保养卵巢气血的女性，最好能在医生的指导下列出个人进补计划，按部就班的实施。

## 不同年龄女性卵巢保养攻略

不同年龄段的女性，身体内的气血状态不同，因而对卵巢保养的侧重点也不同，对应对症的调养才可能达到更好的保养效果。下面我们就来分阶段分析一下女性的卵巢保养攻略吧。

第一阶段：20 ~ 35 岁

卵巢保养的目的：保持年轻美丽。

卵巢是女性青春的发源地。通常 20 多岁的女性卵巢发育成熟，年轻而最具活力，女性幸福与“性福”由它良好的机能而来。

对策：多吃白菜、韭菜、豆芽、瘦肉及各类豆类食物，同时要注意少吃咸、甜，多喝水。除了饮食清淡之外，多吃含维生素 C 以及维生素 B 的食物，如芥菜、胡莱菔、番茄、黄瓜、豌豆、木耳、牛乳等。

除了合理饮食之外，还要注意少熬夜，合理作息，多运动。

第二阶段：35 ~ 40 岁

卵巢保养的目的：保持女性魅力、延缓衰老、延缓更年期。

如果你有如下的反映，可要多注意了：神经系统的，如头晕、目眩、耳鸣、出汗、畏寒、心悸、乏力、失眠；肌肉组织的，如腰痛、关节痛、肌肉酸痛；泌尿系统的，如尿频、排尿不畅有灼热感；胃肠系统的，如呕吐、腹泻、便秘；精神上表现为思想不集中、烦躁、易怒、忧虑、抑郁。

对策：多吃含天然植物雌激素的食物，如豆科植物（如大豆、苜蓿、芹菜等）及豆制品、新鲜蔬菜、水果、核桃、松仁、红薯等。红糖含有丰富的微量元素，对女性补血的效果很好，长期服用，对雌激素水平的稳定大有益处。

饮食上要注意多喝水，在早上睡醒后，饮200～300毫升的凉开水。多吃富含维生素的新鲜蔬菜、瓜果，还要注意增补胶原蛋白的食物，比如猪蹄、肉皮、瘦肉、鱼等，以促进皮肤吸收水分及存储水分，可让皮肤显得饱满滋润。

第三阶段：40～45岁

卵巢保养的目的：抗氧化、抗衰老、补充雌激素。

对策：多喝牛奶、豆奶，多摄入鱼、虾等食物，这些食物所富含的植物性雌激素能弥补由于雌激素分泌不足对女性身体造成的影响。另外可在医师的指导下服用补养肝肾、滋补气血的药物，如何首乌、熟地、黄芪等。

第四阶段：45岁之后

卵巢保养的目的：安稳度过更年期、抗衰老。

对策：处于这个年龄段的女性，卵巢保养的重点是缓解更年期症。要学会调整生活节奏，抽时间进行适当的运动和休闲，保持愉悦的心情、乐观的生活态度对卵巢保养也是有很大帮助的。

---

**⊙养血小贴士**

想保养好自己的卵巢就要少吃含脂肪、胆固醇高的食物，而要多吃一些瓜果蔬菜，这些都是餐桌上的天然“降脂药”。可以多吃一些可以促进胆固醇排泄及补气、养血，延缓面部皮肤衰老的食物，但千万不要将减肥或整容作为均衡膳食的初衷。

---

## 合理饮食有效预防卵巢早衰

卵巢是女性幸福的源泉，除了能让女性生儿育女外，它还是女人之所以成为女人的重要条件，因为它是分泌雌激素的重要内分泌器官。女人在雌激素的滋养下，皮肤光洁、骨骼挺拔、声音娇柔、生活“性福”。可是如果卵巢衰老，雌激素的分泌减少，一切反之。因此，在医学上卵巢也被称为女性健康、美丽的“生命之源”和“青春动力”。改善“卵巢”功能就好比保养花的根部一样重要，值得珍爱自己的女人们重视。

合理饮食调节、预防卵巢早衰，基本可以由以下几个方面入手。

### 1. 补充植物性雌激素

常喝牛奶，多摄入鱼、虾等食物，这些食物所富含的植物性雌激素能弥补由于雌激素分泌不足对女性身体造成的影响。另外可在医师的指导下服用补养肝肾、滋补气血的药物，如何首乌、熟地、黄芪等。

### 2. 多吃新鲜蔬果

维生素C、维生素E以及胡萝卜素是抗衰老的最佳元素。胡萝卜素能保持人体组织或器官外层组织的健康，常长“痘痘”的女性应视其为“良友”，而维生素C、维生素E则可延缓细胞因氧化所产生的老化，让青春容颜尽量“经久不衰”。这些抗氧化物大多藏身于富含纤维的新鲜蔬果中，除了帮助消灭促使我们衰老的自由基，还能促进大直肠健康，帮助排毒。

### 3. 多摄入蛋白质

蛋白质关系着我们人体组织的建造、修复以及免疫功能的维持。但要注意，陆上动物性肉类通常含有不少的饱和脂肪，让人长胖，因此建议减少陆上动物性肉类食物，而以低脂乳制品类、豆类和鱼虾类为主要蛋白质来源。

# 第九章
# 乳房：储存气血的仓库

## 产后哺乳不宜过长，乳汁都是气血所化

母乳喂养的最大优势，就是它是由母体的气血生化而成的，是血的变现。《景岳全书》指出："妇人乳汁，乃冲任气血所化，故下则为经，上则为乳。"女性在孕育阶段没有月经，就是因为怀孕时气血几乎全部都去供养胎儿了。生产之后，气血则化为乳汁留给婴儿食用。而血又是母体内的精华物质。

中医认为，人的脾胃是气血生化之源，血是由我们饮食中的精微物质化生而来的。古人讲"乳为血化美如饴"，母亲的乳汁甘甜纯美，最具营养。

可见，母乳是婴儿天然的健康饮食。还有，孩子在母体内已经习惯了气血供养的环境，乳为血化，因此孩子出生后喂他母乳，才更容易接受。所谓"小儿在腹中，赖血以养之，及其生也，赖乳以养之"。不仅如此，母乳喂养还能增进母婴双方情感的交流，且有利于产妇自身健康。它可以使产后哺乳的女性大大减少患乳腺疾病的概率；哺乳时刺激子宫肌肉收缩，有助于恶露尽快排出。

母乳喂养自然是正理。不过话虽如此，但哺乳的时间也不宜过长，否则就会反过来影响母体产后恢复。这是因为，女人在生产后，百脉空虚，气血不足，处于一种周身血虚的状态。

有人说，那哪里来的气血生化乳汁呢？当然是合理饮食，补

充营养。众所周知，产妇月子里要好吃好喝，一方面是给自己恢复元气，一方面是要靠这些营养生化乳汁。

正常婴儿哺乳时间约是每侧乳房 10 分钟，两侧 20 分钟已足够了。从一侧乳房喂奶 10 分钟来看，最初 2 分钟内新生儿可吃到总奶量的 50%，最初 4 分钟内可吃到总奶量的 80% ~ 90%，后面几乎吃不到多少奶。新生儿含乳头时间过长，妈妈的乳头皮肤容易因浸渍而糜烂，而且也会养成宝宝日后吸吮乳头的坏习惯。

---

**⊙养血小贴士**

适当的按摩和正确的饮食习惯可以预防女性产后乳房下垂，如常做健胸操，多吃瘦肉、蛋、奶、豆类、胡萝卜、莲藕、花生、麦芽、葡萄、芝麻、木瓜等富含维生素的食物。

---

## 小胸女人缺气血，更要警惕乳房疾病

胸部可以说是存储气血的仓库，女人胸部丰满，说明体内气血足；反之就是气血亏虚。胸小的女人不仅女性显得缺少魅力，对自身的身体健康也是有害的。所以女性朋友们应该注意保养好乳房，为健康买份保险。

我国古人在欣赏女人美色方面独树一帜，他们的美学观已经超越了视觉效果，更多了一份风雅在里面。比如“清肌玉骨，自清凉无汗”赞美的是女人的肌肤；“眉如青山黛，眼似秋波横”描述的是女儿家眉目传情；“芙蓉面，杨柳腰，无物比妖娆”，又把一个窈窕淑女活脱脱地勾勒出来了。当然，一对傲人的双峰也是必不可少的

对于女人来说，乳房是最显著的第二性征，因此有性征器官之称。凹凸有致的身材，不仅给女人增添自信，也是吸引异性的重要条件。但有些女性天生乳房过小，被人戏称为“太平公主”，

不仅女性魅力顿减还潜藏着健康方面的隐患。

胸部平小的女性因为缺少足够的气血，容易引发各种与乳房相关的疾病。处于孕育哺乳期的女性尤为明显。较为常见的有：乳汁甚少或全无、乳汁清稀、乳房柔软无胀感，或乳络不通。

那么，为什么胸部平小的女性会更易受此病痛呢？

在弄清这个问题之前，先要明白女性乳房发育的原因。乳房可以称为人体的一道重要关隘，因为这里循行着多条经络。乳房的内侧走肾经，乳头走胃经，冲任两脉与乳房有关。但在乳房的发育过程中起决定性作用的还是先天肾气的盈亏。

按照《黄帝内经》的理论，天癸是由肾中精气化生而来的，女性到了14岁，体内的生机开始，天癸到来，任冲两脉通盛。任脉为“阴脉之海”，它沿着腹部循行，其气上布于膻中。膻中正好位于两乳头连线的中点，中医对个专门的称呼，叫“上气海”。冲脉为“十二经脉之海”，它沿着任脉两侧往上走，其循行路线和十二正经中的肾经差不多。对妙龄少女而言，只要让任脉和冲脉这两脉气血足，乳房就会丰满，反之就会平坦。

任冲两脉都属于奇经。什么叫奇经呢？

众所周知，十二正经都是与脏腑相连的，但奇经没有与其直接相连的脏腑，彼此也没有表里配合的关系，因为它“别道奇行”，故称为“奇经”。所以，冲任不能独行经，而是受盛于肝、胃、肾经。也就是说，冲任的精气是由肝、胃、肾等灌输的。其中肾为先天之本，它是父母遗传给我们的，是一种与生俱来的能量；但这种能量是定量的，用完了就完了，所以必须补充能量才行，起这个作用的，就是后天之精。后天之精是由我们日常的饮食化生而来的。我们吃下去的食物先经过脾胃的消化，然后再在脾的输布作用下运达各脏腑，化为脏腑之精，维持各脏腑的生理功能。这其中肯定会有剩余的精气，剩余的这些精气再被输送到肾中，充养先天之精。所以，后天之精对先天之精起的是一个培补作用。因此，中医才有“肾受五脏六腑之精而藏之”的说法。只有肾气充足，才能化生天癸，冲任二脉气血才能旺盛，这样女人才能来月经、长乳房。所以生活中那些乳房丰满的女人，要么是遗传，要么就是本人的脾胃功能好，“吃嘛嘛香”。“天生富贵”的毕竟是少数，这就需要后天努力，好好地培补脾胃。那些平时不好好吃饭的女性朋友，乳房肯定小。所以，女孩子不要整日想着节食减肥，特别是处于青春期的女性朋友，这时正好是身体发育的关键时刻，不吃东西，后天得不到补充，就会影响乳房的发育。

乳房发育不好还会引发一个后续问题，就是生产后哺乳也很困难。为什么这样说呢？林佩琴的《类证治裁》指出：“乳汁为气血所化，而源出于胃，实水谷之精华。”也就是说，乳汁是由气血生化而成的，气血又是由脾胃化生的，脾胃生化气血又需要原料，这些原料来自水谷，也就是我们平常所吃的粮食。乳房发育得小，说明后天之本不旺，这样就从源头上阻断了乳汁的生成。那些乳房平坦的女性往往没有乳汁，原因就在于此。

有时候虽然乳房发育健全，但生产之后也没有乳汁，这又是怎么回事呢？我们说乳汁是气血化生的，其中，气的作用要大于血。因为生产之后，产妇体内的血处于严重亏虚状态，本就不足，哪里还有力气生化乳汁。这时就全靠气，气能生血、行血，所以体内的气不足也会导致产后不下奶，说明不仅体内的血亏，气也亏，这时应该补气，气足了，乳汁自然就下来了。

既然乳房这么重要，那么我们如何来保护它呢？

就是好好吃饭，不因为减肥等原因亏待自己的脾胃。另外，注意平常的坐立姿势，比如最好不要跷二郎腿，不要经常弯着腰坐，那样胸部就不能充分舒展，气血容易瘀滞。在条件允许的情况下，还可以做引体向上和俯卧撑，时间不用太长，15 分钟就好。做俯卧撑时要注意胸部挺起，腹肌收紧，这样可能会稍微有点儿累但效果往往不错。

另外，按摩美乳往往也可以收到良好效果。

取膻中（两乳头连线的正中点）、乳根（乳房下缘正对乳头的位置）、屋翳（乳头上缘正对乳头的位置）、肩井（一侧肩周的中点）、少泽（小指指甲后缘外侧 0.1 寸）等穴位，每个穴位按揉 300 ~ 500 下。然后，从乳房四周向乳头呈辐射状按摩，建议在冲凉的时候做，15 ~ 20 分钟即可。

对于刚生完孩子的女性可以用到这个方法，能起到乳房保健、双向调节的作用，而且操作简单方便，在家就能轻松完成。

---

**⊙养血小贴士**

从食疗补气血、美乳的角度出发，建议用银耳、红枣、花生、白芍、蜜枣加鱼胶煲汤喝，受得了燥的人还可以加点儿黄芪煲汤。吃猪皮等皮脂类的食物也是一个选择，但猪皮性偏湿，湿热体质的人要少吃。另外，可以将阿胶放到黄酒里焗到融化，待它放冷结块，放到冰箱里，每天吃两勺，有助于补气血。

---

## 营养食谱，让乳房丰盈健康

气血不足是乳房衰老的主要原因，当你呼吸越来越浅、血液循环渐渐减慢时，乳房会缺少年轻时的充气感和膨胀感，渐渐下垂，其实只要及时补充气血，不管大胸小胸，你一样能昂首挺胸！

女性，肯定是希望自己的乳房能够丰满挺立的。而优美的身材曲线，完全可借助营养食谱来实现。你的乳房是否能丰盈健康，完全在自己是否足够用心，是否找到了正确的、健康的方法。

这里为女性朋友推荐的是几款具有明显丰胸效果的营养食谱。

下面是以豆浆为主要内容的饮食。

豆浆炖羊肉

**具体做法是：**准备羊肉 500 克，豆浆 500 克，山药（干）15 克，香油 10 克，盐 3 克，姜 10 克。先将羊肉洗净切块，入沸水中焯一下，捞出，再将山药洗净。然后将羊肉和山药放入锅中，倒入新鲜豆浆，中火炖 2 小时，待羊肉熟烂时，加入香油、精盐、姜片烧沸即可。

这款菜有丰胸调理、冬季养生调理、养颜美容调理、补虚养身调理的作用，十分适合中青年女性食用。豆浆富含植物雌激素、优质蛋白质和纤维素，对女人有很大益处。

下面是以猪脚为主要食材的饮食。

花生猪脚汤

**具体做法是：**准备花生 200 克，猪脚 2 个，葱、姜、料酒少许。将猪脚先用滚水烫一遍去腥。然后再把花生与猪脚放入炖锅中，加 4 碗水，放下葱、姜、料酒先大火烧开，再转小火炖 3 小时。待花生煮软，猪脚炖烂后，即可加盐调味。

这其中，猪脚富含胶质，是很好的美肤丰胸食材。花生有催乳效果，这一道花生猪脚汤，妈妈们可以炖来为发育中的女儿健胸，产后的妈妈们，也可以用它来发乳。炖煮时要注意，花生连皮的效果较好，不连皮则是口感胜出。

当然，以上两款只是具有代表性的推荐，还有很多食材都对乳房健康有益，比如鸡爪、木瓜、核桃等。

乳房是气血的仓库，从乳房的形状、大小、触感、健康状况等方面都能观察女性的气血状况。所以，让我们一起更加用心地照顾自己的乳房吧，女人多爱自己一点儿才会更健康，更幸福。

## 气血不和乳腺增生，调理顺气是关键

乳房是上天赐给女人最好的财富，丰满紧致的乳房能让你迷倒所有男性，但是并不是每个女人都能拥有健康的乳房，一个健康的乳房对于女人来说至关重要。

中医讲：“气为血之帅。”就是说，气是人体血液的“指挥官”，血液的流动，全凭它的指挥，就像是人体的“理财专家”，有了气的推动，血才能更好发挥作用。气与血，阴阳互补，相互依存，两者缺一不可。

女人的一生，月经、怀孕、生产、哺乳，这几个阶段都在失血中度过，如果对气血不引起重视，就会使病情迅速扩展，不仅出现皮肤暗黄粗糙、色斑皱纹以及更年期提前，而且还会引发子宫肌瘤、乳腺增生、卵巢囊肿等妇科病。

随着人们生活水平的提高和生活环境的改变，乳腺增生的发病率及恶变率成逐年增高趋势，且日趋年轻化，严重威胁着女性健康。

一般，气血不和的女人易得乳腺增生。中医上讲："气血失和，百病乃变化而生。"气不足，女人易老；血不足，女人易病。女人气血失和就会导致体内分泌紊乱、免疫力低下，引发多种疾病。

乳腺增生、乳房肿块是由于气虚血滞造成的，人体乳房上分布着相当复杂的经络，由于气虚血滞，使气血无法运行到乳房的各个经络部分，从而造成瘀阻，产生乳腺增生，乳房肿块等。

患上这两种病的女性大多数会选择去医院切除，但是切除会危害女性健康，如果女性没了乳房就相当于没有了美丽，所以还是不建议切除。可以采用中药保守治疗，推荐服用纯中药制剂的气血和胶囊，气血和胶囊调理气血，疏肝理气，让乳房经络畅通、血流畅通，乳房的经脉被打通，增生就会消失，乳腺增生便会痊愈。

乳房健康了才能活出真正的自己，健康女人味才能从里到外散发出来。

---

**⊙养血小贴士**

乳房气血的保养包括定期对乳房实施自我检查，定期到专科医生处做乳房部的体格检查，必要时还可定期做乳腺X线摄片，在自我感觉不适或检查发现问题时应及时进行早期诊断，早期治疗各种乳房疾病。

---

## 两款健乳汤，让女人感觉“挺”好

随着年龄的增长，人的身体各部位开始出现老化现象。胸部也不例外，而且胸部是身体老化得最快的部位之一。防止胸部下垂、外扩等现象的出现补气丰胸食谱是首选，食补更健康安全，有益健康。

怎样食疗丰胸？很多非常有名的丰胸食物就在我们身边，简单易得。这些食材通常含有丰富的蛋白质、蛋白酶和维生素，能够促进细胞发育天然激素。经常吃这样的食物，可以让胸部肌肤的新陈代谢正常，充满弹性。

汤，素有保健养生之功效，几种简单的材料加入汤当中，就变成美味可口的丰胸食疗汤。

古代唐朝的时候，讲究女子以胖为美，所谓“胖”最受重视的是胸部，大多数唐朝女子都有着丰挺饱满的乳房。可是，古代女子都是用何来丰胸的呢？

古代虽然没有专门的丰胸产品，但中医师配制出了很多丰胸名方，更是古代官宦、宫廷女子常用的秘方。

下面介绍两款流传下来的经典食疗方。

1. 凤爪人参汤

**具体做法是：**准备鸡爪 6 只，鸡大腿 4 只，当归、人参须、黄芪、枸杞子、黑枣、红枣适量，将以上材料洗净放入锅，加入调味剂，大火煮沸后用文火炖一个小时即可食用。

此汤中，鸡爪鸡腿中含有丰富的胶原蛋白，其他药材补血益气，常食可滋补身体，丰胸、益寿。

2. 黄芪虾仁汤

**具体做法是：**准备黄芪 30 克，虾仁 100 克，当归 15 克，桔梗 6 克，枸杞子 15 克，淮山药 30 克。将当归、黄芪、桔梗，洗净，放入锅中；淮山药去皮，切块，也放入锅中，加清水适量，上文火煎汤，去渣，再加入虾仁同煎15分钟即成。

此汤的功效是调补气血，适用于气血虚弱所致的乳房干瘪。

此外，还有不少食材也能达到健美乳房的效果，比如鸡肝、山药和莴笋。山药是中医推崇的补虚佳品，富含黏蛋白，具有健脾益肾、补精益气的作用；鸡肝富含血红素铁、锌、铜、维生素A和B族维生素等，不仅有利于雌激素的合成，还是补血的首选食品；莴笋则是传统的丰胸蔬菜。

三者合用，具有调养气血的作用，可以促进乳房部位的营养供应，还能改善皮肤的滋润感和色泽。

---

**⊙养血小贴士**

需要注意的是，不要在刚进餐过丰胸食物之后喝咖啡和浓茶，以免影响食物中营养物质的吸收。

---

## 气血瘀滞乳房疼，就去按摩肩井穴

乳房疼痛是不少女性的困扰之一。偶发性的时候人们通常不当回事，殊不知这是十分危险的。

王辰是一位中年女士，她神色忧虑，不过精神状态看起来还不错。她告诉医生，感觉自己的乳房上好像长了东西，去看外科，医生的诊断是乳腺小叶增生。她一开始吃了一段时间西药，但是感觉没什么效果，于是就想看看中医。经过诊断发现，王辰两侧乳房的外上方确有几个或大或小的可触及的片状及颗粒状的结节，略显发硬，触碰有痛感。这确实是乳腺小叶增生的症状，这种病多是由肝郁痰凝引起的。月经来的时候乳房又胀又痛，而且肿块比现在要大，不按都会痛，月经过去了以后不按就不会痛。

这种情况和人体气血阻滞有关。王辰女士的舌质红，舌边还有瘀斑，舌苔微黄，切脉脉弦细数，这些都是气血阻滞的症状。依据这种症状，说明乳腺疾病还没有严重到不可医治的程度，她的乳腺疼痛主要是由于长期的压力和精神负担，造成肝失疏泄、气血不畅，从而引起乳房的胀痛，于是医生为她介绍了肩井穴治疗方。中医按摩不仅能活血、舒畅筋骨，还是日常保健的一个非常有效的手段。

肩，指穴在肩部。井，地部孔隙。肩井穴名意指胆经的地部水液由此流入地之地部。本穴物质为胆经上部经脉下行而至的地部经水，至本穴后，经水由本穴的地部孔隙流入地之地部，故名肩井穴。

具体的按摩方法是：按住两肩的最高点，肩井穴的所在。具体来说，就是在将两个胳膊交叉，两只手放在肩膀上，大拇指贴住脖子，其余四指并拢，中指所在的位置。按摩这个穴位最好用揉的方法，也就是手指按住穴位做回旋转动，在原地转圈，手指上一定要有向下压的力量，让力度透下去，这样按摩才有效果。

这种按摩主要治疗肩背痹痛、手臂不举、颈项强痛、乳痈、中风、瘰疬、难产，诸虚百损。肩酸痛、头酸痛、头重脚轻、眼睛疲劳、耳鸣、高血压、落枕等。

---

**⊙养血小贴士**

按摩方法疏通气血需要专业按摩师或医师的指导，最好能在按摩前先经过体检环节，以确定身体状况适合用按摩方法进行调理和治疗。

---

## 经期减肥气血亏，胸围变小

月经期间减肥是最佳时机吗？月经是女性特有的生理现象，这时候体内新陈代谢减慢，体重会保持稳定或增加，也容易心情烦躁、郁闷或不专心。有人说，月经期间容易减肥，因为特殊日子女性通常没有什么食欲，吃得少了体重就会下降了，是这样吗？这种做法好不好？

月经期间，女性会失去大量血液，如果为了巩固瘦身效果，在月经期盲目节食，会让肝脏负担大大加重，从而导致气血失衡。因为月经期间，人体新陈代谢速度会比平时高三到四成，人一旦处于饥饿状态，大量脂肪会涌入血液，以做好“饥饿储备”，这时你血液中的脂肪酸浓度会显著增高，月经一结束，运行不畅的气血会扰乱激素分泌水平，让胸部渐渐下垂。

月经期体内水分很容易囤积，即使月经期减肥也不见体重会减轻，所以，奉劝爱减肥的女性们，在月经期还是好好地休息，等生理期过后，再减肥比较恰当。

## 常拍胸，气血通，乳腺增生不见

健康的乳房是女性的骄傲，也是生活中美丽的风景线。但现在有越来越多的女性受到乳腺增生的困扰。正所谓，知己知彼百战百胜，了解乳房才能更加细致的关怀它，照顾它。乳房分布着多条经络，其中乳头属肝经，乳房属胃经，乳房内侧则属肾经。其中任何一条出现瘀堵，都会导致乳房出现肿块。有的肿块还伴有疼痛感。由于并不影响生活，许多女性朋友对此并不在意。但对于这种疾病切不可忽视，以避免其发展成肿瘤，或恶化成乳腺癌。所以治疗乳腺增生，当从疏通经络入手。

如何断定自己是否得了乳腺增生呢？

教大家一个比较简单的办法：将四指并拢，用指腹沿着乳房的外侧画圆，并不断向乳房的中心移动，直至到达乳头。在触摸的过程当中，如果发现有硬硬的肿块，并且碰触时有痛感，就说明乳房出问题了。这时最好尽快去医院进行进一步的检查，以免延误病情。

由于全身经脉、脏腑气血聚于胸腹背部，拍胸捶背可以刺激经络、兴奋神经、激活气机、疏通气血，所以常常拍胸对气血疏通有益，也是辅助治疗乳腺增生的方法之一。

那么要如何操作呢?

拍胸的具体方法是：先用右手掌从左胸前、腋前线上方开始往下拍打至下腹部再向右移至心前区，而后换左手拍打右胸部，这样反复拍打，每分钟在100次左右，力度适中，每日2次，每次30分钟，10天为1疗程。

这个拍胸疗法有何科学依据呢?

中医认为，血的行进是要靠气来推动的。如果气机不畅，那么血、津液等物质就会停滞不前，这种情况下就会出现“堵塞”，人的健康就会出问题，这就是中医所说的“不通则痛，痛则不通”。

从乳腺增生对身体脏腑健康的影响角度出发，简单地说，上文所说的堵塞大多是由肝引起。这是因为人体气机的疏泄是由肝来调节的。肝的疏泄功能正常，血及津液的运行也正常；反之，肝失疏泄，气血就会受阻，这时就会“堵车”，反映在身体上就是产生痰瘀，痰瘀凝结就会形成肿块。肝经正好经过乳房，肝气郁结，最容易出问题的就是乳房。所以说，对于有乳腺增生的女性朋友来说，养肝和拍胸疏通经络一样都是防治乳腺增生的两个重要内容。

---

**⊙养血小贴士**

乳腺增生虽然不是什么大病但不容忽视。最好能根据自己乳房的情况佩戴质地柔软、大小合体的乳罩，使乳房在呈现优美外形的同时，又得到很好的固定、支撑。给乳房一个相对宽松但又很适宜的环境。

---

## 气血不调，乳房就遭殃

女人的乳房是女性曲线美的亮点，但同时又是很脆弱的部位，不明原因的胀痛、湿疹、肿块、增生、炎症、纤维瘤、乳癌，等等，都和气血运行不畅有关。

乳腺疾病是女性的常见病，多发病，久治难愈，发病率高达80%，乳腺增生症的发病率已达育龄女性的60%以上。近几年，乳腺病正处于高峰期，不仅发病率高，而且发病年龄大大提前，并且癌变率很高，成为女性健康头号杀手。为此，医学界专家呼吁广大女性朋友要爱护乳房、重视乳腺疾病，做到早发现、早治疗是控制和预防乳腺疾病的最有效措施。在我们看来，这一切都不如及早关注气血更重要，即关爱乳房健康，要从气血开始。

46岁的张大姐是一位乳腺增生患者，其实早在几年前，她就检查出轻度乳腺增生，医生说，不必在意。张大姐就听了医生的话，没当回事。可是最近，由于丈夫在外面有了别的女人，经常不回家。张大姐心情非常郁闷，经常与丈夫争吵。最近在买内衣的时候，才发现有硬块出现。张大姐害怕了，去医院检查，原本不成问题的乳腺增生已经很严重了。

乳房为“宗经之所”，与足少阴肾、足阳明胃、足厥阴肝三经及冲任二脉关系密切，其中足少阴肾经，从肾上行肝而与乳连；足阳明胃经，从缺盆下而行乳中；足厥阴肝经上膈胁绕乳头而行；任脉循腹里上关元，至胸中；冲脉，脐上行，至胸中而散。女子乳房属胃，乳头属肝，乳汁的生成源于脾胃化生之谷气；乳汁的疏散通利，为肝气所主司；乳汁的稠厚稀薄，与肾及冲任二脉的关系密切。如果气血失调、经脉阻塞、脏腑气化功能失常，就会导致乳房疾病的发生，从而表现出不同的临床症候。七情内伤，肝气郁结，气血运行不畅，脉络不通或肝肾精血不足等均可导致经前经后乳房胀痛、周期性乳胀、乳头胀痒疼痛、乳腺增生、气结、萎缩、下垂等症状。

根据乳腺增生的起因，专家们提供了大量的预防乳腺增生的生活调养法供女性朋友练习。

1. 保持良好的精神状态

开心是预防乳腺增生最有效的方法。由于女性较敏感，情绪不稳定，容易忧郁、焦躁和思虑过度，会直接影响激素分泌。为此女性要善于调节情绪，保持良好的精神状态。尤其在月经、妊娠期间，更要注意调节不良情绪。

2. 合理作息

生活要有规律，注意休息，保证充足睡眠，不可经常熬夜。此外，有规律的性生活也有助调整生理节律紊乱和内分泌失调。

3. 按摩可疏通乳房经脉

专家介绍说，按摩可疏通乳房经脉，促进经脉的气、血及淋巴液的循环，并刺激神经的传导，提供乳房所需的营养。

4. 热敷按摩乳房

每晚临睡前用热毛巾敷两侧乳房 3 ~ 5 分钟，用手掌部按摩乳房周围，从左到右，按摩 20 ~ 50 次。

如果你觉得以上的方法太烦琐了，还有一种最简单的通经方法，那就是常常用手抚摸乳房。你可以在临睡之前进行，也可以在洗澡的时候进行，可以自己操作，也可以请你的先生代劳，总之目的就是活络一下乳房周围的气血。

## 定期美乳按摩，促进血液回流

美乳养血是否可以选择运动的方式来完成呢？答案是肯定的。简单说来，就是用扩胸运动和按摩刺激穴位，促使乳房的血液和淋巴回流，使乳房维持良好形态。

扩胸不必投入巨大的力量，只需身体站直，双手向前伸直，握拳后拳心相向，平行向后扩展就可以完成，这样的动作重复 50 次。一般来说，女性随着年龄的增加，背部肌肉缺乏了紧缩感，身体站立或走路时，习惯性的向前倾。这时要加强背部的肌肉锻炼，所以在做扩胸运动时两手握一个小哑铃效果会更好。

与扩胸相比，胸部按摩的效果更有效果。胸部按摩取坐位或仰卧位，基本的操作方法如下。

1. 垂直按摩

先从左边的乳房开始，用自己左手握碗状托住乳房的下端，然后右手的示指、中指、无名指、小拇指平贴在乳房的皮肤上，先从乳头的左侧，自颈部向腹部的方向轻推，到达乳房的下部，再垂直向上运动，按摩到达乳房最上端，然后采用相同的方式使乳房由上至下恢复原位，按摩10次左右后，再依次按摩右侧的乳房。接着用右手托住右乳房，左手垂直按摩的程序与左边相同。长期不懈的按摩，乳房皮肤就会恢复足够的弹性，使下垂的乳房得到回升。按摩时力量要适中，不要压痛乳房和擦破皮肤。

2. 搓揉按摩

左手五指微分，屈曲捏住右侧乳房，由乳房外周向乳头方向搓20次，终点集中到乳头，每搓揉10次后，再以拇指、示指、中指3只指头，捏住乳头向上方提拉5次。再用五指拿住乳房振颤动10分钟。经常的搓揉可以使乳房坚挺。按摩前，可以搽上增加弹性的护肤霜，这种护肤霜用杏仁、西洋参碾细末，和入珍珠粉，加入玉兰油面脂内调匀，涂抹在乳房上，以增加按摩的润滑，促进乳房的活血通络作用。

3. 圆周按摩

将右手放在左边的乳房上，拇指展开，四指伸直微翘，以手指的前两端，围绕着乳头、乳晕做螺旋状按摩。轻柔的沿着乳头由内向外侧边缘做顺时针按摩15次，再逆时针方向按摩15次。再从乳房外缘开始，以画大圈逐渐缩小的方式做螺旋状按摩，先做顺时针按摩15次，再做逆时针按摩15次。然后两手掌轻轻捏住两边乳房，向上微微拉扯10次，使松垮的胸部得到支撑。然后用左手按上面的方法按摩右侧的乳房，接着沿着乳房外围做圆形按摩。这样可使乳房保持浑圆丰满的外形。紧实胸部肌肉，加强支撑力，让胸部越来越挺，并使乳房增大结实。

双手张开，分别由乳沟处往下平行按压，一直到乳房外围。每个动作反复 20 次。可以刺激胸部组织，让乳房膨胀，充分收紧胸部的肌肉，升高胸部曲线。

要注意的是，对于乳房按摩的力度大小的掌握需要经验者的指导。自己一气乱按不会有良好效果。

## 急性乳腺炎外敷有妙方，气血不亏

乳腺炎症是很多女性，尤其是孕产女性的烦恼。往往容易发生在新妈妈的身上。乳汁下来之后，新妈妈们便开始正式进入到哺育宝贝的阶段了，这个时候可以尽情地享受天伦之乐，相信大多数新妈妈的心情都是非常愉悦的，但是，如果得了急性乳腺炎的话，心情可就完全不一样了。这时候不仅要承受疾病的痛苦，还会伤及气血，影响整个身体的健康。

下面，先让我们了解一下急性乳腺炎。急性乳腺炎多发生在初产妇的哺乳期，特征便是起病急，早期乳房内会出现一局限性的肿块，看上去又红又肿，还会伴有发热、疼痛、畏寒等类似于全身中毒的症状。如果急性炎症没有能够得到及时的控制，那么只要几天的时间，便会迅速发展成脓肿。严重乳腺炎患者还有可能会伴有高热、寒战等症状。如果不幸患上了乳腺炎的话，一定要及时治疗，因为如果治疗不当危害性就会更大，那样，刚出生的宝贝可就吃不上奶了。

在医疗技术比较发达的城市，有专业的医护人员可以帮助新妈妈们解决这些问题。但是，在条件不够好的地方，中医草药的作用是不可替代的。对于草药的知识，多学习一点儿总是好的。

这里要为大家推荐的是苗族的一种治疗女性急性乳腺炎的方法。

云雾山中的一个苗寨，一位苗族中年妇女患上了急性乳腺炎，由于交通不便，医疗条件有限，这位患者的疾病没有能够得到及时、有效地治疗，症状已经加重，她的乳房红肿灼痛，并且还出现了并发症状，全身发热恶寒。那位患者只能躺在床上痛苦地呻吟着，痛苦之情难以言喻。寨子里的中医在对她进行过诊断之后，决定就地使用生草药进行治疗，他发动群众采来了鲜芭蕉根，将其捣烂加温，外敷到患处，仅半时许，疼痛便被止住了，连续敷用了3天，疼痛红肿的状况便已消退，那位患者得以病愈复原。

鲜芭蕉根具有清热，止渴，利尿，解毒，消渴，治血淋，血崩等多种医疗功效，此外，对于气血两虚的失眠者，也有一定的辅助治疗效果，是草药中珍贵的药材。

当然，生草药同其他中药一样，也具有四性、五味，同时亦有升降沉浮之别，所以在使用生草药进行治疗的时候，也要注意到每种药物的特殊性，并且根据疾病的不同阶段来对症下药。

在采集生草药的时候，也要注意，适当为其留种，凡是能够用叶、枝、子入药的，便尽量不要挖根除茎，一定要保证其再生的能力。

---

**⊙养血小贴士**

在借助草药调理恢复气血的时候，要注意生草药的生长、成熟、枯萎、凋谢都同季节有着密切的关系，其药效的强弱也同季节有关，所以在采集生草药的时候，一定要注意，对于那些与季节有关的品种，要及时采集，适时应用。

---

## 呵护乳房从清洁养护开始

乳房对于每一个女人都是一样的重要。因为它象征着女人的阴柔，更是母爱的标志。但同时乳房也是女性易发生疾病的部位之一。常见的疾病有：乳腺炎、乳房增生瘤、乳腺囊肿、乳房脂肪瘤、乳腺癌、乳疼症等。医生建议：忙碌女性应该更留意自己的胸前动向，养成良好的自检习惯。那样，即使遭遇疾病，我们仍有反败为胜的机会。

善养乳房的女性会每年都会接受专业检查，并进行每月一次自检。所有成年女性，无论是否生育，都应每年一次到专业诊所进行乳房检查。医生还建议所有年龄超过 45 岁的女性每年进行一次胸部 X 光片检查。养成每月进行乳房自我检查的好习惯。如果发现有结节、包块，需去医院做进一步检查。

对于大多数东方女性，触摸自己的双峰似乎是一件极其尴尬羞耻的事情，因此很少有人会养成这样的习惯。但其实，温柔地触摸自己的乳房，并在镜子前仔细观察——进行乳房自检，绝对是保障乳房健康的有效途径。

呵护乳房的开始不是在每个月，也不是每年，而是每一天。呵护乳房从清洁、保养乳房开始。

具体说来，每天淋浴时应给乳房特别的关照，医生建议女性应该用专门的浴刷清洗乳头乳晕，这对先天性乳头凹陷的女性来讲尤为重要。然后以乳头为中心，用体刷对乳房做旋转式按摩，这不仅能刺激血液流通，还可轻微蜕掉上层的死皮。另外，还可以用冷热水交替冲洗乳房，以增强乳房的血液循环，这对保持乳房的弹性和挺拔很有帮助。

医生在临床经验中发现，乳腺疾病的发病与很多不良生活习惯有关。以下因素，更值得所有的女性密切留意，并尽量做到让自己的生活方式更健康。

（1）保持正常体重：肥胖是患乳腺癌的高发因素。应尽可能减少高脂肪、高热量食物，特别是油炸食品的摄入。

（2）慎用激素类药物：有的女人为了使乳房丰满而服用激素类药物，结果导致内分泌紊乱，这也增加了乳腺疾病发生癌变的危险。

（3）保持良好心境：忧郁、紧张等情绪会引起脂肪栓水平增加。保持乐观放松的心态，减少烟、酒、咖啡等刺激物的摄入对乳房健康非常重要。

# 第十章
# 节律养血：女人养血分阶段

## 一七女孩补益气血，保证先天精气足

女人也像花一样有着分明的生长周期。对于女性而言，依据自身生理状况的不同，七年一个周期是天生的宿命。而在这以七为界的周期转变中，女性的身心健康也要随之发生改变，不然就会生病，不健康。

"一七"顾名思义指的是女子 7 岁时。在这个最初的阶段，女性会出现一个生理变化，体内的肾精变成了肾气，并开始推动她的生长发育，表现出来就是女孩子在七岁开始"齿更发长"。

按照实岁和虚岁的换算，女子到实岁 6 岁的时候，其实就是虚岁 7 岁了。在这个时候，她会出现一个生理变化：她的肾精变成了肾气，并开始推动她的生长发育。表现出来就是"齿更发长"。小孩子刚出生以后，会长乳牙（也叫奶牙），到了 6 岁，奶牙就开始掉了，然后换上了恒牙，这就开始换牙了。

所谓"发长"，不是说她以前是个秃头，而是黄毛丫头变成了"黑毛丫头"，一头乌发开始长出来了。此年岁阶段里，对女孩气血的养护和判断主要来自毛发。此阶段的养血主要是预防性的，一旦出现黄毛丫头，就要注意在饮食中对微量元素的补充，此时的孩子可能是由于缺锌或缺其他微量元素而导致的气血不足。黄毛丫头的黄毛跟肾精密切相关。

中医认为“肾其华在发”，肾精没有推动她生长发育时，她就是一个黄毛丫头。但是，肾精一旦开始“行动”，她的头发就变成乌黑的了。如果这段时间内总是熬夜，就会出现脱发、白头，严重的还会一头鹤发。有个成语叫“鹤发童颜”，鹤发就是白头发的意思，这就是阴血不足，特别是肾精不足的表现。

通常情况下，女子7岁以前是没有性别意识的。但是，到7岁以后，性别意识就出现了，女孩子就不爱跟男孩子一块疯玩了，她会开始梳小辫，穿花衣服，去跟女孩们一块玩，开始对男孩子有一种疏远，这又到了另一个阶段。

**⊙养血小贴士**

如果六七岁的小女孩头发发黄，先去医院测试下头发中的微量元素含量，再诊断下身体的肾气状态。缺少微量元素的就补充，肾气不足的再依据体质状态对症下方。

## 二七天癸至，调经补气最初时

在《黄帝内经》中，对女性节律有着明确的介绍。认为从14岁开始是女性生长发育的第二个阶段。也就是“二七而天癸至”。“二七”大家都知道这是14岁的意思。那“天癸至”是什么意思呢？“天干、地支”里面有壬、癸，壬、癸在五行里面属水，是天赋的一种物质，这里说的“水”相当于现在说的雌激素。女子到14岁的时候，这种激素就开始生发、运行，接着就有一些生理功能开始具备。比如任脉开始通畅，太冲脉也逐渐壮大，这时候，在这些力量的共同作用下，女孩子就开始来例假了。这就叫“任脉通，太冲脉盛，月事以时下”。

月事的产生首先要有壬、癸。壬、癸不完全等同于雌激素，但它是一种激素，而且是先天赋予的。如果没有壬、癸，这个人可能是“石女”，一辈子也没有月经。

14岁时，女孩子有了月经初潮，具备了生育的能力。而且，这个时候的女孩“太冲脉盛”，太冲脉经过肚脐两旁，继续向上走，当气往上行到胸部的时候，女子的第二性征就凸显出来，乳房隆起，也开始了从女孩到女人的生理上的转变。而“月事以时下”，意思就是女子的例假按时来。女人来例假的标准周期是28天，而不是一个月，要提前两天。考察一个女人是否健康，气血状态的基本情况如何，主要可以看她的月事多长时间来一次。所以，中医问诊时有一句口诀叫作“妇女尤必问经期”。“二七而天癸至，任脉通，太冲脉盛，月事以时下。”这句话非常关键，它基本上概括了影响女人健康的生理和病理基础。

中医认为，月经是由天葵、脏腑、气血、经络共同协调作用于胞宫产生的。所以说，女子二七天葵到来的时候，也是体内气血调养的关键时期。说明，由此开始，女孩要比以前更加注重气血的调养，这样才能确保生理发育正常，气血充盈。

---

**⊙养血小贴士**

乳房的发育标志着少女开始成熟，隆起的乳房也体现了女性成熟体形所特有的曲线美和健康美，并为日后哺乳婴儿准备了条件。对女性的人生有重要意义，所以此时一定要注意增加营养，培气养血。

---

## 三七女人要温暖，血液顺畅精神足

男人要补肾，女人的肾其实也很重要，这一点从女性的第三个阶段中就可以看出。所以说补肾不仅是男人的专利，也是女人的专利。补肾能让女性的皮肤看起来更有光泽，所以女性一定要做好成熟期的保健工作。

女性肾气最盛的时期是21岁左右，25岁之后就开始渐渐衰退。中医上说“肾主水，其华在发”，肾脏的功能好坏表现在头发上。头发柔韧有光泽，说明肾脏健康。肾虚的人常常头发易断并且没有光泽，容易出现脱发现象。

三七，21岁时，女人已经不再是青涩的少女，而是“肾气平均”“真牙生而长极”的熟女了。她们的身体发育基本成熟了，长出了智齿，完成了乳房与骨盆的发育，同时身高也停止了增长。她们的身材，可以说是一生中最为曼妙动人的。不过，在这个本该最美好的阶段，女人能不能真正享受到这种美好，就由自己的肾说了算了。肾动力充足，“三七”的女人才能够秀发亮泽、身材挺拔、气质出众。反之，这时的女人就会受到发育不良的困扰——身材瘦小，乳房也会发育不全。

21岁女人的生理发育才到极限。从养生的观点来讲，这个时候，她应该把自己的肾精“平均”到自己的身体里面，然后让自己的身体发育得非常好，而不是去繁衍后代。所以，21岁是女人最美丽、最性感的时候，也是最适合结婚的时候。

从气血的角度上讲，这个时期的女性由于生理原因往往造成缺铁性贫血，大约超过六成的女性会出现程度不同的贫血现象，所以补血补铁就成为首要大事。铁是女性健康必需的微量元素。21岁开始，女性的饭桌上应该常见含铁丰富的食材和佳肴。

女性可以多食用一些益肾补铁的食物，如动物的肝、肾、血，瘦肉、鸡蛋、海产品、黑木耳等，不仅含铁量高，吸收率更高于其他食品。

---

**⊙养血小贴士**

女性要想血液顺畅充足，每天8小时的睡眠也必不可少。同时要少喝酒、少食辛辣食品和浓咖啡、浓茶等刺激性食物。

---

## 四七重在活血养颜，确保女人好生育

女人善养，容颜常驻。这种善养也是要找对时间的。“四七”就是女人养身的最佳时间段。“四七”到来之时，女人处于 28 岁，女人的身体基本发育完成了，肾气充盈，所以筋骨变得强壮，头发也亮泽浓密。确切地讲，女人在这个时候身体能量状态达到最高峰，适宜怀孕生子。

从这个生命周期可以看出，女性在 28 岁时生理上达到最佳状态，身体最健康。28 岁后，开始走下坡路，尤其是到了 35 岁，衰老就在面部明显表现出来。所以，从 28 岁开始，女性就应该注意保养了。中医认为，女性养生要注重养血、活血，因此可多吃些大枣、阿胶，注意饮食规律与营养。

中医里的“肾”是人体的健康之源、美丽之源、气血生化之源，可是几乎所有的女性都要经历月经、怀孕、生产、哺乳、带下等生理过程，这些均以肾精、阴血为用。所以，肾精、阴血在女性的体内极易损耗、缺失。因此，此时女性更需要补肾。

---

**⊙养血小贴士**

专家认为，调补脾肾是防早衰的重要途径。在饮食方面，多吃高蛋白、绿叶蔬菜和新鲜水果，同时还要适当摄入粗粮及补肾的食品，如核桃、枸杞、松子仁、人参、莲子、阿胶等，以养颜美容、延年益寿。

---

## 五七开始净血排毒，远离“黄脸婆”

女人对自身的养护，不仅在于补充能量，护卫气血，也在于排出毒素，让体内的组织运转更加到位。这项重要的工作就要在“五七”的时候完成。“五七”是 35 岁时，手阳明大肠经和足阳明胃经便开始衰弱，这两条经脉都循行于手脚的外侧，会聚于头面部。如果阳明脉衰，面容便开始憔悴，同时也开始产生脱发的情况。

女人到了 35 岁，身体各方面的机能都不再像年轻姑娘那样具有活力了。因此，保养、去皱、抗衰老，是 35 岁以上熟女刻不容缓要做的“功课”。

其中，补气和补血是相辅相成的两个女性保养食补步骤。单纯补气而不补血，就像烧得很旺的炉子上放了一个空锅，补血就是在锅里放入美味。补气的食物最重要的米饭，还注意多吃土豆、红薯、红枣和蜂蜜。香菇虽然也很好，但有皮肤病的人要少吃，而且不要空腹吃。

中年女人的健康重在日常保养，主要体现在以下几个方面。

（1）充足的睡眠：“保鲜”的女人是睡出来的，健康的生活方式头一招就是多休息、少熬夜、不抽烟、少喝酒。

（2）适量的运动：运动的关键不在于选择什么项目，关键在于坚持。选择最适合自己的项目，坚持就是胜利。

（3）均衡的饮食：如果你脸色发黄了，就一定要多吃芋头。紫色的芋头对脾胃最好，造血、统血效果好，能够使皮肤和肌肉润泽丰腴。还有一道食补方，春夏秋冬坚持吃，非常有效，就是菱角、土豆、红豆、山药、芡实、莲子、红枣和大米一起煮熟，这些食物全是补脾脏的，能够造血，逐步改善肤色。

（4）良好的心情：即使在每个月的那几天也不要忘记了微笑。

## 六七调养三阳脉，通经活络抗衰老

由于个人情况不同，女性进入更年期的时间也因人而异，但大都在 40 岁左右或者更晚。更年期和月经初潮一样，与卵巢状况有直接关系。只要成熟的卵巢已经过了巅峰期，雌性激素就开始下降，即使女性的身心状况都良好，更年期也依旧会到来，而这种时候往往就到了“六七”。

⊙**养血小贴士**

中年女性要想气血充足最简单的方法就是：多吃水果少吃肉；多吃蔬菜多喝水；多注意食物“金字塔”的均衡，少吃垃圾食品。

六七，42岁时，手三阳经脉（手阳明大肠经、手太阳小肠经和手少阳三焦经）和足三阳经脉（足阳明胃经、足太阳膀胱经和足少阳胆经）开始衰弱，体现在头部就是面容黯淡发黄，头发开始变白，这也是女人一到40岁就看上去皮肤粗糙的原因。

在这一时期内，种种开始衰老的迹象会加重女性的忧郁心理，造成“更年期情绪症”。减弱由此带来的不良影响有多种方法，除了注意以上几点因素之外，经络的作用不可小觑。与此最为相关的手三阳经就是重中之重。根据手三阳经而推荐的针对女性更年期的具体治疗方法，其要点有二：一是促进激素分泌，提高生殖器官机能，二是消除心中疑虑。提高生殖功能可刺激小指第一关节掌侧的肾穴；加刺位于肾穴之下的命门穴，手掌小指侧的生殖区，手背的阳池穴；手掌中央的心包区、无名指指甲旁的关冲穴，对安神宁心，调节自主神经也有效。每天用香灸这些穴位和区带8～10次，同时在做家务活的空闲时间里，认真仔细地按压这些穴位和区带，更年期的种种症状一定会减轻。

其实，更年期是一种过渡期。更年期可以划分为绝经前期、绝经期和绝经后期，统称为“围绝经期”。绝经前期的女性卵巢功能开始衰退，已经不规律排卵或不排卵，月经周期不准，甚而出现异常出血。绝经期的女性经历最后一次月经后，卵巢不再分泌激素。绝经后期是指停经之后，卵巢功能完全消失的阶段，女性即将进入老年期。

一般说来，女性通常在45～55岁之间停经。停经意味着卵巢不再排卵，完全失去功能，也不再分泌雌性激素。更年期则是指停经前后的一段时间。可以这样认为，停经是更年期的一个阶段和主要特征之一，但并不能代表更年期的全部过程。停经的到来由于个人的差异也会不同，但一般会受到以下因素的影响：

（1）生活水平：一般情况下，营养较好的女性停经较晚，反之则停经较早。

（2）吸烟与饮酒：香烟中所含的苯并芘成分是卵母细胞的致死因子。有较长吸烟史的女性比不吸烟女性平均要提早5年停经。酒精对女性的性腺也有直接损害，可使停经提早。

（3）妇科疾病：乳腺癌、子宫肌瘤、子宫内膜癌等妇科疾病可能伴发停经年龄延迟。

（4）心理影响：由于家庭原因、性生活等因素的影响，心理压力大、操劳过度、长期抑郁等，会影响更年期女性神经内分泌功能，导致提早停经。

（5）妊娠与哺乳：已婚女性较未婚女性停经要晚；由于妊娠期和哺乳期可暂时抑制排卵，使女性一生的排卵时间也相对延长，所以妊娠次数多、哺乳时间长的女性停经较迟。

（6）遗传因素：一般说来，母亲或者姐姐的停经年龄可以作为女儿、妹妹停经年龄的参考，但不绝对。

---

**⊙养血小贴士**

和人生中的其他时期一样，更年期有着自己的特定过程和计算方法。一般来说，推算更年期的算法应包含停经的前后，从开始到结束需要10～15年。

---

## 七七进入更年期，养血补血因需而异

七七，49岁时，女人的任脉虚弱，太冲脉衰退，具有化生月经功能的肾气枯竭，月经停止，因此失去了生育的能力。女人在这个时候，不仅皮肤会变得暗淡无光、皱纹丛生，随之还会出现热潮红，即经常感觉突然之间体温急剧上升，热的感觉从胸部开始，像潮水一样迅速涌向颈部和面部。通常会持续一到两分钟，过后又会觉得身体开始发冷，甚至会打冷战、心悸多汗及头晕目眩等状况，也就是我们常说的进入更年期了。

女性更年期时，内分泌紊乱，卵巢功能衰退，容易导致月经紊乱以及经血增多，严重者会造成贫血，养血补血不可忽视。进入更年期后，不少女性表现为气血不足。有的更年期女性燥热口干、虚热口渴，还有一些更年期女性心神不安、烦躁失眠。至于女性更年期补充什么保健品养血补血，应根据自身情况进行选择。

此外，更年期也是女性激素剧烈变化的时期，更是女性健康的关键期。进行有效的身心调养，就可以改善体质，治疗不适症状，甚至可以治愈原有的疾病，并延缓老化。所以，女性一定要把握住更年期这一关键的美丽抗衰时期。

更年期也是女性开展新生活的契机。这一时期的女性，事业与家庭都相对稳定，可以拥有更多属于自己的时间，有机会享受自己想要的人生。从这个角度讲，更年期也可以看作一种美好崭新的生活开始，甚至能够成为女性一生中最富有创意的时期。

严格来说，每个女性进入更年期都有症状，包括月经改变，女性第二性征和生殖器官的退行性变化等。由于变化是逐渐发生的，因此，有的更年期女性在此期间不会感到不适，约 75% 的女性在更年期会有一些不适症状，经诊疗或自己采用简单的办法，大多能平稳地度过。

更年期内大多会出现停经现象。停经对女性最直接的影响，就是失去生育能力。不再有月经，在生理上每个月就不需再面对生理期的种种不便；但也有些人也认为，失去生育能力是青春的凋零，因而感到悲伤或沮丧，这就需要做好心理上的自我调适。

# 第十一章

# 古方养血：女人必知的补血良方

## 龙眼美酒，安神养血第一方

桂圆，又叫作龙眼，因其果肉甜而不腻，是很多人爱吃的水果。在我国南方地区，特别是两广，喜欢称桂圆为龙眼，就是因为二者之间的区别及其微小。通常来说，龙眼是指新鲜带有水分的水果，但其晒干之后便被称作桂圆。而且不同的地方，对其称呼也不同，有叫桂圆的，也有习惯上称为龙眼的。龙眼不仅味甘，而且其营养价值也很好，俗称“南国人参”，是民间传统的补血益心之品。在南方地区普遍存在女性产后食用龙眼补益气血的习俗。

龙眼具有丰富的营养价值和明显的药用效果，在医学经典著作中对龙眼入药多有记载。如《本草纲目》中就有提到，龙眼滋味甘甜，属于温热性质，具有壮阳益气、养血安神、健胃益肾、补心养脾、润肤美容、延年益寿等功效，至今，龙眼仍然是一味补血安神的重要药物。现代医学研究也表示，龙眼的果肉含有多种对人体有益的物质，除了含有丰富的铁质外还含有蛋白质，维生素 A、B 族维生素和大量葡萄糖、蔗糖等，尤其是糖分的含量很高，并有可以被人体直接吸收的葡萄糖，体弱贫血，年老体衰，久病体虚的妇女经常吃些龙眼很有补益。妇女产后，龙眼也是重要的调补食品。可以水煎服用，也可制成果羹食用，还可与白砂糖共同熬成膏剂服用。此外，龙眼还能用来治疗健忘、心悸、神经衰弱和失眠等症，尤其值得关注的是，龙眼近期还被发现有抗癌的作用。

这里就为广大女性朋友推荐美味的龙眼酒。

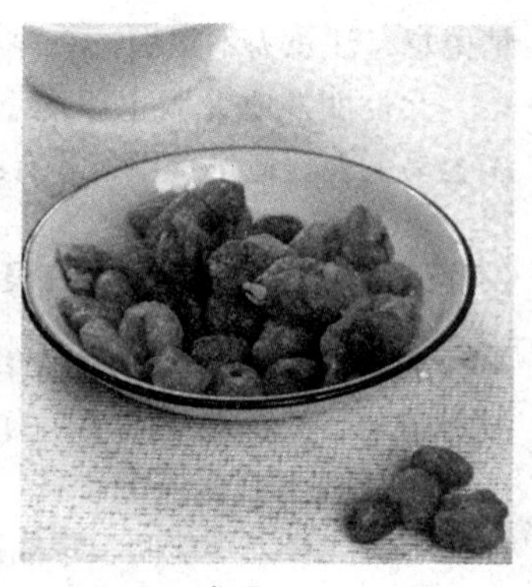
龙眼

自己制作的龙眼酒只要掌握正确的方法，在功效上一样可以达到安神养血的效果。具体的制作方法是：准备龙眼肉 200 克，白酒 600 毫升。将上药置容器中，加入白酒，密封，浸泡 15 天后即可取用。具体饮用方法是每次服 10 ~ 20 毫升，日服 2 次。以此来达到益气血、补心血、安神倍智的目的。

当然，龙眼具有多种吃法，对于不同的病症，又可与其他补益之物搭配使用。中医学理论认为，心脾气血两亏导致的面色无华、身体乏力患者，可以将晒干的龙眼剥壳后，与其他食物一起做成羹、汤、粥等饮服，如果将适量的龙眼与枸杞、红枣一起煮成粥食用，有养心、安神、健脾、补血等功效；还可以将龙眼的肉干和猪肉、鸭肉、排骨一起炖食，像龙眼和大枣炖排骨可以滋阴生血；而将龙眼制成龙眼干、龙眼膏、龙眼果脯等，都是很好的补血之物。

下面为大家具体介绍两种方便适宜的龙眼的食疗方。

1. 酸枣仁龙眼粥

**具体做法是：**准备酸枣仁 30 克，龙眼肉 15 克，粳米 100 克，红糖 10 克。先将酸枣仁捣烂，用双层纱布将捣烂的果仁包好，然后与龙眼肉、粳米一起倒进砂锅中，加适量清水熬煮成粥，再用红糖调味即可，每天早晨可以趁温热时食用。

该款粥具有很好的补益心脾、养血安神、悦色润肤的功效。

2. 龙眼人参茶

**具体做法是：**准备龙眼 10 克，人参 5 克，茯苓 5 克，用开水一起冲泡即可饮用，可当作醒脑益智的茶来饮，尤其适合那些神情倦怠、注意力不集中、心神不宁的白领女性饮用。

女性朋友吃龙眼也要注意，龙眼属于性热食物，一次性吃太多容易上火。适量食用，才有助安神补血。

## 《神农本草经》中的补血良方

人们常说血是人体的精华所在，确实如此，血在人体中起着滋养脏腑，润泽皮毛筋骨的作用，人体各脏腑组织器官的正常机能活动都离不开血液的维持。正因为人体有血液，才使得人体目能视、脚能步、耳能闻、掌能握、指能捏、神志清晰、精力充沛，可以毫不夸张地说，血是人体最宝贵的物质之一。因而一个人如果体内血气不足，人体的营养就会缺乏，导致面色蜡黄、视力衰弱、眼球干涩、关节活动不灵、身体易乏、皮肤干燥、神志异常、头晕目眩、惊悸、失眠多梦等，因此，对于血虚的人一定要加强补血。

现在很多人生活水平提高了，即使没有血虚的毛病也常会跟风补血，总认为体内血越多越好。事实上，补血法只适用于血虚之人，没有血虚之症者并不能用这种方法。

要治疗血虚，根据古代医药典籍的记载，酸枣有奇效。对于酸枣的归经，有资料认为酸枣仁入的是肺经，如《神农本草经三家合注·酸枣仁》认为："枣仁气平，禀天秋敛之金气，入手太阴肺经。"但也有的典籍上记载道，酸枣入的应该是心经，如《本草约言·酸枣仁》认为："酸枣仁，味酸，气平……入手少阴心、足少阳胆、足厥阴肝。"不过经过历代大多数中医大家验证酸枣归入肝胆经。

从酸枣的药用价值上看，除《神农本草经》等有提到酸枣"主治心腹寒热、邪结气聚、四肢酸痛、湿痹"外，从古至今流传下来的众多医药资料都认为酸枣仁对于治疗多寐、不寐及多汗等症状有很好的疗效。其中，酸枣主治不寐的机理亦多从补肝胆的角度出发而言。如《本草图解·酸枣仁》就提到："酸枣仁味酸性收，故其主治多在肝胆二经，肝虚则阴伤而烦心不得卧。肝藏魂，卧则魂归于肝，肝不能藏魂，故目不瞑。酸枣仁味归肝，肝受养，故熟寐也。”而另一本书《本草从新·酸枣仁》也说：“生用酸平，专补肝胆，今人专以为心家药，殊未明耳。”对于有血虚症状的女性朋友来说，除了单吃酸枣以补血气外，还可以将酸枣与其他食物一起烹制，既增加了美味又使功效更加显著。

下面就介绍一道出自《神农本草经》的补血虚良方。

酸枣仁粥

**具体做法是：**准备酸枣仁末 15 克，粳米 100 克。先将准备好的粳米淘洗后煮粥，快熟的时候，将酸枣仁末倒入再煮一会儿即可起锅。

这款粥适合空腹时食用。酸枣仁粥主要是用来治疗心悸、失眠、多梦、心烦等症，具有宁心安神的效果。

## 传世何首乌方——益气血的上佳之选

鲁迅的一篇《从百草园到三味书屋》让很多人从小就认识到了何首乌。何首乌是蓼科植物何首乌的块根，从中药理论而言，何首乌不寒不燥，也不滋腻，是一味平补肝肾，养益精血的药物。

在药典《本草纲目》中对于何首乌的作用就有这样的说法：“养血益肝，固精益肾，健筋骨，乌髭发，为滋补良药，不寒不燥，功在地黄、天门冬诸药之上。”可见，何首乌确实是女性补气益血、美容养颜的上佳之选。

现在市面上很多美容美发产品都有何首乌的成分，而且从其美容作用上讲，主要就表现在容颜和乌发两个方面。唐代《开宝本草》中对何首乌有这样的记载，它有“益血气，黑髭发，悦颜色。久服长筋骨，益精髓，延年不老”的功效。《本草纲目》中也认为何首乌“可止心痛，益血气，黑髭发，悦颜色”，因为何首乌在益精血、补肝肾方面有很好的功效，所以常食用何首乌的女性更为气血充足，面色红润，容光焕发。而对于那些血虚导致的面色无华或皮肤粗糙的病人来说，也应该常服何首乌，以改善暗黄的脸色，让青春常驻。

传统医学通常将人之毛发视为血之余，而肾藏精、生髓，是人体主要的造血器官，因而只有在肾精充足的时候，人体才会表现出气血旺盛的状态，气血只有处于旺盛状态时才能有效地促使头发由早白逐渐变黑，而且气血旺盛也能防治头发干枯、分叉、脱落过多等毛病。

此外，从何首乌的营养构成上看，其含有丰富的卵磷脂，这是构成人体神经组织、血细胞及细胞膜的主要材料，有促进毛发生长的作用。

对于何首乌的食用，如果只是为了保养身心，补气血的功效，宜选择食补之法。

下面就给大家介绍一个食疗方。

何首乌煨鸡

**具体做法是：**准备何首乌 30 克，母鸡 1 只，食盐、生姜、料酒各适量。先将何首乌研成细末，备用；母鸡也要先宰杀后并拔毛去内脏后洗净；然后用纱布或棉布将研好的何首乌粉包好，放入鸡腹内，然后将处理好的母鸡放进瓦锅内，加适量清水，以文火煨熟；最后从鸡腹内取出何首乌袋，然后加入食盐、生姜、料酒等调味即可。

食用这款汤，最好连肉带汤一起用尽，每日吃 2 次，能够起到有效的补肝养血，滋肾益精的作用。尤其适用于血虚，以及肝

---

**⊙养血小贴士**

根据现代药理学的研究表明，何首乌除了上述功能外，还可以帮助扩张血管和缓解痉挛，能够使人体的皮肤细胞、脑细胞和头发获得足够的血量，这也就是为什么说何首乌不仅能使人精神焕发，还可促使面色红润，气色好，头发乌黑发亮。

---

肾阴虚所引起的头昏眼花、失眠、脱肛、子宫脱垂等症状。这款汤主要功效在于可补肝肾、益精血，因而对阴虚血少、头发早白、遗精等症有一定的治疗效果。而且乌鸡营养丰富，是非常适合女性养血和补血的食物。

## 炙甘草汤，养血良药

中国女性自古以来都很重视养生。而养血作为其中重要的一环颇受关注。这些的直接表现是：养血中药在古代药典里举不胜举。不管是达官贵人还是平民百姓对养血偏方都会略知一二。但古代药典中所收录的方剂里，汤剂往往比丸剂更有效果，更适宜调补。比如：医圣张仲景在《伤寒论》里面写道："伤寒，脉结代，心动悸，炙甘草汤主之。"由此可见甘草汤对于女性养血的重要意义。

甘草汤是一款古方，已经经过了千百年的印证方流传至今。

具体的药方组成是：炙甘草9克，人参3克，桂枝3克，麦冬9克，生地15克，麻仁9克，阿胶6克，生姜9克，大枣6克，以水煎服。此方主要功效是滋阴补血、养血复脉。适用于温病后期，久热伤阴，津液耗伤，症见久热不退，口干舌燥，烦躁不安，以及心悸脉促的女性服用。

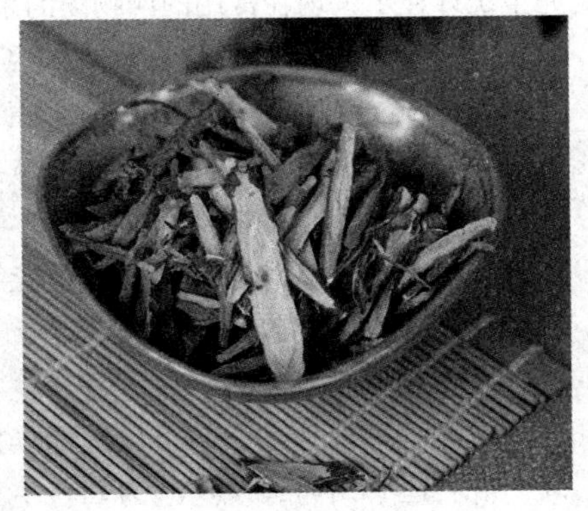
甘草

除了此方之外，人参、大枣、生地、麦冬、阿胶等物品都有一定滋阴养血的效果，麻仁甘润补血，桂枝通阳，生姜温胃，三药合用具有补益气血、滋阴和阳的作用。据传，麻仁不仅对治疗脉结代、心动悸有良好效果，并可以治疗阴虚肺燥，咳唾流涎，带有血丝，咽干舌燥，气短心跳，自汗潮红的虚劳性肺痿。

---

⊙**养血小贴士**

女性养血方可以有多种选择，究竟这其中哪一种最适合自己的情况，还应得到专业中医师的指导和讲解，切忌擅自用药，随意配伍，以免补血不成反伤身。

---

## 用四物汤来补补亏虚的血

古代形容美丽的女子总爱用“肤若凝脂，远黛峨眉，唇红齿白”等形容词。很多现代女性都感觉迷惑，为什么在没有高科技，没有名牌化妆品的古代，美女们还能保持白里透红、柔嫩白皙的容颜呢？其答案非常简单，就是古代的女性会补血。而补血的方法就是耳熟能详，号称“补血女人第一汤”的四物汤。

这道名传千古的四物汤还真是能用耳熟能详来形容，它不但有活血化瘀，排出人体内淤积的血块的作用，还可以有效地减轻痛经的症状，并能改善女性的贫血之症，让手脚不易冰冷。更神奇的是通过对这味中药进行加减，衍生出一系列的子方、孙方。据不完全统计显示，现在常用的四物汤的系列方已多达800多个，是名副其实的众多补血虚方剂中的“祖师爷”。这道汤之所以成为四物，就是因为其主角就是当归、川芎、白芍和熟地4味中药，其中重中之重又是当归和熟地。当归通常被用来作为补血调经的药物使用，此外，还有泽颜润肤的良效，《本草纲目》记载当归能治头痛，润肠胃筋骨皮肤，和血补血；熟地能够改善女性脸色苍白、头晕目眩、月经不调的症状，与当归配伍还能有效地增强当归的补血、活血之功效；至于白芍，按照《唐本草》的说法是：它“益女子血”。现代中医学理论认为白芍可以起到养血养肝的作用，能治月经不调；最后还有川芎，该药既为妇科主药，又是治疗头痛的良方，还能改善人体的内分泌系统，减轻乳房不适、心情焦虑等健康问题。

知道四物汤的四味主要药材之后，人们就更能理解为什么喝四物汤可以补血调经、润泽容颜了。四物汤还有一个非常重要的特点是：通过改变四味中药的配比，可以让四物汤发挥出不同的功能。比如，如果重用熟地、当归，轻用川芎，这样做出来的四物汤就是一个专门用来补血的良方；而轻用当归、川芎或完全不用这两味药物时，有保胎、护胎的功效；再如重用当归，轻用白芍还可以起到治疗月经量少、血瘀型闭经等。

四物汤的做法也不难，普通人家便可以自己动手做适合自己病症的四物汤。先要准备材料，当归、熟地、川芎、白芍各15克，还可以随自己喜好加入山药、百合、莲子、白果、红枣等。然后往上述草本内加入适量的酒，再倒入适量清水煎煮即可。煮的时候一般用中等大小的饭碗装4碗水，煮到只剩1碗水的量就可以了。四物汤一般应在早晚空腹时饮用，最好是即煮即用。女性最好养成从年轻时就开始服用四物汤的习惯，更有利于调养气色，保健身体。

## 八珍汤，给新妈妈的补血催乳汤

经过医学研究证明，母乳喂养有利于新生婴儿的健康，因此大家都提倡母乳喂养婴儿。而就因如此，很多妈妈在刚诞生宝宝，本应该觉得幸福快乐的时候却有了新的烦恼，一些新妈妈在为产后缺乳而烦恼；另一些新妈妈则是因为即使小宝宝并没有吮吸乳头，乳汁却会不受控制地涌出来。真是该来的不来，该走的却不走。而这在中医里就叫作“产后乳汁自出”，也叫“漏”。

要治疗乳“漏”，首先要明白，并不是说乳汁自溢就是漏乳。有很多新妈妈，她们本身身体强健，体内气血充足，乳房饱满，因此所生乳汁特别充沛，由于分泌过多，自己就溢出来了；而有的还会因为错过了给孩子喂奶的时间，导致乳汁自行溢出；还有一些新妈妈则是在给宝宝断奶时，乳汁一时难断，也会有自己溢出的现象发生。但以上这些情况都不是中医范畴的漏乳，而是一种正常的生理现象。

真正的中医上所称的漏乳是一种病症，有漏乳症的女性，乳汁会自己从乳头中不断滴沥而出，能把衣衫都渗湿，而自身的乳房却很松软，没有完全涨乳的那种膨胀的感觉。而且漏出的乳汁颜色偏淡，表明母体的营养明显不足，如果用这种乳水来喂养宝宝，宝宝就会因为乳汁所含营养不足而影响健康发育。所以，为了母子的健康，一定要尽早治疗漏乳之症。

刘女士剖宫产下了一个女孩。因为手术时流了很多血，再加上术后那段日子天气炎热，使得刘女士食欲很差，每天吃的东西也少，所以手术的伤口愈合得很慢。在月子里的时候，家人为防止她受风，把门窗关得严严的。时间一长，刘女士便觉得头晕目眩、心慌意乱的，一整天的时间，除了在给宝宝喂奶时精神稍好些，其他的时候她都感觉身体无力，精神萎靡。而且渐渐的，她还发现自己的乳汁变得特别稀薄，宝宝虽然每天都有乳汁喝，但总是一副没吃饱的样子。而且刘女士的乳汁还会不断地从两侧乳房溢出来。家人对这种情况都很担心，一出月子，就赶忙送她去医院做检查，结果发现，刘女士的血色素、红细胞均偏少。医生最后确诊是因为她身体虚弱，导致乳汁缺乏营养，才使得宝宝总是吃不饱。为此，医生就建议她先给宝宝喂奶粉，等身体治好后再用母乳喂养。后来，刘女士的家人用八珍汤治好了她的漏乳之症。

事实上，漏乳和缺乳虽然病症完全相反，病机却都是由气血虚弱或肝郁血瘀所致。人的乳汁是由血所化而成，刘女士剖宫产后导致血气大量耗损，再加上饮食失调，导致体内气血亏虚，以至于脾胃之气统摄不住乳汁，就会让乳汁淋漓不尽地滴漏而出。这时候只有补益气血，才能从根本上让乳汁分泌重新恢复正常。

正如上述刘女士的例子中所提到的，要治疗这种漏乳，最好用的方子就是“八珍汤加减方”，很多中医在治疗时多次运用，均发现该法具有稳定的疗效，几乎每次都能取得令人满意的效果。

八珍汤其实名气很大，因为它是由大名鼎鼎的两类名药——补气名药“四君子汤”，即党参、白术、云苓、炙甘草和补血名药“四物汤”。服用八珍汤既可以补气又可以生血，而养血的同时又可以益气，所以八珍汤能做到气血双补，专门用来治疗因失血过多而导致的气血皆虚等症状。而用八珍汤在治疗漏乳时，应去掉川芎，因为该药有很强的行血活血功效，服用后会耗损体内原已虚弱的气血。然后再新添入黄芪、五味子、芡实，可以加强八珍汤的补气、收摄之效。

知道八珍汤后，女性再也不用担心产后血虚导致营养不足，也避免了让自己的宝宝也受到伤害了。

---

**⊙养血小贴士**

做了新妈妈的女性气血不稳定的情况比较多，要想气血平稳就要学会综合的、科学的补血方法。除了食疗方之外，运动方、精神调节方都可以一试。

---

## 补气养血药酒，汉方养气血的法宝

人们常用人面桃花来形容一个女子姣好的面容，确实，像初春的桃花，粉嫩中带着一点儿的胭脂红，不是每个女人都想拥有的肌肤吗？

为了追求桃花般的肌肤，女性朋友们花了大笔钱在购买化妆品上。其实，柔嫩的肤质，粉中带艳的肤色并不难求的，只要多喝点儿补益药酒，既可以帮助暖身驱寒，又可补气补血。女性气血一足，还怕没有靓丽的容颜吗？

要想配制补气养血的药酒，在选择材料上一般宜选用酿制精良的白酒，像曲酒、白干、高粱酒、烧酒等，或者黄酒以及南方人喜爱的米酒等都是适合的酒基。而在这些酒类中，又以高粱酿制的白酒和糯米酿制的黄酒为最佳。而且用来做酒基的酒一般度数越高，泡出来的药酒效果也就越好。

通常来说，40～60 高度的酒溶解，浸出药材的有效成分的效力强且时间短，药酒功效也较好。而对于平常不善饮酒的女性来说，也可以选择低酒精度的酒来作为酒基浸泡。而且要想药酒补血活血的功效真正发挥，就需要长期坚持饮用药酒。下面给大家介绍制作补气活血的药酒的方法。

准备人参、当归、熟地、补骨脂、云苓、石菖蒲各 30 克，天冬、麦冬、白芍、生地、柏子仁、远志各 25 克，川芎、砂仁各 20 克，木香 15 克，白酒 3000 毫升。将准备好的上述诸药去净灰渣，用细纱布袋装好，把口扎紧，放到瓦罐中，然后往瓦罐倒入白酒。将瓦罐放到火上煮沸后，再移至阴凉干燥处，等到冷却后将里面的酒液收储到瓶中，并加盖密封。经常摇动，大概泡 10 天就可以开封澄清取饮。

平时饮用该药酒时要适量，一般应在每日早、晚时分各温饮 15 毫升。常喝补气养血的药酒可以起到养心肾、宁神志、补气血、健脾胃的作用。对于那些因为肾阴精不足所致的心悸征、多梦、形体瘦弱、面色黄、神色疲倦、腰膝酸软有较好的治疗效果。对于女人来说，气血充足不仅会带来健康，而且会带来美丽的容颜。

对于爱美的女性来说，补气活血固然重要，但对于中老年人来说，更需要调养身体，补足气血，保持身体的健康状态。人到

---

**⊙养血小贴士**

中老年女性气血不足的常见的症状是：面色苍白或萎黄，头晕眼花，心悸失眠，关节活动不利，身体乏力，精神不振，皮肤干燥，痰瘀，舌质颜色偏淡，脉细无力。这些都是因为年老体弱，或者老年人脾胃功能低下，身体内的血液生化不足，或七情内伤过度，阴血暗耗导致。

---

老年的时候，体质的总特点是虚，特别是表现为血虚。而血是人体内非常重要的物质，内能养脏腑，外能养皮毛筋骨，对于维持人体各脏腑组织器官的正常机能活动有重要功效。因而一旦人体内血不足，就会在人体各方面表现出来。

老年人的养生宗旨也是补血养血，益气生血为重。因此，坚持喝补气养血的药酒对于老人养身也是很重要的。

## 传统捏脊，补脾健胃养气血

不少女性挖空心思想要调养脾胃，补养气血，但都不得其法。中医告诉人们补脾胃有种最简单的方法，那就是捏脊法。

捏脊法顾名思义是一种对脊柱部位进行推拿的古老而实用的疗法，是一件祖宗流传给我们的养生法宝。由于用捏脊法推拿时需要按一定的方法用手指捏起脊背上的皮肉，所以才叫“捏脊”。捏脊法对于治疗“积滞”一类的病症效果特别好，因此又叫作“捏积”。如果说“捏脊”是相对部位而获此名的，那么“捏积”就是相对功效而获该名的。而且，由于捏的部位又属于华佗夹脊穴所在的地方，因此它还有一个名字叫“华佗捏脊法”。其实，无论上述哪个名字，所指的都是同一种方法。

对捏脊法追古溯源，最早可以从晋朝著名养生家、医学家葛洪所著的《肘后备急方》看到。在该书的《肘后备急方·治卒腹痛方》中记载“拈取其脊骨皮，深取痛引之，从龟尾至顶乃止，未愈更为之”，其中的“拈取其脊骨皮”就是本文所讲的捏脊。捏脊法在民间广为流传是在明代后期，之后一直广受百姓喜爱，到现在已经历经了 1000 多年了。

捏脊法的主要功效就在于健脾和胃、祛滞消积、促进消化吸收，对于防治厌食、食积、腹泻、便秘、腹痛、呕吐等各种肠胃疾病有很好的治疗功效；能帮助人体迅速积聚、升发阳气，并能提高人体免疫力，防治疾病侵袭人体。捏脊法的常用手法一般有两种。

手法一：被捏者俯卧在床上或者沙发上，并让整个腰背袒露出来。操作者则站在被捏者旁侧，用双手沿着被捏者的脊柱两侧，捏起脊背上的肉，一边捏捻，一边向前推进，由尾骶部的长强穴一直推进到颈项部的大穴，重复该手法 9 遍即可。

手法二：患者采取俯卧位，操作者用双手拇指的指腹与示指桡侧偏峰，着力于脊柱表面及两旁，保持双手拇指在前，示指在后的手势，横于尾骶部长强穴，同时施力将皮肤捏起，循脊柱或脊旁两侧，慢慢地捻动上移，捏时应该边提边拿，边提边放，直到大椎穴为止。一般应该捻 3 次提 l 次。另法，再用双手的拇指与示指或示指与中指指腹，着力于脊柱表面及两侧，然后用示指在前，拇指在后的手势，按照前述方法捻动。

捏脊法因为简单易学、方便易行、安全无碍、效果显著的方法而受到众多想要健脾胃、补气血的人的喜爱。

在条件允许的情况下，可以将捏脊的方法和运动健身结合起来，睡前捏脊，睡后健身，巩固疗效，坚持下去，使周身气血通畅。

## 按摩然谷穴，帮你运化气血

很多人都有不想吃东西的时候，比如说处于极度伤心、生气、紧张等极端情绪之中，或者生病的时候，都会因为感觉不到一点儿饿而不想吃东西。还有一些人则是因为减肥而控制节食，最终导致了厌食症。这些不想吃东西的反应都属于病理反应，因为当人体处于需要进食的时候，脾胃的功能往往相对较弱，胃气消耗也比平时更大。这时候越不想吃，脾胃就越没有东西可以消化，就会导致身体受到损害。而然谷穴就是帮助我们自身运化气血的穴位。

要治疗因厌食产生的脾胃、身体受损，最好的办法当然是让人马上产生饥饿感。有了饥饿感，才能说明人体内的肠胃功能已经开始恢复。而按摩然谷穴就是一个非常好的让人产生饥饿感的方法。

然谷穴分布在人体双脚的内侧，在用手摸足弓弓背中部靠前端的位置，可以摸到一个骨节缝隙，这就是然谷穴。“然”字就是“燃”的本字，而谷是用来表示这个穴的位置在足内踝前起大骨间，而在这个位置上，精气埋藏得特别深，所以才称为“然谷”，也表明在人体较深的溪谷中有火在燃烧的意思。但也有些研究中医的专家认为，然谷即同“燃谷”，其意思应该是“燃烧谷物”。换句话说，这个穴道主掌食物之消化。这也是为什么当人厌食的时候，按摩然谷穴，可以快速地产生饥饿感。此外，按压该穴位时，其周围乃至整个腿部的肾经上都会有强烈的酸胀感，但只要手指一放松，刚刚强烈的酸胀感便会马上消失。等酸胀感完全消退后，再用手指按压该穴位，如此反复 10 ~ 20 次不等，通常是看按压是否到位，如果感觉酸胀感越来越难以退去，最后停止按压也退不掉的时候，就算按到位了，这时候就可以停止按压该穴位。如果是自己给自己按摩然谷穴，那么双脚内侧的两个穴位可以同时进行。

中医经络学对于按压手法有一套理论：强烈的、快速的刺激为泻，柔和的、缓慢的刺激为补。按压一个穴位时，选择补法还是泻法进行按摩，所产生的效果是完全不一样，甚至相反的。如果为了治疗厌食而按压然谷这个穴，就应该用泻法。要把这个手法做对，才能让治疗效果明显。不然，如果只是随便按一按，揉一揉，虽然也能有一点儿效果，但完全不如找对手法时那样明显。

按照正确的泻法按压然谷穴后，被按者能够很快地感到嘴里的唾液腺开始大量分泌唾液。大概一刻钟后，人体就会产生比较明显的饥饿感。这时候，对于进食，便会很有兴趣了。但是，一定要记住的是，千万不能因为饥饿就暴饮暴食，饭吃七分饱才是健康之选。

女性朋友们千万不能因为爱美或者单纯的没有食欲就不吃饭，在厌食的时候不妨试试按压然谷穴，可以迅速地恢复食欲。

## 平衡气血的生态五禽戏

传统医学对于养生，可不像现在这样动不动就是用补药大补，它讲究的是形神兼养、内外兼修。而“养神”的关键重在一个“静”字，“养形”的重点则是“动”。古代大医学家华佗就曾有过这样的论述：“动摇则谷气得消，血脉流通，病不得生。”正是基于此，便有了福泽后世的“五禽戏”。

“五禽戏”自古就是有益身心的保健操，关于它的由来，还有一个很有趣的故事。

传说华佗在年轻时去山上采药，爬到半山腰的时候发现了一个洞穴，出于好奇，正想迈步进去，忽然就听到洞穴里面正有人在谈论医道，他便安安静静地站在洞外听。听起来里面的人对医道非常有研究，华佗听得也入了神，听着听着，就听见里面原先谈论医道的人转而谈起了华佗，他一听他们已经说到自己了，就觉得再站在外面听不好，便准备转身离开。正在这时，就听到里面一个人叫道：“华生既已来了，何不入内一叙？”华佗只好硬着头皮走进去，发现里面有两位白发长须的仙人。之后，两位仙人向华佗传授了一套健身功法，即模仿虎、鹿、熊、猿、鹤的姿态，这就是著名的“五禽戏”。

当然这只是传说，实际上，“五禽戏”是华佗在总结前人养生经验的基础上，模仿虎、鹿、熊、猿、鹤五种动物的形态创造出来的。后代非常有名的太极、形意、八卦等健身术大多与五禽戏脱不开干系。可以说，五禽戏是传统运动养生的鼻祖。

五禽戏经过历代人的实践，已被早早地证明于养生是非常有利的。从中医的角度看，五禽：虎、鹿、熊、猿、鹤分别对应着金、木、水、火、土五行，又对应于心、肝、脾、肺、肾五脏。因此在模仿五禽的姿态进行运动时，正是起到了锻炼脏腑的作用，还有助于调节全身的各个关节、肌肉，使其得到锻炼。

经过现代医学的进一步研究表明，五禽戏确实是一种很有效的锻炼养生方式。通过模仿五禽动作可以有效地锻炼和提高神经系统的功能，提高大脑的抑制功能和调节功能，能帮助人体神经细胞的修复和再生；同时，它还有助于提高肺功能及心脏功能，改善心肌供氧量，加强心脏的排血力，促进身体内各组织器官正常发育；此外，五禽戏对于增强肠胃的蠕动及提升分泌功能，促进消化吸收也有作用。

从以上对于五禽戏的介绍中，大家应该对“五禽戏”的功效有了一定的认识，下面就来具体解说它的内容及具体操作方法。

1. 虎戏

采取自然站式姿势，然后俯身，让两手按地，用力使身躯前耸的同时配合吸气。当前耸到顶点后稍停，然后身躯再后缩，同时呼气，如此反复三次。然后再用两手按先左后右的顺序向前挪动，同时两脚向后退，并尽最大可能地拉伸腰身，接着抬头面朝天，再低头让视线保持与地面平视远眺。最后，如虎行般以四肢前爬七步，后退七步。

2. 鹿戏

像鹿一样四肢着地，吸气，先将头颈向左转，左转的时候双目向右侧后视，当左转到底后稍停，呼气，头颈再慢慢回转，当转至朝地时再吸气，并继续右转，如前法所述。如此左转三次，右转两次，最后回复四肢着地的姿势。然后，抬其左腿向后挺伸，稍停后放下，再抬起右腿如法挺伸。如此左腿后伸三次，右腿两次。

3. 熊戏

采取仰卧式，将两腿屈膝拱起，让两脚离开床面，然后用两手紧抱膝下，头颈用力向上，尽量让肩背离开床面，稍停，再用左肩往侧面滚落至床面，一旦左肩触到床面立即恢复头颈用力向上的姿势，让肩尽量离开床面，稍停后再以右肩侧滚落，复起。如此炮制，两边各七次，然后起身，让两脚踩实床面成蹲式，两手分别按在同侧的脚旁，接着像熊一样行走，抬其左脚和右手掌离开床面。当左脚、右手掌回落后再抬起右脚和左手掌。如此反复交替，同时身躯也要随之左右摆动，片刻而止。

4. 猿戏

先要找一根牢固的横竿，长度略长于自身，站立的时候保证手指可以触到的高度，就像猿攀树枝一样用双手抓握横竿，并让两脚悬空，做引体向上七次。然后再用左脚背勾住横竿，放下双手，头、身也要随之自然向下悬倒，略停后换右脚如法炮制，如此左右各七次即可。

5. 鸟戏

自然站式，深吸一口气的同时跷起左腿，同时两臂侧平举，扬起眉毛，鼓足气力，像鸟振翅欲飞一般。待到呼气时，将抬起的左腿回落地面，两臂也同时回落至腿侧。然后再让右腿同样操作。如此左右交替各七次后坐下。弯曲右腿，用双手抱右膝下，拉腿、膝尽量贴胸，稍停后两手换抱左膝下如法操作，如此左右交替各七次。最后，两臂如鸟理翅般伸缩七次。

就“五禽戏”本身来说，它并不是一套简单的形体运动，而是一套相当高级有效的保健气功。华佗在创造五禽戏的时候不但模拟动物姿态，并把肢体的运动和自然的呼吸吐纳有机地结合到了一起，通过气功导引帮助恢复体内逆乱的气血状态，从而保证身体健康，百病不侵。

不管工作多忙，为了自己的身体健康，广大女性朋友每天抽出 1 小时练习五禽戏，可以起到很好的保健养生作用。

## 常打坐，调理身心气血畅

对于打坐，大家一定很熟悉，但大多数人对它的认识有局限性，认为打坐只是修道礼佛练武之人的一种坐姿，事实上，打坐这种姿势又称为莲花座，不仅是一个普通的坐姿，还兼具养生之效。按照《养生四要》里的说法是：人之学养生，日打坐，日调息，正是主静功夫。但要打坐调息时，便思不使其心妄动，妄动则打坐调息都只是搬弄，如何成得事？这段话就是告诉人们，静修锻炼的前提和基础是静神，就像只有当水面平静时才能一窥湖底一般，只有平静神思，放松身心的时候，才能进入静气的世界。

现代人生活的环境越来越嘈杂，快速的生活节奏也容易导致身心过疲，心境很容易受到外界的影响而烦乱。为了摆脱烦乱的心境，尽快调补心肾，以防劳伤思虑伤血，更是需要通过静养来调养精神。《黄帝内经》也所推崇“呼吸精气，独立守神”。那么，身在凡尘俗世的人们如何才能达到那种平心静气的境界呢？不妨试试莲花坐的静修之法，这种打坐方式可以帮助大脑放松，缓解神经紧张，还能有效地调整人体内气血循环，长期坚持可以起到防治心脑血管疾病、脂肪肝、失眠抑郁等急症。

莲花坐的具体操作方法是：每天于睡前，一个人坐在床上，将双腿盘起，闭上眼睛，两手掌闭合置于胸前，也可以将双手掌自然平摊放到腿上，然后放松下来，将脑内的思绪全部抛空，气沉丹田，并缓慢深呼吸数次，如此坚持 10 分钟左右即可。每次做完 10 分钟的莲花坐，都可以感觉到身体各个部分畅快无比。对于那些不容易将双腿盘起的女性，也可以采用坐在床上或者高度适当的凳子上代替，将腿放平，双脚着地不要悬空，然后双手自然放在腿上，闭上眼睛放松全身。

打坐期间因为意念集中在呼吸上，体内的气血被调动起来，即使双腿盘着也不能阻止气血的运行，气血比平时运行得更快更有力。所以说，女性要想气血好，不仅要常常打坐，还要注意采取适当的方法。这样才能达到预想的效果。

打坐的方式调节气血与其他方法相比，突出的优点在于身与心灵的和谐，而不是为了调节气血而调节，是处于身体本能的需要和精神的一致需要出发而调节的。刚学习打坐的女性最好的方式是递进式，而不是强求自己一步到位。

## 月子“生化汤”，生血化瘀保健康

女人虽然会经历经期之苦，生产之痛，但生产完的月子是一个帮助女性重塑身体的阶段，很多女性都说，如果月子中调养得当，很多以前有的毛病之后都不会再犯。因此，坐月子对于女性来说很重要，尤其要注意生血化瘀保健康。

根据中医理论的说法，人之所以会生病是因为“正气存内，邪不可干”，“邪之所凑，其气必虚”。这里的“邪”，就是指引发疾病的外部因素，像中医常说的风邪、寒邪、燥邪等。妇女生产是一件很耗费气血的事，所以在生育完之后身体内的气血普遍都处于一种亏虚的状态。如果这个时候不注重保养，吹冷风或是洗冷水澡，使寒邪、风邪侵入肌体，便会诱发人体的各种疾病。而且在坐月子期间，不注意保养的话，还会很容易就患上月子病。一些女性刚坐完月子，但下体总是滴滴答答的出血，怎么也流不干净，或者是吹到风后关节疼，这些就是典型的月子病。对于月子病，很多女性都深有感触，常见的症状就是关节酸痛、麻木、怕冷腰酸。而且现在得月子病的女性越来越多，这主要就是因为现代人越来越不注意日常养生。

那么老一辈的人是如何在月子期间做好日常保养工作的呢？问问自己家里的长辈们，就知道她们在坐月子期间不许洗澡，不能吹风，不能吃凉东西。别看这些事情烦琐，但是确实非常有利于健康。而现代人却往往都怕麻烦，一般生产完之后就开空调，洗澡，吃冷饮，才会使得患有月子病的人越来越多。

对于月子期间的保养，尤其是调理血气，生化汤有奇效。要制作生化汤，应准备当归 40 克，川芎 30 克，桃仁 3 克，蜜甘草 3 克，烤老姜 3 克，月子米酒 1050 毫升，上述材料均可在中药店中购得。

做法是：将三分之二的月子米酒连同上述药材，一起放入容器内用大火煮沸然后转小火煮 1 小时，煮至 200 毫升的药酒时，倒出备用。然后往煮过的药材里再加入剩下的月子米酒，同样熬煮。

最后将两次熬煮出来的药酒倒在一起搅拌均匀即可。

服用时一般顺产者应连服7天，而剖宫产者连服14天，体质虚弱、恢复力差者可延长服用时间。服用以一日6次为宜，饭前空腹一两口慢慢喝下。

有的人还有疑问，既然坐月子那么重要，西方人为什么就从来不坐月子呢？的确，西方的女性在生产完后第二天就可以照常上班，吃冰块或是游泳，但这是只有西方人可以做的。究其原因，就是因为东西方人的体质不同。不过虽说西方女子因体质强壮的原因可以不用坐月子，很多人还是会因为不注重产后保养而出现后遗症。

坐月子是中国妇女自古就有的良好传统，是先民们在长期的生活实践中总结出来的，女性朋友在坐月子的时候一定要非常注意保养，才能让疾病远离自己。

---

**⊙养血小贴士**

西方医学界曾经做过一项调查，发现产妇如果缺乏调养，常会出现乳房胀痛、脱发、便秘、疲倦等症状，并且人体的抵抗力也会随之减弱。所以，西方医学界有一个类似于坐月子的词叫“产后照顾”，便是提醒人们注意孕产期的调养。

---

## 生脉散滋养心肺，荣一身气血

中国人有过“三伏”的习俗，也有“头伏饺子二伏面，三伏烙饼卷鸡蛋”的俗语，就是提醒人们，夏天饮食要精细，应该多吃点儿营养丰盛的物质。在三伏里，由于温度很高，因此还要谨防中暑，这时候家人总是忙着准备各种各样的消暑解热的良方，如绿豆汤、莲藕汁等，用来防止中暑。其实此时对于气血的护养也十分重要。

在护养女性气血上，中国传统古方有特殊意义。这里就为女性朋友推荐古方生脉散。生脉散在中国的使用真可谓历史悠久，最早是唐代医圣孙思邈提出的。这个方子非常简单，总共就只有三味药，即麦冬、人参和五味子。

传统医药学理论讲究用药要分君、臣、佐、使。“君”顾名思义是一国的首脑，是核心人物，所以君药就是一个处方的主要治疗方向，药力在该处方中排各药之首，是不可缺少的；“臣”就是起辅助君药治疗疾病的作用，主要是针对一些并发症；“佐”的地位比“臣”次之，所以处方中的佐药主要是用来起加强君药或臣药的治疗效果的作用，还有的佐药用来减缓处方中药物的毒性；“使”的主要作用就是引导诸药直达病所，或是调和诸药药性，也就是人们常知的“药引子”。

而在生脉散的配方中，人参为君药。人参是大补之物，可以大补元气。而夏天天气炎热，人们很容易流汗，汗为心液，流汗过多就会大耗元气，而人参补元气的效果非常好，就像《本草经疏》称其能“回阳气于垂绝，却虚邪于俄顷”。有一味中药药汤叫作“独参汤”，该药汤中只放了人参一味药，却能起到把气虚欲脱、生命垂危的病人从死亡线上拉回来的效果，可见人参具有显著的大补元气的功效。

再说生脉散中的臣药、麦冬。中医上又将麦冬称为沿阶草、麦门冬。麦根本身有须，像大麦，叶似韭菜，在入药的时候就是取的须根上的小块根。而且因为该药具有冬天也不枯萎的特点，因此得名“麦冬”。麦冬可以在严寒的冬季生长，能养肺滋阴，清心解热。将麦冬与人参一起使用，可以让生脉散的益气效果更加显著。

五味子在此方中的作用也不小。这里所说的“五味”指的是酸、甜、苦、辣、咸五种味道。因为五味子的皮肉甜中带酸，核辣微苦，皮肉及核中都有咸味，有五味俱全的特点，因而被人们叫作“五味子”。《本草纲目》中记载：“五味子今有南北之分，南产者红北产者黑，入滋补药，必用北者为良。”在北方生长的五味子通常颜色偏黑，滋补效果更强。中药房中多是卖的北方产的五味子，有补五脏的功效。除此之外，五味子还有一个比较突出的功效，就是固涩收敛。夏天阳气总想向外，而五味子却能固湿收敛阳气。这样，就能保证人体内补的气不会乱跑，并增强人体生血的功能。这三味药，一补（人参），一清（麦冬），一收（五味子），于是气回，津液生。气阴充于脉道，脉象就显现出来。

生脉散在活血补气，滋养心肺上作用很大，而且它只有区区三味药材，做起来也非常简单，首先准备人参 6 克，麦冬 9 克，五味子 4 克，将前述三味药材放入锅内并倒入清水加热后再改用小火煨 10 分钟即可。

在古代，没有任何现代医疗设施，更没有输血、输氧、输液，以及人工呼吸等急救措施但却可以用生脉散来进行急救。现代，虽然医学非常发达了，但是生脉散同样可以用来作为补养之药。

---

**⊙养血小贴士**

在补气血的很多药方中都看得到人参的踪迹。但并不是任何人都适合使用人参的，像广东、海南的人就不适合用人参，而应该用西洋参。这是因为这两个地方的人体质偏热，而人参性温，使用人参容易上火。而西洋参性寒，有益气生津，清火除燥的效果，因此吃西洋参对身体是有好处的。

---

## 四味茶，助女性调和气血

家住河南郑州的李老虽然已经八十多岁高龄，但看上去脸色红润，肤质细腻，一点儿也没有衰老的迹象。而且李老的精神出奇的好，她每天都是晚上 12 点睡觉，早上 7 点起床，然后从 8 点开始坐诊，直到下午一两点才休息。这样的工作强度，连年轻人都有点儿吃不消，但她并不感到疲倦。这样好的体力与精力，让见到李老的人羡慕不已，

于是总有人问她是不是有什么保养秘诀。每当此时，李老就笑呵呵地告诉人家，其实也没有什么，只不过靠一杯茶而已。究竟是什么样的茶，居然有如此的神效？其实，这不是一杯普通的茶，而是李老精心研究出来的药茶。

具体做法是：准备黄芪 10 ~ 15 克，西洋参 3 ~ 5 克，枸杞子 6 ~ 10 克，黄精 10 克。把药放到茶杯里，冲入开水，然后盖上盖子，闷 5 ~ 10 分钟即可。一天一杯，最后把杯底的药材吃掉。

普普通通的四味药，看起来没有什么特别，但配在一起就能够起到气血双补的作用。李教授 50 多岁的时候，由于工作压力大，患上了严重的高血压，经常感觉头晕目眩。《黄帝内经》中说“气血失和，百病乃变化而生”，人体健康有一个重要的标准，那就是气血充盈而调和，血充足了，四肢百骸、五脏六腑才能够得到濡养，气充足了，这些濡养才能完成。作为中医专家的李教授自然知道，自己的情况属于气血亏虚，气血无法濡养头脑了，所以出现头晕的症状。于是，她经过缜密思考，给自己配制出了这帖药茶。

仔细分析我们会发现，李老的这四味药都是补药，其中西洋参的功用与党参、人参基本相似，但是西洋参的性偏凉，与偏温的枸杞子相配，就是寒温并用，共奏补气、补血之效。另外，黄芪为“补

---

**⊙养血小贴士**

女性在采用食疗养血方时，需要注意在选择食物时就应考虑自己的体质特征。凡虚寒之体，宜选择温热性质的食物；而热性火体之人，则宜选择寒凉性质的食物。例如，同样是吃鱼，虚寒的女性可选择草鱼、鲢鱼等温性鱼类，而火体之人宜选择乌鳢之类的凉性鱼类。这样才能真正达到养气血的目的。

---

药之长”，可以补养五脏六腑之气；黄精有“补诸虚，填精髓”的功效，主要用来补血。四药相合，就能够达到调理气血、通经活络的效果。中医认为，气血和则百病消，所以李老能健康长驻。

当然，药茶虽然能调理气血，但并非所有人都适用。凡是四肢冰凉、腹泻患者及身体属寒冷型者，不宜泡喝这种药茶。

## 四宝粥，养脾胃养气血

有的人虽然吃了很多补气、补血的食物，但是仍然虚胖，身体抵抗力低下。其实，这种情况多半是脾胃功能低下造成的。如果脾胃不好，无法将食物转化为身体所需的气血，那么就像漏斗一样，吃多少漏多少，食物的真正功效自然发挥不出来。所以，补气补血之前，一定要先把自己的脾胃调养好。正如《政治准绳》中所说：“脾胃者，气血之母也。”

脾胃虚弱的人平时对好吃得美味都没食欲，更别提去喝又苦又涩的中药了。其实补脾胃，还可以通过喝粥的方法来解决，这款粥名叫四宝粥。

四宝粥，顾名思义，它由四种东西组成：莲子肉、山药、薏米、芡实。先在药房将这四样东西按照等量配合，再打磨成粉。每次熬粥的时候，放上几勺。因为芡实的味道有点儿涩，所以有的人在开始喝这种粥的时候，觉得味道怪怪的。不过，喝过几次后，就会慢慢习惯这种味道，人也会变得精神抖擞。四宝粥为何具有益脾养胃的作用呢？这与其中的四个“宝贝”脱不开关系，现在就来分析下四宝的作用。

### 1. 莲子肉

莲子为睡莲科植物莲的种子，中医认为，它味甘、涩，性平，归脾、肾、心经，多年来被视为滋补性食品。《神农本草经》把它列为“上品”，还称之为“水芝丹”，说它能“补中养神益气力，除百疾，久服轻身耐老，不饥延年”。这里的“中气”指的就是

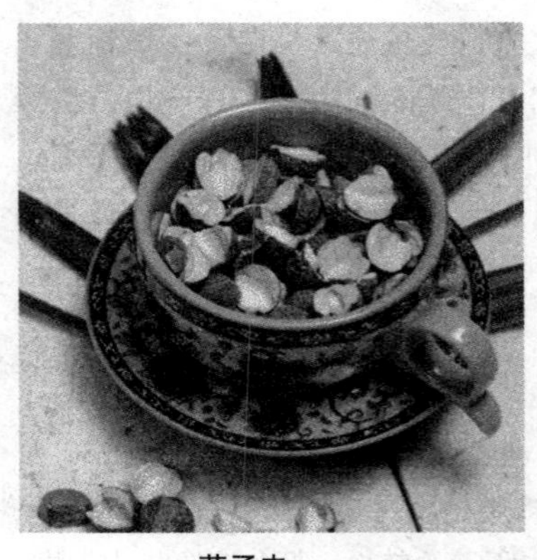
莲子肉

脾胃之气。

在大自然的诸多植物中，莲很独特，一般的植物都生长在陆地上，吸收土中的精气，而莲却可以长在泥土中，既吸收了土气，又吸收了水气。因此莲子一身都是宝，莲子心可以去心火，荷叶能够降血脂，而莲子肉则具有补脾胃的作用。

莲子剥除时很费力，在这里教给大家一个简便的方法。将莲子清洗后放入开水中，再加入适量老碱搅拌均匀，稍等片刻后将莲子倒出，这时候用力揉搓可以很快去除莲子皮。

2. 薏米

薏米像米更像仁，所以也有很多地方叫它薏仁。现在更多的人喜欢吃薏米，因为薏米独特的生活环境让它公害更少，它喜欢生长在阴湿的地带，很多地方薏米都种在山里或者小河边。

颗实饱满的薏米清新黏糯，很多人都喜欢吃，但是很少有人知道薏米还有很多功效。中医上说，薏米能强筋骨、健脾胃、消水肿、去风湿、清肺热等。尤其是薏米利湿的效果很好，运化水湿是脾的主要功能之一，体内湿气太重就会影响到脾的负担。所以薏米的这种祛湿作用，能够为脾脏减轻负担。

薏米性微寒，所以并不适合单独煮粥或者单吃。薏米不容易消化，所以尽量不要多吃，尤其是老人儿童以及胃寒的人，吃薏米的时候一定要适量，不要多吃。

3. 芡实

芡实，别名鸡头米、鸡头苞、鸡头莲、刺莲藕、肇实等，为睡莲科植物芡的干燥成熟种仁。味甘、涩，性平，无毒。有收敛固精、补中益气、提神强志、使人耳目聪明的功效。主治风湿性关节炎、腰背膝痛、慢性泄泻和小便频数。芡实种子鲜食可治咽炎。

其性能与莲子相似，常与莲子同用，“仙方取此合莲实饵之，甚益人”，为健脾益肾佳品，自古作为永葆青春活力、防止未老先衰之良物。芡实主要适宜妇女脾虚白带频多，肾亏腰奋酸痛者食用；适宜老年人尿频者食用；适宜体虚遗尿之儿童食用。

4. 山药

山药，性甘平，它是培补中气最平和之品。清末最有名的大医家张锡纯在其医学专著《医学衷中参西录》中曾屡用大剂量生山药一味，治疗了许多危急重症。山药也叫怀山药，在药店通常有炒山药和生山药两种，平时食用建议用干燥后的生山药较好，可以强健脾胃，运化气血。

一个人的脾胃好了，吃进去的食物能够化为气血滋养身体，人自然也就会身强力壮。所以说养好脾胃就是在养气血。

# 第十二章
# 生活养血方：好习惯防止气血暗耗

## 少吃不如少说，减肥养血两不误

很多人凑到一起后就喜欢聊天，有些人更是可以一整天都用来和左邻右舍闲话家常，但其实，对于想要减肥养血的女性朋友来说，最好是少说话。因为人说话发声，虽然靠的是声带振动，但起推动声带作用的却是体内的气。当人体气足的时候，说话时声音就会明显得洪亮，像那些“大嗓门”的人，一般都是中气十足的人。而如果人体内的气不充沛，气虚，说话时就会声音低微无力。当人们感觉到很疲惫时，就会觉得连说话的力气都没了。这都是因为人们说话需要耗气，当身体气力全无的时候，自然也就不会想说话了。因此，如果人们少说话，就可以避免消耗人体储存的气。

其实需要气的不仅是说话，人体内的其他一切生理活动，都离不开气的推动作用，可以毫不犹豫地说，气是人体的动力。所以当女性朋友要想真正解决肥胖问题的时候，最重要的不是节食，而是应该养好气，只有气足才能消脂。中医认为，造成肥胖的原因是体内痰湿瘀滞，该排出体外的水液代谢不出去。而这主要是因为专门掌管运化水湿的脾出了问题，脾气弱了，运化失职，就会造成水液积压，从而引起肥胖。而且要想调节脾功能，不是单纯的好好补一补脾就大功告成了，一定要补气养气才行。只有人体气足，推动力强大了，那些痰湿瘀滞和脂肪才不会瘀阻经络，才能起到减肥的功效。最主要的是人体内的蒸腾汽化作用主要靠阳气进行，阳气不足的时候，气化作用就弱，同样会造成水湿潴留，导致肥胖。

而且人体气虚不仅会导致肥胖，还会引起血虚。这是因为人体内的气与血本身是相辅相成，相互转换的，也都是构成人体的基本物质，都来自食物中的水谷精微和肾中精气。不过让人们少说话，并不是不让说话。人是社会性的动物，只有交流才能加强了解，促使相处融洽，而且说话还是一种情绪的宣泄，有益于身心健康，整天一句话不说当然不行。这里强调“少言”是要养成一种寡言养气的习惯和方法，从而帮助女性朋友们养血。下面给大家介绍一下在什么时候寡言才是有利于人体调养又不误人们的正常交流的。

1. 食时莫讲话

“食不语，寝不言”是传统的养生之道。提倡吃饭时不要讲话就是因为吃饭时，身体里的大部分能量都在脾胃处，因此吃饭时不停讲话不仅耗气，还会造成大脑和脾胃争夺气血的状况。而且吃饭说话会让人们吞下大量空气，容易呛食，引发胸背疼痛。

2. 走路时不要讲话

古人言“行语令人失气”。在《尚书》也有记载：“行走勿语，伤气”。这是因为人们在说话和走路时都需要靠“气”的推动作用，既言且行，加重了对人体“气”的损耗。

3. 睡前不要讲话

很多人都有在晚上睡觉之前煲电话粥的习惯。但要知道的是，人体的肺主一身之气，长时间说话很容易伤肺气。而肺属金，肺气虚，心火必会旺盛。中医又说道心藏神，心火旺盛，神便收敛不住，结果就是导致失眠。而且睡前躺床上说话还会影响心主血的功能。女体属阴，主静，因而到晚上不适合过于活跃，应该好好休息。

4. 如厕时不要说话

中医养生认为上厕所时讲话，容易伤肾气和肺气。人体的肺与大肠相表里，在排便的时候，需要肺气来推动。因而如厕时讲电话或聊天，肺气就会耗散。而肾主水液，排小便靠的就是肾气推动。当肾气虚的时候小便就会无力，而小便的时候说话很容易损耗肾气，使肾虚的人更虚。

女人总是孜孜不倦地寻找让自己身材更好的方法，其实最简单最好的方法就是少说话，养成适当的“寡言”习惯，让美丽常伴自己。

## 爱惜自己，破阴太早会伤气血

中医养生讲究“守成”，即是说不要总是想着怎么补，而要思考如何避免损耗，这才是正确的养生之道。女性养血也是如此，除非气血亏虚，否则一般的女性应该注意的是如何避免血气损耗，尤其是如何避免阴血的损耗。

女子以血为本，而要想女性体内血气充足，就要靠养，这种养应该从青春期开始。然而，大部分年轻的女性都认为养血是生育以后的事，这其实是一个错误的认识。女性要从青春期开始养血，从行为上来讲，就是做到洁身自好，不可过早有性行为。这是因为房事易伤精耗血，太过频繁的性生活，对女性阴血的损耗非常之大。更为重要的一点是，青春期的女性由于年纪还小，血气未定，如果性生活开始太早，就等于提前消耗掉了往后几年的血气，其伤害不言而喻。

中国古代就有对性生活不可过早的认识，古人提倡“欲不可早”即是此意。不论男女，太早过性生活对身体损害很大。正如明代医学家龚廷贤在《寿世保元》中所言：“男子破阳太早，则伤其精气；女子破阴太早，则伤其血脉。”清代汪昂也在《勿药元诠》中提出了同样的论断：“交合太早，斫丧天元，乃夭之由。”即是说太早的性生活，必然会摧残身体，甚至可能造成短命夭亡。而女性相对于男性来说，体质更弱，这时候再费耗无度，疾病自然就找上门来了。

说到这里，也许很多人会提出疑问：古代男女成婚不是都很早吗？起码女子嫁人的时候年龄都很小。其实，造成这种情况的原因是古人崇尚多子多福，受此思想的影响，再加上古人本身的寿命和现代人相比也要短得多，因而结婚较早。不过，早在西周时期，《周礼》就已明确提出，男子要三十而娶，女子要二十而嫁。《褚氏遗书·问子篇》中对女性应该够年龄才结婚的道理阐述得很明白："未笄之女天癸始至，已近男色，阴气早泄，未完而伤，未实而动，是以交而不孕。"这段文字中的"未笄之女"指未成年的女孩子。古时女子一般15岁行笄礼，也有等到20岁行笄礼的。未笄之女出嫁会因身体发育未完全而阴血精气早泄，导致不孕。还未长成的青春年少男女，生发之气尚未舒展，肾精、肾气不充裕，这时候让他们繁殖下一代正如尚未成熟的果实不可用作种子，尚未成熟的蚕不能够吐丝做茧一般，是违反自然法则的。因而，男不能破阳太早，女不能泄阴太早，否则不仅自身精血受损，还将"子孙不寿"。

对于现代女性来说，提倡不可过早发生性行为，不仅是因为血气未定，还因为现代人大量使用紧急避孕药，而避孕药的作用原理是通过抑制排卵，同时阻止精子到达子宫，无法生成受精卵，或改变子宫和输卵管的活动方式，阻止卵子和精子结合。而且，紧急避孕药也不是总是有用的。如果紧急避孕药抑制卵子的作用失败，又改变了输卵管的活动方式，就有可能使受精卵在子宫之外的地方停留下来，导致宫外孕的发生。之后再做流产，对身体的损害非常大。而且，服用紧急避孕药后，会影响女性的月经周期，一般都会使月经时间往后推几天，看着没什么大碍，实际上已经

---

**⊙养血小贴士**

什么时候行受孕是女性气血的最佳时间呢？一般来说，是女子进入21岁的时候，此时"肾气平均"，就是说肾精和肾气达到了气血平衡的状态，就可以考虑行房事了。

---

打乱了体内气血的平衡。另一方面，当避孕失败后，不得不做人工流产。很多女性多次做人工流产，就好比在青藤蔓上摘下生果子，是对人体健康的摧残，会造成人体气血俱损，元气大伤。

## 寒凉最伤女儿身，经期学会为自己取暖

相比男性来说，女性本身体质就较弱，因此尤其要注意日常保养，而女性要做好的日常保养的第一步就是要防寒保暖。特别是在行经期间，女性朋友千万不能疏忽寒气的入侵。从女性的身体构造上看，女人身体里最怕冷的地方是子宫，而且子宫寒暖正是女性身体根基的指标。如果女性的子宫温暖的话，则说明体内的气血运行通畅，按时盈亏，经期如常。一旦子宫遭受寒邪的入侵，血气遇寒就会凝结，从而影响身体的形貌，还会增加女性受孕的难度，因此宫寒对女性的威胁非常大。

具体说到宫寒对女性的危害，首先应看到宫寒与众多妇科病都有密切关系。子宫是产生月经和孕育胎儿的地方，也是精子通过输卵管和卵子结合的必经通道。一旦子宫受寒引发子宫疾病必然会使女子的生殖系统以及内分泌系统受到影响，进而对正常的月经也产生影响，引发月经不调；此外还会影响精子和卵子的正常结合，使受精卵难以形成。即是受精卵勉为其难形成了，也会对其之后在子宫着床的正常生长，发育产生不利影响。

传统医学的养生理论认为女性体质属阴，不能贪凉。中医专家也明确地告诉人们，女性防寒保暖是一生的事业，即使在炎热的夏季，也不能吃过多的冷饮、瓜果等寒凉之物，从冰箱里刚取出来的食物最好在室温的环境下放置一段时间再吃；在必须吃冷食之前最好先吃一些热食垫底，以防止冷食直接刺激内脏。平时饮食上应该偏重于补气暖身的食物，像核桃、枣、花生等。同时，喝一些具有温热性质的汤也是很好的选择，像酸辣汤、辣鱼汤、胡辣汤等，这些刺激性的汤可以有效地占据胃容量，从而减少进食量。另外它们所具有的温热性质，还可以起到蓄积体内热能，防止宫

寒发生的作用。

中医有言："经水之行，温补为主。"在月经期间，女性朋友尤其要注意多吃一些有利于经水之行的性温食品，因为血得热则行，得寒则滞。因此，月经期间吃生冷的食物，不但对于消化不利，还会损伤身体阳气，导致内寒产生，寒性凝滞，会影响体内经血的运行顺畅，并导致经血过少，甚至痛经。因此，对于女性来说，即使在酷暑盛夏季节，经期也应该多吃温热食物，像羊肉、鸡肉、红枣、豆腐皮、苹果、薏苡仁、牛奶、红糖、益母草、当归、桂圆等食品都是温补的食物。

此外，女性温补养血还要注意防止缺铁，饮食上要荤素搭配。铁是人体必需的矿物元素。其不仅参与血红蛋白及许多重要的酶的合成，而且还会影响人体的免疫系统，智力的形成，细胞的衰老以及能量代谢。而且，当女性月经来潮的时候，体内的铁元素丢失较多，因此这时候进补含铁丰富的食物尤其重要。市面上有大量含铁的食物，像鱼、瘦肉、动物肝、动物血等含铁丰富，而且生物活性较大，人体容易吸收利用；而人体对大豆、菠菜富含铁的植物，吸收率较低。所以，月经期间的膳食中应该注意荤素搭配，适当偏重于动物类食品，以满足月经期对铁的特殊需要。

女性要做美女人，就必须学会照顾自己，而照顾自己的首要任务就是防止自己受寒，只有做好保暖的工作，才能让健康与美丽留下，让疾病远离自己。

## 房事有度别失衡，阴阳气血才平衡

常言道："春宵一刻值千金。"春宵虽重要，但也不是让人们彻夜纵欢，对于房事过度对身体的损害，很多年轻的已婚女性肯定深有感触。这些女性婚前都非常健康，四肢灵活，然而结婚不久以后，就会出现腰酸、腿软、眼花、精神不振、食欲不佳的问题，甚至白带也比以前有了显著增多。究其原因，是因为婚后房事过频，有的一日一次，有的一夜数次，导致肾虚亏损。当女性朋友们处于新婚蜜月期的时候，性生活次数多些本是无可非议的事，但如果不加以节制，恣意放纵，就会对身体造成损害。

有一位姓张的女士婚前身体一直很健康，婚后不久却出现了白天神情恍惚、身体乏力、无精打采、脸色枯黄的问题，张女士自己也不知道怎么回事，去医院就诊的时候，医生告诉她，这些毛病都是新婚纵欲惹的祸。

传统医学的养生理论就认为房事过度是对身体的极大损耗，会让女性的健康、容颜受到很大损害。古语有云："眷彼昧者，殉情纵欲，唯恐不及，济以燥毒。"就是告诫人们纵欲的危害就好比在自己身上撒毒一样。所以那些爱美的女士们，为了自己的容颜和健康，千万不要放纵自己，沉迷欲望，要做一个有节制的女人，才能让美丽始终伴随在自己左右。

很多女性朋友有这样的误解，即房事过度带来的危害只是针对男性的，与己无关。事实上，这种看法是非常片面的，房事过度对男性的伤害确实要更大些，但女性也不能幸免。性交过频对女性来说，有可能导致自主神经的功能失调，从而产生一系列自主神经功能紊乱的症状，像精神低迷、头晕目眩、面色苍白、眼眶周围灰暗、心烦、口干、腰膝酸软、白带增多等，个别人还会出现月经不调的症状。

知道了房事过度对身体的危害，懂得了节制的重要性后，女性还要明白怎样才算做对人体有危害性的过度纵欲，这样才能更好地照顾自己的身体。人类的性欲是人的天性，是自然而然激起的，因此性交的欲望要强烈到愿意的程度，才属于健康的性交行为。而明显感到身体已经吃不消了，却贪于享乐，而持续性交，就是典型的过度纵欲。此外，性交以舒适为主，性交的全过程应该是自然而然地进行的，性交双方都不会产生身体上及心理上的不适感，才算舒适宜人的性交。最后，检验性交是否有益的试金石是看次日的感觉是否良好。如果双方在第二天不会有身体乏累之感，而是呈现出精神饱满，身心愉悦的精神状况，就属于正常。

如果次日身体疲软、精神萎靡、倦怠嗜睡、气短头昏、腰酸腿痛、食欲下降，影响到了生活和工作，那就是过度，必须重新对待欲望，及时进行自我调节。

通过上面的介绍，大家应该了解到了房事有度的重要性。所以说，女人在婚后要想真正享受到性福生活，一定要时刻谨记切勿过度纵欲。只有善待欲火，才能保持精气充盈容颜俏。

---

**⊙养血小贴士**

新婚蜜月期的女性要想保养气血，除了不要纵欲以外，还可以试试食物调养。像虾仁，属于高蛋白的食物，可以有效地补充人体之需，因此多吃点儿虾仁有助于保持良好的性功能。

---

## 笑哈哈，不花钱的气血养生法

当女性开始意识到皮肤出现细纹，脸色不再红润，身体机能渐渐下降的时候，便开始急着寻找养生之法，还总会幻想有唐僧肉一样的林丹妙药，能让自己迅速恢复年轻。事实上，让自己恢复年轻的养生之法当然有，却不是什么林丹妙药，而是需要做到三个字，那就是“笑哈哈”。

现代女性越来越觉得累乏、抑郁和焦虑，这些情绪都会使女性感觉对什么都提不起劲头来，而且还会导致女性体内的血气瘀滞，自然就会让人感觉身体乏累，疲倦不堪了。而抑郁的发生原因，根据现代科学研究证明，是人体内缺乏了“快乐激素”，即缺乏复合胺造成的。而复合胺的缺乏又是因为氨基酸、色氨酸的摄入不足，人体本身无法合成这种氨基酸，只能通过从食物中摄取来满足人体的需要。其实，补充色氨酸可以通过食补，主要就是要多吃火鸡、乳酪、李子和香蕉等食物。因此建议，女性应保证每周都能吃适量的香蕉。

事实上，还存在着一种更简单的方法来补足“快乐激素”，那就是“笑哈哈”，大家别以为这是在开玩笑，事实上，仔细观察就会发现，不论上司还是下级，很多人一整天都是绷着个脸，或者忙的只有一种表情，早忘了笑了。如果能真正做到时常笑哈哈，就能够让你在每天清晨一睁开眼睛的时候，就感觉到自己仿佛是个精力无比充沛的“超人”，从而神采奕奕地面对全天的工作、生活。

之所以“笑哈哈”能让人感觉精力充沛，就是因为当人在开怀大笑的时候，不仅会加速心血管系统的运行，伸展人的胸肌，扩张胸廓，增大人的肺活量，提升人体内血液中所含的肾上腺素，增强免疫力，同时还能促进体内骨骼里的骨髓造血功能旺盛起来，使得皮肤红润，面有光泽。这就是为什么身体乏力，困倦不堪的女性，如果时常笑，就能达到补养气血，补充活力的作用了。

大笑除了上述功能外，经研究证明，还可以帮助开发右脑，激活女性的创造性思维，克服思维的局限性，并摆脱糟糕的情绪；大笑还可以保养女性的乳房，这是因为人在大笑的时候肺部扩张，从而就为胸部传送了更多的新鲜空气，让气管和肺部都处于放松状态，乳房也会随之产生一定的“膨胀感”，因而能产生不错的丰胸效果。

遍寻养生之法却不得道的女生不用忧愁了，多笑笑就是最经济又最有效的养生之法。

情绪调节法是气血调养方法中的重要环节。情绪好，气血运行顺畅，气不亏，再加上适当的运动和营养补充，女性的气色自然红润。相反的，如果其他条件都具备，但情绪很差，人也不能算是健康的。身体里的气滞，天长日久一样会引发疾病。

## 空闲时间多按摩，恢复红润好气色

很多女性为了美丽可谓是绞尽脑汁，像去健身房锻炼，游泳池游泳，打网球，练瑜伽，学习各种舞蹈还算是健康的美丽塑身之法，但还有些人想迅速变得美丽又窈窕，于是走入了歧途，像手术整容、抽脂以及各种极端的减肥方法等，这些方法不但不能使美丽与窈窕长久保持，而且对身体的损害相当大。其实，为了拥有美丽的容颜，凹凸有致的身材，完全不用如此麻烦，只要能做到在空闲的时候坚持对足底进行按摩，就能让你保持气血充足、肤质白皙的状态。

很多女性之前忽视了对脚部的保养，等到了夏天的时候，发现根本不敢穿着新买的露趾凉鞋，因为粗糙的双脚会让你整个外形都失色。而对足底进行按摩，不但能美容养生，还能让足部本身肌肤更加细嫩，保持脚部的健康。而且还有一种脚底按摩祛斑方法，能通过对足底的按摩来加快祛斑的脚步，恢复青春无瑕的肌肤。下面就来给大家介绍几种方便操作且很有实效的足底按摩法。

1. 踩黄豆按摩法

准备黄豆适量。在房间里寻找一块可共两人站立的空地，然后往上面铺上一层黄豆，光脚在上面踩半小时就可以了。踩黄豆的足底按摩法对于促进人体新陈代谢，排毒有很好的效果，而且黄豆的大小适中，因而对脚底的穴位刺激相对温和，因此保健效果也相对轻缓。需要注意的是，不要在太饿或者太饱的时候踩黄豆，做完之后应该立刻喝水。

2. 踮脚走路按摩法

一提起踮脚走路，大家第一印象大概就是小偷。其实，平常人通过练习踮起脚尖走路可以灵活关节，起到活络身体神经的作用。而且垫脚走路的按摩法能让美容祛斑的效果加倍。具体做法是：分别用脚尖、脚跟、脚内侧、脚外侧走路，可以有效地锻炼到小腿不同部位的肌肉，增强肌肉力量与关节的稳定性。但要注意做好预防崴脚的准备工作。

3. 丝瓜活络按摩法

丝瓜属于天然植物类，本身就是广受好评的美容植物。而使用在足底按摩上，又有与众不同的技巧。每天在洗脚后，用晒干后的丝瓜络摩擦脚心，通过对脚底的适当刺激，促进肾上腺激素的分泌，同时还有活跃肌肤细胞，促进新陈代谢的功效。用这种方法按摩能够有效地减少肌肤色素的沉着，让皮肤更为白皙透亮，而且还富有弹性。

脚因为其在人体中的重要性，又被称为人的“第二心脏”，此处分布着很多重要的穴位，且有成千上万个末梢神经，与人体各个脏器的健康密切相关。因此，无论女性是想美容，还是想健身，按摩足底都是一个不错的选择。

---

**⊙养血小贴士**

生活中，调补气血的按摩方法五花八门，但未必每一个都是适合自身的。怎样找到适合自己的按摩法，这需要亲身的尝试和专业人士的引导与建议。千万不可盲目选择，身体是最诚实的，它的感受会告诉你按摩方法是否适合你。如果感觉不适就及时停止。

---

## 水果养气血，青春就要气血畅足

人们常说：“一天一个水果，医生远离我”“多吃水果少生病”，都说明了水果对人体健康的重要性。因为水果中一般都含有丰富的水分，大量的维生素，以及膳食纤维，而这些都是人体所必需的，因此人们的日常饮食不能少了水果。

特别是对于爱美的女性来说，更缺少不了水果的滋补。现代市面上很多美容产品都含有水果成分，像柑橘护手霜、苹果面膜，更有的是直接用水果加工而成的，像葡萄籽粉，等等。多吃水果，能让女性气血充足，肤色红润。下面着重给大家介绍几种常见水果的营养价值。

1. 葡萄

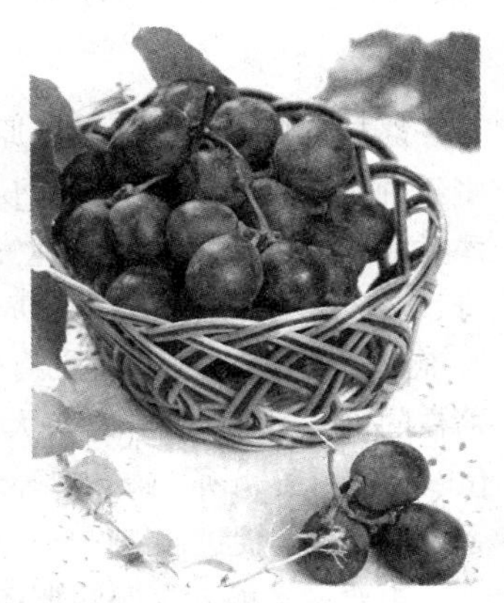
葡萄

对于葡萄的神奇作用相信大部分女性都很清楚。中医药学认为，葡萄味甘微酸，性平，具有补肝肾、益气血、开胃力、生津液、利小便的作用。在《神农本草经》中有提到，葡萄具有“筋骨湿痹，益气，倍力强志，令人肥健，耐饥，忍风寒，久食，轻身不老延年”的效果。上述论断都说明了葡萄可以帮助女性排毒养颜和防止抗老。而且葡萄全身都是宝，不仅葡萄肉、葡萄皮和葡萄籽对女性非常有益。特别是葡萄籽中含有大量的花青素，其抗氧化的功效高出维生素 C 18 倍之多，可以说是抗氧化剂里的“大明星”，这种抗氧化功能能够有效地保持皮肤的弹性，防止紫外线对皮肤的伤害。

对于葡萄的吃法，既可鲜食，又可以加工成各种产品，像葡萄酒、葡萄汁、葡萄干等，而且葡萄的果实、根、叶皆可入药，价值非常之大。

2. 橘子

中医药学认为，橘子的药效集中在润肺、止咳、化痰、健脾、顺气方面。橘子和葡萄一样，全身都是宝，不仅果肉可以入药，就连橘子皮、橘核都是地道的中药药材。橘皮在中药里被叫作“陈皮”，其作用是理气燥湿、化痰止咳、健脾和胃。而橘子的果核叫作“橘核”，有散结、止痛的功效。现代医学理论进一步证明，橘子中的营养成分非常丰富，含有大量的果酸、维生素、枸橼酸、蛋白质、脂肪、食物纤维以及多种矿物质，这些营养成分可以有效地帮助肌肤保持湿润，还有抗氧化，促进胶原蛋白形成，增加肌肤弹性，减少细小皱纹，恢复皮肤光泽的作用。

3. 荔枝

荔枝是岭南名果之一，原产于我国南部，在中国已经有两千多年的栽培历史。中医药学认为，荔枝性温，味甘酸，能起到生津益血、健脾止泻、温中理气、丰肌泽肤的功效，不但是健体强身、美容养颜的保健水果，同时还是治疗津液不足及肾亏贫血、脾虚泄泻、健忘失眠等症的有效药物。现代医学理论进一步证明，荔枝的果实营养丰富，含有大量的维生素 A、B 族维生素、维生素 C 以及蛋白质、铁、磷、钙等多种元素，能够有效地改善人体消化系统的功能，促进血液循环，加速排毒。

想要做美丽女人吗？那还不行动，每天一个水果，帮助你展现红润的肌肤。

---

**⊙养血小贴士**

利用水果补养气血要遵循自然的季节规律。反季水果虽然能满足馋嘴人士的需求但却未必对身体有益。对于女性而讲进行气血的补充，不一定非要喝中药或者吃补品，有的时候很多的水果、干果都有补充气血的功效，以秋季为例，蜜枣和蜂蜜是首选。

---

## 女人勤游泳，调和气血保健康

俗话说“生命贵在运动”，同样的意思也出现在中医的养身理论中，即中医养生专家认为人只有通过不断的活动，才能保有长久的健康。这里的运动和活动均不仅仅只是体育锻炼，还包括各种肢体活动，像家务劳动、散步、旅游、娱乐活动，等等。

之所以多活动能够有益人体健康，就是因为，当人在活动的时候，他的心脏功能、呼吸功能、消化功能等全身各种功能都得到了增强，这时候人体内的气血运行也同样得到了加速和增强。通常来说，每个人在参加完运动之后的反应是不一样的，有的人感到兴奋，精力充沛；而有的人却会感到疲劳，并且全身肌肉酸痛；还有的人则觉得食欲大增，排泄通畅；另外一些人会感到不思进食，二便减少；还有一些人觉得四肢关节活动更加灵活；有的人却出现了关节骨质增生。而之所以有这些不同，就是因为他们没有选对适合他们的运动。

而游泳，是人们常进行的一种健身活动，并且被认为是为数不多的能锻炼到全身各处肌肉的运动。中医认为：人的气血流通属于人体的正常生理功能。人体为一小天地，有一小循环，五脏六腑，三焦经络，气血流通，循环不息。对于女性而言，调和气血、保持气血流通以保证健康的最佳运动方式就是游泳了。下面和大家一起来分析一下游泳对女性的保健价值。

### 1. 调节女性内分泌

游泳可以调节女性的内分泌，从而让女性的皮肤变得光滑柔嫩，令心情放松，而这些因素在适当的时候都可以转化成为女性的“催情素”，让女性在性生活中享受到更为愉悦的感觉。而且在众多的游泳姿势中，蛙泳和蝶泳会令女性受益更多。

### 2. 加重女性盆腔肌肉力量

当女性的盆腔肌肉发生松弛的时候，就会患上子宫脱垂、直肠脱垂、膀胱下垂等疾病，而游泳尤其是蛙泳和蝶泳，正好可以帮助盆腔肌肉力量恢复，从而起到固定子宫等器官的作用，对于已经患上脱垂疾病的女性，还能起到明显的辅助治疗效果。

### 3. 促进身体血液循环

游泳被称作是一种很“火”的运动，就是因为它对人的价值之一在于游泳就好像在给全身的肌肉做水疗，可以让血液循环变得顺畅，从而气色红润。而且对性生活冷淡的女性来说，游泳还会成为性动力的“马达”，帮助提升女性的性能力。

当然，任何运动都要有度，勤游泳也一样。而且游泳时尤其还要注意游泳地点的卫生环境。小心不要让池中的脏水进入阴道引发炎症。

---

**⊙养血小贴士**

动养是女人养血的积极方式。特别是生育过的女性，要经常参加一些力所能及的体育锻炼和户外活动，每天至少半小时。如健美操、跑步、散步、打球、游泳、跳舞等，可增强体力和造血功能。

---

## 一前一后甩甩手，气血活跃身体健

传统医学非常注重养生，不仅提出了“食补”这一具有极高价值的养生方法，还创造了不少健身方法，像著名的有五禽戏、八段锦、太极拳等，而由这些衍生出来的锻炼方法更是数不胜数。不过由于这些锻炼方法动作都有一定的要领，在没有人指导的情况下，操作性不是很强。这时候大家会想要更方便、简单的锻炼方法以代替，就不得不说“甩手”了。甩手的动作非常简单，而且男、女、老、幼都能做，健身效果也很好，所以一直广受人们的喜爱。

很多人看到在公园里快走的老年人，都伴随着甩手的动作，有的人还会尽量让手臂前伸和后甩时，双手掌都能拍到。那么为什么这样一个小小的动作就可以强健体魄呢？那是因为人的手臂分布着三条阴经、三条阳经，即手太阴肺经、手少阴心经和手厥阴心包经，手阳明大肠经、手少阳三焦经和手太阳小肠经。而通过甩手的这个简单的动作，能让手掌和手腕得到运动，这样就可以把这六条经络的气血调动起来，自然也就起到了养生保健的效果。

人们常说：“一前一后甩甩手，气血活跃身体健。”其实，民间还流传着一个关于甩手的歌诀："内中提，展开连绵摇关节，活络舒筋浊气沉。虚实变换利开合，气贯四肢百脉行。两脚踏实肩下沉，上三下七有重心。能去头重脚轻病，精气充沛体轻灵。甩手治病啥原因，胜似推拿与金针。气脉不通起百病，心平气和病难侵。"歌诀中的"内中提"就是提肛门。

中医认为提肛有防止内脏下垂的功效。而"摇关节"就是做甩手动作，甩手可以疏通经络，帮助人体行气活血。那么什么是"虚实变换"呢？就是说人在甩手的过程中会让身体重心来回移动，为了保持平衡，脚掌也会一虚一实地踩踏地面，这就是"虚实变换"。通过这个过程，脚掌也能得到适当的按摩，让脚部的穴位得到有益的刺激。而"两脚踏实"则是指用脚趾抓地这个动作。这主要是为了刺激脚趾、足跟，因为人的腿上也分布着三条阴经和三条阳经，即足阳明胃经、足少阳胆经、足太阳膀胱经和足太阴脾经、足厥阴肝经及足少阴肾经，因而用脚趾抓地，让双腿处于一种紧绷的状态，可以锻炼到这六条经脉，从而鼓动气血运行。

再说说"上三下七"，指的是人的重心发生的变化。人在甩手时一般用七分力，回手时用三分力。甩的过程中，会有一种全身血液都在流向手掌的感觉，而手掌则又会将气血送回心脏。

尽管甩手动作看起来非常简单，但其效果却不小。可以调动起人体的十二条经络。疏通人体的经络气血，从而减少患病的概率。尤其对于那些患有半身不遂、中风、尿急尿频、肩周炎、高血压、关节炎、眼疾等疾病的患者，用此疗法都能收到很好的治疗效果。对于女性朋友来说，也可用甩手法治疗常见的月经不调、失眠、便秘等症。很多人做甩手动作后都会明显地感觉到自己的胸腹松了，脚也生热了，原来冰凉的手脚也暖和起来，这就是因为甩手打通了人体的经络，使得体内气血流通顺畅的缘故。还有的人做完这个动作后会出现打嗝、放屁等现象，这说明三焦通了。有的人则会感觉身体酸麻、冷热，或是感觉像有小虫子在身上爬，这都是正常现象，说明气血开始冲击病灶。

甩手的方法比较适合中老年女性朋友采用，只需要几分钟的时间并且操作简单易学。需要注意的是，如果手部或上臂有出血性外伤的时候，不宜进行。想要做美丽女人吗？那还不行动，每天一个水果，帮助你展现红润的肌肤。女性养生要讲究方法，甩手就是简单又有效的方法之一，非常适合女性使用。

## 清晨喝碗粥，养血不含糊

中国人传统的早餐菜谱一般都有粥，人们一般都知道粥能养胃，事实上，对于女性来说，粥更大的价值在于其还具有很好的养血功效。

李时珍是中国古代享有盛名的医药学家，他特别推崇以粥养生，《本草纲目》中就有说："每日起食粥一大碗，空腹虚，谷气便作，所补不细，又极柔腻，与肠胃相得，最为饮食之妙也。"

即使在医药科学迅速发展的当今，李时珍的粥养生法依然被看作是非常科学合理的。因为人们日常所摄入的食物大都是复杂的大分子有机物，在食入后先要经过消化道的分解，成为结构简单的小分子物质后，才能通过消化道内的黏膜进入血液，然后再依靠血液的运输作用供给全身组织细胞使用，保证人体的各个脏器发挥正常的功能以及新陈代谢的正常进行。而粥里面所含的营养物质本身就已经被煮的很碎了，因而有利于人体消化吸收。在西医中，有一种类似的养生方法叫作"要素饮食"，就是将各种营养食物打成粉状，然后再送入消化道，这样可以让人体即使在消化液缺少的情况下，也能直接吸收。由此看来，消化、吸收的关键与食物的形态密切相关，一般来说，液体的、糊状的食物因分子结构小就可以直接通过消化道的黏膜上皮细胞进入血液循环来补给全身所需。这也就是为什么在喂养婴儿或者大病初愈、久病体弱的成年人或老年人时，都应该先吃细碎的食物，这样才能加快气血的生成，促进身体的健康。

从粥的适用人群上来看，无论男女老少，妇幼病残都适合以粥进补，而对于老年人、儿童、气血亏虚的女性以及脾胃功能虚弱者则更为适宜。所以李时珍甚至提出了“粥是第一补人之物”的论断。

下面给大家介绍几款养生粥。

1. 山药枸杞粥

**具体做法是：**准备山药300克，枸杞10克，白米100克。首先将白米和枸杞用清水洗净沥干，将山药去皮洗净并切成小块。然后往锅中倒入500克的水，待水开时，将白米、山药以及枸杞一起放入，续煮至滚时稍搅拌，再改中小火熬煮半个小时即可。

李时珍在《本草纲目》中说，山药有“益肾气，健脾胃，止泻痢，化痰涎，润皮毛”之效。因而将它与枸杞、白米一起熬制出来的粥，营养丰富，尤其适合体虚、容易疲劳的人食用。

2. 蜜枣桂圆粥

**具体做法是：**准备桂圆、大米各200克，红枣10颗，姜20克，蜂蜜1大匙。先将红枣、桂圆用清水洗净，姜去皮切碎，磨成姜汁备用。然后将淘洗干净后的大米放入锅中，加入4杯水煮开，然后再将上述除蜂蜜外的所有材料倒入，煮至软烂盛出，待凉时再加入蜂蜜即可。

《本草纲目》上说，枣味甘，性温，能补中益气、养血生津，因而主治“脾虚弱、食少便溏、气血亏虚”之证；而蜂蜜能清热，补中，解毒止痛。将二者混合在一起熬成的粥可以起到良好的补气健脾、养血安神的作用，可以帮助女性改善暗沉脸色，增强体力，还有预防贫血及失眠的作用。

3. 莲子粳米粥

**具体做法是：**准备嫩莲子100克，粳米200克。先将莲子泡水待其发胀后，去皮取心，并冲洗干净后放入锅中，加入适量清水煮至烂熟，备用。然后将粳米淘洗干净，放入锅中加适量清水煮成薄粥，待粥成之时掺入事先煮好的莲子，搅拌均匀，趁热食用。

《本草纲目》上记载道："莲子性平，味甘、涩；益心补肾、健脾止泻、固精安神。"故有养心安神、健脾补肾、固精止遗、涩肠止泻的功效。对于脾虚泄泻、肾亏遗精、妇女崩漏与白带过多，心肾不交之心悸失眠、虚烦消渴及尿血等症有良好的治疗效果。

4. 百合粥

**具体做法是：**准备百合 40 克，粳米 100 克，冰糖适量。将粳米淘洗干净后加适量水大火熬制，待水开后关小火再熬煮一个小时后即可加入百合，等到百合快熟之时再放少许冰糖，稍煮片刻即可。百合易熟，煮太久百合容易化，因此要把握好放冰糖的时间。

《本草纲目》中说，百合具有"润肺止咳、补中益气、清心安神"的功效，因而百合粥对于虚烦不眠、口干、干咳者有效果。

5. 燕窝莲子粥

**具体做法是：**准备燕窝、莲子适量。将洗净的燕窝放入锅内，再往里加入适量水和莲子，一直熬煮至黏稠状，美味的燕窝莲子粥就做成了。

燕窝莲子粥通常用来治疗高血压、失眠等症。对于经济条件不好的人来说，也可以用银耳代替。《本草纲目》中说银耳有益气强肾、轻身强志之效。而且银耳凉补还有润燥的作用，被称为"穷人的燕窝"也是一种良好的补品。

---

**⊙养血小贴士**

对于想减肥却又担心气血受损的女性来说，想控制饮食，又不想拖累身体，早晚喝粥是最好不过的选择，只是要注意变换种类的搭配，以免营养过于单一。相信这样做会让你一整天都气色红润。

---

## 经常喝点儿丹参茶，活血又除痕

现代女性生活的环境越来越纷繁浮躁，而且很多女性还面临这生活和工作的双重压力，这些都使得本来就容易受情绪支配的女性更加情绪化。而坏情绪，像郁闷、烦躁等，都会使女性气血亏虚，血气瘀滞。这时候不妨试一试茶饮，尤其是对女性活血有良好作用的丹参茶，不但能让饮者在清香淡雅的茶香中获得内心的瓶颈，还有补养气血的功效。

根据科学研究表明：茶中含有茶多酚，这种元素具有很强的抗氧化性和生理活性，是人体自由基的清除剂，可以阻断亚硝酸胺等多种致癌物质在体内合成。平时喜欢喝茶的人不仅患上动脉硬化、心脑血管和冠心病等病症的概率大大降低，而且喝茶还有调补气血，改善人体生理机能的功效。此外茶中所含的元素可以吸收放射性物质，从而保护总是对着电脑工作的白领女性的皮肤。如果用茶叶洗脸，还能起到清除面部油腻、收敛毛孔、减缓皮肤老化的作用。

自古以来，中国人就对茶情有独钟，为了表示对它的喜爱，更是有“从来佳茗似佳人”的说法。而对于爱喝茶的女性来说，尤其是因为情绪波动而导致的气血亏虚、五脏受损、血气瘀滞，更适合喝丹参茶。

丹参茶以丹参为主要原料。丹参是唇形科植物丹参的根茎，为多年生的草本植物。从中医药理上讲，丹参为性微寒，味苦之物，由于它具有良好的活血化瘀作用，因此临床上常用它配合砂仁、檀香等药来治疗心脉瘀阻、胸阳闭塞的胸痹。此外，丹参活血祛瘀作用被应用的非常广泛，尤其在治疗胸肋疼痛、癥瘕结块，以及月经不调、经闭经痛上具有良效，在中医处方中常将它和川芎配伍应用。而且由于丹参药性寒凉，特别适合血热瘀肿的病症。

丹参茶的做法非常简单。只需要将丹参制成粗末，与茶叶以沸水冲泡 10 分钟，即可当作茶饮饮用。每日 1 剂即可起到很好的

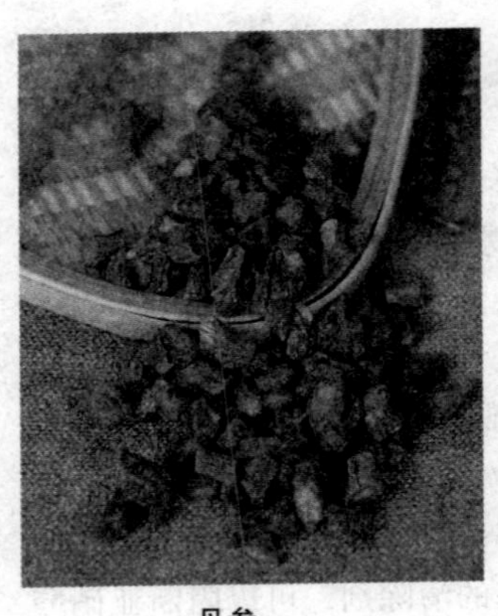

丹参

效果。由于丹参具有活血化瘀的功效，因而丹参茶是预防和治疗冠心病及扩张血管的主要产品之一；而且丹参茶中所含的绿茶，可以有清心神，化痰湿的作用，还能降低血脂和血糖，及时防治胆固醇升高、动脉粥样硬化、心肌梗死等冠心病、高血脂等症。因而，丹参茶主要用来祛瘀止痛，活血通经，静心除烦。而且，由于丹参茶还能安神养血，因此常喝丹参茶，能防治心悸、失眠等症。对于现代压力过大，晚上睡不好觉的女性来说，丹参茶是非常适合的保健饮品。只要一杯小小的丹参茶，就能让你在茶香袅袅之中，补血安神，重复平静。

## 妙用精油，益气活血香女人

女性朋友们为美容养颜总是能频出妙招，而近几年，精油养颜法开始流行起来。早在远古时期，人们就开始将大自然中的植物利用为中药，如今又从草本植物的花、叶、茎、根、种子、果实、树皮或树脂中以蒸馏、压榨的方式提炼萃取了高度浓缩的芳香物质，这种物质就是精油，又被誉为“植物的灵魂”。

市面上销售的精油分为基础油、单方精油和复方精油三种。单方精油是从某一种植物或植物的某一部位萃取的植物精油，因而单方精油通常都是以提炼的植物名称或采集的植物部位名称来命名。每种单方精油的功效和特点不同，但只有四种单方精油可以直接使用在皮肤上，即玫瑰、薰衣草、茶树和洋甘菊。

基础油则是专门用来稀释单方精油的，因为纯精油的刺激性较强，所以需要基础油来配合单方精油使用。基础油一般取自植物的种子、果实，既可以配合单方精油使用，也可以直接用来美容养颜，如甜杏仁油、荷荷芭油、葡萄籽油、玫瑰籽油、橄榄油等。

复方精油是由多种植物精油调配而成的精油。复方精油的搭配通常是根据人体脏腑气血的具体状况和精油的功效，从而达到养护气血，美容养颜的效果。像常见的复方精油有将香茅、玫瑰和荷荷巴油搭配使用，从而能改善眼部问题；而将玫瑰、丝柏、橘子、肉桂和甜杏仁油调配在一起，有养护卵巢的功效；将薰衣草、依兰、柠檬、薄荷和甜杏仁油一同调配的身体按摩精油，可以帮助疏通筋骨等。精油对人体美容养颜，保养健身都很有意义。早在古代时期，人们就喜欢在沐浴时加入一些花瓣。现代人在洗澡时则滴上几滴精油，可以起到香薰的作用。如果经常使用，还会让身体会由内到外散发清新宜人的气味。

除了香薰的功效外，精油能让人气血津液顺畅，经络畅通。精油可以在 8 ~ 10 分钟内就迅速进入人体的毛孔并渗透到血液中，从而顺着血液的循环游走至全身，帮助血液运行并将营养输送到各个脏腑器官，使每个细胞都能获得充足的养分。所以，从这个意义上说，精油能够促进血液循环、提高脏腑的组织机能、帮助人体排出毒素。

同时，精油还有促进皮肤中新细胞的生成，缓解肌肤的衰老症状，保湿润肤的功效。而植物本身的香味，还能调节人的情绪，让人神清气爽、精力充沛。除此之外，精油对于祛风除湿，强壮筋骨，通利关节，活血化瘀，消肿止痛等也有效果。

小冯是穿行在都市间的众多白领女性之一，工作压力非常大。再加上时近年终，业务繁忙，使得她最近又焦急又烦躁，眼袋很严重，面色很黄，嘴角周围长了好多痘痘，还有腰膝酸软，失眠的症状。后来她常光顾的一个美容院的美容顾问告诉她，说这是肾气血亏虚导致的，让她用精油调理，并给她配了几种精油，做面部护理和背部按摩，同时每天再用三滴调配好的精油涂抹面部或者沐浴。果然一个月后，小冯便感觉浑身轻松了，不但气色好了，失眠症也痊愈了。

精油本身组成的分子很小，且纯度高，极容易与酒精、乳化剂、脂肪等相溶。而且，精油还具有很强的渗透性，这也是为什么精油能够迅速渗透血液起到活血作用的原因之一。精油是从植物中提炼出来的，使用精油不会留下任何毒素，正常人在半天时间里就会通过呼气、出汗、大小便将未被吸收的物质排出体外，即使不健康的人，一天内也能将其排出。精油本身就是植物的精华，因此，当精油进入人体以后，人体就相当于食用了植物的精华，受益良多。

**⊙养血小贴士**

精油养气血是较新的养生理念。精油素有“液体黄金”的称号。女性朋友为美容养颜、调理气血的需要，可按功能购买或咨询精油专家，选择自己所需要的精油使用。

## 劳逸结合，做气血充盈的美女

从小到大，大家大概没少听劳逸结合这个词，即使在黑色七月的高考阶段，家长和老师也不忘让孩子劳逸结合。这是因为劳逸结合不但能提高学习、工作效率，还能避免身体因疲劳过度而受到损伤。这不仅对孩子有好处，对于女性更是如此。但现在，很多工作女性被大堆的工作包围，每天都有处理不完的人际关系，几乎被快节奏的生活完全淹没了。这些忙碌的女性朋友，往往还不到40岁，就已经开始出现记忆力下降的征象，常常记不得身边人的名字。睡觉时间也越来越短，一觉醒来仍觉疲倦。这就是因为长时间工作，加上还时不时地加班熬夜，导致女性气血失调，产生一系列如易怒、烦躁、心情低落、头晕目眩、颈椎酸痛、皮肤粗糙等症状。

工作了一天回到家的女性总会觉得双腿变得异常沉重，好不容易到了周末，却无论睡多久都觉得睡眠不够似的。时间总感到不够用，使得现在的女人每天就像陀螺一样高速旋转，但工作效率却不高，唯一和工作时间一起增加的大概只有体重了。人们常说，身体是革命的本钱，而现在的人，把生命当玩命，完全不注意劳逸结合。科学安排工作、学习时间就是要劳逸结合，张弛有度，这样做不仅能保持身体健康，同时还能提高工作、学习效率，起到事半功倍的效果。

王女士就和上面说的现代白领女性差不多，每天都像上了弦的发条一样，不仅要努力做好本职工作，还必须参加各种社交应酬，高跟鞋更是从早到晚不离脚，到了晚上可以休息的时候身体就像散了架，头还会一跳一跳地痛。脖颈僵硬、两肩酸麻，实在坚持不下去的时候只能丢下工作去医院做个按摩，对于眼睑下黑黑的眼圈和粗糙的皮肤，化妆品遮都遮不住。而最近，王女士头痛更是厉害了，工作上也总出现小差错，一天下班的时候，王女士突然感觉一阵天昏地暗，到醒来时才发现自己正躺在医院的病床上。

王女士就是因为过度劳累而导致的慢性疲劳综合征。很多人认为过度劳累根本就不能算病，更不用调养了，等事情忙过一段休息一阵就会自然好了。这其实是一种错误的认识，过度劳累是人体健康的大敌，严重的甚至令人“过劳死”。同时，过度劳累会使人体出现气血亏虚之症，身体脏腑机能也会慢慢地以一种无法感知的方式衰退，当衰退积累到一定程度时，身体气血出现透支就会使人未老先衰。

人体就像“弹簧”一样，劳累就是对弹簧施加的“外力”，

---

**⊙养血小贴士**

对经常加班的职场女性而言，要想气血充盈首先要学会休息，学习如何提高休息的效率。大睡要放在晚间，白天的睡眠时间严格控制在1小时以内，且不能在下午3点后还睡觉，在晚间11点到次日凌晨5点这个区间内一定要睡觉。

---

当外力超过一定限度或持续时间过长时，弹簧就会永久变形，无法恢复了，从而引起衰老、死亡。所以，女性要小心地保持机体弹性，学会劳逸结合的工作和学习，保证工作、学习、娱乐、休息、睡眠都要按作息规律进行，才能做个气色红润的美娇娘。

## 妙用桃花，让女人气色宜人

人们觉得女子漂亮的时候常说“像花一般美丽”。而花中又尤以桃花最常用来形容人的外貌，像桃花眼，人面桃花之类的。每年的阳春三月，春光明媚的时候，桃花园里的桃花都盛开了，远远望去，如天边漂浮着粉红的云彩一般绚烂多姿。人们常说“桃红又见一年春”，自古桃花就是春天的象征，象征着美丽与生机。

女人都想获得桃花一般粉嫩的肌肤，且为此目的总是乐此不疲地一起交流护肤心得。而女人最怕的肌肤问题，大概就是衰老所带来的肌肤颜色不佳、皮肤晦暗、有皱纹，这些都是人正在衰老的典型特征。

从中医角度上看，衰老与肾虚、脾胃虚弱、气滞血瘀、痰湿内阻等密切相关。近些年随着人们生活条件的改善，在饮食上越来越注重营养搭配，发生肾虚、脾虚的情况已经少了很多了。但也因为生活方式不良，反而引起血瘀、痰湿致衰的情况大大增加。《黄帝内经·素问·灵兰秘典论》说：“使道闭塞不通。”“使道”就是人体的血脉，当体内血脉不通的时候就会引起衰老。现在很多人白天工作生活日益忙碌，而到了晚上娱乐活动又多种多样，因此都习惯过夜生活，再加上平时太忙又少于运动，很容易就会引起体内气滞血瘀，气血运行不畅，使脏腑得不到血气的濡养，机体代谢产物也不能及时排出体外，造成堆积，加速衰老。而痰湿的人本身就显得肥胖，平时不爱运动，还有便秘的症状，这都是因为体内积水过多，代谢能力又差，使得进多出少，体内废物淤积，因而同样也会引起衰老。

要治疗上述原因引起的衰老之症时，就不得不说说有美容养颜功效的桃花了。桃花不但好看，还能起到养心活血、祛风镇静、利水润肠和滋润皮肤的功效。《本草纲目》中就说道：“桃花味苦，性平，令人好颜色。”现代医学研究还发现，桃花含有丰富的三叶豆苷、香豆精、山柰酚以及维生素 A、维生素 C、B 族维生素等物质，因而在扩张血管、疏通脉络、润泽肌肤方面有很好的功效。此外，临床上还经常用桃花来预防和消除雀斑、黄褐斑及老年斑，可见，桃花对于女性护肤、润色具有很好的功效。

使用桃花护肤，防止肌肤衰老的方法也不难。先要准备 30 克桃花瓣，170 克瓜子仁和 70 克橘皮。将上述材料一同研为细末，每天于早晨和晚上各用温开水送服 9 克，就能起到活血润肤、减少皱纹和延缓衰老的功效。在这个护肤的方子里，瓜子仁主要起着润肺化痰、消痈利水的作用；而橘皮则是用来调中理气、燥湿化痰，所以经常服用，可以润肤玉面，永葆青春。

如果利用桃花养气血，要注意掌握用量。这是因为桃花的利水功能很强，“性走泄下降，利大肠甚快”，因而服用太多桃花瓣，会造成阴血耗损、元气受损，反而不利于女性美容养颜了。

# 第十三章
# 神补养血方：食补不如神补

## 女人先要养好精气神

人们常用精、气、神十足形容一个人精神振奋、活力四射的状态。相对应的，女人如果气血虚弱就会浑身没有力气，没有精气神，整个人都像落了秧的植物一样了无生机。是的，女人要想气血足先要养好精气神。

那么，精气神具体指的是什么呢？

中医上认为，“神”就是人们日常所说的精神、意识、知觉、运动等生命活动的总称，其以气与精作为它存在的物质基础。《黄帝内经》上有说：“阴平阳秘，精神乃治。”“得神者昌，失神者亡。”就是告诉人们，只有保持精、气、神十足，才能让身体健康、体力充沛，让整个人看上去是一种神采奕奕、面色红润的状态。

女性如果精、气、神十足，即使不化妆也能从内而外的散发出一种朝气蓬勃的魅力；如果精、气、神缺乏，结果就会导致体弱多病、无精打采、抵抗力低下。中医养神讲究清静安闲，要求排除各种杂念，让体内真气顺畅无阻，使精神守于内，才能保证疾病无处生。

而现实生活中很多长期劳作，精神压力过大，年岁增大的女性，都很容易让原本充沛的精气逐渐转为衰弱。特别是处于生命转折点的中年女人，不仅是一个家庭的支柱，在外还是社会的主角，承受着来自家庭、工作等各方面的压力，繁忙的工作、负担重的生活、激烈的竞争都会让他们常感到不堪重负，使得体内精气的流失远远高于精气的补充。而在对神的损伤上，则表现为过早地就出现各种症状，像刚开始还只是易疲劳，上午的工作也还能勉强应付，下午便会困顿不堪，在浑浑噩噩中度过；接着，记忆力逐渐下降，经常丢三落四；不久以后，更是发展到腰腿酸软，头发大把大把地掉，晚上经常失眠心悸，起夜七八次；到最后就变得做什么事都力不从心、精力不济，给工作和生活带来了严重的负面影响。

所以，对于女人来说，一定要养好精、气、神。只有养好精、气、神，才能拥有自内而外的持久魅力。而且精、气、神三者虽各有所司，但其关系是相互依存，相互转换的，无论哪一方出现问题都会影响整个生命活动的正常运行，并会进一步反映到人的容貌上。这也就是为什么那些精、气、神不足的女性，总是表现得毫无神采，精神倦怠，面色萎黄，皮肤也比较粗糙，对于这些女性来说，美丽仿佛是一场遥远的梦。因此，为了女性的健康与美丽，千万不要让自己做缺精、少神、没有气的女人。

**⊙养血小贴士**

对于工作、生活压力较大的女性而言，不管有多忙，每天都要给自己留出一点儿休息的时间，这个时间内，让头脑放空，不去多想烦心事，达到一种类似于冥想的状态，这本身就是一种对气和血的调息。

## 女人少气血，最致命的伤是神伤

中医说："心藏神。"而当女人气血亏虚或瘀滞不畅的时候，心就会受到损害，进而造成神伤。

传统医学上自古就有"形伤"和"神伤"的说法。"形伤"

比较容易解释，比如走在路上不小心摔跤磕破了皮，切菜时划破了手指，都是“形伤”的范畴，这种伤治疗起来也比较容易，哪怕严重点儿到了骨折的地步，打个夹板也能让骨头再重新长起来。但“神伤”就不一样了，人们都知道，精神病一直是医学界的一个难题，就是因为精神病在于人的“神”受损。当然，伤神不一定都会导致精神病，但它对人体的影响比“形伤”要大得多。比如人人闻之而色变的癌症就是“伤神”的典型代表。

元代名医朱丹溪认为，乳岩（也就是我们现在所说的乳癌）是由于经常忧愁、郁闷等不良情绪引起的。现代医学对此也有相同的认识：认为抑郁、焦虑等不良心理因素虽然不会直接导致人体器官癌变，却能先从影响人体内的气血入手，再间接地以一种缓慢的方式来影响和降低机体的免疫力，从而增加癌症的发生率。这就是为什么现代人越来越容易焦虑，更是因此导致了患癌症的概率也越来越大。

从上述分析可知，“形伤”事小，“神伤”才是最致命的。而引起神伤的最大原因就是体内气血亏虚，因此，女性朋友们平时一定要注意保健养生，防止气血受损造成神伤，进而给身体造成不可挽回的损害。

说到气血养生，就不得不提到中医的养生理论，传统医学是以人的生命规律为研究对象，它将人体放在两个大环境中来考虑，一个是自然，另一个是社会。

大家对自然环境都很熟悉，比如风、寒、暑、湿、燥、火等，在中医上又被称为“六淫”。如果天冷了不多加衣服，天热了不知道脱衣服，就是违背了自然规律的做法，就会让自然界的邪气侵入人体，从而影响人体气血，导致疾病。

自然因素对人体的影响一般是直观的，而另一种因素——社会因素，相对于自然环境来说，容易被人们所忽视。当人们外出活动，像上班、逛街、出游总会接触到各种各样的人，发生各种各样的故事，进而产生各种情绪，比如高兴、喜欢、憎恶等。这种情绪就属于社会因素的范畴。

中医将人的情绪分为喜、怒、忧、思、悲、恐、惊，也就是我们所说的七情。七情分属五脏管辖，其中喜对心、怒对肝、思对脾、忧悲对肺、惊恐对肾。如果七情被控制在一定程度内，是不会对人体产生伤害的，但当情绪波动过大，出现诸如大喜、大悲等，就会导致气血逆乱，从而产生疾病。

可见，女性朋友们要做到气血养生，不得不从自然因素和社会因素两个方面进行全面的考虑。

## 静心导引，全身气血畅行无阻

很多女性都有气血亏虚之证，而气血亏虚的原因却并不是因为体内缺少气血，而是因为气血流通不畅，都瘀滞在身体的某一个部位，就使得其他部位出现了气血亏虚的症状。而要让气血流通无阻，中医上有一种方法叫“导引”。

古代中医学家一般认为导引是一种肢体、筋骨、关节的活动，能够引导体内气机趋向平和，并能使人的肢体得到活动，从而更为柔软，最终做到“骨正筋柔，气血以流”，实现养生保健的目的。

“骨正”是相对于人们日常生活中躯体“不正”的现象而言。如果将人体比作一栋房屋，骨骼就是这栋房屋的梁柱，而脊柱为房屋的大梁。日常生活中的人们，常会因为各自的生活习惯，或外力的因素而让身体的骨骼脊柱长时间保持一个动作。久而久之，人体就会出现骨骼歪斜，脊柱扭曲，从而引起某些疾病的发生，而导引能有效地矫正人体的骨骼。而且导引的正骨作用，是通过自我舒缓的动作实现的，并不需要强大外力的介入，简单的自我调节就能达到保健的目的。

至于“筋柔”，道家学派的创始人老子认为：“人之生也柔弱，其死也坚强。万物草木之生也柔弱，其死也枯槁。”这就告诉人们，柔软意味着生命力旺盛，僵硬则意味着机体趋向衰亡。

再看现实中，很多老人就表现为关节僵直、活动欠佳，甚至步履蹒跚、老态龙钟，这些都是衰老之症。因此，中国的导引、印度的瑜伽，其运动之目的都在于柔筋软体，而非追求肌肉的发达，力量的强大。

下面就向大家介绍一种源远流长的通顺气血的好方法——静心导引。

要学会怎么样做静心导引，就不得不和一些老人学习了。导引的动作柔缓自如，能够最大限度地活动人体筋骨、肌肉、关节，同时又不会对他们造成损伤；同时还有促使血液循环平稳和缓、组织器官大量吸收氧气的功效，也不会像竞技运动那样让心脏跳动剧烈，血压骤升，新陈代谢猝然加快。

虽然常见的做导引运动的是老人，但事实上，导引是老幼皆宜的运动良方，只要按一定的方法和缓地运动肢体关节，让全身气血流通顺畅，都能起到导引的效果，女性若能掌握这一点，对自身气血的帮助将会很大。

但同时要注意，在进行吐纳导引时，一是要注意避免过度呼气和憋气，也就是说呼吸要自然平稳，在刚开始做时，呼吸的频率稍稍低于正常频率就好，待到熟练后频率可以逐渐降低；二是要注意情绪平稳，心态平和；三就是要持之以恒，循序渐进，才能让导引真正起到“筋肉骨正、气血以流”的效果。

导引在中国传统养生上占有重要的地位，它与现在某些以展示人体极限能力为目的的竞技体育运动不同。中国传统的养生原则是：“闲心”（精神要悠闲）“劳形”（形体要运动）。而导引正是为“闲心”“劳形”而设。就“劳形”而言，又必须注意“常欲小劳，但莫大疲”，这句话的意思是说，平时应该多做轻微运动，但不要让自己精疲力竭，适当运动才会获得大健康。

## 女人抑郁忧愁，气血易失养

中医养生理论认为人体有三宝——精、气、神。其中，精是人体组成的物质基础；气是人体内部与外界沟通的媒介；而神则是精与气的升华，因此在三宝中占据着最高的地位。中医说：“心藏神”，当女人被抑郁忧愁的情绪所控制的时候，会导致心神受损，也就是人们常说的“神伤”。神伤的后果有两种，一种是耗气伤精，使气血两虚，一种引发气机紊乱，导致气血失衡。所以一个人内心平和的时候才能气血调和；而心神不定，忧思不断则会导致气机紊乱，气血失衡。

生活节奏越来越快的现代人，每天承受着工作、生活的双重压力，最轻易伤害的就是自己的神。特别是奔走于都市之间的职业女性们，个个不输于男人，不但工作上要费心尽力，回家后还要苦心经营。双倍的劳累常常会导致心力交瘁，然后整日里抑郁忧愁，落得个神形俱损的下场。现在有一个流行名词叫“癌症性格”，就是神伤的代表，拥有这种性格的人多是情绪压抑，或者性格内向之人，喜欢什么事情都憋在心里，导致肝气郁结。特别是人到中年的女性朋友们，不但处于一个事业高峰期，家庭上也正是上有老下有小的时候，承受的压力之大不言而喻。在这种繁重的负担下，很多人都会走向极端的情绪，要么暴躁易怒，要么抑郁忧愁，而人的情绪与五脏的健康密切相关。喜怒哀乐等情绪波动过大都会引发脏腑的反应。《黄帝内经》说：“故悲哀忧愁皆心动，心动则五脏六腑皆摇。”而当人忧思过度的时候就会伤心，心是五脏之统帅，主一身的血脉，心神伤了，气血便虚少下来。

要治疗神伤，关键是要补气和血。由于致病因素的不同，抑郁症也分为实证和虚证两个类型。实证又可进一步细分为肝气郁结、气郁化火、痰气郁结三类；虚证则分为久郁伤神与阴虚火旺两类。无论你是抑郁症患者，还是健康的人，平衡体内阴阳，调理气血都是养生必做的功课。

肝气郁结型的抑郁症，通常表现是精神抑郁，会应为肝气不舒侵犯脾脏而出现腹胀、厌食等症状。治疗这种类型的抑郁症，重点就是要疏肝解郁，饮食上多吃一些韭菜、萝卜、刀豆壳、橘饼、芥菜等食物，并配合适度的轻松运动增加肠胃蠕动，减轻腹胀。

气郁化火型的抑郁症多表现为口干口苦、头痛、急躁、胸闷胁胀等，治疗这种抑郁症应多吃具有清肝泻火、解郁和加强胃功效的食物，像梨、萝卜、绿豆、冬瓜、丝瓜、西瓜、百合、苦瓜等。

痰气郁结症抑郁症常表现为喉咙里有异物感，但是咳不出也咽不下。针对此，就应该多吃一些利气、化痰的白菜、菠菜、油菜、萝卜等。

久郁伤神型抑郁症的症状多以精神变化为主，常会出现精神恍惚、思维缓慢，时不时地喜欢掉眼泪。这时就应该配合食用一些具有养心安色的食物缓和病症，忌食燥热性的食物。

阴虚火旺型抑郁症症状主要是眩晕、心悸、心烦易怒、失眠等，在治疗的时候重点在于滋阴降火，平时要注意保持环境清净，避免受到打扰。

因此，女性应该时常保持安静平和的情绪，平时也应该注意养身，防止心神受损，气血亏虚。在中医上，养生有“上养神意”“中养精气”“下养身形”的三重境界，而最高境界就是养神。女性朋友们要想在努力经营工作、生活的同时，又不过度劳心伤神并保持活力，就一定要好好调剂自己的情绪和工作生活方式，勿让抑郁烦闷的情绪影响自己的 健康。

## 大怒伤肝血，心平气和女人才健康

怒是一种常见的情绪，属于人之七情之一，但是女子大怒，容易伤肝血，非养生之道。

“怒”代表着一种不愉快的心情。这种心情并非只有人类才有，几乎世界上所有的动物和大部分的鸟类都有这种情绪。很多人有养鸟的兴趣，通过观察就会发现，鸟在受到惊吓时会将全身的羽毛都竖起来，这就表示它正在发怒。但人和动物不同，人类的感情世界更为丰富，仅仅是“怒”这一种情绪，也可以具体地划分成许多种。《黄帝内经》就认为“怒”可分为怒、恚怒与大怒。“恚怒”按《类经》中的解释是：“秋之忿者，为冬怒之渐也。”这句话的意思是说，愤是怒的起始阶段，当愤到极点的时候，就会转化成为怒。“恚”按《说文解字》里的解释是“恨也”，就是人内心的憎恨之情；“怒”则是人内心之恨表露于外的意思。理解了每个字后，就不难理解“恚怒”，就是愤怒的深层次渐进，如果再发展，就成为“大怒”。

生活中总有这样一些人，经常会为了一点儿鸡毛蒜皮的小事而勃然大怒。对于这种性格，北方民谚形象的称为“火爆性子”。巴蜀地区的人则有更为贴切的形容，叫“一点就着”。中医则将这种性格称为“善怒”或“喜怒”。通常来说，善怒的人都很难与周围的人维持良好的人际关系，而且更糟糕的是，善怒还容易得肝病。

关于怒的危害，《三国演义》里有一个故事就能形象的说明。这个故事的名字叫“三气周瑜”。看过《三国演义》的人都知道，周瑜是吴国的大将军，才华横溢，而蜀国则有一位辅国之才诸葛亮，足智多谋。周瑜是一个心胸狭窄，经常生气的人，他经常说的一句话是：“既生瑜，何生亮？”就是说老天既然让我周瑜在这个世界上生存，又何必再将诸葛亮造出来。久而久之周瑜就积劳成疾，在他最后一次大怒的时候，血往上涌，一命呜呼了。可见，大怒则伤肝、伤气血，重则伤其性命。

按照中医情志养生的观点来看，肝主怒，大怒伤肝。《黄帝内经》上讲，肝脏是藏血的，因此一个人的怒气直接影响着肝功能的正常发挥。而且当人发怒的时候，气往上冲。大家可能都有过类似的经验，就是在遇到一些让自己感到非常愤怒的事情的时候，会受此情绪影响觉得自己身体内的血正往上涌。所以，对于那些患有心脑血管方面疾病的人，就必须万分小心，千万不要发怒，发怒的时候，体内气血瞬间一齐往上冲，还会导致一些不良的后果，像脑出血等。因此对于女人来说，只有时常保持心平气和才能达到养生之道。特别是当女人进入到中老年的时候，更要注意调节自己的情绪，保护肝脏。

在日常生活中要时刻注意不要让自己的情绪波动过大，在意识到自己进入生理期或者更年期的时候，更是要主动有意识地控制自己的情绪。要按照“以静制动”的原则，保持内心安宁祥和，消除不必要的紧张。在碰到惹自己生气的事或人时，可以采用心理暗示或转移注意力的方法，让自己专注于一些让人感到快乐和轻松的事物上，要养成心胸开阔的性格，学会宽容。常言道：“退一步海阔天空”，不要对什么事都斤斤计较一番。总之，做一个健康美丽的女人就应该心平气和，保持稳定的情绪，不要让大悲大怒的极端情绪控制自己。

女性要学会在情绪积累到一定量的时候主动排解的方法，像对亲朋好友倾诉，多接触大自然，参加户外运动，培养兴趣，都是很好的排解怒气的方法，同时，也是很好的调节气血的方式。

## 大悲伤血又伤肺，千万别做林妹妹

在《红楼梦》中，林黛玉被塑造成了一个柔弱美丽的女子，说她是“娴静时如娇花照水，行动处似弱柳扶风”。但红颜常薄命，林黛玉刚过及笄之年就香消玉殒了，不由得让人扼腕叹息。

研究《红楼梦》的红学大家都认为黛玉死于肺病。《红楼梦》中有多处描写到黛玉的病症，如初到贾府时，众人“便知她有不足之症”。之后在黛玉题诗于宝玉送来的绢帕上后，还想往下写，就“觉得浑身火热，面上作烧；走至镜台，揭起锦袱一照，只见腮上通红，自羡压倒桃花，却不知病由此萌”。还有第八十二回写道黛玉从梦中醒来后，“一会儿咳嗽起来，连紫鹃都被咳醒了”，且吐了“满盒子痰，痰中有血星”。从这些对黛玉病情的描写中，可以明显地看出黛玉患的是肺病。

像林黛玉这样一个冰肌玉骨，出身钟鼎之家的女子为什么会患上肺病呢？其实，这与她整日伤春悲秋的性格有关。《红楼梦》中写林黛玉进贾府时，便“步步留心，时时在意，不肯轻易多说一句话，多行一步路，唯恐被人耻笑了去”。尽管贾母“心肝儿肉”似的疼她，她却总觉得自己是寄人篱下，有种漂泊无依之感。

正是因为此，才导致黛玉终日抑郁烦闷，不得欢颜。

中医认为“五脏藏精，五脏藏神”，人的五种情志分属于五脏管辖，其中“悲忧为肺志”“过忧则伤肺”。就是说当人处于悲伤的情绪时，经常放声大哭，而哭为肺声，因此放声大哭其实是肺宣泄不良情绪的一种反应。同时，如果一个人忧悲过度，首当其冲的便是肺。

肺在人体中的主要功能，就是“主气”。“主气”又分为两个方面，一是主呼吸之气，二是主全身之气。有的人悲伤过度放声大哭时，经常会哭得“上气不接下气”，就是因为其呼吸功能受到了影响。而有的人在哭完之后，会全身乏软无力，整个人就像抽了筋骨一样，拽都拽不起来，这同样是因为全身之气因肺受损而虚弱所致。不过不用担心，这种情形只是短暂的，往往只要病人的情志恢复之后就会得到好转。会对人产生较大损害的是“慢耗”，即是当人情绪波动不像上面所讲的那样剧烈，而是像林妹妹一样，整日持续的抑郁烦闷、愁眉不展，这才是对身体伤害最大的。因此，切勿养成那种伤春悲秋的情绪，将自己整日埋在抑郁烦闷之中，应该学会发现事物美好的一面，才能不至于损耗肺气。

除此之外，忧思过度还会损耗血气。中医认为，“愁忧者，气闭塞不行”。所以整日愁眉不展、抑郁寡欢的人，身体内的气机受阻，从而引起茶饭不思、失眠、咳喘等症状。而且肺主皮毛，当自己被大悲的情绪控制住时，肺气受损，进而也会影响到皮肤，使之失去神采，导致面色苍白、容貌憔悴，有的人严重时还可能患上荨麻疹、斑秃、牛皮癣等皮肤病。人们总是看到林妹妹形貌柔弱美丽的一面，却忽视了她的体质也是同样柔弱的。因此，与林妹妹情志相似的女性朋友要“及时回头”，避免健康容貌受损。

## 心神慌乱不安宁，心脏缺血需要补

很多女性朋友都有过心慌意乱的感受，当人心神不安的时候，很有可能就是因为心脏缺血，需要赶紧补气血了。在人的五脏六腑中，心可以说占据着最重要的地位，人们常把心赞誉为“君主之官”，即是说明了人的心脏在众多器官中的重要作用。如果将人体看成一个机构健全的国家的话，那么“心”无疑就是至高无上的君主。一国之君起着统帅一个国家的作用，在古代更是一个国家的基本所在，如果一个国家没有了君王，就会群龙无首，造成混乱。

从中医理论上看，人的心脏在五脏中居于正中。《说文解字》在解释“心”字时，有“人心，土脏，在身之中”的说法。中国传统文化中一向以“中”为重，比如常说到的“中心”“中央”等都带有一个“中”字，要究其原因还要从古人研究的五行之说讲起，五行即金、木、水、火、土。“土生万物”，居于中央而驾驭四方。因此，“中”被看作一个权力的核心。《文选》中也写道：“君居中心，臣者外体。”这也是说明了“以中为重”这种文化。五脏中，心正好是居于正中，《太玄经·玄数》上有记载：“肺极上以覆，肾极下以潜，心居中央以象君德，而左脾右肝承之。”即是从心的位置上说明心有君德之象。

在传统医学看来，心的一大特点之处在于“心藏神”。这里所说的是“神”从狭义上来讲，就是人的精神意识、思维情感等心理活动。在《黄帝内经·灵枢·本神》一书中对“心藏神”有这样的描述：“所以任物者谓之心，心有所忆谓之意，意之所存谓之志，因志而存谓之思，因思而远谋谓之虑，因虑而处物谓之智。”那么，什么是“任物”呢？“任”按照古文可解释为接受、担任。当人们接触到一样新鲜事物的时候，往往会在心里对它形成一定的评判，比如是好还是坏，是喜欢还是讨厌，这就是“任物”了，而心的功能之一就是主导“任物”。

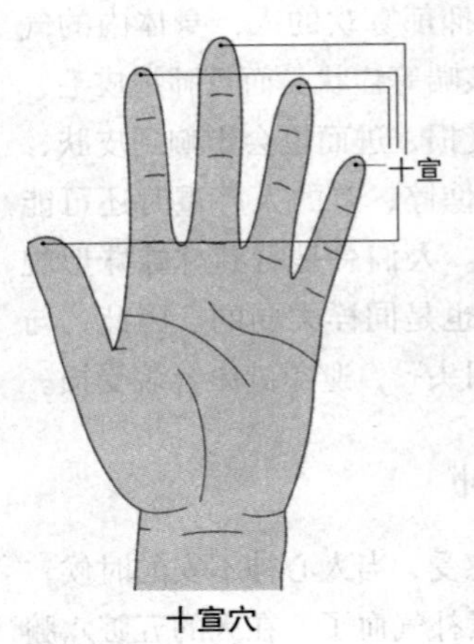

十宣穴

中医在对待心神不安的情绪问题

上，常用原理是“以恐克之”。恐为肾志，肾五行为水，水能制火，所以恐克喜。因此，女性朋友们一定要注意调节自己的情绪，切莫大喜大悲。

心与手是有一定关系的。心包经走中指，心经走小指，所以当对手指进行刺激的时候，同时也就有对心经和心包经锻炼的效果。再者，手指指尖分布着10个穴位，叫“十宣穴”。十宣穴的作用之一就是开窍醒神，这也就是为什么在治疗昏迷不醒的时候，会采取手指尖放血的方法。

女性多怒伤心，因此，现实生活中女性一定要注意控制情绪，笑口常开，在心神不安的时候，要及时补血养心。

## 烦躁会让女人变丑，气血不畅

随着生活节奏的加快，现代女性再也不能像过去那样大门不出二门不迈，而是要面对纷繁复杂的人际关系，巨大的工作和生活压力，以及喧嚣吵闹的恶劣生存环境，这些都是造成现代女性越来越焦躁的不良情绪的诱因，而这种烦躁不安的情绪的长期存在会给女性的美丽与健康带来巨大的危害：失眠、健忘、气血不畅以及由此引发的一系列亚健康状态。

人们常说“笑一笑，十年少；愁一愁，白了头”，可见乐观开朗的情绪有利于人的身体健康，而心烦意乱则容易让人早衰。在平时的日常生活中，很多人会有诸如头痛、头晕、心悸、睡眠障碍、全身乏力、记忆力减退、情绪不稳、心率过快或减慢、血压不稳、胃肠功能紊乱、食欲不振、免疫力下降、脂质代谢紊乱等毛病，这些都有可能是由不安的情绪引起的。下面具体说下烦躁不安给女性带来的危害。

首先，就是这种情绪会损害人的神经系统，从而造成失眠和精神恍惚，影响人的正常工作和生活，女性朋友如果长期处于这种烦躁不安的情绪状态中，会导致身体激素分泌紊乱，这也是造成更年期综合征的直接原因。

其次，烦躁不安的情绪还会损害人的内脏系统，它会使人体的肝气郁结，阻碍身体的气血循环，加重黄褐斑的生成。再次，还能对人体免疫力造成危害，让人的免疫力下降，从而增加人体患上疾病的概率。

最后，烦躁不安的情绪还会影响人的心血管系统的健康，极其不利于人体的气血循环，从而导致痛经和月经不调等；另一方面还会使人体血压升高，影响心脏健康。而对于即将进入更年期的女性而言，还可能引起女性生理功能紊乱等症状。

烦躁不安不但会大大地影响女性的身体健康，还会对女性的容颜造成很大影响，使女人的肤色黯淡无光，容易衰老。再美的女人如果天天烦躁不安，眉头紧皱，也会让自己的魅力和气质大打折扣，没有人会喜欢和经常生气烦躁的女人交往，人们都倾向于接触阳光，而不是阴暗。所以，建议容易烦躁的女性朋友要学会控制自己的情绪，不要动不动就烦躁不安，自己调整一下，听听舒缓的音乐，和朋友一起去练练瑜伽、跳跳拉丁舞，或者走到大自然中去感受一下大自然的美好，都是很好的解除烦躁的方法。

此外，因为人的面部分布着大量的末梢神经，一旦面部组织受到冷刺激，就会反射性地抑制交感神经的兴奋。所以，如果你控制不住要发火动怒、心情烦躁的时候，还可以用冷水敷面的方法来帮助自己稳定情绪。具体方法是：用凉水浸湿毛巾，或将湿毛巾放在冰箱里冻一会儿，然后再敷于面部，一般冷水敷面不用超过 1 分钟，心率就会开始减慢，血压随之下降，情绪也就逐渐平静下来了。

建议女性朋友要多与周边的人沟通交流，不要故步自封，把自己给圈起来，那样就不会孤单。还有就是要适当地培养一些兴趣爱好，让自己的生活更加丰富多彩。

当然要保持乐观开朗的情绪，最重要的还是要学会自我调节，同样的一件事情，如果能用不同的心态和态度去面对，自然会减少生气发怒的机会。所以，想要健康与美丽的女人就要学会做一个开心的女人，每天笑一笑，让烦闷的心情远离自己。

## 养成冥想好习惯，保护心神不受干扰

中国人自古以来讲究修身养性，讲仁者寿，就是说宽厚仁慈的人身体健康，易得长寿，所以，我们也要学会不以物喜不以己悲，尽量让自己保持稳定的情绪和良好心境。要学会静心，争取每天都抽出 10 分钟的时间，安静下来，做做冥想，想象一些美好或轻松的事情，让身心愉悦平和。

那么，怎样才能做到心神不受外界杂事的干扰呢？除了养成冥想静思的好习惯之外，还要学会一个时间只做一件事。虽然生活和工作的节奏非常紧张，但是越是这样我们越要保护好自己，无论事情多么繁杂，也要理清头绪，然后集中精力，一个时间只做一件事。当一个人神情专注地去做事情的时候，不但不会感到疲累，反而会使气血流通得更为顺畅，这也是有些人做自己喜欢的事情时总能精力充沛的原因之一，因为喜欢做，他们总能全力以赴，全神贯注，就不会觉得累。而另外一些容易被“人多事杂”弄得身心俱疲的姐妹，可能往往是手上做着一件，心里却着急另外一件事还没有做，这样很容易让自己心烦意乱，导致心理透支。其实只要你静下心来想一想就会发现，真正使自己透支心理能量的常常并不是事情本身而是你自己的坏情绪。

心理学家发现，理性的女人更容易有好心情，她们在处理事情的时候会树立要事第一的原则。无论事情多么繁难，她们都能分清轻重缓急，对重要的事情全力以赴，而结果也往往是重要的事情解决了之后，一些细枝末节的小事也就迎刃而解了。这样既提高了办事效率，又节省了时间和精力，而那些分不清轻重缓急的人总是效率很低，还把自己弄得精疲力竭。

对于我们无能为力、无法改变的事情，要尽量像看日落日出一样的心情平静处之，这样身体里的气血也才会尽量保持平和。不可否认的是，情绪的健康是女性健康的重要组成部分。

## 兴趣神补方，情绪气血皆平衡

我国清代著名医学家程国彭的《医学心语》提到，“食补不如精补，精补不如神补”。在物质条件极大丰富之下，“精神养生”显得尤为重要，因为多欲易伤身，这时就不是药补或食补力所能及的了，而该适当地卸下精神包袱，养精蓄锐，少做些无谓虚耗精力和心神的事。

所谓神，就是人体生命活力现象的综合与概括，也就是一个人的精神面貌。神补就是通过精神的愉悦而使大脑皮质血管舒张、皮下中枢及自主神经系统功能协调、各种腺体分泌正常，从而促进身体健康，是任何药物和营养品都不能代替的。再者，现在人们生活水平普遍提高，从饮食中摄取的营养量基本达到或超过身体所需，如果再食用补品，必然会适得其反，所以说“药补不如食补，食补不如神补”。

那么，怎样进行“神补”呢？

1. 用绿色养眼

春回大地，满眼新绿，草木萌芽，让人赏心悦目。当我们疲劳、烦闷时，漫步在满园葱茏的林间或草地的时候，很自然会感到神清气爽，心情舒畅。

医学专家认为：绿色柔和明快，对光线的反射相对较弱，它能吸收阳光中对眼睛有害的紫外线，不让眼睛受到伤害，它能使人们消除视疲劳，可以缓解人们大脑中的紧张情绪。

2. 踏青以健身

春光明媚，山清水秀，正是春游踏青的大好时光。踏青不仅可以使人感觉到放松后的轻松愉快，而且还可以促进人身体的新陈代谢功能，加强血液循环，调节神经系统趋于正常，使心肺功能更加强盛，让全身的肌肉和骨骼得到锻炼，踏青时的“日光浴”还可以使人的肌肤健康亮丽。

3. 放风筝以活血

带着家人外出放放风筝，也是一项有益身心的“神补”活动。放飞一只风筝，活动全身筋骨，身子不时前倾后仰，眼睛跟踪极目远眺，动静结合，手脚、眼睛和大脑同时运动，互相协调。放飞风筝，既可得到欢乐，又可让人舒筋活血。

4. 用爱好怡情

良好的情趣与爱好的培养更是神补的最佳方式。比如养花草，不仅美化了环境，而且净化了空气，有益于身心健康。像书法、绘画、写作和养鸟等活动都是神补的好措施，只要自己喜欢，能够陶冶性情，便不拘于何种形式。

## 涵养气血，摆脱不良的第三状态

现代社会生活节奏不断加快，在种种外在因素的合力作用下，很多人倍感吃力。过度压力会引起身心衰弱，身心衰弱又会导致人无法轻松应付挑战，进而造成更大的压力，使身心状况进入一个恶性循环。因此，在日常生活中，注重压力缓解和释放显得尤为必要。

我们把可能潜在健康危机的亚健康状态又称之为第三状态。

简单说来，人体第三状态是在各种社会心理等因素的直接或间接刺激下，除少数出现明显的病理改变，被确定为疾病外，绝大多数仍接近于病患而又未形成明确疾病的状态。下面就介绍一下调整人体第三状态的方法?

据医学家调查发现，人体第三状态在人群中占 30% ~ 50%，这些人不像健康人那样精力充沛，生气勃勃，也不像病人那样面容憔悴，萎靡不振，而是出现食欲不佳、疲乏无力、情绪不稳定、头晕、失眠、关节疼痛、脑老化、记忆力下降等。白天无精打采，昏昏欲睡，晚上入睡困难，体力、精神疲惫不堪，今天这里难受，明天那里不舒服，四处求医，医生却找不到病变所在，查不到任何体征和明显的器质性病变，其本人则大有难言之苦、痛苦不堪。

现代医学则对人体第三状态病因不清楚，而祖国医学对现代医学论述的第三状态早就有所认识，如中医七情辨证明确指出：过忧则伤肺，亦可伤脾，忧愁者气闭塞而不行，闷闷不乐，久之伤及脾，则食饮不佳。过思则伤脾，心脾受伤则怔忡、健康、失眠、消瘦。过悲则伤肺，肺主气，肺伤则气消，而且面色惨淡。

人体第三状态调整法具有养心益血，滋肺理气，健脑醒神，强筋壮骨的作用，对改善和治疗人体第三状态会有显著效果。具体操作方法如下。

第一式：站立位，双腿左右分开同肩宽，脚尖向正前方，收腹挺胸，舌舔上颚，慢慢用鼻吸气，双手掌心向前，五指分开微屈，手臂缓慢抬至平头鬓部，翻掌，手心向下，慢慢以口呼气，沉肩直臂，自然收功。连续做 1 ~ 3 次。

第二式：双手掌心向后，徐徐吸气，手臂缓慢抬至肩部，仰掌，手心向上，缓缓呼气，用力举至臂直，仰面，上视，手掌心向下，沉肩直臂，自然收功。此动作连续做 1 ~ 3 次。

第三式：双手掌心向下，手臂缓慢抬至平乳胸部，双手掌、臂外展，双手心转向外侧，缓缓呼气，用力向两侧伸直到臂平直，自然收势。连续做 1 ~ 3 次。

第四式：掌心向股外侧，徐徐吸气，屈指用力握拳，缓缓呼气，缓慢直五指，自然收功。连续做 5 ~ 7 次。

调整人体第三状态的方法主要是疏通肺、心脉络，输布气血精微，以达到强化心神的目的。